一手即點超簡單，全身穴位雙圖解大全

最簡便的養生調理法，輔助改善各種病症與痠痛

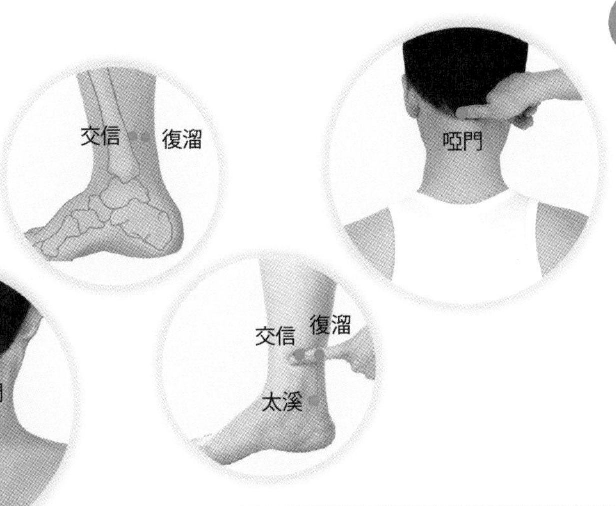

劉乃剛 —— 主編

前　言

經絡與腧穴（即穴位）是中醫療法的基礎部分，快速精準地取穴是展開穴位治療的前提。然而，目前大多數圖書對於如何快速且準確地取穴都語焉不詳。本書與其他取穴圖書不同的地方是，介紹了簡便的取穴技巧，並搭配了相關圖示，可以讓您在三秒鐘內輕鬆準確地找到穴位。

本書一共收錄十四經脈所屬腧穴 361 個、經外奇穴 48 個，對每個穴位的精確定位、快速取法、功效、主治、按摩方法等要領，都進行了詳細的介紹，以便您查閱和使用。書中介紹的每個穴位，不僅配有準確的骨骼定位圖，還有真人示範圖，方便您一一對照，達到易學易用的目的。

無論您是有專業基礎的醫學工作者，還是中醫愛好者，相信本書對每個穴位的精細講解，都會使您受益匪淺。

目錄

（＊編輯說明：穴位名稱後方的英數編號，為該穴位的國際代碼。）

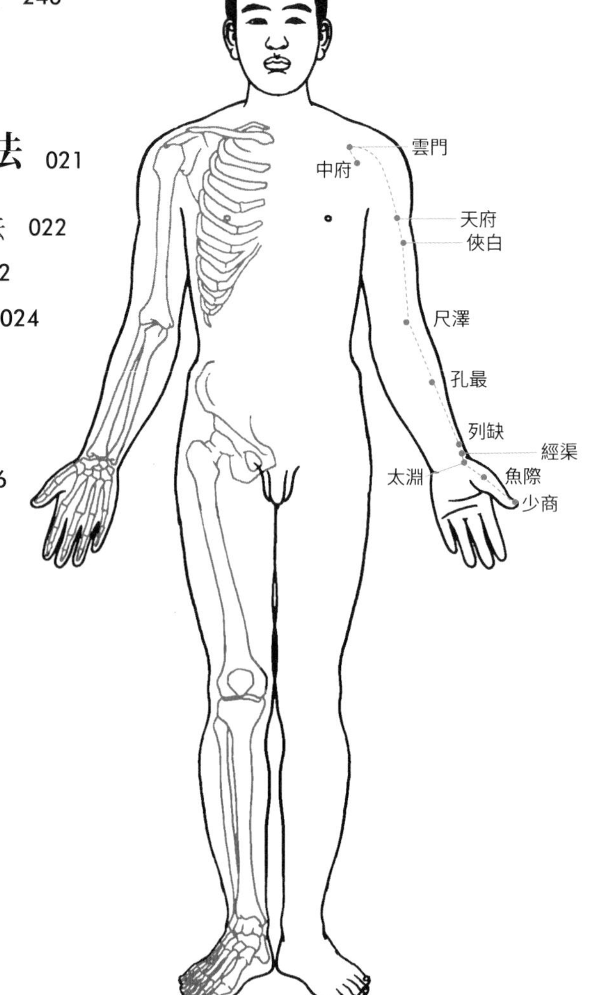

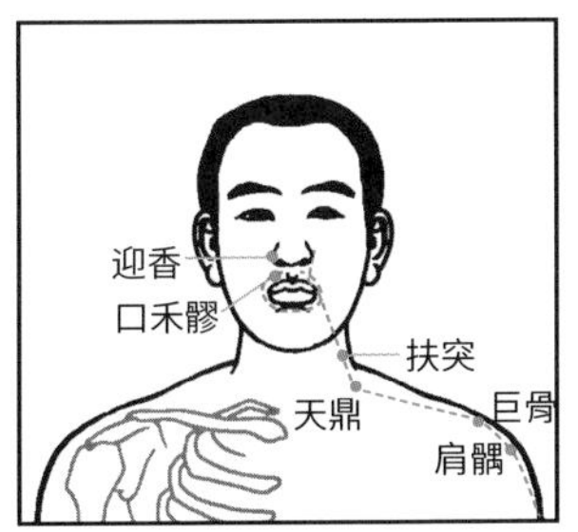

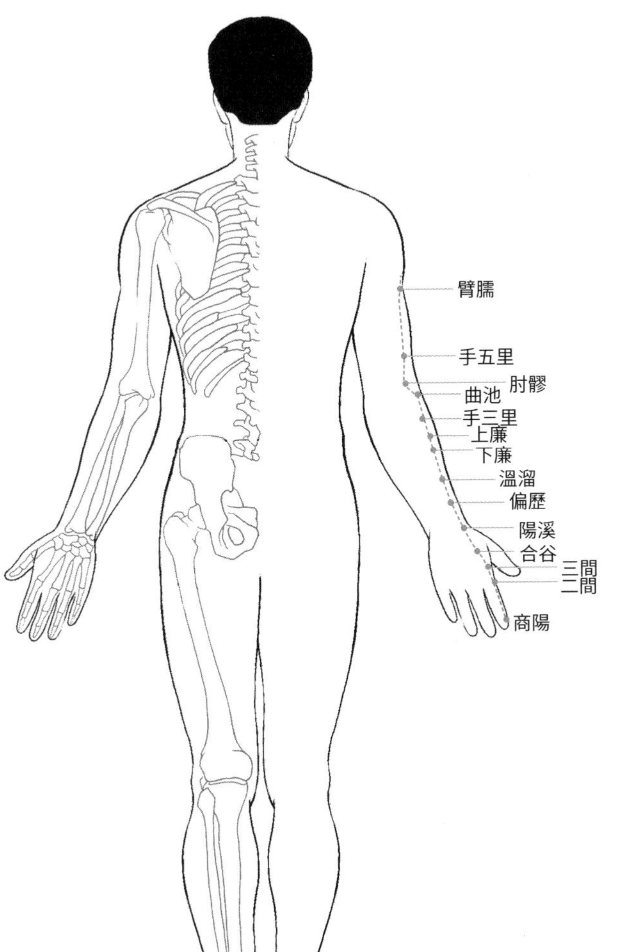

第 3 章 手陽明大腸經 032

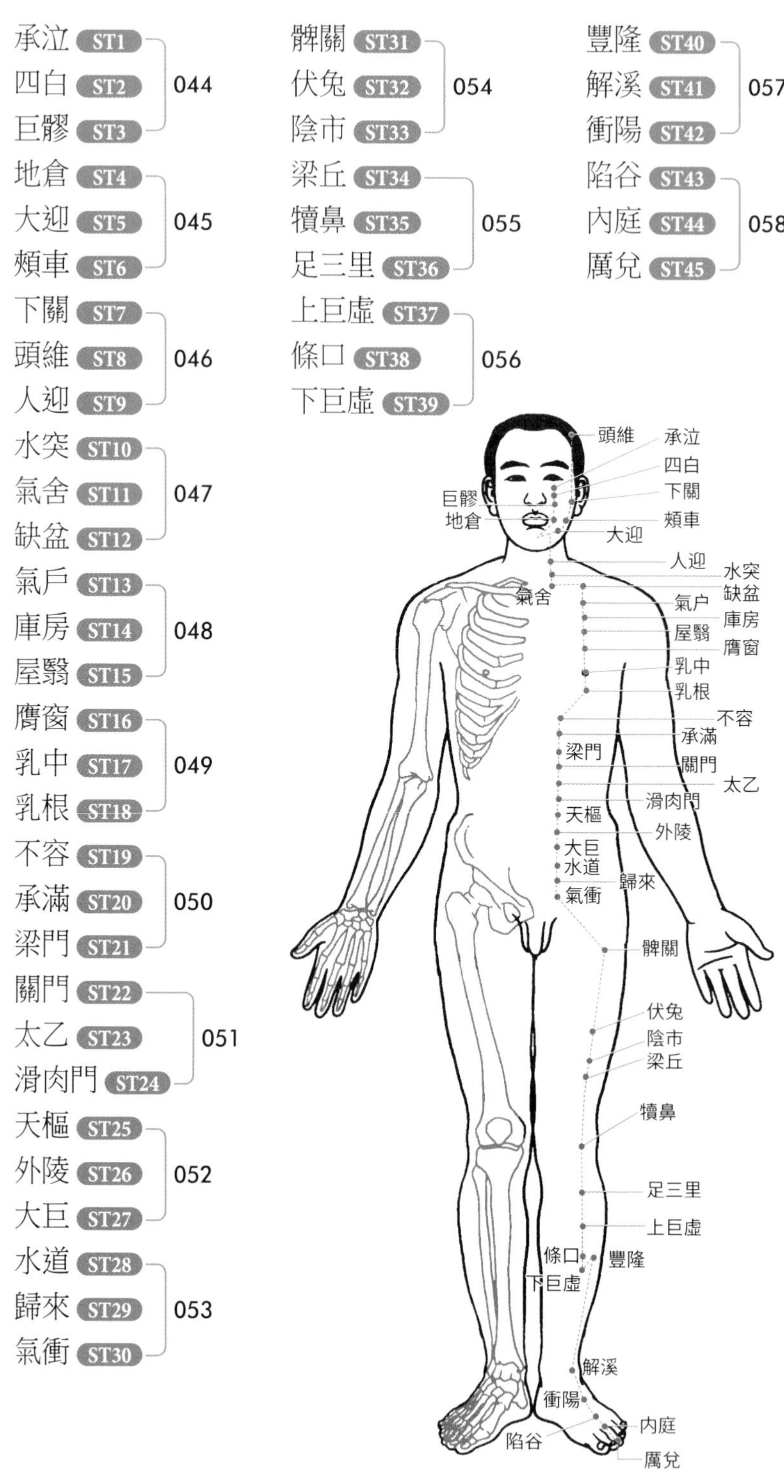

頭維
承泣
四白
下關
巨髎
地倉
頰車
大迎
人迎
水突
缺盆
氣舍
氣戶
庫房
屋翳
膺窗
乳中
乳根
不容
承滿
梁門
關門
太乙
滑肉門
天樞
外陵
大巨
水道
歸來
氣衝
髀關
伏兔
陰市
梁丘
犢鼻
足三里
上巨虛
條口
豐隆
下巨虛
解溪
衝陽
內庭
陷谷
厲兌

第 5 章 足太陰脾經 060

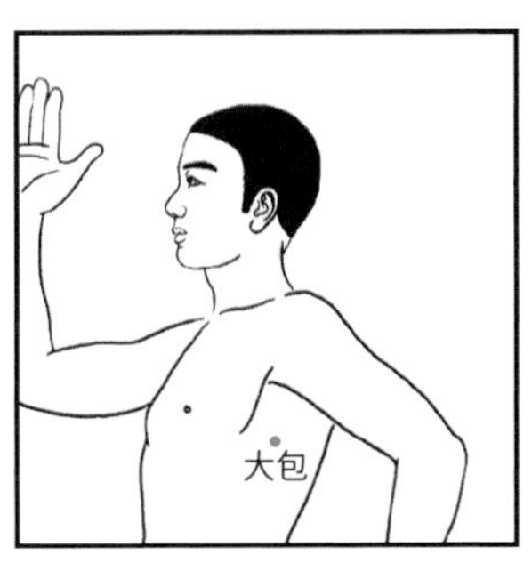

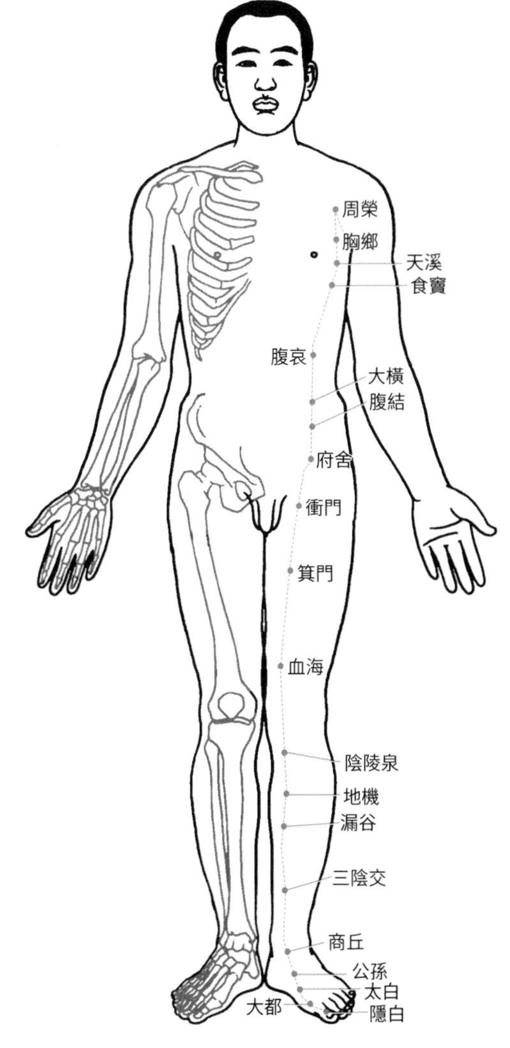

第 6 章 手少陰心經 070

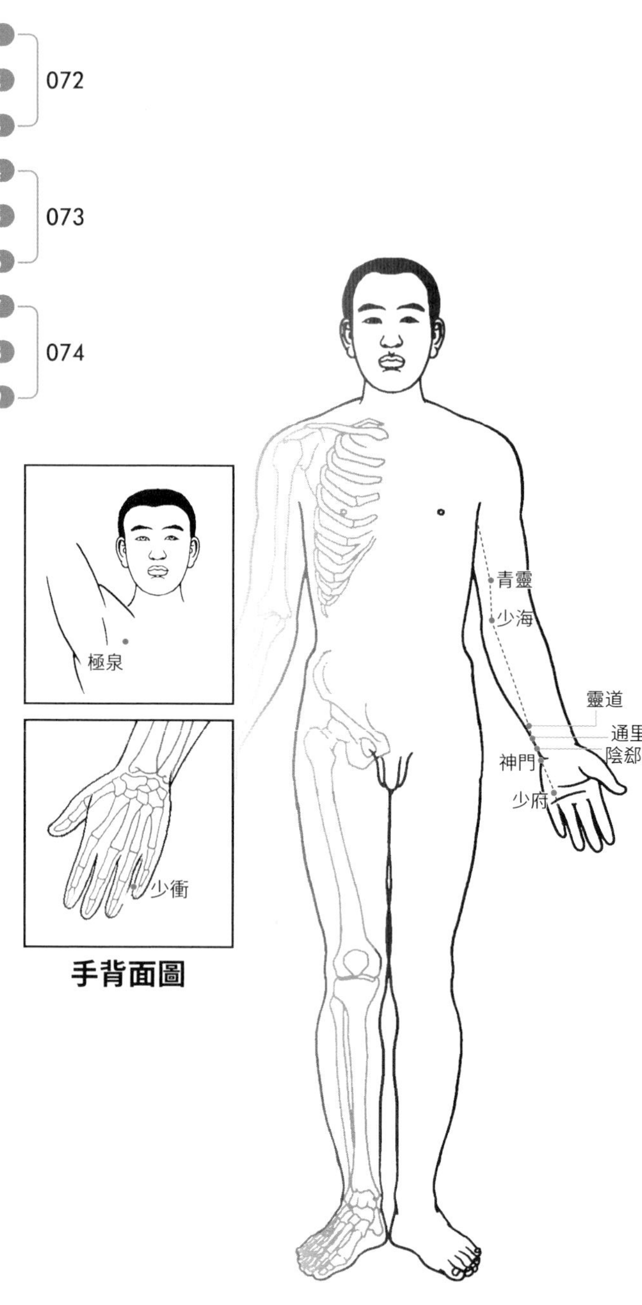

手背面圖

第 7 章　手太陽小腸經　076

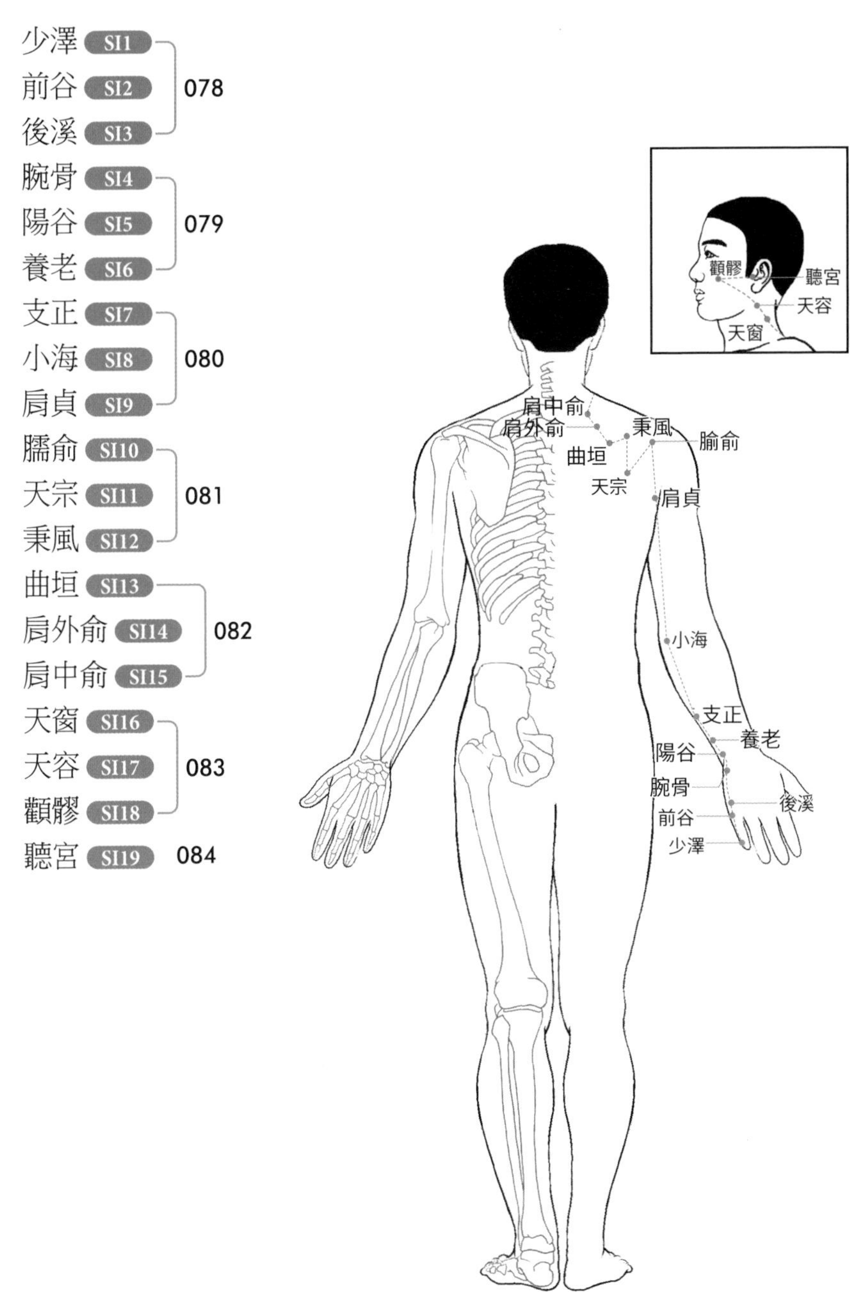

第 8 章 足太陽膀胱經 086

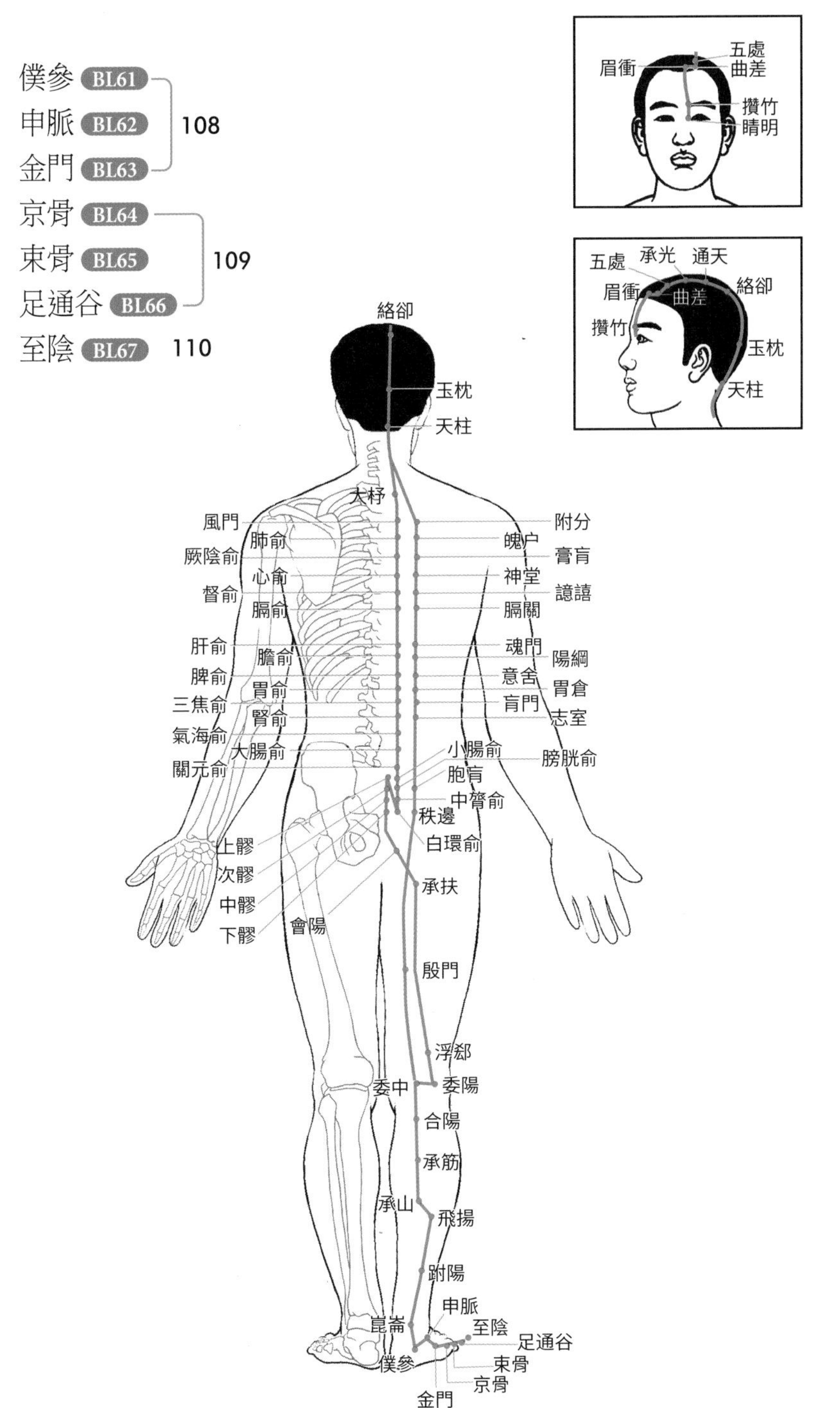

五處
眉衝
曲差
攢竹
睛明
承光
通天
絡卻
玉枕
天柱
大杼
風門
附分
肺俞
魄户
厥陰俞
膏肓
心俞
神堂
督俞
譩譆
膈俞
膈關
肝俞
魂門
膽俞
陽綱
脾俞
意舍
胃俞
胃倉
三焦俞
肓門
腎俞
志室
氣海俞
大腸俞
小腸俞
膀胱俞
關元俞
胞肓
中膂俞
秩邊
白環俞
上髎
次髎
中髎
下髎
會陽
承扶
殷門
浮郄
委中
委陽
合陽
承筋
承山
飛揚
跗陽
申脈
崑崙
至陰
足通谷
僕參
束骨
京骨
金門

第9章 足少陰腎經 112

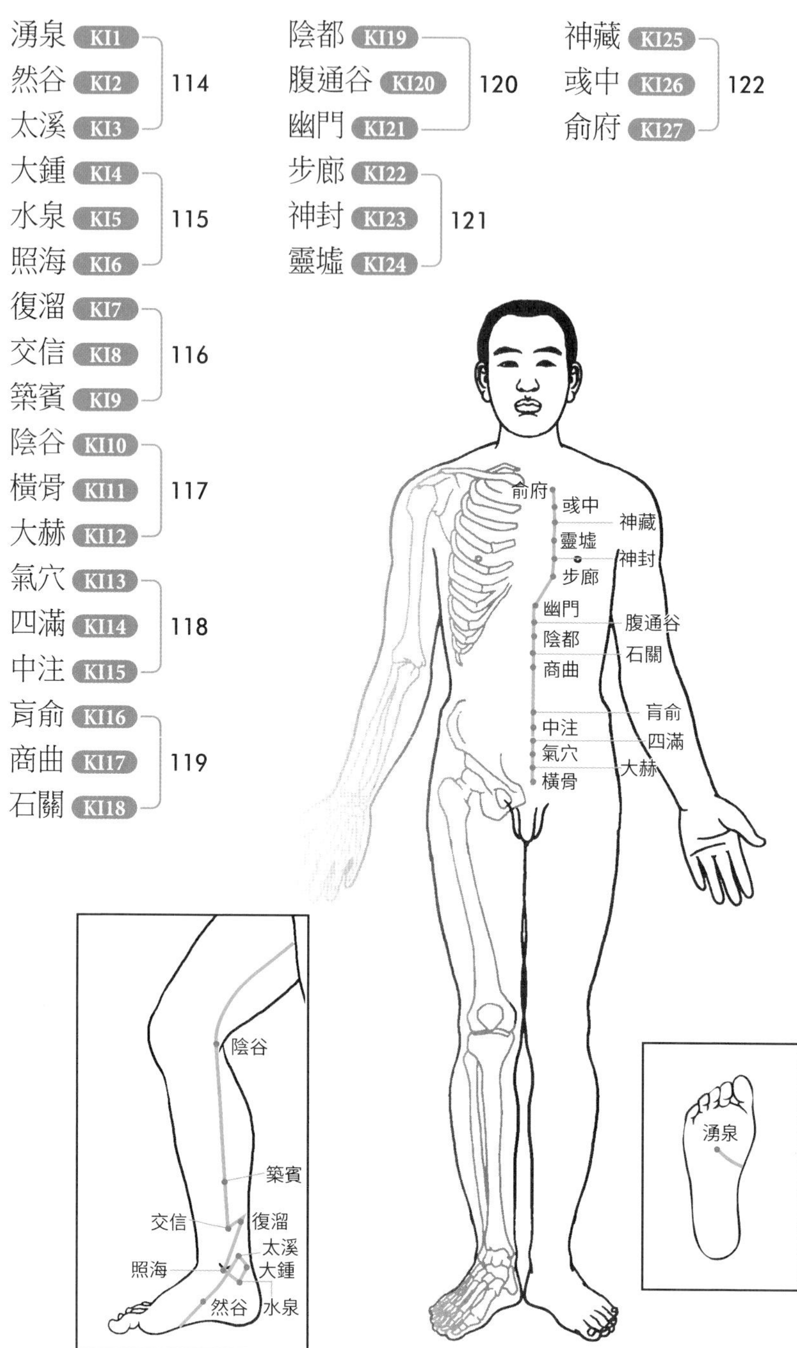

第 10 章 手厥陰心包經 124

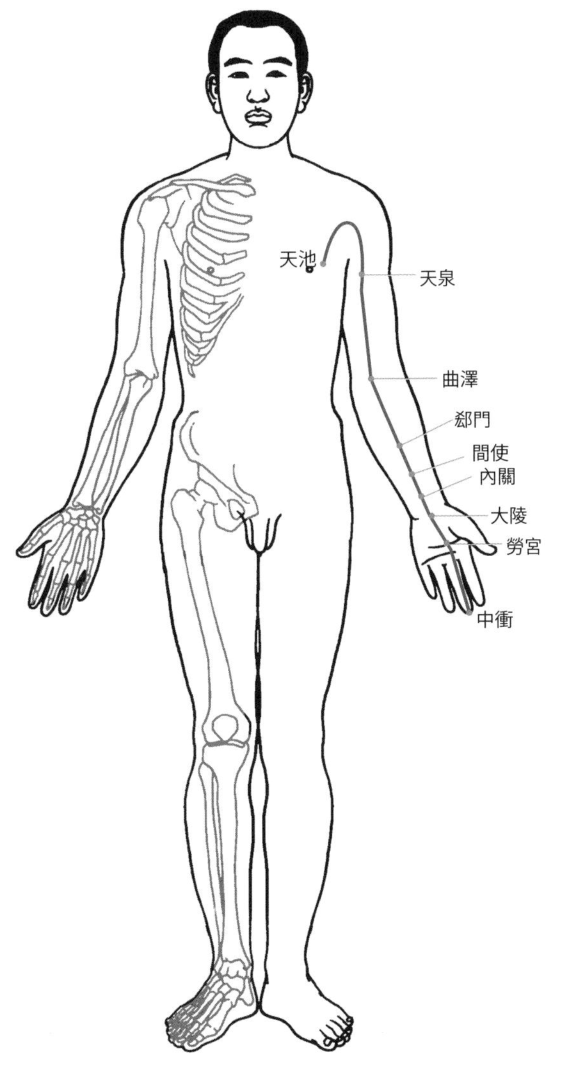

第 11 章 手少陽三焦經 130

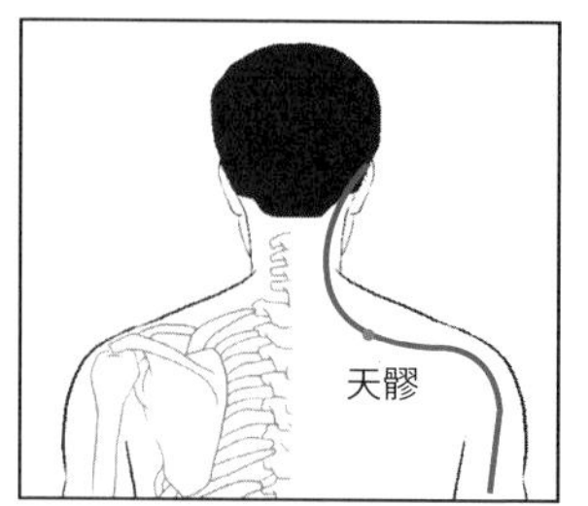

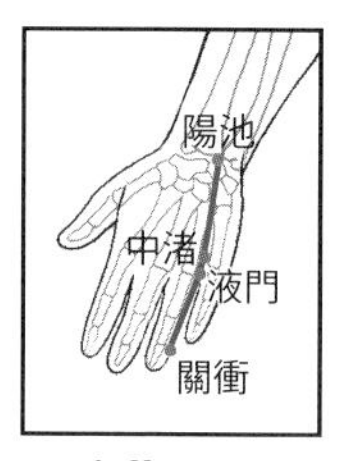

手背面圖

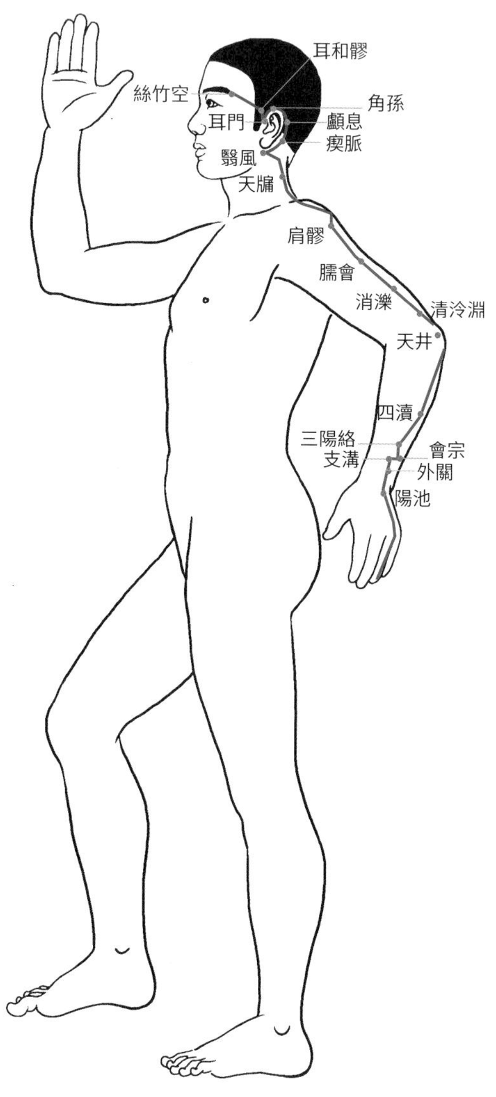

第 12 章　足少陽膽經　140

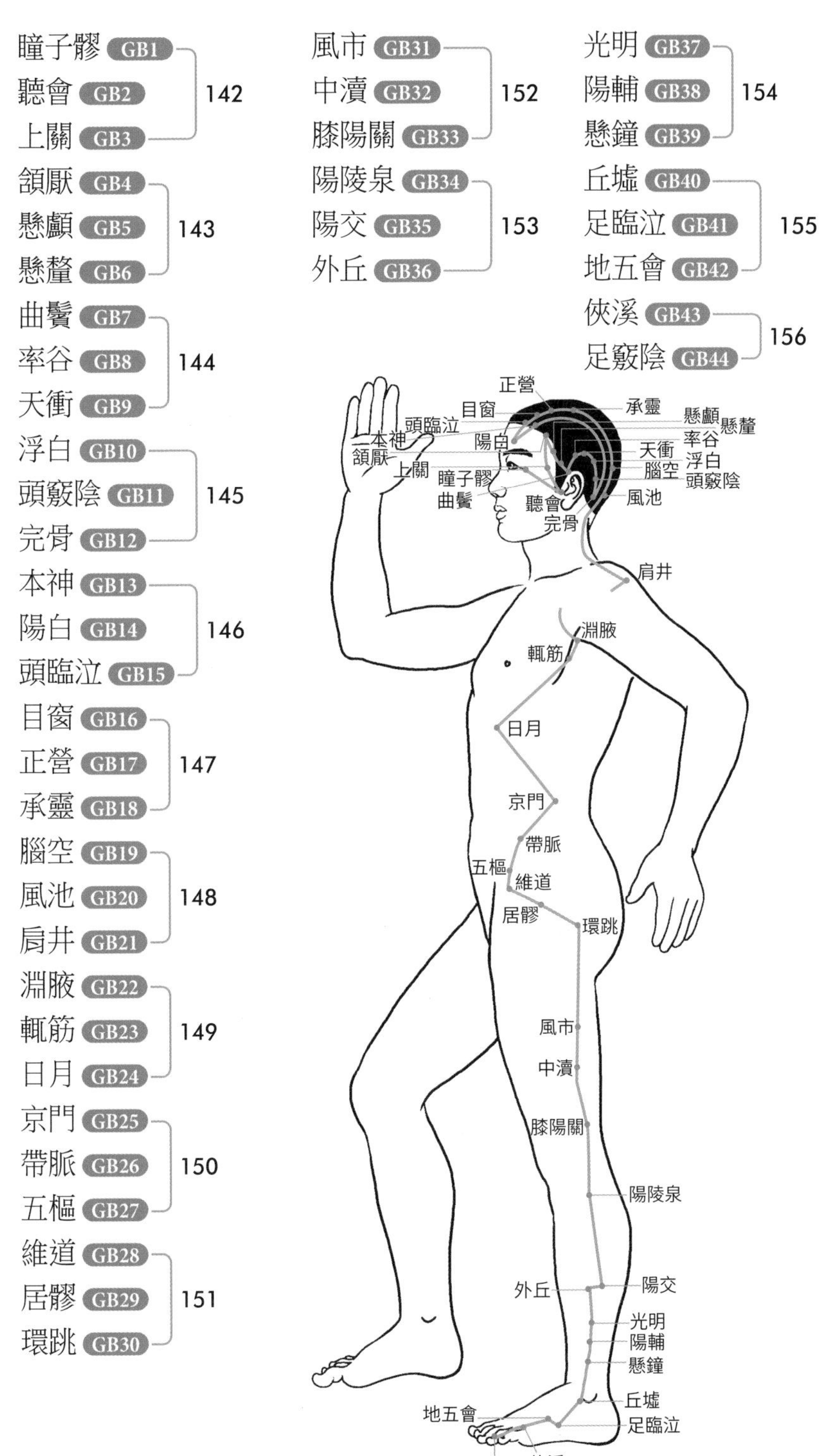

第 13 章 足厥陰肝經 158

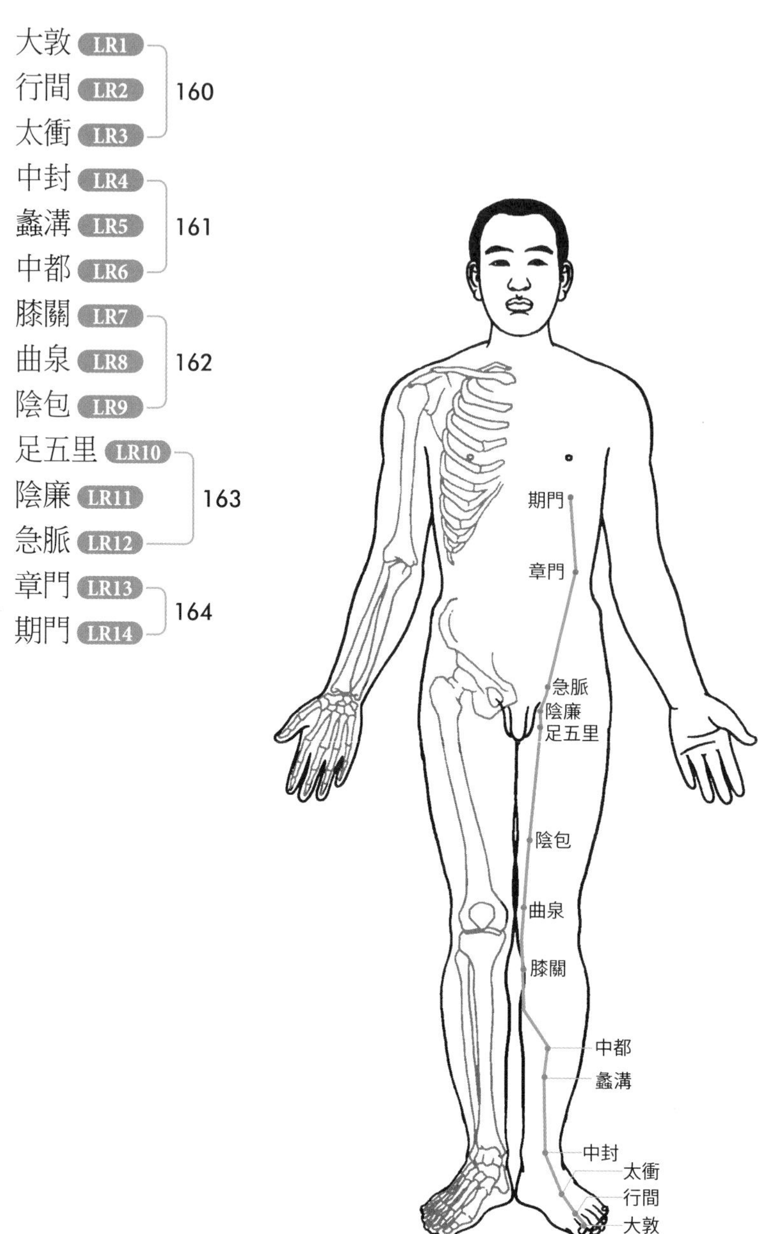

承漿
廉泉
天突
璇璣
華蓋
紫宮
玉堂
膻中
中庭
鳩尾
巨闕
上脘
中脘
建里
下脘
水分
神闕
陰交
氣海
石門
關元
中極
曲骨

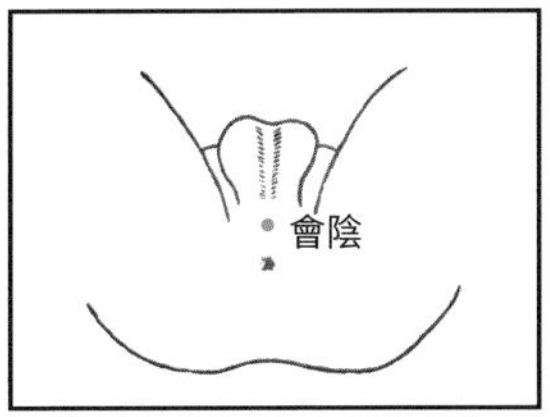

會陰

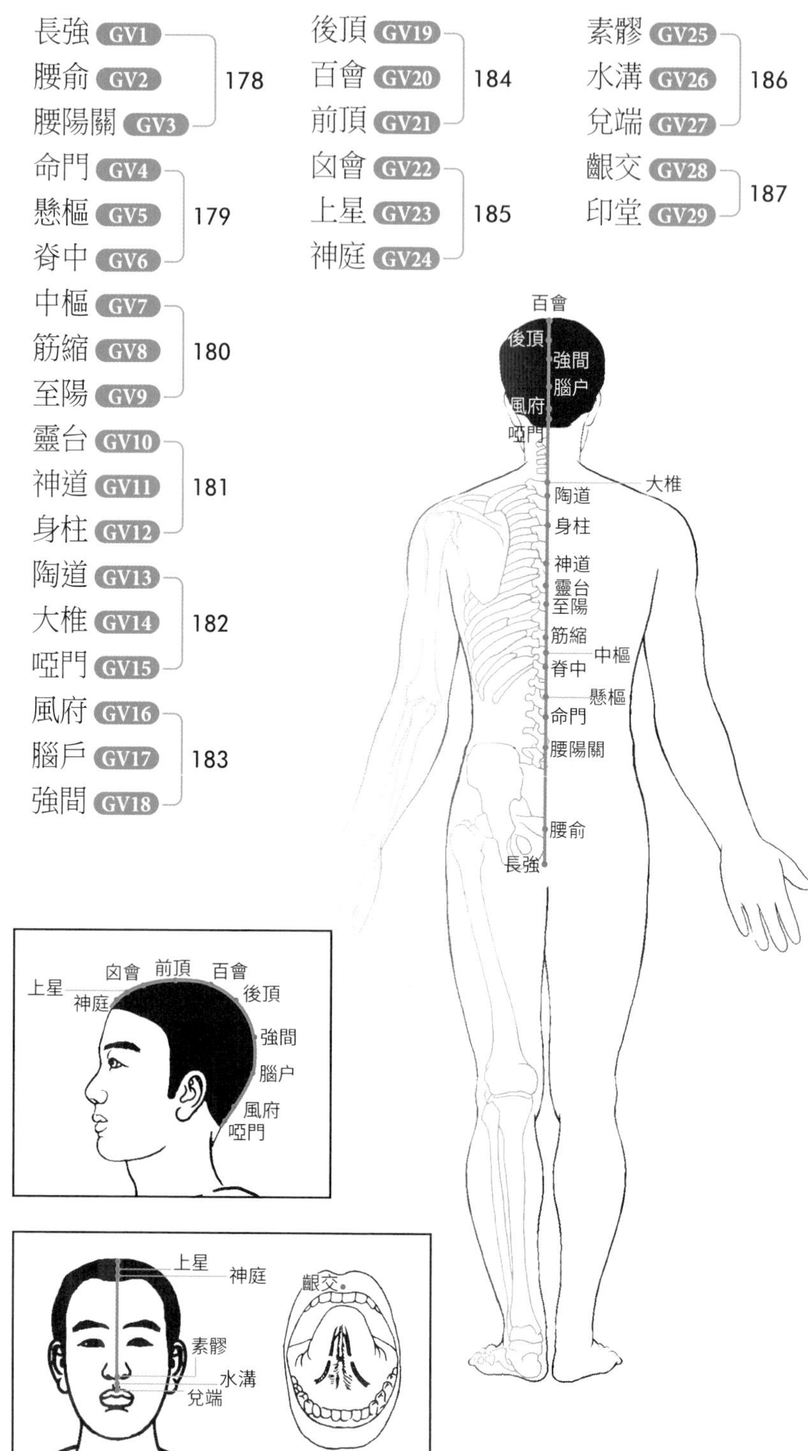

百會
後頂
強間
腦户
風府
啞門
大椎
陶道
身柱
神道
靈台
至陽
筋縮
中樞
脊中
懸樞
命門
腰陽關
腰俞
長強
上星
囟會
前頂
百會
後頂
神庭
強間
腦户
風府
啞門
上星
神庭
齦交
素髎
水溝
兌端

第 1 章

常用取穴定位法

在取穴的過程中，我們經常會採用一些特定的定位方法，常用的有體表解剖標記定位法、骨度折量定位法、手指同身寸定位法。

此外，還有一些簡便取穴的小技巧。有了這些方法，找穴就會更加簡單、準確。

體表解剖標記定位法

體表解剖標記定位法以解剖學的各種體表標記為依據來確定穴位，可分為固定標記和活動標記兩種。

固定標記有：骨骼，肌肉所形成的凸起、凹陷，五官，髮際，爪甲（指尖、趾尖），乳頭，肚臍等，皆可做為取穴的標記。例如：兩眉間取印堂穴、兩乳頭間取膻中穴、腓骨（位於小腿外側部）頭前下方取陽陵泉穴。

活動標記有：關節、肌腱、肌肉在活動過程中出現的隆起、凹陷、皺紋、尖端。例如：屈肘時在肘橫紋外側端凹陷處取曲池穴，張口時在耳屏前的凹陷處取聽宮穴。

骨度折量定位法

骨度折量定位法是指將全身各部以骨節為主要標誌，規定其長短，並依其比例折算為定穴的標準。按照這種方法，不論男女、老少、高矮、胖瘦，折量的分寸都是一樣的，能夠解決在不同人身上定穴的難題。

（＊「直寸」是指在身體上縱向量測，「橫寸」是指在身體上橫向量測。）

部位	起止點	骨度（寸）	度量
頭面部	前髮際正中至後髮際正中 ⇨見側面圖	12	直寸
	眉間（印堂穴）至前髮際正中 ⇨見側面圖	3	直寸
	前兩額頭角（頭維穴）之間 ⇨見正面圖	9	橫寸
	耳後兩乳突間 ⇨見背面圖	9	橫寸
胸腹脅部	胸骨上窩（天突穴）至劍胸聯合中點（歧骨）⇨見正面圖	9	直寸
	劍胸聯合中點（歧骨）至臍中（神闕穴）⇨見正面圖	8	直寸
	臍中（神闕穴）至恥骨聯合上緣（曲骨穴）⇨見正面圖	5	直寸
	兩乳頭之間 ⇨見正面圖	8	橫寸
	腋窩頂點至第 11 肋骨游離端 ⇨見側面圖	12	直寸
	兩肩胛骨喙突內側緣（近脊柱側）之間 ⇨見正面圖	12	橫寸

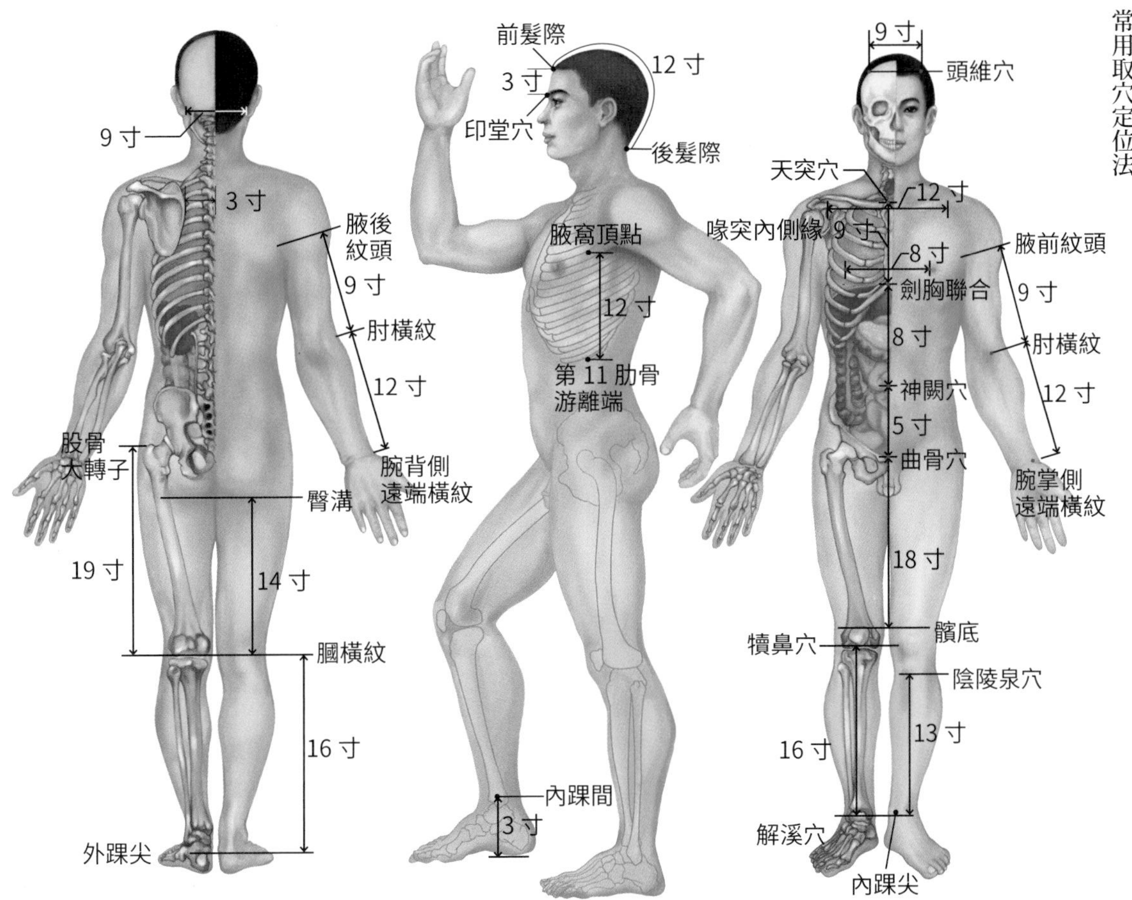

部位	起止點	骨度（寸）	度量
背腰部	肩胛骨內側緣（近脊柱側）至後正中線 ⇨見背面圖	3	橫寸
手部	腋前紋頭至肘橫紋（平尺骨鷹嘴）⇨見正面圖	9	直寸
	肘橫紋（平尺骨鷹嘴）至腕掌（背）側遠端橫紋 ⇨見正面圖	12	直寸
腿部	恥骨聯合（曲骨穴）上緣至髕底 ⇨見正面圖	18	直寸
	脛骨內側踝下方（陰陵泉穴）至內踝尖 ⇨見正面圖	13	直寸
	股骨大轉子至膕橫紋 ⇨見背面圖	19	直寸
	臀溝至膕橫紋 ⇨見背面圖	14	直寸
	膕橫紋至外踝尖 ⇨見背面圖	16	直寸
	內踝尖至足底 ⇨見側面圖	3	直寸

手指同身寸定位法

手指同身寸定位法是一種簡易的取穴方法，即依照患者本人手指的長度和寬度為標準來取穴。

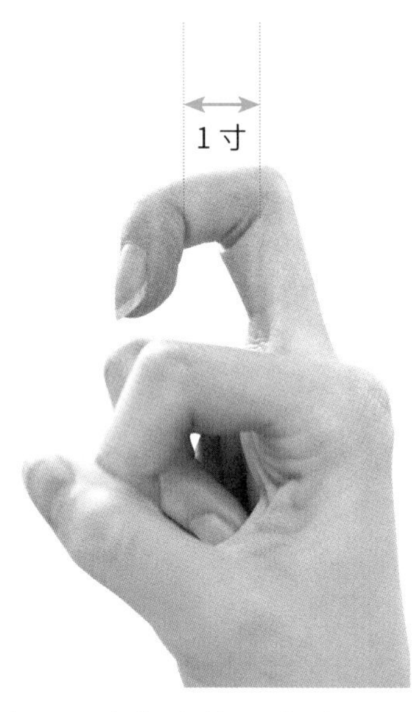

中指同身寸，以中指中節屈曲時內側兩端紋頭之間距離長度為1寸。此法可用於腰背部和四肢等部位

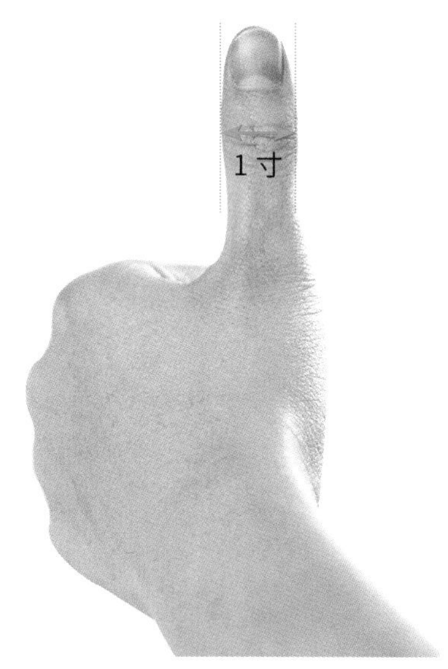

拇指同身寸，以自己大拇指指間關節的橫向寬度為1寸。此法常用於四肢部位。

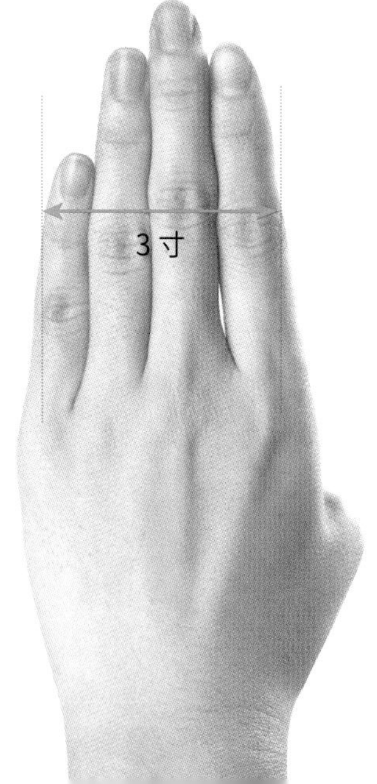

橫指同身寸，又稱一夫法，將自己的食指、中指、無名指、小指併攏，以中指中節橫紋處為標準，四指的寬度為3寸。

簡便取穴法

簡易取穴法是臨床上常用的一種簡便易行的取穴法，雖然不適用所有的穴位，但是操作方便，容易記憶。

直立垂手，手掌併攏伸直，中指尖處即是。

風市

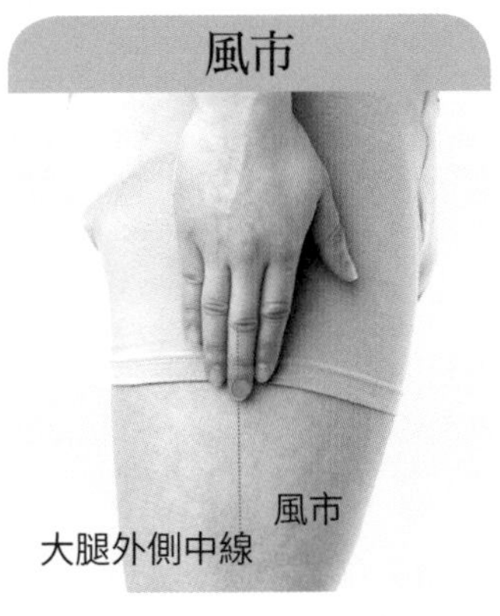

兩手虎口相交，一手食指壓另一手橈骨莖突上，食指尖到達處即是。

列缺

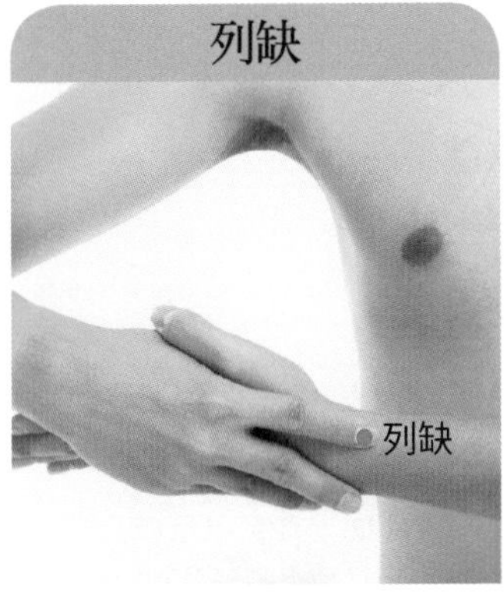

握拳，中指指尖壓在掌心的第一橫紋處即是。

勞宮

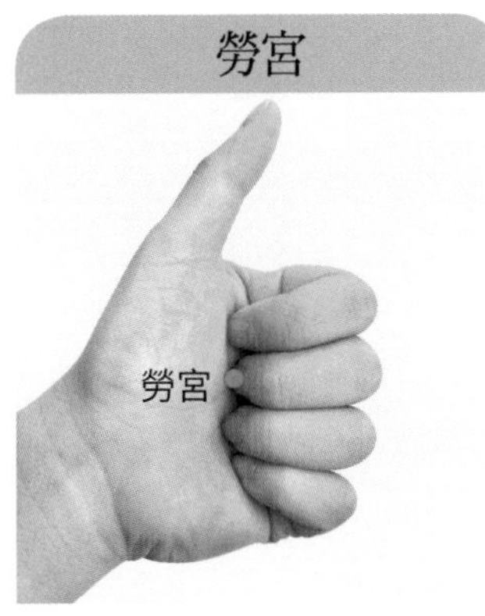

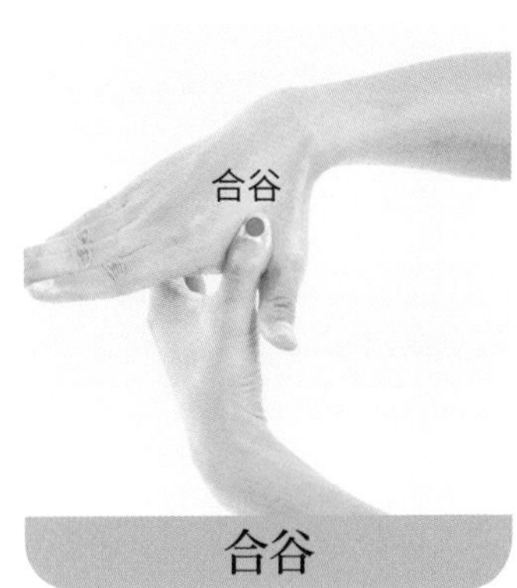

合谷

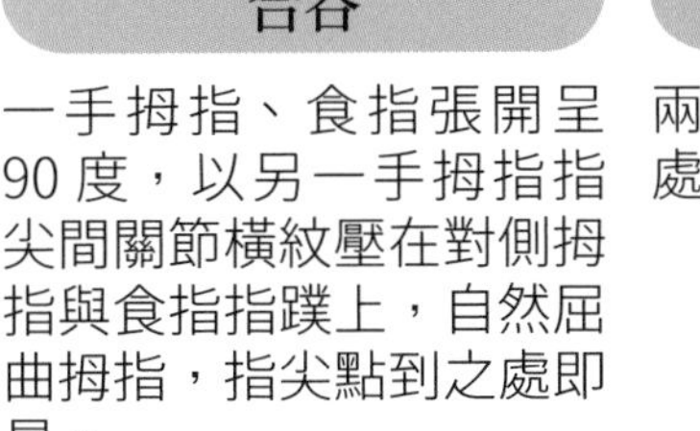

一手拇指、食指張開呈90度，以另一手拇指指尖間關節橫紋壓在對側拇指與食指指蹼上，自然屈曲拇指，指尖點到之處即是。

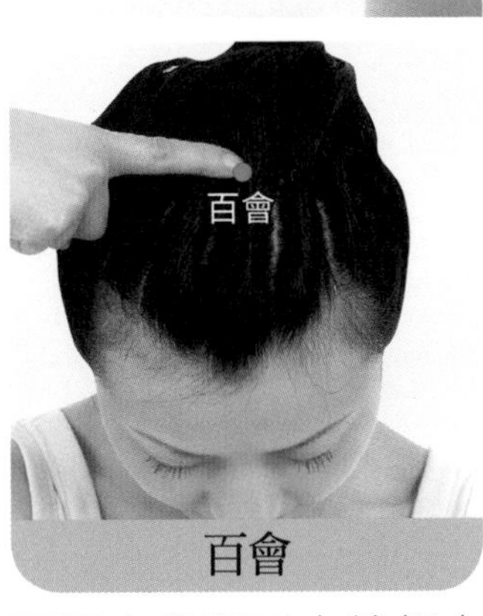

百會

兩耳尖與頭正中線相交處，按壓有凹陷處即是。

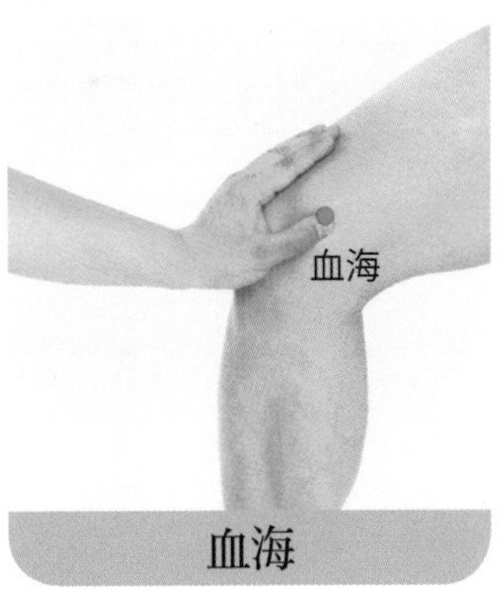

血海

屈膝90度，手掌伏於膝蓋上，拇指與其他四指成45度，拇指尖處即是。

第 2 章

手太陰肺經

手太陰肺經在體內深處起於中焦，向下聯絡大腸，回繞過來向上穿過橫膈膜，從肺與氣管、喉嚨相聯繫的部位橫行出來靠近體表，向下沿上臂內側，下行到肘中，沿前臂內側邊緣，經過魚際，並沿著魚際的邊緣，出大拇指的內側端。

手太陰肺經一側 11 個穴位（左右共 22 個穴位），其中 9 個分布於上肢，2 個在前胸上部。首穴中府，末穴少商。聯繫的臟腑有胃、肺、咽、大腸，所以能夠治療這些臟器和器官所在部位的疾病。

主治病候

喉、胸、肺病，以及經脈循行部位的其他病症，如咳嗽、氣喘、咳血、傷風、胸部脹滿、咽喉腫痛，以及手臂內側前緣痛、肩背疼痛等。

手 太 陰 肺 經

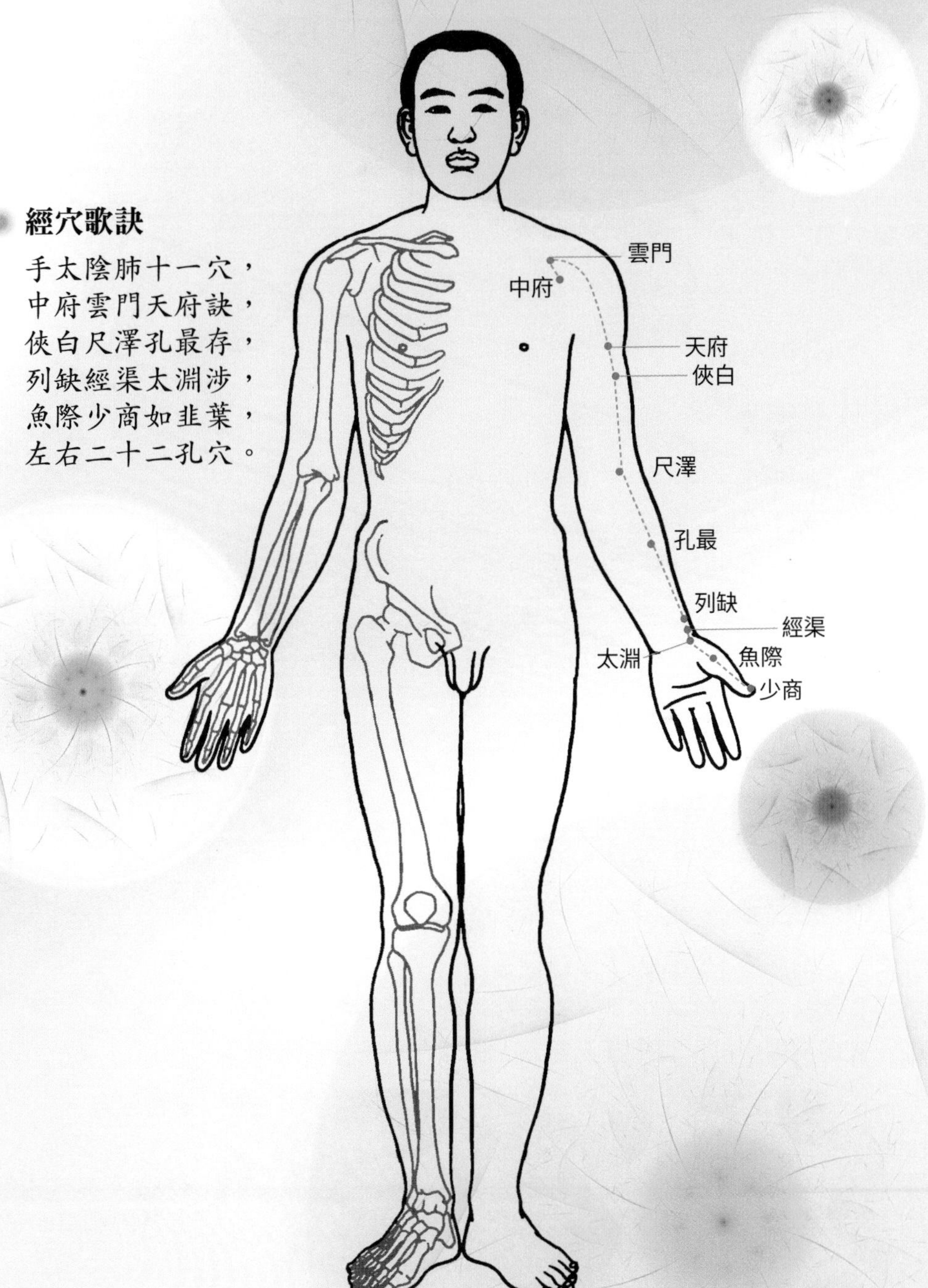

經穴歌訣

手太陰肺十一穴，
中府雲門天府訣，
俠白尺澤孔最存，
列缺經渠太淵涉，
魚際少商如韭葉，
左右二十二孔穴。

中府 LU1

功效 止咳平喘，清瀉肺熱，通經活絡。

主治 肺炎，哮喘，胸痛，肺結核，支氣管擴張。

按摩 右手中間三指併攏，順時針方向揉按中府穴；再用左手以同樣的方式，逆時針方向揉按中府。每次左右各 1~3 分鐘。

精準定位

在胸部，橫平第一肋間隙，鎖骨下窩外側，前正中線旁開 6 寸。

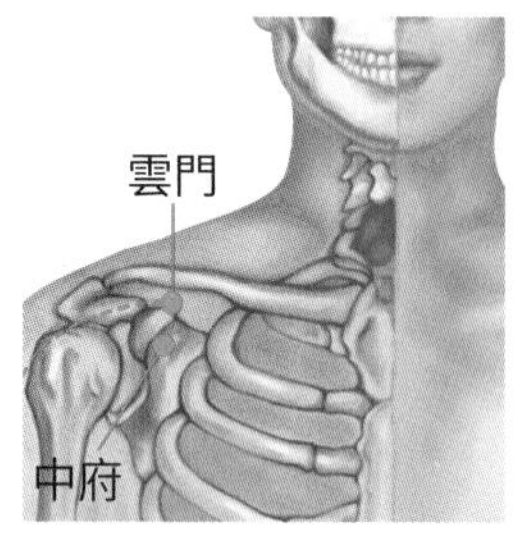

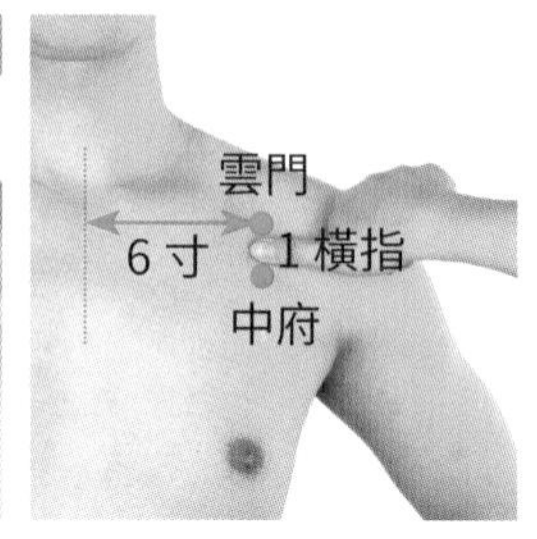

3 秒取穴

正立，雙手叉腰，鎖骨外側端下方有一凹陷，該處再向下 1 橫指即是。

雲門 LU2

功效 止咳平喘，清肺理氣，瀉四肢熱。

主治 咳嗽，氣喘，胸痛，肩痛，肩關節內側痛。

按摩 每天早晚用中指指腹，點揉雲門穴，每次左右各按 1~3 分鐘。

精準定位

在胸部，鎖骨下窩凹陷中，肩胛骨喙突內緣，前正中線旁開 6 寸。

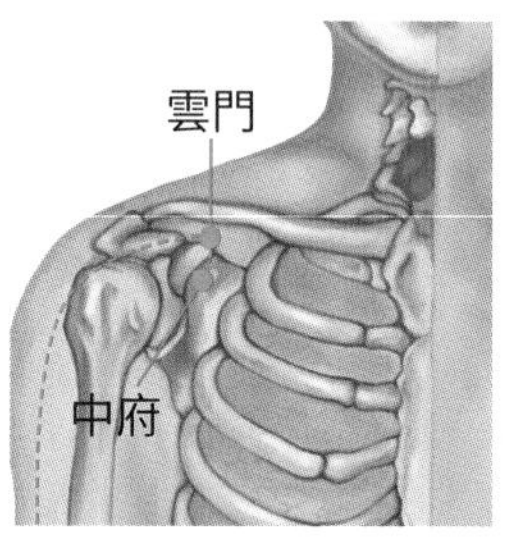

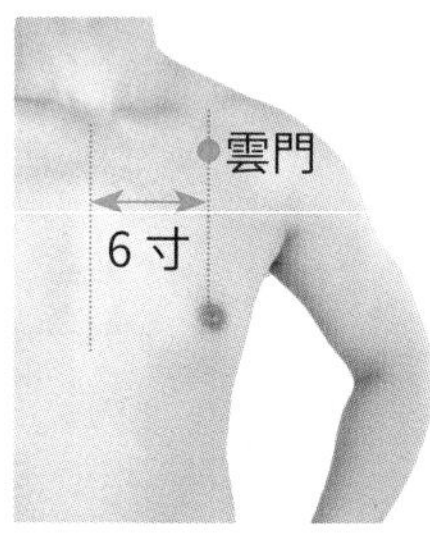

3 秒取穴

正立，雙手叉腰，鎖骨外側端下方的三角形凹陷處即是。

天府 LU3

功效 調理肺氣，安神定志，通經活絡。

主治 咳嗽，氣喘，鼻塞，上臂內側疼痛。

按摩 經常用中指指腹揉按天府穴，每次左右各按 1~3 分鐘。

精準定位

在臂前區，腋前紋頭下 3 寸，肱二頭肌橈側緣處。（*橈側：靠拇指那一側。）

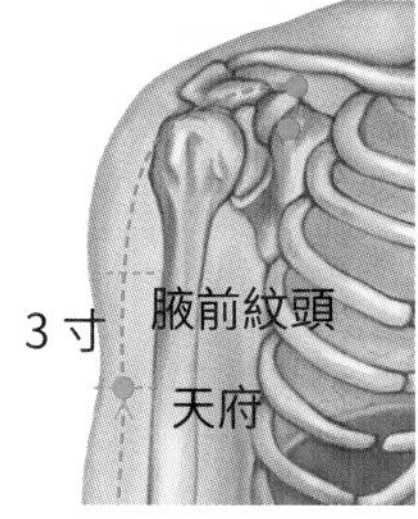

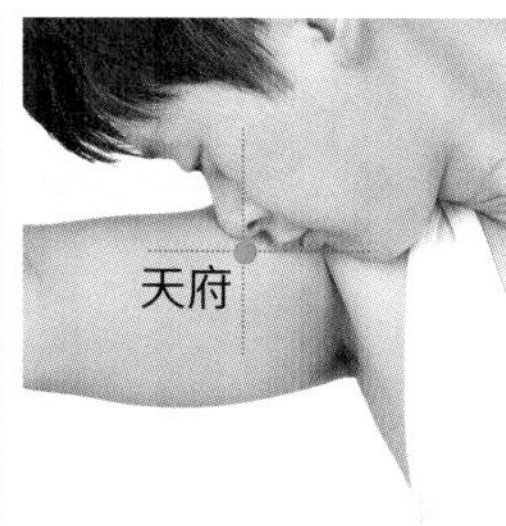

3 秒取穴

手臂向前平舉，俯頭。鼻尖接觸上臂內側處即是。

俠白 LU4

功效 止咳平喘，宣肺理氣，寬胸和胃。
主治 咳嗽，氣喘，胸悶，乾嘔，上臂內側神經痛。
按摩 經常用中指指腹揉按俠白穴，每次左右各按 1~3 分鐘。

精準定位

在臂前區，腋前紋頭下 4 寸，肱二頭肌橈側緣處。

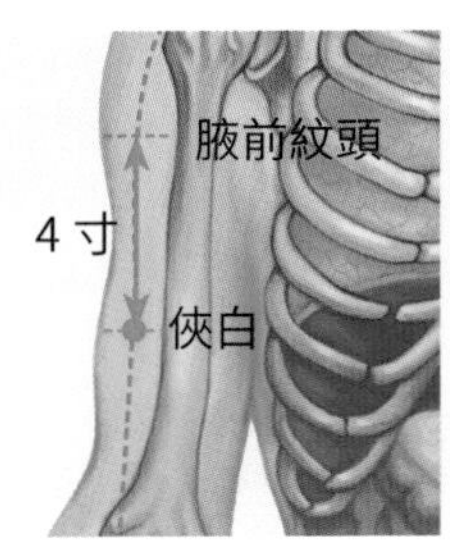

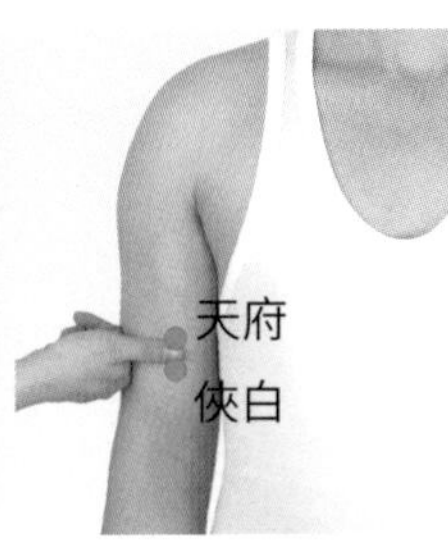

3 秒取穴

先找到天府穴（見左頁），向下 1 橫指處即是。

尺澤 LU5

功效 清熱和胃，通絡止痛，止咳平喘。
主治 咳嗽，氣喘，咳血，胸部脹滿，熱病，咽喉腫痛，嘔吐，泄瀉。
按摩 彎曲拇指，以指腹按壓尺澤穴，每次左右各按壓 1~3 分鐘。

精準定位

在肘區，肘橫紋上，肱二頭肌腱橈側緣凹陷中。

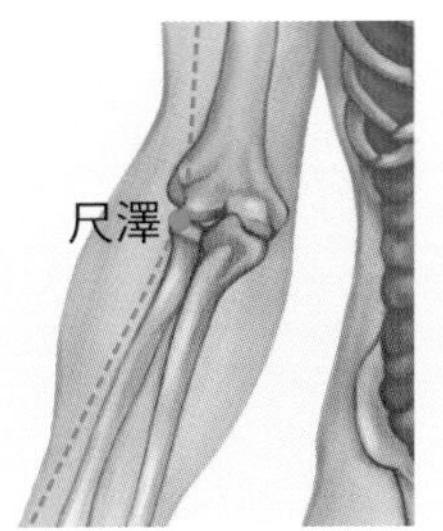

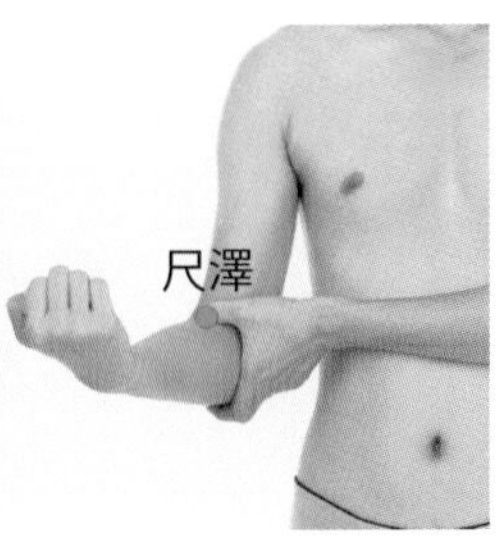

3 秒取穴

先找到肱二頭肌腱，在其橈側的肘橫紋中取穴。

孔最 LU6

功效 清熱止血，潤肺理氣，平喘利咽。
主治 咳嗽，氣喘，咳血，咽喉腫痛，肘臂痛，痔瘡。
按摩 用拇指指腹按壓孔最穴，每次左右各按 1~3 分鐘。

精準定位

在前臂前區，腕掌側遠端橫紋上方 7 寸，尺澤穴與太淵穴的連線上。

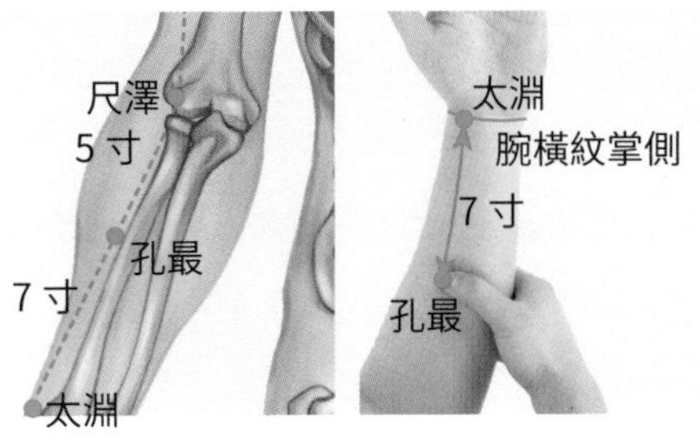

3 秒取穴

手臂前伸，於腕橫紋處定太淵穴（見 30 頁），再於肘橫紋中定尺澤穴（見本頁），兩穴連線上，太淵穴上方 7 寸即是。

列缺 LU7

功效 止咳平喘，通經活絡，利水通淋。

主治 咳嗽，氣喘，少氣不足以息，偏頭痛、正頭痛，頸項僵硬，落枕，頸椎病，咽喉疼痛。

按摩 用食指指腹揉按列缺穴，每次左右各按 1~3 分鐘。

精準定位

在前臂，腕骨橈側遠端橫紋上方 1.5 寸，伸拇短肌腱與外展拇長肌腱之間的凹陷中。

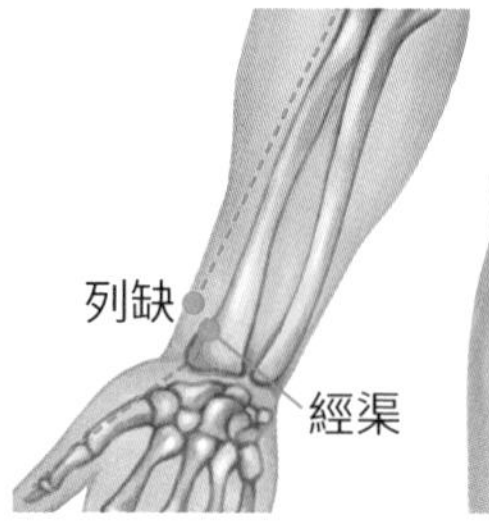

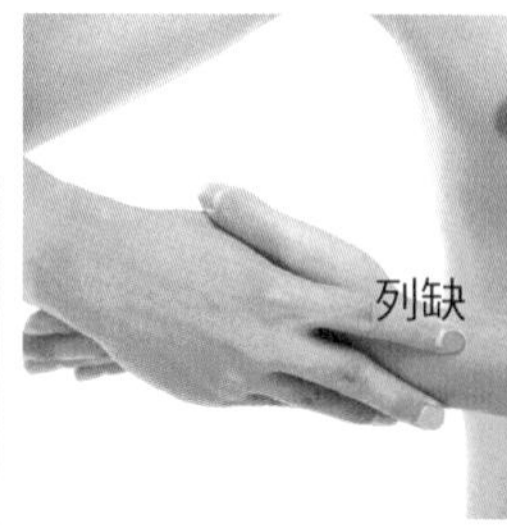

3 秒取穴

兩手虎口相交，一手食指壓另一手橈骨莖突上，食指尖到達處即是。

經渠 LU8

功效 宣肺利咽，降逆平喘，通經活絡。

主治 咳嗽，氣喘，咽喉腫痛，胸部脹滿，胸背痛，掌心發熱，無脈症。

按摩 用中指指腹揉經渠穴，每次左右各按 4~5 分鐘。

精準定位

在前臂內側區，腕掌側遠端橫紋上方 1 寸，橈骨莖突與橈動脈之間。

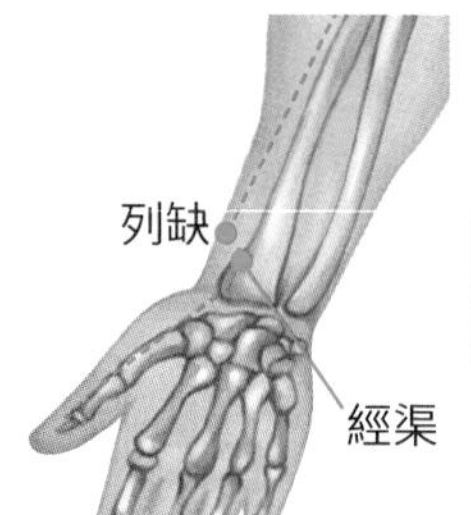

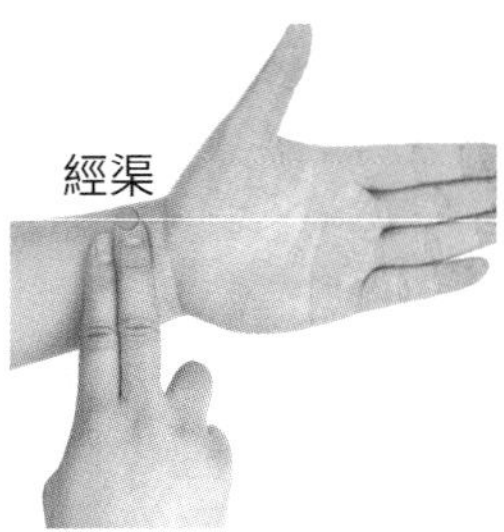

3 秒取穴

伸手，掌心向上，用一手為另一手把脈，中指指端所在的位置即是。

太淵 LU9

功效 止咳化痰，通調血脈，通經活絡。

主治 無脈症，脈管炎，肺炎，心搏過速，膈肌痙攣。

按摩 用拇指及甲尖掐按太淵穴，每次左右各按 1~3 分鐘。

精準定位

在腕前區，橈骨莖突與舟狀骨之間，外展拇長肌腱尺側的凹陷中。

（＊尺側：靠小指那一側。）

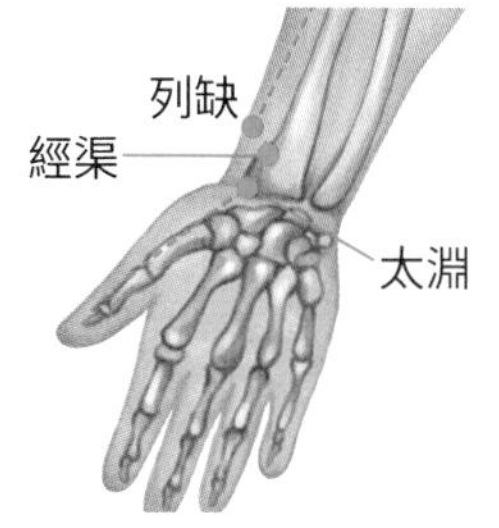

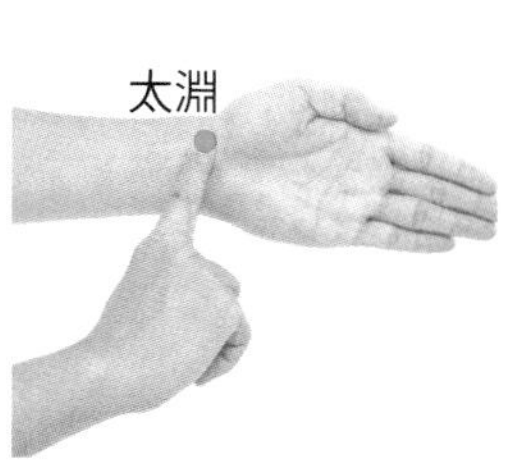

3 秒取穴

掌心向上，腕橫紋外側摸到橈動脈，其外側即是。

魚際 LU10

功效 清熱利咽，止咳平喘，通經活絡。

主治 咳嗽，咳血，發熱，咽喉腫痛，失音。

按摩 平時可經常兩手對搓，也可以用另一隻手的拇指按壓魚際穴，感覺酸痛時，再持續一會兒。

精準定位

在手外側，第一掌骨橈側中點赤白肉際處。

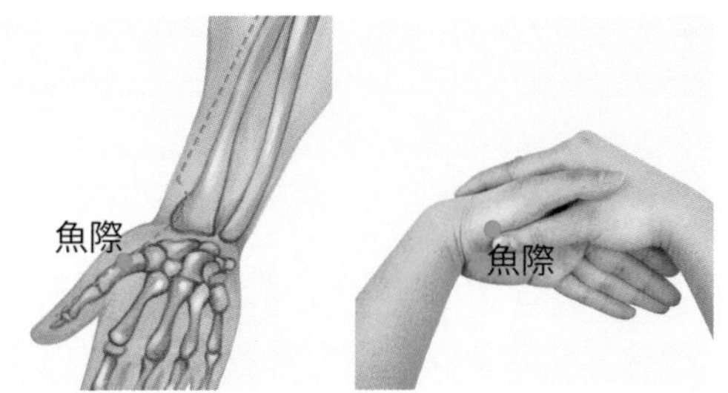

3 秒取穴

一手輕握另一手手背，大拇指指尖垂直下按第一掌骨中點肉際處即是。

少商 LU11

功效 解表清熱，通利咽喉，甦厥（復甦暈厥）開竅。

主治 咽喉腫痛，慢性咽炎，小兒驚風，熱病，中暑，嘔吐。

按摩 用拇指尖輕輕掐揉少商穴，揉到少商穴不痛。

精準定位

在手指，大拇指末節橈側，指甲根角側旁開 0.1 指寸。

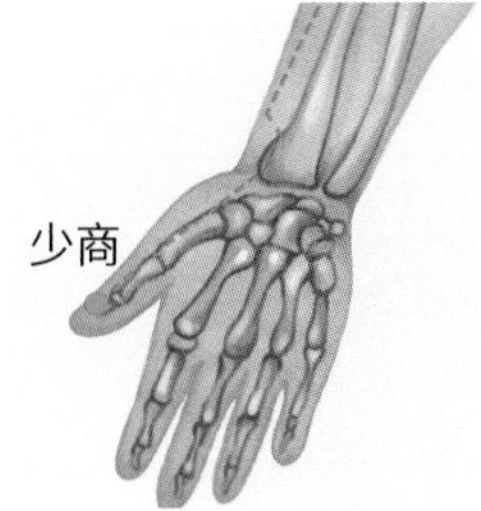

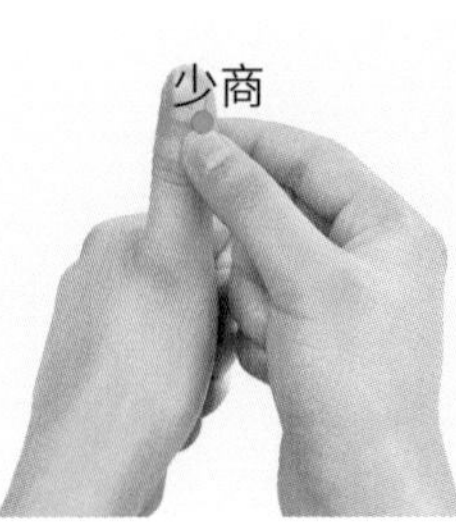

3 秒取穴

將大拇指伸直，用另一手大拇指彎曲掐按該手大拇指甲角邊緣處即是。

第 3 章

手陽明大腸經

手陽明大腸經起於食指末端（商陽穴），沿食指內側向上，進入兩筋（伸拇長肌腱和伸拇短肌腱）之間的凹陷處，沿前臂前方，至肘部外側，再沿上臂外側前緣，上走肩端，沿肩峰前緣，向上出於頸椎（大椎穴），再向下進入缺盆部，聯絡肺臟，通過橫膈，屬於大腸。

其上行支，從缺盆部上行頸部，貫通面頰，進入下齒中，再回過來夾口旁，左右交叉，向上夾鼻孔兩旁。

手陽明大腸經一側 20 個穴位，左右共 40 個穴位。首穴商陽，末穴迎香。聯繫的臟腑和器官有肺、大腸、口、上齒、鼻，該經清熱、消腫、止痛的效果極佳。

主治病候

頭面、五官、咽喉病、熱病，以及經脈循行部位的其他病症，例如：口乾、鼻塞、齒痛、頸腫、面癱、腹痛、腸鳴、泄瀉、便祕、痢疾等。

手陽明大腸經

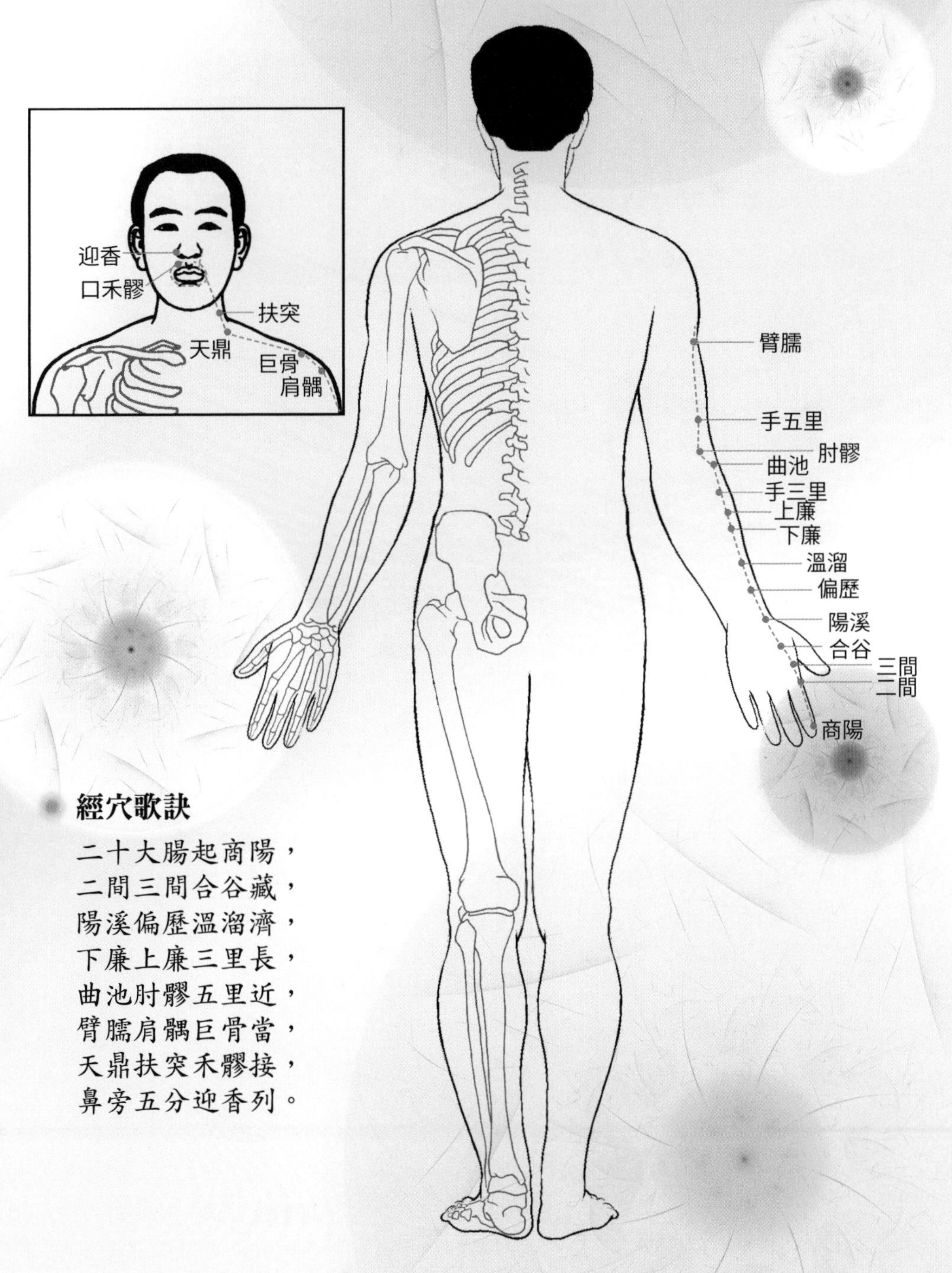

經穴歌訣

二十大腸起商陽，
二間三間合谷藏，
陽溪偏歷溫溜濟，
下廉上廉三里長，
曲池肘髎五里近，
臂臑肩髃巨骨當，
天鼎扶突禾髎接，
鼻旁五分迎香列。

商陽 LI1

功效 清熱解表，利咽醒腦，甦厥（復甦暈厥）開竅。

主治 咽喉腫痛，中風昏迷，熱病汗不出。

按摩 用拇指指尖掐商陽穴，每次 1~3 分鐘。

精準定位

在手指，食指末節橈側，指甲根角側上方 0.1 指寸。（＊橈側：靠拇指那一側。）

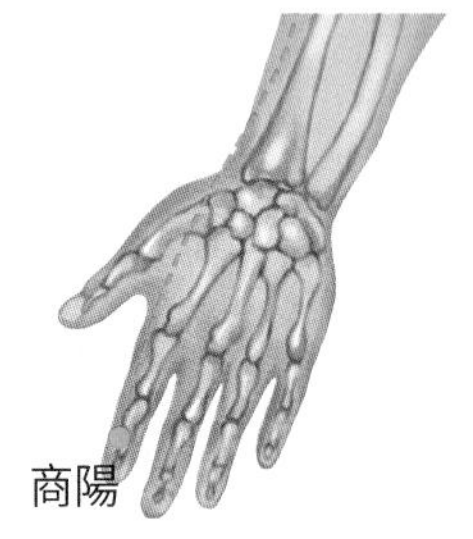

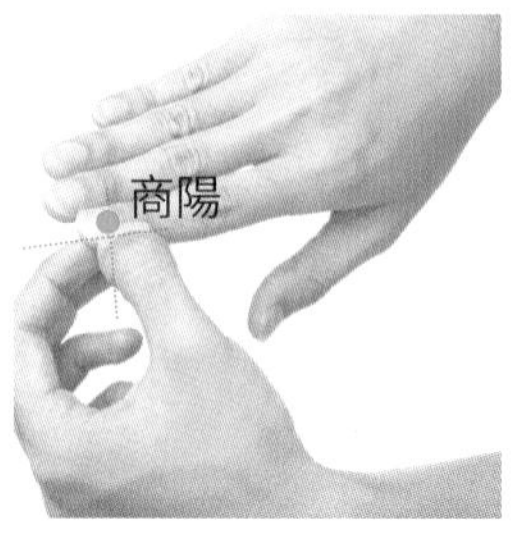

3 秒取穴

右手掌背朝上，屈曲左手大拇指，以指甲尖垂直掐按靠右手大拇指側的食指指甲角，該指甲根處即是。

二間 LI2

功效 解表，清熱利咽，通絡止痛。

主治 齒痛，咽喉腫痛，口眼歪斜，目痛，熱病。

按摩 用拇指指腹揉按二間穴數次，每次 1~3 分鐘。

精準定位

在手指，第二掌指關節橈側遠端的赤白肉際處。

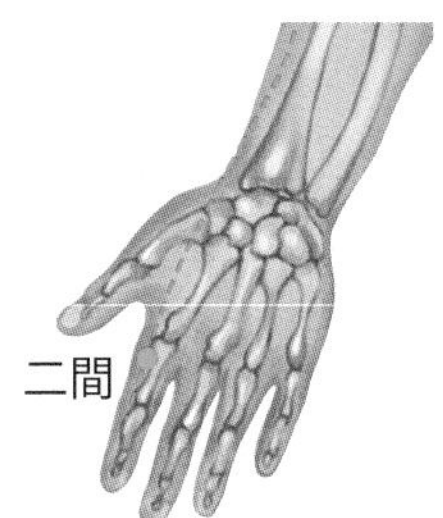

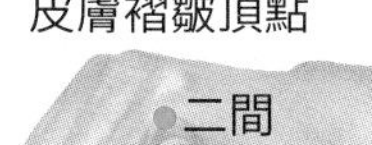

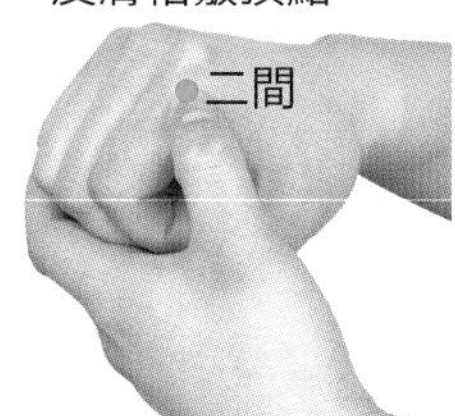

3 秒取穴

自然彎曲食指，第二掌指關節前緣，靠大拇指側，觸之有凹陷處即是。

三間 LI3

功效 泄熱止痛，利咽平喘，通經活絡。

主治 齒痛，咽喉腫痛，身熱胸悶，腹脹腸鳴。

按摩 用拇指指腹揉按三間穴，每次 1~3 分鐘。

精準定位

在手指，第二掌指關節橈側近端的凹陷中。

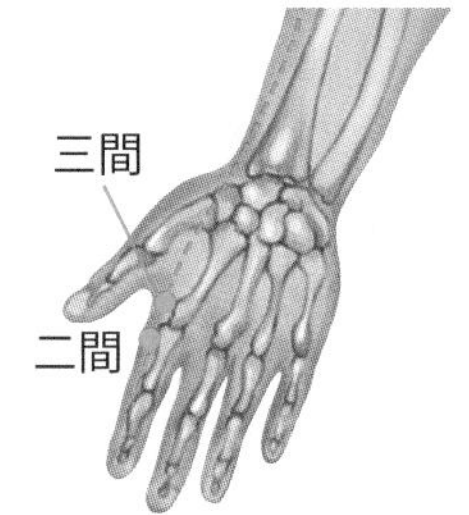

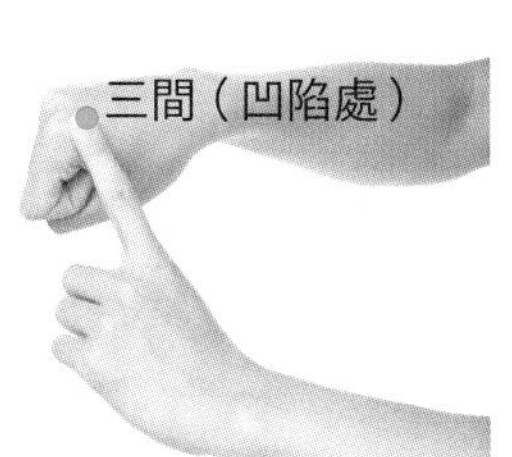

3 秒取穴

微握拳，第二掌指關節後緣，觸之有凹陷處即是。

合谷 LI4

功效 疏風解表，通絡鎮痛，行血活氣。

主治 外感發熱，三叉神經痛，咽喉腫痛，月經不調，蕁麻疹，中風，脫肛，濕疹，痤瘡，面癱，口腔潰瘍，耳鳴，耳聾。

按摩 用拇指指腹垂直按壓合谷穴，每次 1~3 分鐘。

精準定位

在手背，第二掌骨橈側的中點處。

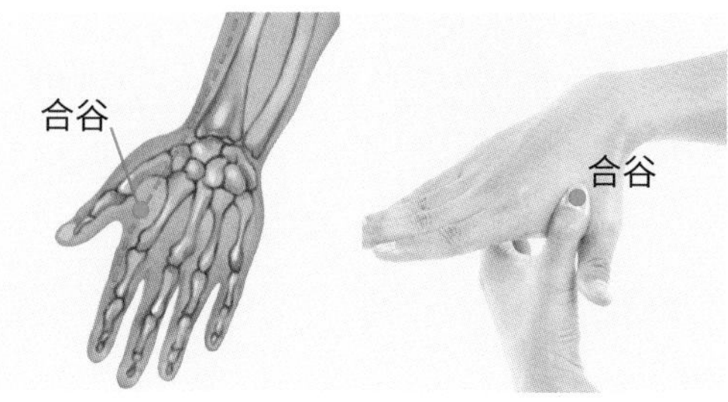

3 秒取穴

右手拇指、食指張開呈 90 度，以左手拇指指尖關節橫紋壓在右手虎口上，指尖點到處即是。

陽溪 LI5

功效 平肝潛陽，清熱散風，通利關節。

主治 頭痛，耳鳴，耳聾，齒痛，目赤腫痛，熱病心煩。

按摩 用拇指尖垂直掐按陽溪穴，每次 1~3 分鐘。

精準定位

在腕區，腕背側遠端橫紋橈側，橈骨莖突遠端，即「鼻煙窩」的凹陷中。

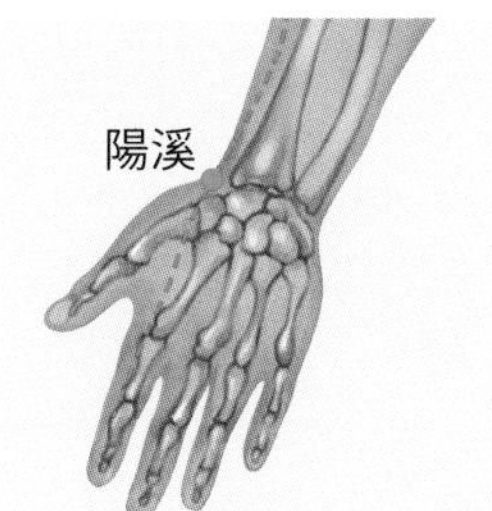

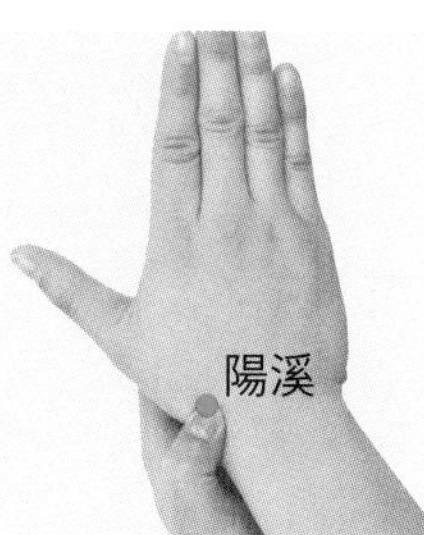

3 秒取穴

手掌側放，大拇指伸直向上蹺起，腕背橈側有一凹陷處即是。

偏歷 LI6

功效 平肝潛陽，清熱利尿，通經活絡。

主治 耳聾，耳鳴，鼻衄（鼻出血），目赤，咽喉疼痛，腸鳴腹痛。

按摩 用拇指指腹揉按偏歷穴數次，每次 1~3 分鐘。

精準定位

在前臂，腕背側遠端橫紋上方 3 寸，陽溪穴 (LI5) 與曲池穴 (LI11) 的連線上。

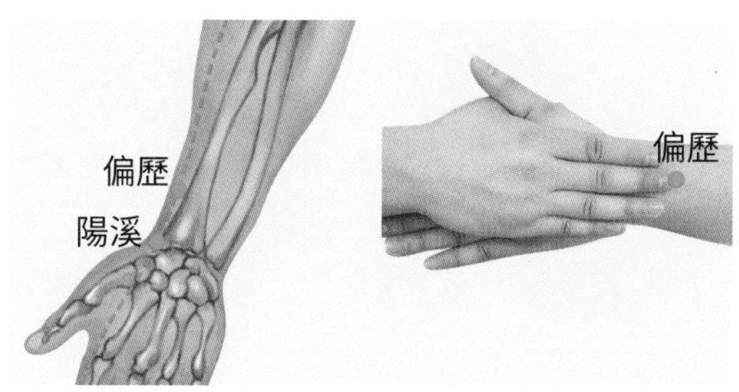

3 秒取穴

兩手虎口垂直交叉，中指端落於前臂背面處的凹陷處即是。

溫溜 LI7

功效 平肝潛陽，清熱止痛，理氣和胃。

主治 寒熱頭痛，面赤面腫，口舌痛，肩背疼痛，腸鳴腹痛。

按摩 用拇指指腹揉，或用中間三指推溫溜穴，每次 1~3 分鐘。

精準定位

在前臂，腕背橫紋上方 5 寸，陽溪穴 (LI5) 與曲池穴 (LI11)的連線上。

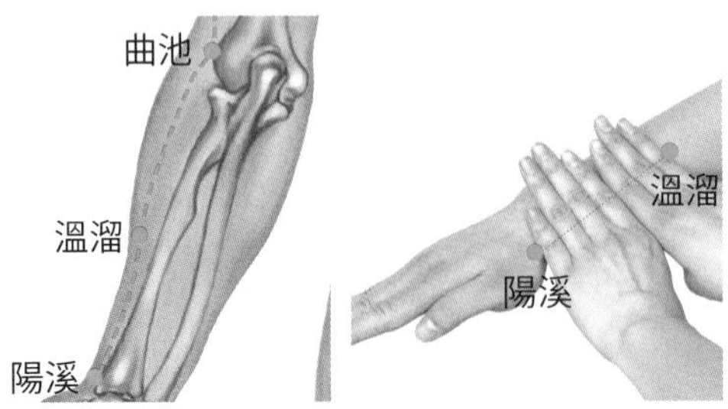

3 秒取穴

先確定陽溪穴（見 35 頁）的位置，向上量取 7 橫指之處即是。

下廉 LI8

功效 平肝潛陽，調理腸胃，通經活絡。

主治 眩暈，腹痛，腹脹，上肢不遂，手、肘、肩無力。

按摩 同時按摩上廉穴、下廉穴，每次 1~3 分鐘。

精準定位

在前臂，肘橫紋下方 4 寸，陽溪穴 (LI5) 與曲池穴 (LI11)的連線上。

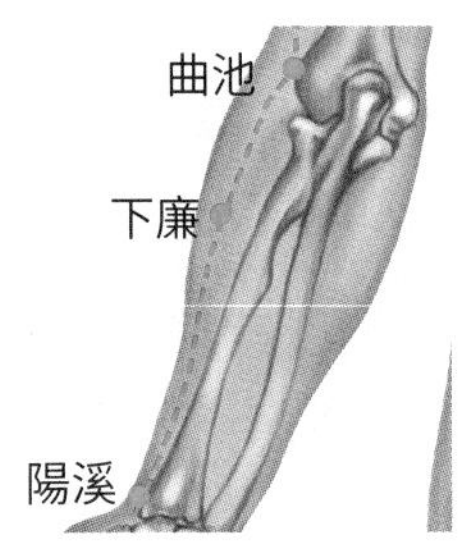

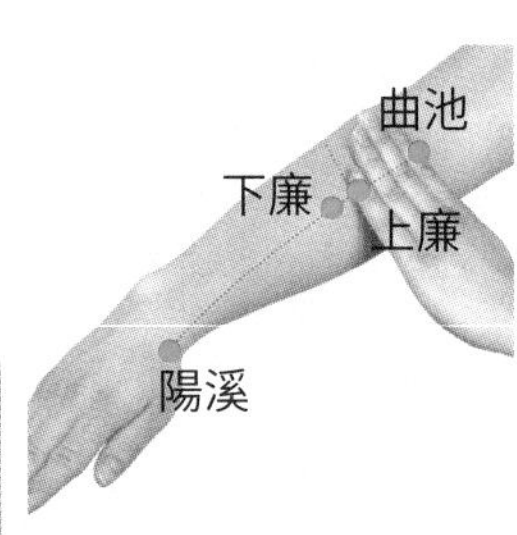

3 秒取穴

先找到上廉穴（見本頁）向下量 1 寸即是。

上廉 LI9

功效 祛風止痙，調理腸胃，通經活絡。

主治 腹痛，腹脹，吐瀉，腸鳴，上肢腫痛，上肢不遂。

按摩 同時按摩上廉穴、下廉穴，每次 1~3 分鐘。

精準定位

在前臂，肘橫紋下方 3 寸，陽溪穴 (LI5) 與曲池穴 (LI11) 的連線上。

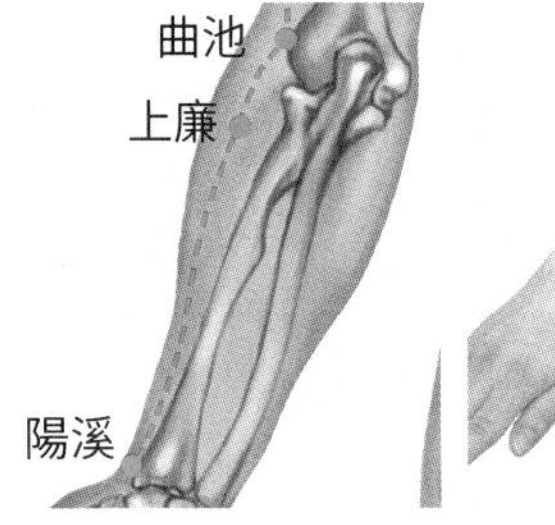

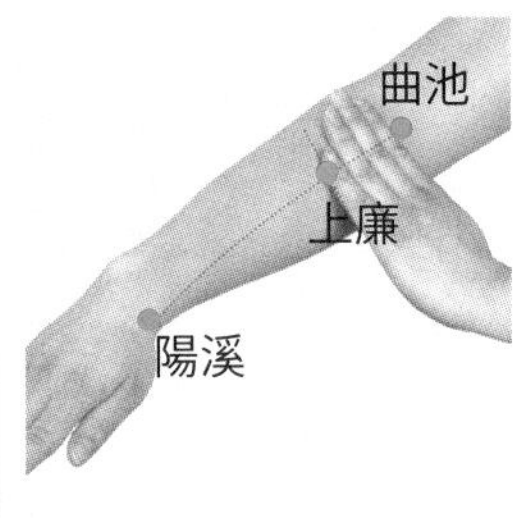

3 秒取穴

先找到曲池穴（見右頁）、陽溪穴（見 35 頁），兩者的連線上，曲池穴向下 4 橫指之處即是。

手三里 LI10

功效 通經活絡，清熱明目，調理腸胃。

主治 腹痛，腹瀉，手臂腫痛，半身不遂，肩周炎，齒痛，失音。

按摩 用拇指揉手三里穴，每次 1~3 分鐘。也可以用艾灸法，每次灸 5~10 分鐘。

精準定位

在前臂，肘橫紋下方 2 寸，陽溪穴（LI5）與曲池穴（LI11）的連線上。

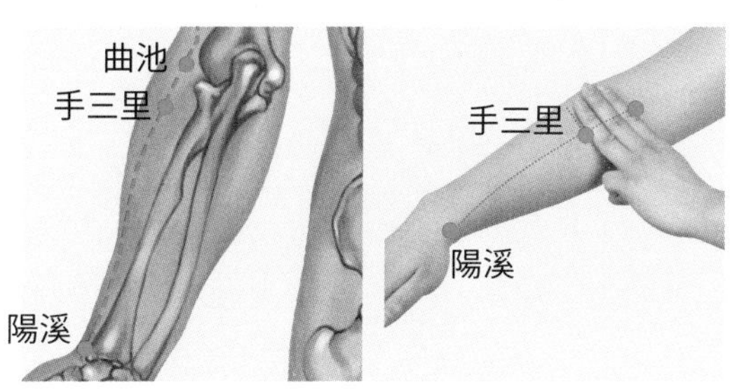

3 秒取穴

先找到曲池穴（見本頁）、陽溪穴（見 35 頁），兩者的連線上，曲池穴向下 3 橫指之處即是。

曲池 LI11

功效 清熱和營，理氣和胃，降逆活絡。

主治 外感發熱，咳嗽，氣喘，腹痛，吐瀉，齒痛，濕疹，痤瘡，手臂腫痛，半身不遂，白癜風（白斑）。

按摩 每天早晚用拇指指腹垂直按壓曲池穴，每次 1~3 分鐘。

精準定位

在肘區，尺澤穴（LU5）與肱骨外上髁連線的中點處。

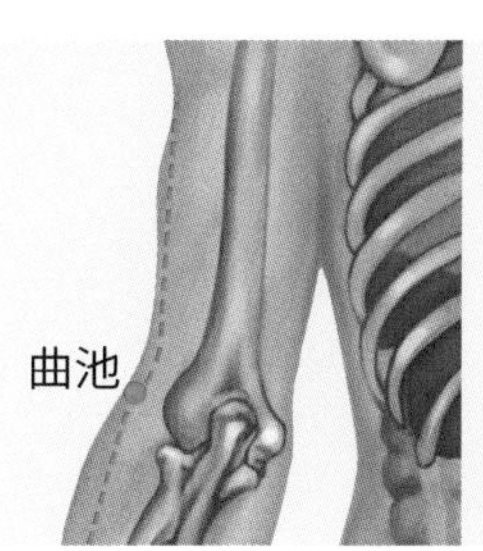

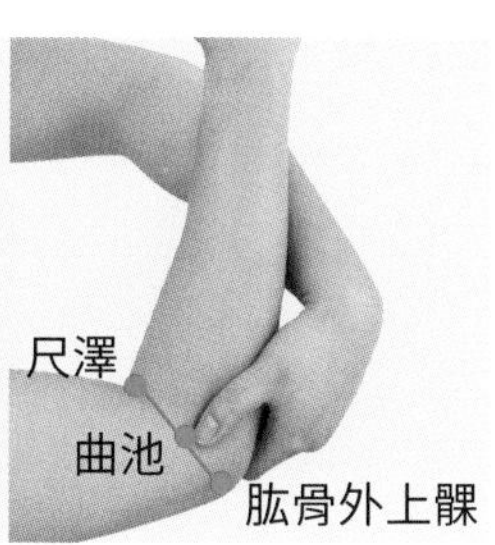

3 秒取穴

正坐，輕抬右臂，屈肘將手肘內彎，用另一手大拇指下壓此處的凹陷處即是。

肘髎（髎，音同「寮」。）LI12

功效 息風止痙，舒筋活絡，消腫散結。

主治 肩臂及肘部疼痛，上肢麻木、拘攣（難以屈伸）。

按摩 每天早晚用拇指指腹按揉肘髎穴，每次 1~3 分鐘。

精準定位

在肘區，肱骨外上髁上緣，髁上脊的前緣。

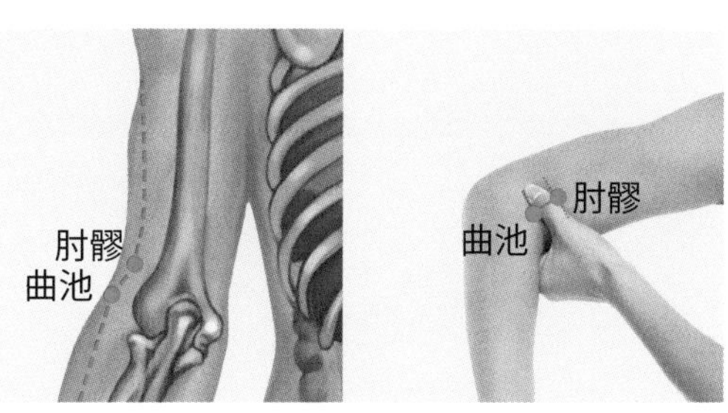

3 秒取穴

先找到曲池穴（見本頁），向上量取拇指同身寸處即是。

手五里 LI13

功效 息風止痙，理氣散結，通經活絡。
主治 手臂腫痛，上肢不遂，瘧疾。
按摩 經常用拇指指腹按揉手五里穴，每次 1~3 分鐘。

精準定位

在臂部，肘橫紋上方 3 寸，曲池穴（LI11）與肩髃穴（LI15）的連線上。

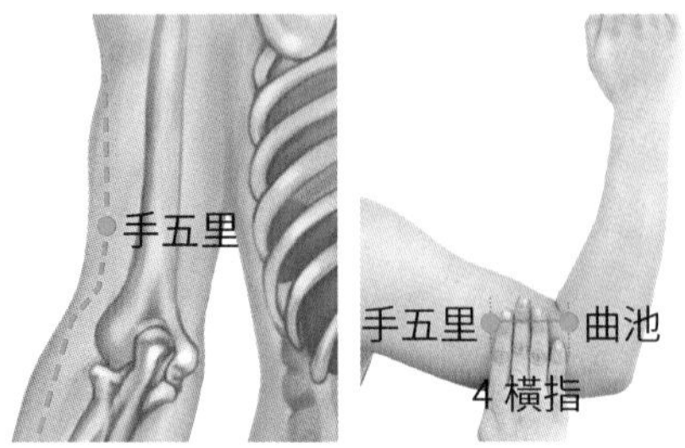

3 秒取穴

手臂外側，曲池穴（見 37 頁）上方 4 橫指之處即是。

臂臑（臑，音同「如」。） LI14

功效 舒筋活絡，清熱明目。
主治 肩臂疼痛，頸項拘急（緊縮，屈伸不利），瘰癧（頸部淋巴結結核），目疾，肩周炎。
按摩 用拇指指腹點揉臂臑穴，每次 1~3 分鐘。

精準定位

在臂部，曲池穴（LI11）上方 7 寸，三角肌前緣處。

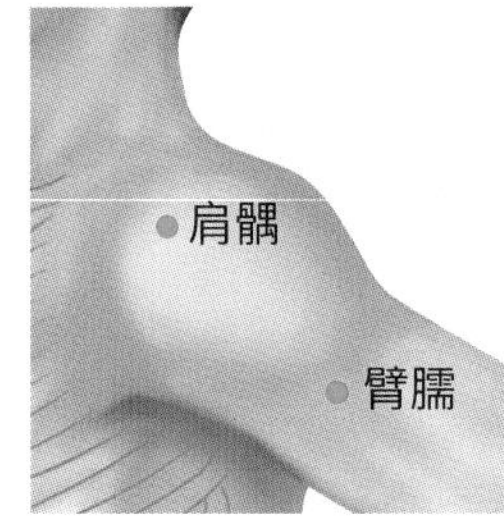

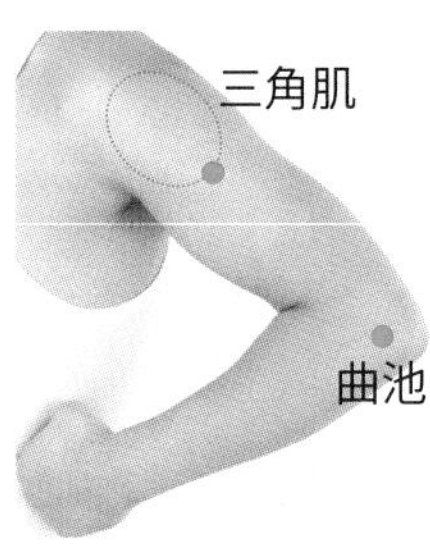

3 秒取穴

屈肘，緊握拳，在三角肌下端偏內側取穴。

肩髃（髃，音同「魚」。） LI15

功效 舒筋活絡，祛風活血，消腫散結。
主治 肩臂疼痛，手臂攣急（肌肉緊張或抽動），肩痛，上肢不遂，肩周炎。
按摩 平常多用手掌大魚際處搓揉肩髃穴，或者用中指指腹點揉肩髃穴。

精準定位

在肩峰前下方，肩峰與肱骨大結節之間的凹陷處。

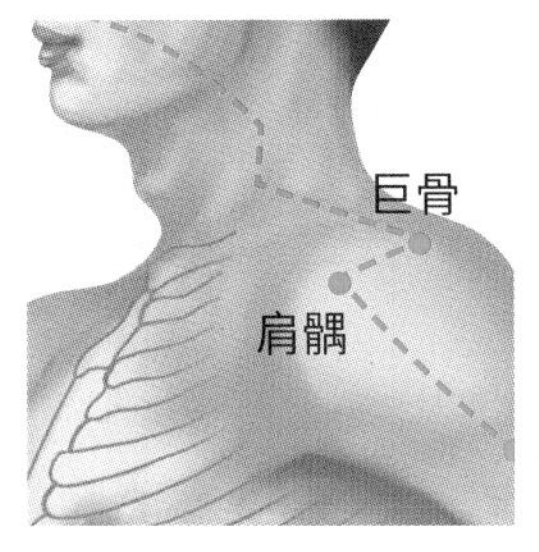

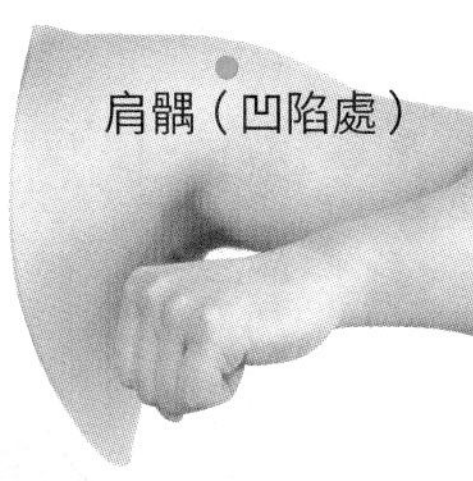

3 秒取穴

正坐，屈肘抬臂與肩同高，另一手中指按壓肩尖下方，肩前呈現凹陷處即是。

巨骨 LI16

功效 祛風活血，活絡止痛，消腫散結。
主治 肩背及上臂疼痛，手臂攣急（肌肉緊張或抽動），半身不遂。
按摩 經常用中指指腹按摩巨骨穴，每次 1~3 分鐘。

精準定位

在肩胛區，鎖骨肩峰端與肩胛岡之間的凹陷中。

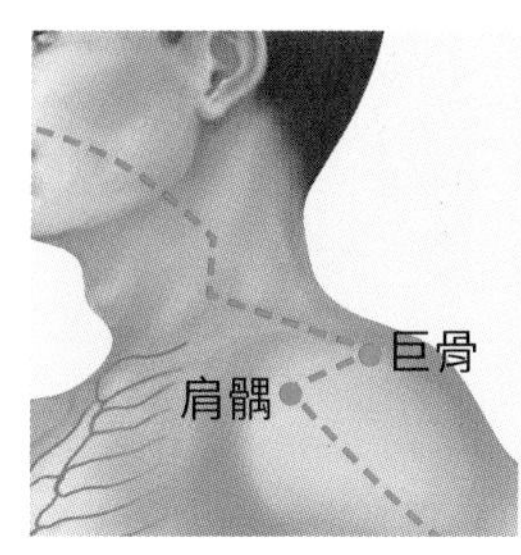

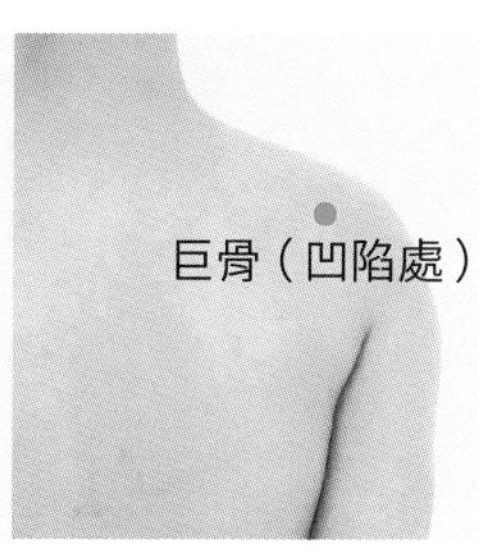

3 秒取穴

沿著鎖骨向外摸至肩峰端，再找背部肩胛岡，兩者之間的凹陷處即是。

天鼎 LI17

功效 止咳平喘，消腫散結，通經活絡。
主治 咳嗽，氣喘，咽喉腫痛，梅核氣（喉間有異物感）。
按摩 用中指指腹按摩天鼎穴，每次 1~3 分鐘。

精準定位

在頸部，橫平於環狀軟骨，胸鎖乳突肌後緣。

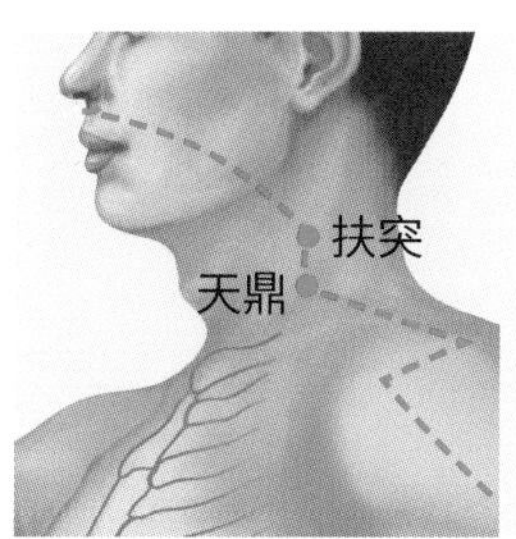

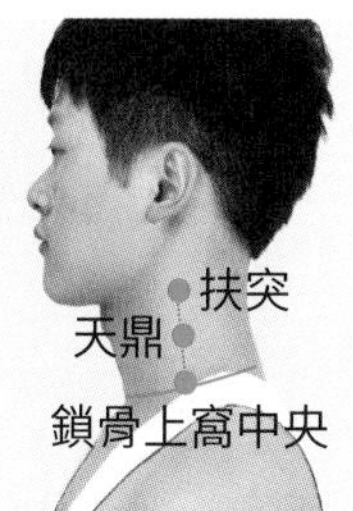

3 秒取穴

先找到扶突穴（見本頁），再找到鎖骨上窩中央，兩者連線的中點處即是。

扶突 LI18

功效 理氣潤肺，清熱祛火，通經活絡。
主治 咳嗽，氣喘，咽喉腫痛，梅核氣（喉間有異物感），呃逆。
按摩 用中指指腹按摩扶突穴，每次 1~3 分鐘。

精準定位

在胸鎖乳突區，橫平於喉結，胸鎖乳突肌的前緣、後緣中間。

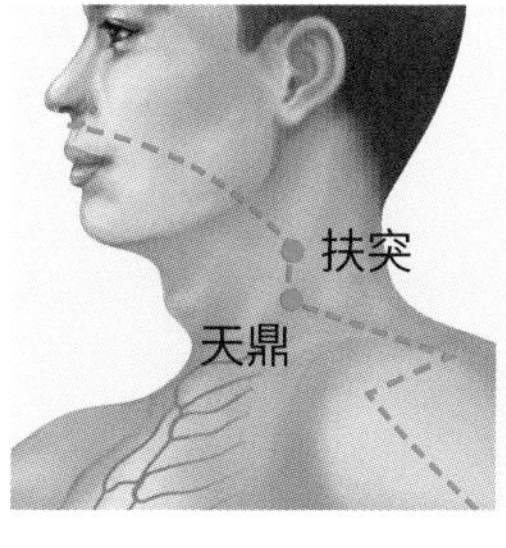

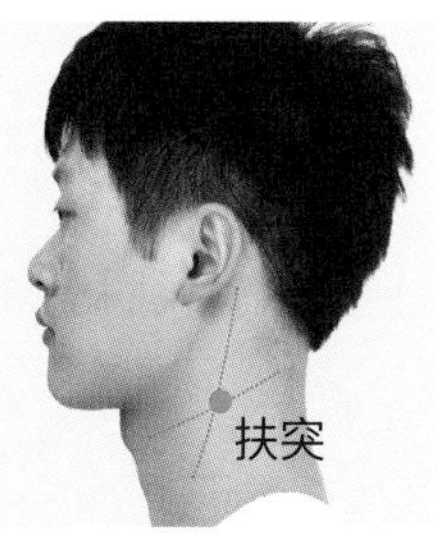

3 秒取穴

頭微側，手指置於平喉結的胸鎖突肌肌腹中點，按壓有酸脹感之處即是。

口禾髎（髎，音同「寮」。）LI19

功效 祛風止痙，宣通鼻竅，通經活絡。
主治 鼻塞流涕，鼻衄（鼻出血），口角歪斜。
按摩 經常用食指指腹點按口禾髎穴，每次 1~3 分鐘。

精準定位

在臉部，橫平於人中溝上三分之一與下三分之二的相交處，鼻孔外緣直下。

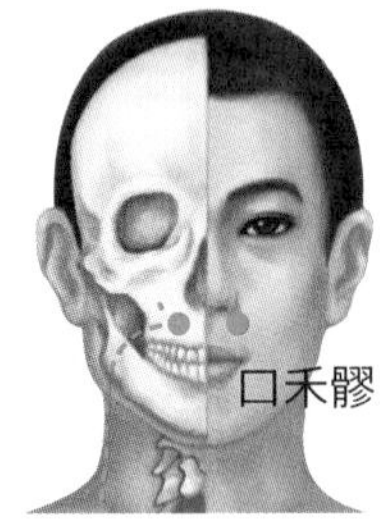

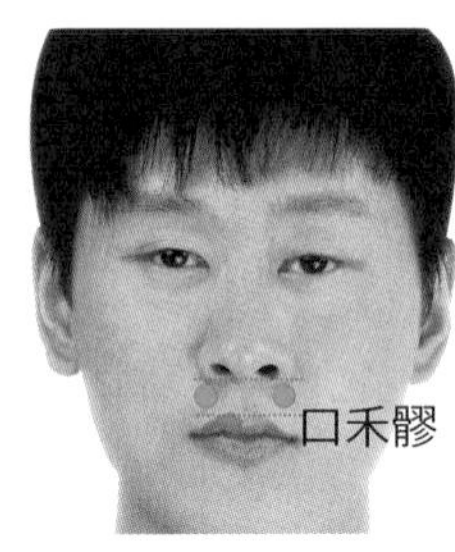

3 秒取穴

鼻孔外緣直下，平行於鼻唇溝上三分之一處即是。

迎香 LI20

功效 祛風通絡，宣通鼻竅，通便止痛。
主治 鼻塞流涕，鼻衄（鼻出血），口角歪斜。
按摩 經常用食指指腹點按迎香穴，每次 1~3 分鐘。

精準定位

在臉部，鼻翼外緣中點旁，鼻唇溝中。

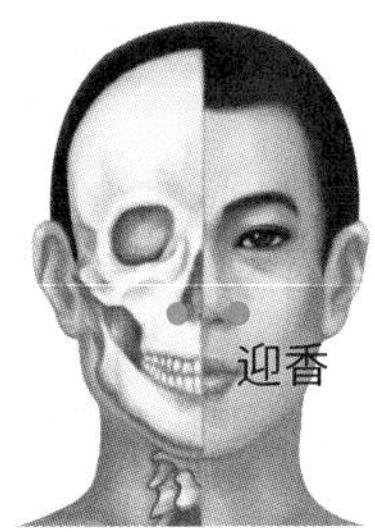

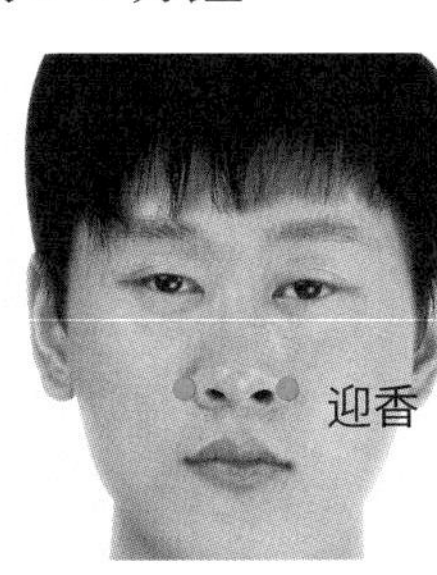

3 秒取穴

於鼻翼外緣中點的鼻唇溝中取穴。

第 4 章

足陽明胃經

足陽明胃經起於鼻翼旁（迎香穴），上行到鼻根部，與足太陽經相交，向下沿鼻外側，入上齒中，回出環繞口唇，向下交會於頦唇溝承漿穴處，再向後沿著口腮後下方，出於下頜大迎穴處，沿下頜角上行過耳前，經過下關穴，沿髮際，到達前額（神庭穴）。其支脈，從大迎穴前下走人迎穴，沿喉嚨進入缺盆部，向下通過膈肌，屬於胃，聯絡脾。

其直行的經脈，從缺盆部下行經乳，向下夾臍旁，進入小腹兩側氣衝穴。胃下口的支脈，沿著腹內下合氣衝穴，再下行經大腿前側，沿脛骨外側前緣，下經足跗，進入第二趾外側。脛部的支脈，從膝下三寸處分出進入中趾外側。足跗部的支脈，從跗上分出，進入大趾內側端。

足陽明胃經本經一側 45 個穴位（左右兩側共 90 個穴位），其中 15 個穴位分布在下肢前外側面，30 個穴位分布在腹部、胸部和頭面部。首穴承泣，末穴厲兌。

主治病候

胃腸病，頭面、目、鼻、口、齒痛，神志病，以及經脈循行部位的其他病症，例如：胃脹、腹脹、水腫、咽喉腫痛、鼻衄（鼻出血）、胸脅部疼痛等。

足 陽 明 胃 經

經穴歌訣

四十五穴足陽明，承泣四白巨髎經，
地倉大迎下頰車，下關頭維對人迎，
水突氣舍連缺盆，氣戶庫房屋翳尋，
膺窗乳中下乳根，不容承滿與梁門，
關門太乙滑肉門，天樞外陵大巨存，
水道歸來氣衝次，髀關伏兔走陰市，
梁丘犢鼻足三里，上巨虛連條口行，
下巨虛下有豐隆，解溪衝陽陷谷同，
內庭厲兑陽明穴，大指次指之端終。

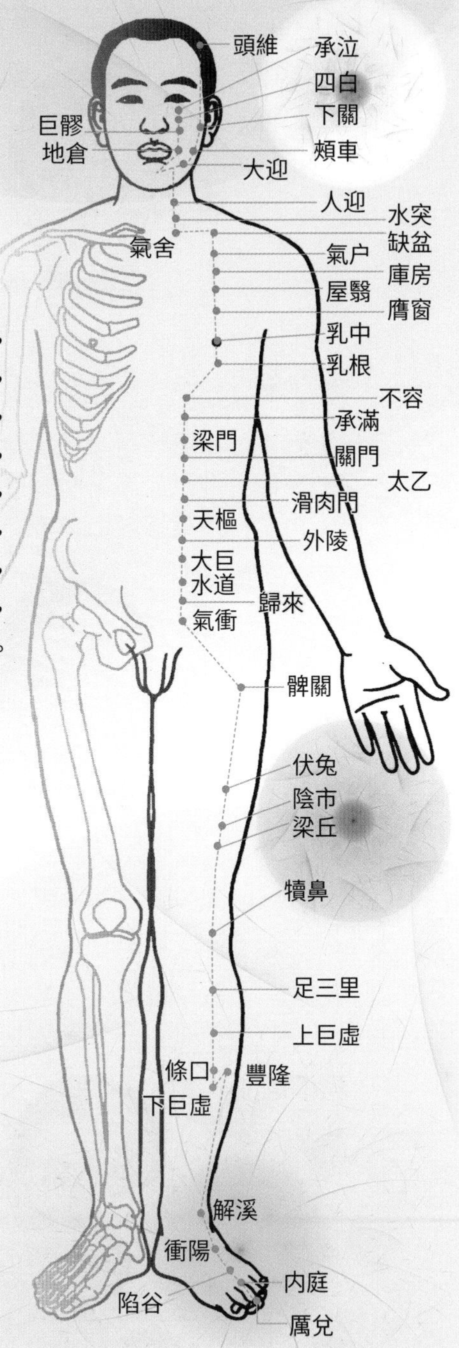

承泣 ST1

功效 散風清熱，明目止淚，通經活絡。

主治 目赤腫痛，視力模糊，夜盲症，迎風流淚，口眼歪斜。

按摩 用食指指腹揉按承泣穴，每次 1~3 分鐘。

精準定位

在臉部，眼球與眶下緣之間，瞳孔直下。

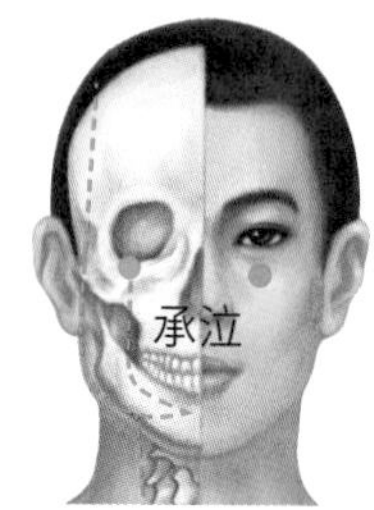

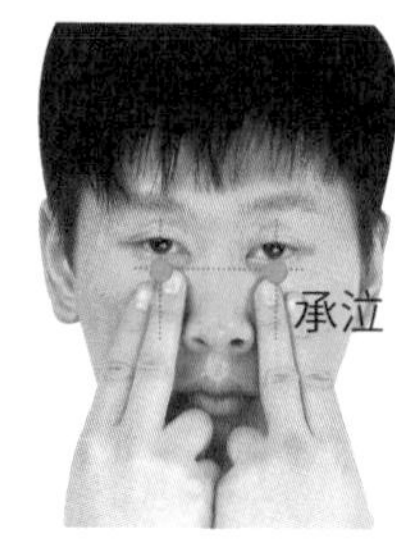

3 秒取穴

食指、中指伸直併攏，中指貼於鼻側，食指指尖位於下眼眶邊緣處即是。

四白 ST2

功效 清熱解毒，祛風明目，通經活絡。

主治 目赤痛癢，迎風流淚，眼瞼瞤動（跳動），口眼歪斜，面癱。

按摩 經常用食指指腹按摩四白穴，每次 1~3 分鐘。

精準定位

在臉部，眼眶下方的凹陷處，瞳孔直下。

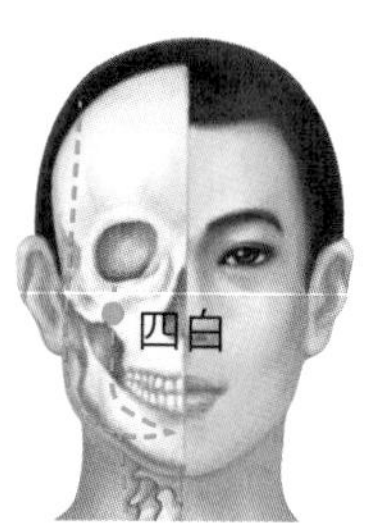

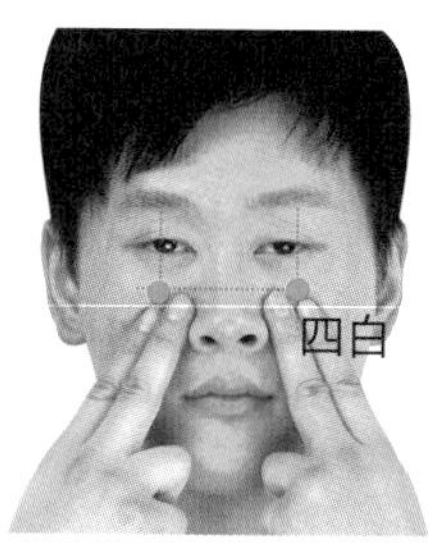

3 秒取穴

食指、中指伸直併攏，中指貼於兩側鼻翼，食指指尖所按處有一凹陷處即是。

巨髎（髎，音同「寮」。） ST3

功效 清熱息風，明目退翳，通經活絡。

主治 口眼歪斜，眼瞼瞤動（跳動），鼻衄（鼻出血），齒痛，面痛。

按摩 用食指指腹按壓巨髎穴，每次 1~3 分鐘。

精準定位

在臉部，橫平於鼻翼下緣，瞳孔直下。

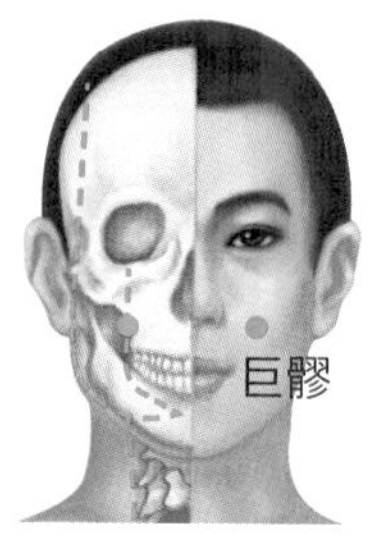

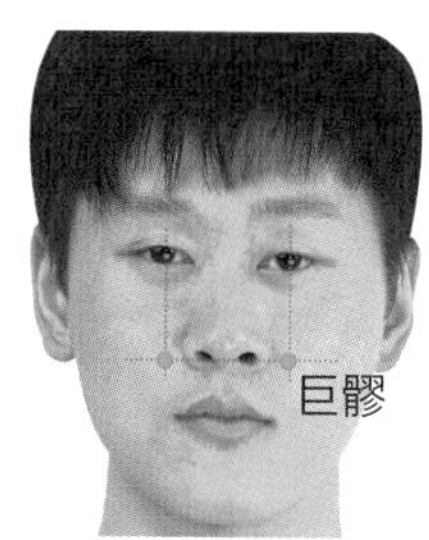

3 秒取穴

直視前方，沿瞳孔垂直線向下，與鼻翼下緣水平線交點的凹陷處即是。

地倉 ST4

功效 祛風止痛，安神利竅，舒筋活絡。
主治 口角歪斜，齒痛，流涎，眼瞼瞤動（跳動）。
按摩 長期持續用食指指甲垂直下壓兩側地倉穴，稍用力掐揉，每次 1~3 分鐘。

精準定位

在臉部，當口角外側，上直瞳孔。

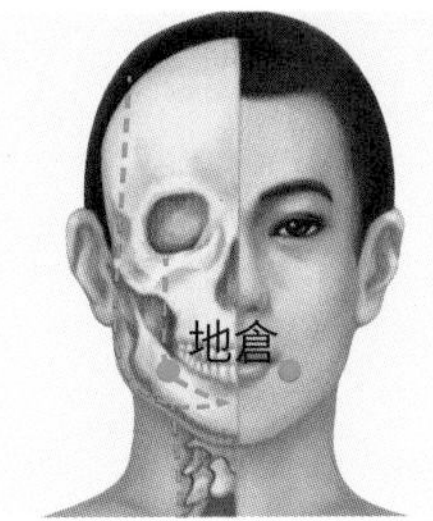

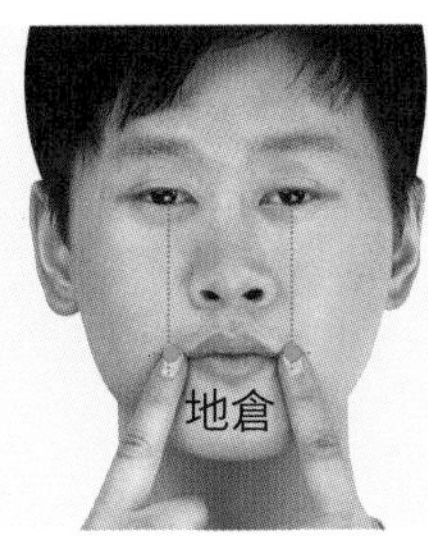

3 秒取穴

輕閉口，舉兩手，用食指指甲垂直下壓唇角外側兩旁即是。

大迎 ST5

功效 祛風通絡，安神利竅，消腫止痛。
主治 口角歪斜，失音。
按摩 用食指指腹按揉大迎穴，每次 1~3 分鐘。

精準定位

在臉部，下頜角前方，咬肌附著部前緣的凹陷中，動脈搏動處。

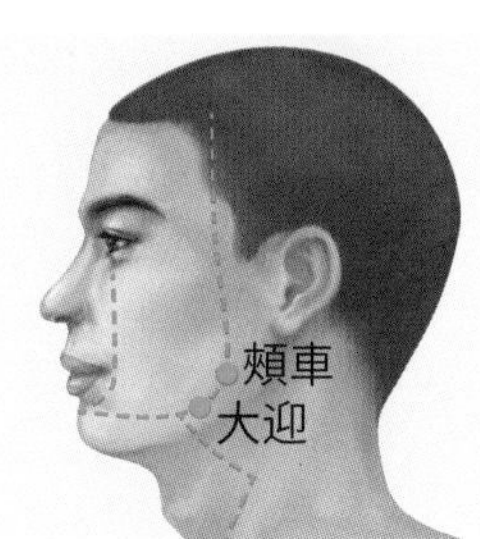

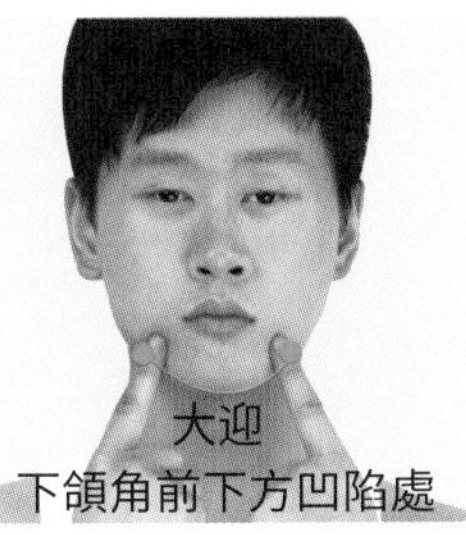

3 秒取穴

正坐，閉口咬牙，咬肌前下方有一凹陷，下端按之有搏動感處即是。

頰車 ST6

功效 祛風清熱，安神利竅，開關通絡。
主治 口眼歪斜，牙痛，齒痛，臉部痙攣。
按摩 平時洗臉時輕輕拍打頰車穴及四周皮膚，每次 1~3 分鐘。

精準定位

在臉部，下頜角前上方 1 橫指（中指）。當咀嚼的咬肌隆起，按之凹陷處。

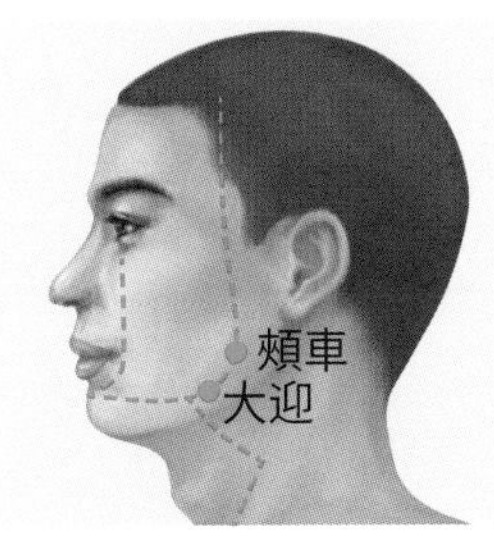

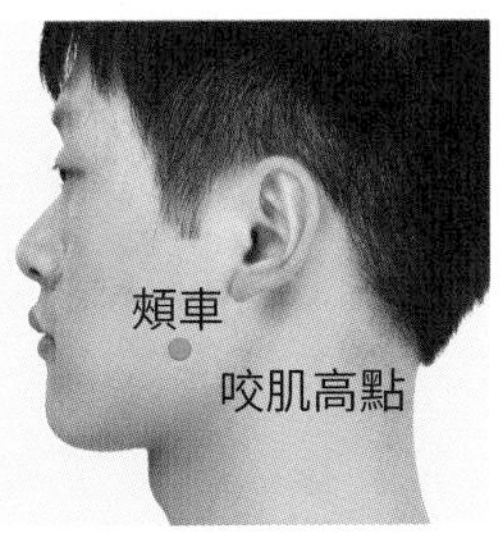

3 秒取穴

上下牙關咬緊時，隆起的咬肌高點處，按之凹陷處即是。

下關 ST7

功效 消腫止痛，安神利竅，聰耳通絡。
主治 牙痛，下頷疼痛，口眼歪斜，面痛，面癱，耳鳴。
按摩 用食指指腹按壓下關穴，每次 1~3 分鐘。

精準定位

在臉部，顴弓下緣中央與下頷切跡之間的凹陷處。

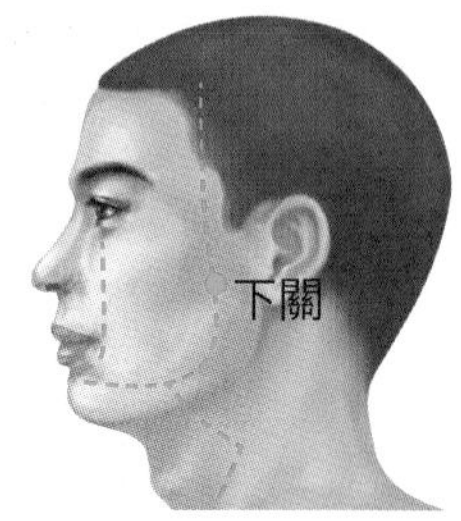

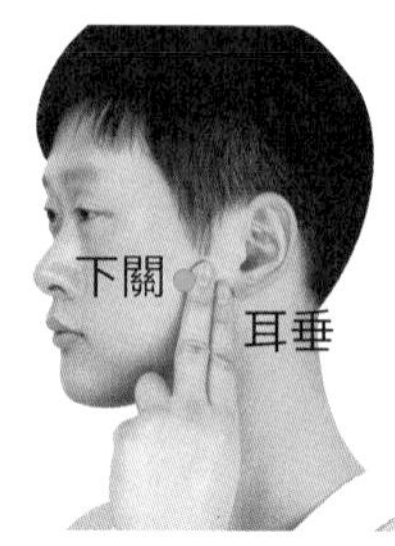

3 秒取穴

閉口，食指、中指併攏，食指貼於耳垂旁，中指指腹處即是。

頭維 ST8

功效 清頭明目，安神利竅，止痛鎮痙。
主治 偏頭痛、正頭痛，迎風流淚，目眩，視物不明。
按摩 經常用拇指指腹按壓頭維穴，稍用力，每次 1~3 分鐘。

精準定位

在頭部，額角髮際直上方 0.5 寸，頭正中線旁開 4.5 寸處。

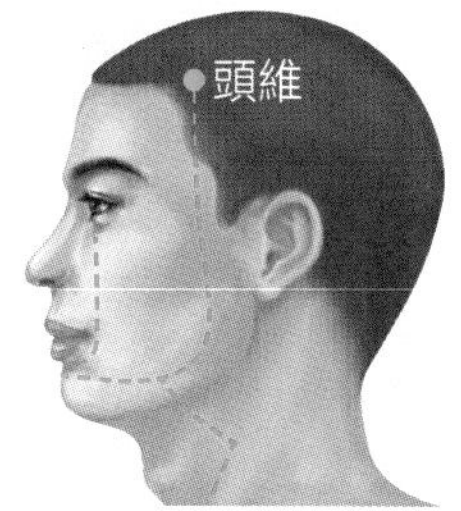

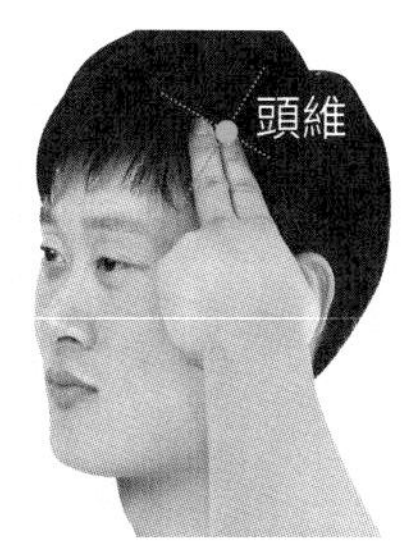

3 秒取穴

正坐，食指、中指併攏，中指指腹位於頭側部髮際點處，食指指腹處即是。

人迎 ST9

功效 利咽散結，理氣降逆，通經活絡。
主治 胸滿氣逆，咽喉腫痛，食慾不振，高血壓。
按摩 經常用拇指指腹輕輕上下按壓人迎穴，每次 1~3 分鐘。

精準定位

在頸部，橫平於喉結，胸鎖乳突肌前緣，頸總動脈搏動處。

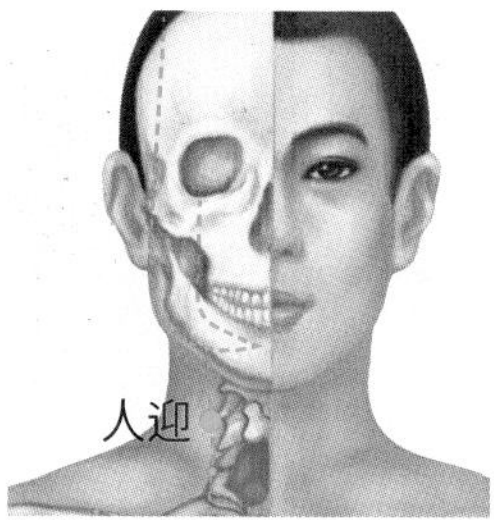

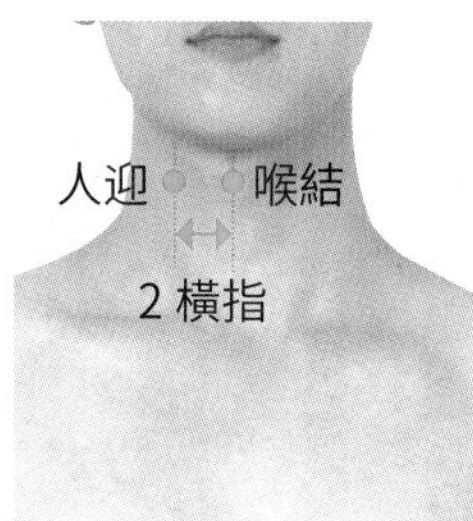

3 秒取穴

正坐，從喉結往外側量 2 橫指，可以感覺到胸鎖乳突肌前緣動脈搏動處即是。

水突 ST10

功效 清熱利咽，降逆平喘，通經活絡。
主治 呼吸喘鳴，咽喉腫痛，咳逆上氣，呃逆。
按摩 長期持續用中指指腹按揉水突穴，每次 1~3 分鐘。

精準定位

在頸部，橫平於環狀軟骨，胸鎖乳突肌的前緣。

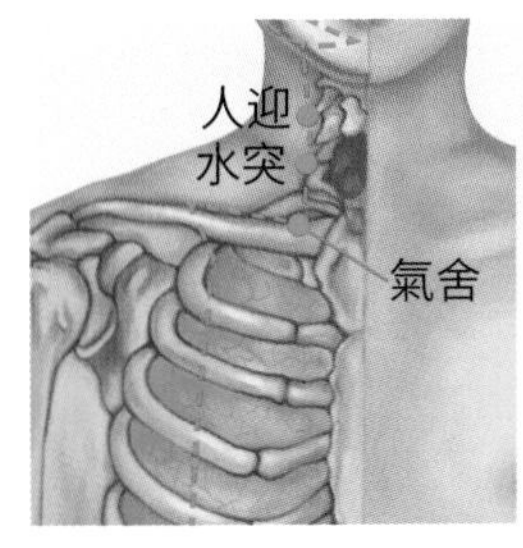

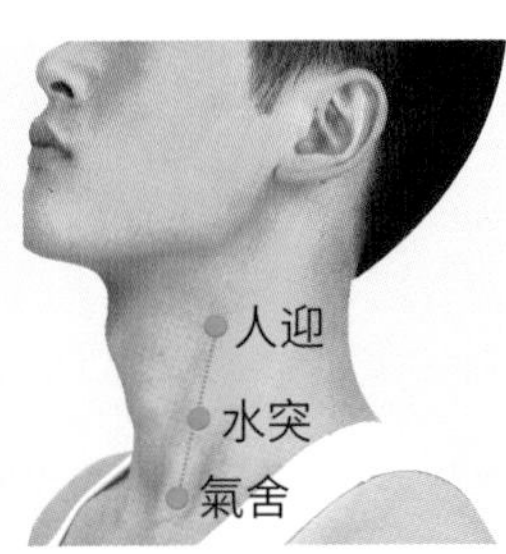

3 秒取穴

找到人迎穴（見左頁）、氣舍穴（見本頁），兩者連線的中點即是。

氣舍 ST11

功效 利咽平喘，消腫止痛，軟堅散結。
主治 呼吸喘鳴，咽喉腫痛，呃逆，頸項強痛。
按摩 用中指指腹按揉氣舍穴，每次 1~3 分鐘。

精準定位

在頸部，鎖骨上小窩，鎖骨上緣，胸鎖乳突肌的胸骨頭與鎖骨頭中間的凹陷中。

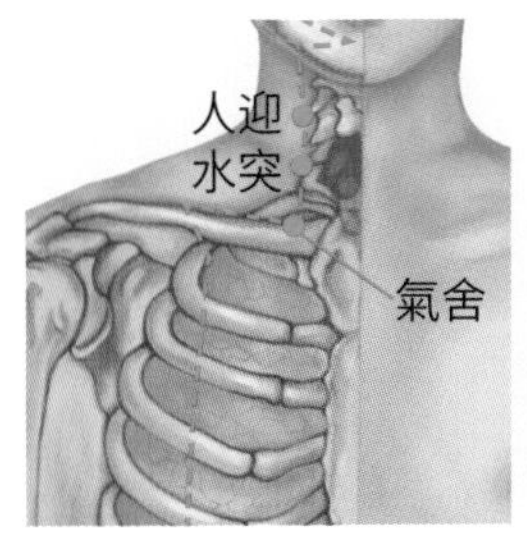

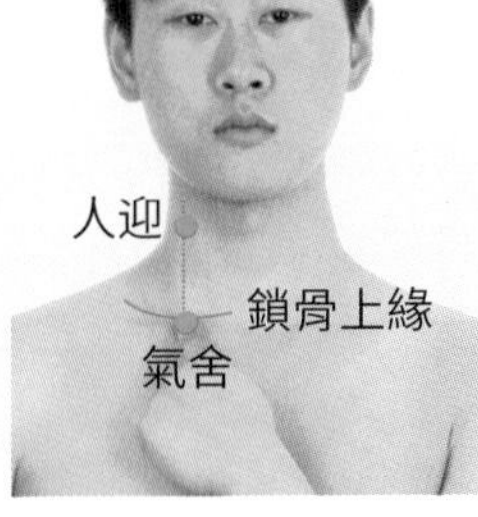

3 秒取穴

頭轉向對側，於鎖骨內側端上緣兩筋之間的凹陷處取穴。

缺盆 ST12

功效 寬胸利膈，止咳平喘，消腫止痛。
主治 咳嗽，氣管炎，胸脅痛，咽喉腫痛，慢性咽炎。
按摩 用大拇指沿缺盆、氣戶、庫房、屋翳、膺窗等穴，從上往下推，每次 1~3 分鐘。

精準定位

在頸外側區，鎖骨上大窩，鎖骨上緣的凹陷中，前正中線旁開 4 寸。

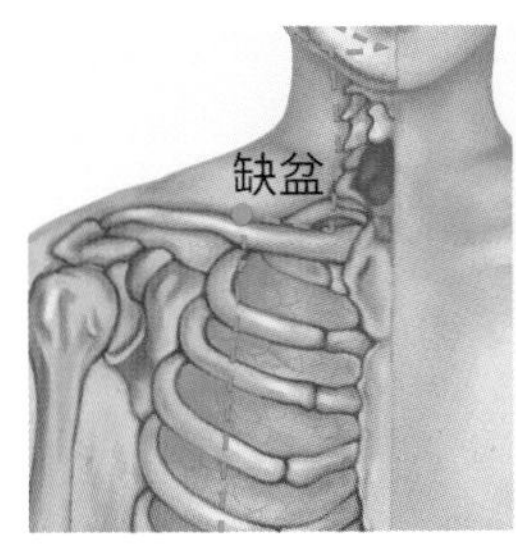

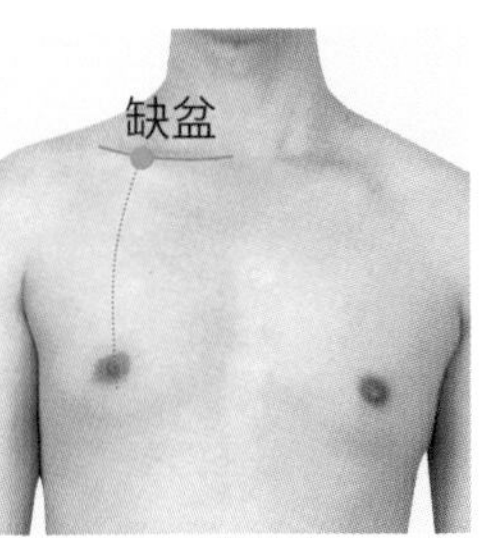

3 秒取穴

正坐，乳中線直上鎖骨上方有一凹陷，凹陷中點按壓有酸脹感之處即是。

氣戶 ST13

功效 理氣寬胸，止咳平喘，通經活絡。
主治 咳逆上氣，呼吸喘鳴，咽喉腫痛，呃逆。
按摩 用大拇指沿缺盆、氣戶、庫房、屋翳、膺窗等穴，從上往下推，每次 1~3 分鐘。

精準定位

在胸部，鎖骨下緣，前正中線旁開4寸。

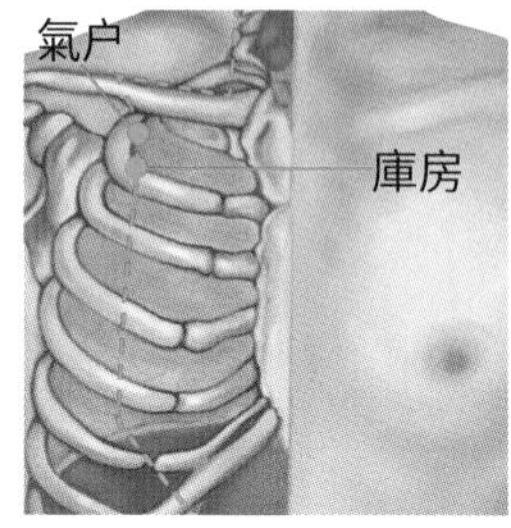

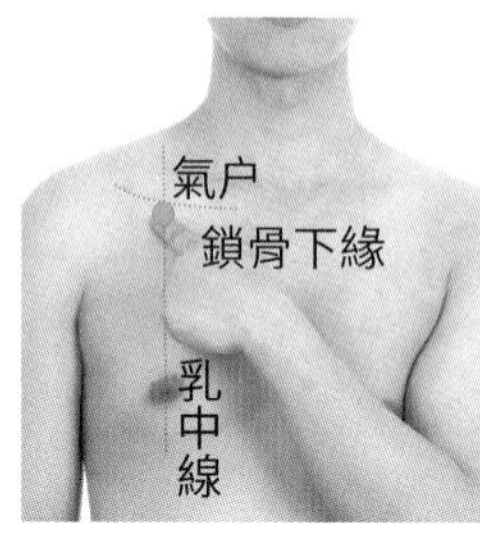

3 秒取穴

正坐仰靠，乳中線與鎖骨下緣相交的凹陷中，按壓有酸脹感之處即是。

庫房 ST14

功效 理氣寬胸，清熱化痰，通經活絡。
主治 胸滿氣逆，呼吸喘鳴，胸脅脹痛，咳嗽喘息。
按摩 用大拇指沿缺盆、氣戶、庫房、屋翳、膺窗等穴，從上往下推，每次 1~3 分鐘。

精準定位

在胸部，第一肋間隙，前正中線旁開4寸。

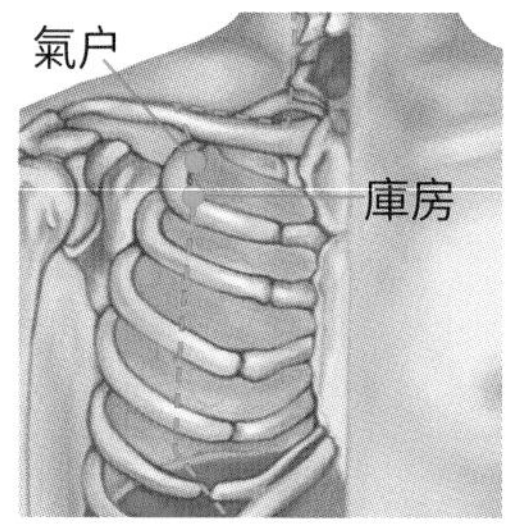

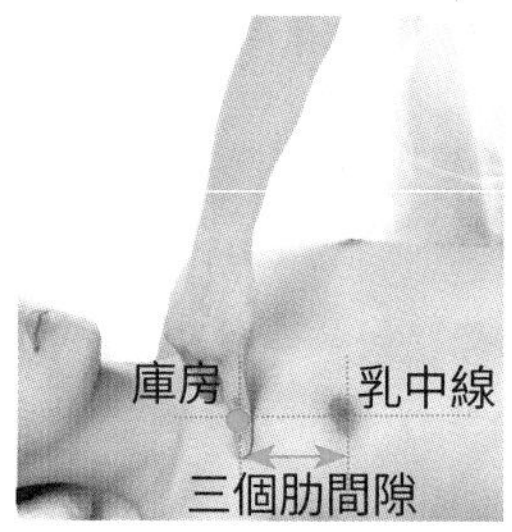

3 秒取穴

正坐或仰臥，從乳頭沿垂直線向上推三個肋間隙，按壓有酸脹感之處即是。

屋翳 ST15

功效 止咳化痰，消癰止癢，通經活絡。
主治 胸滿氣逆，呼吸喘鳴，胸脅脹痛，咳嗽喘息。
按摩 用大拇指沿缺盆、氣戶、庫房、屋翳、膺窗等穴，從上往下推，每次 1~3 分鐘。

精準定位

在胸部，第二肋間隙，前正中線旁開4寸。

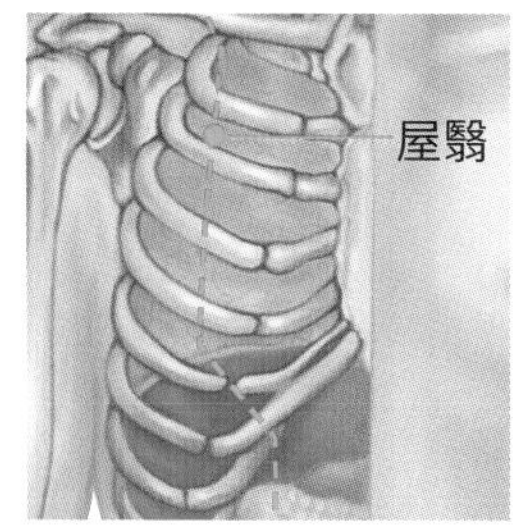

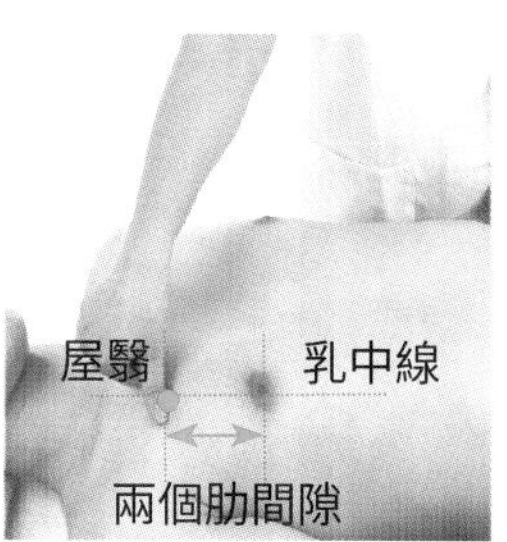

3 秒取穴

正坐或仰臥，從乳頭沿垂直線向上推兩個肋間隙，按壓有酸脹感之處即是。

膺窗 ST16

功效 止咳寧喘，消腫清熱，通經活絡。

主治 胸滿氣逆，呼吸喘鳴，咳嗽喘息，乳癰（乳腺炎）。

按摩 用大拇指沿缺盆、氣戶、庫房、屋翳、膺窗等穴，從上往下推，每次 1~3 分鐘。

精準定位

在胸部，第三肋間隙，前正中線旁開 4 寸。

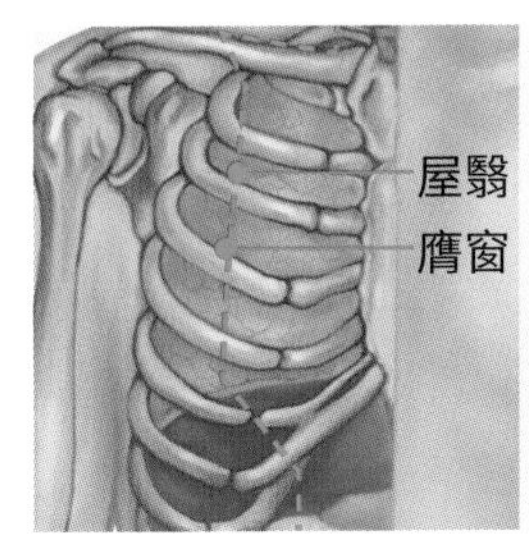

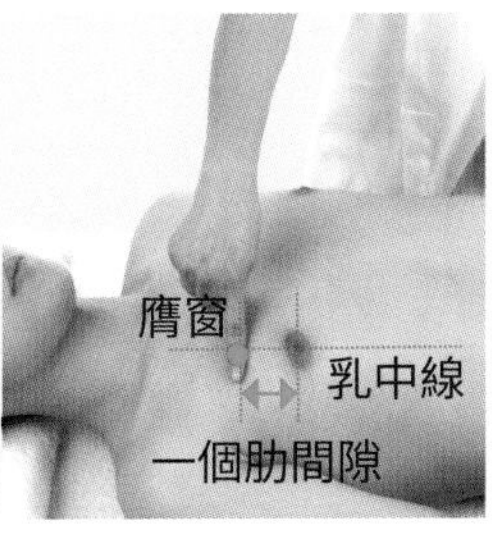

3 秒取穴

正坐或仰臥，從乳頭沿垂直線向上推一個肋間隙，按壓有酸脹感之處即是。

乳中 ST17

功效 調氣醒神。

主治 此穴為胸部取穴標記，不做針灸治療。

按摩 在胸部，第四肋間隙，乳頭中央，前正中線旁開 4 寸。

精準定位

在胸部，第四肋間隙，乳頭中央，前正中線旁開 4 寸。

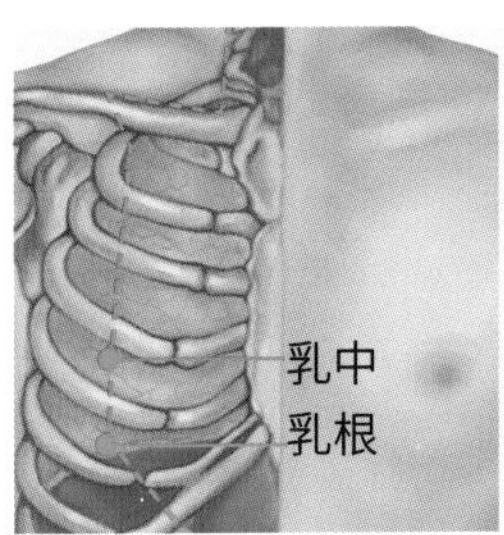

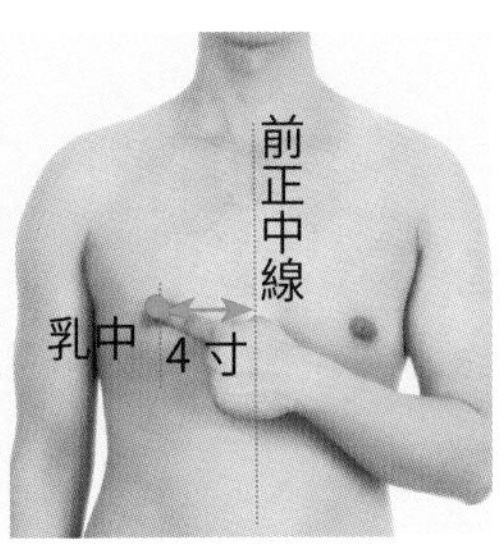

3 秒取穴

在胸部，第四肋間隙，乳頭中央，距前正中線 4 寸。

乳根 ST18

功效 通乳化瘀，宣肺利氣，止咳平喘。

主治 胸痛，胸悶，咳喘，乳汁不足，乳房腫痛，噎膈（食物吞咽受阻，或食入即吐）。

按摩 每天早晚持續用中指、食指指腹用力按壓乳根穴。

精準定位

在胸部，乳頭直下第五肋間隙，前正中線旁開 4 寸。

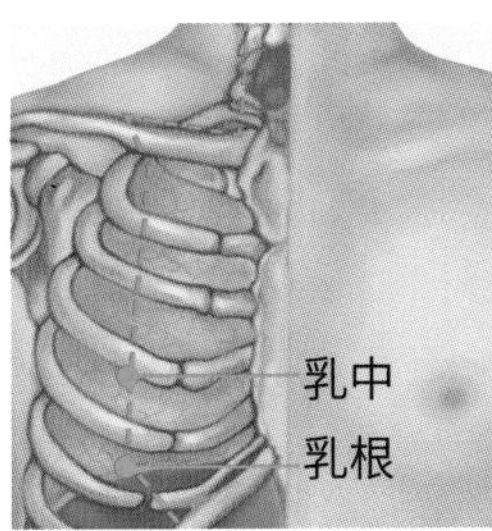

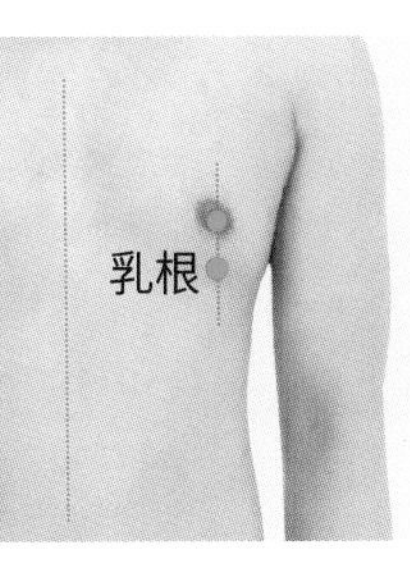

3 秒取穴

正坐或仰臥，從乳頭直向下推一個肋間隙，按壓有酸脹感之處即是。

不容 ST19

功效 調中和胃，理氣止痛，通經活絡。

主治 腹脹，胃脘疼痛，嘔吐，口乾，食慾不振。

按摩 用中指指腹按揉不容穴，每次 1~3 分鐘。

精準定位

在上腹部，臍中上方 6 寸，前正中線旁開 2 寸。

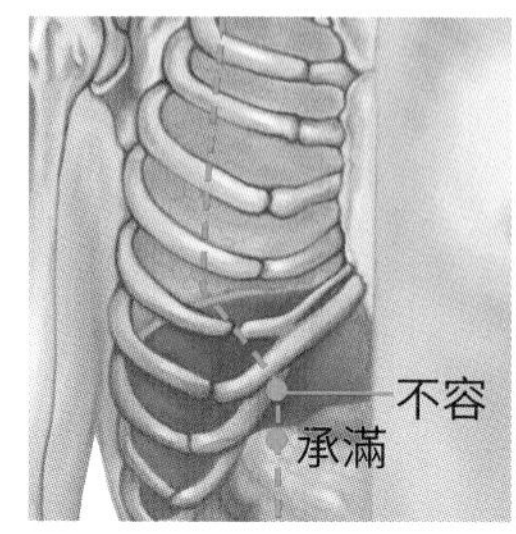

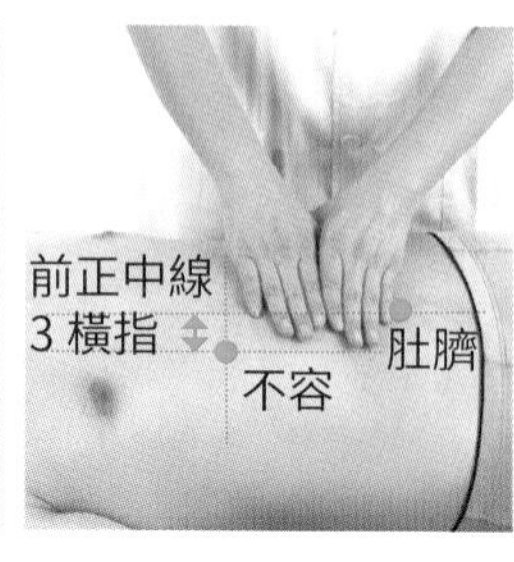

3 秒取穴

仰臥，從肚臍向上兩個 4 橫指，再水平旁開 3 橫指，按壓有酸脹感之處即是。

承滿 ST20

功效 理氣和胃，降逆止嘔，通經活絡。

主治 胃痛，嘔吐，腹脹，腸鳴，胃、十二指腸潰瘍，食慾不振等。

按摩 用中指指腹按揉承滿穴，每次 1~3 分鐘。

精準定位

在上腹部，臍中上方 5 寸，前正中線旁開 2 寸。

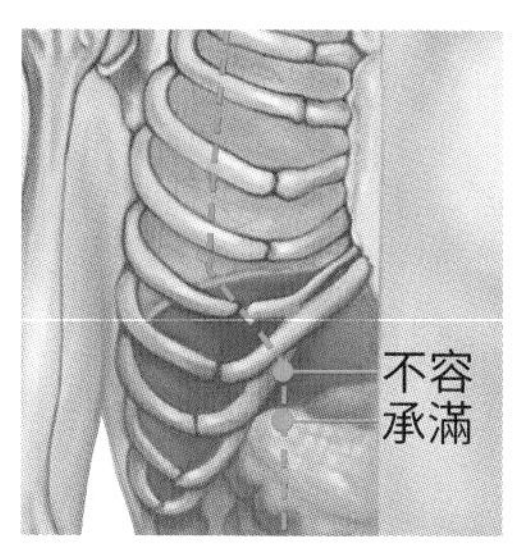

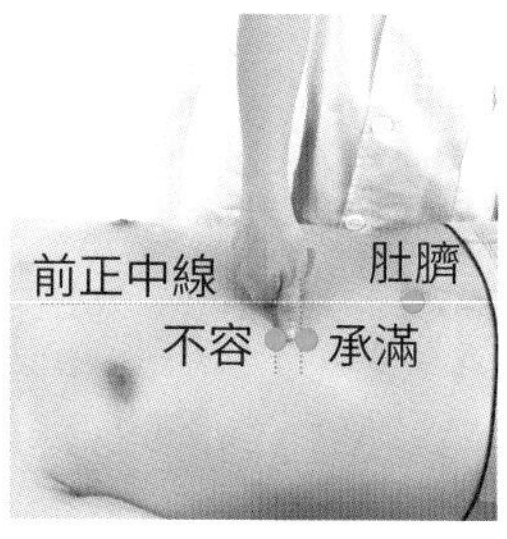

3 秒取穴

仰臥，先找到不容穴（見本頁），垂直向下量 1 橫指，按壓有酸脹感之處即是。

梁門 ST21

功效 和胃理氣，健脾調中，通經活絡。

主治 胃痛，嘔吐，腹脹，腸鳴，食慾不振，便溏（大便不成形），嘔血等。

按摩 用中指指腹按壓梁門穴，每次 1~3 分鐘。

精準定位

在上腹部，臍中上方 4 寸，前正中線旁開 2 寸。

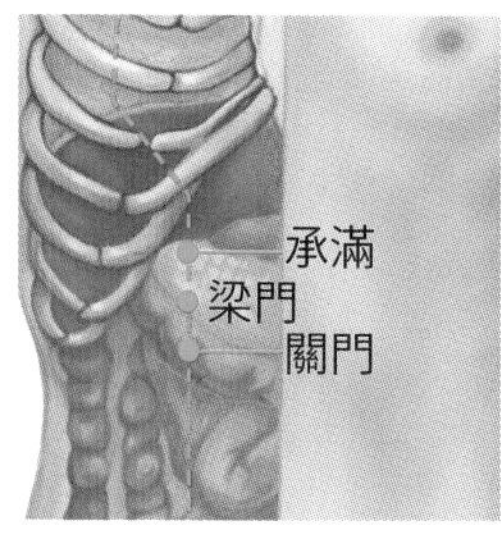

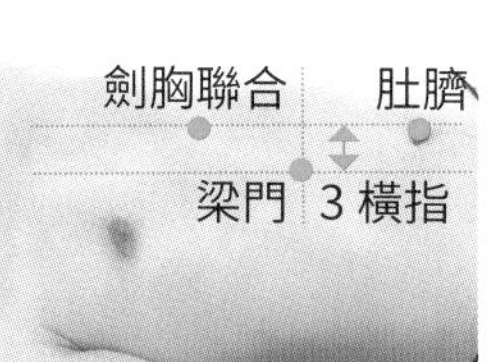

3 秒取穴

仰臥，取肚臍與劍胸聯合連線的中點，再水平旁開 3 橫指之處即是。

關門 ST22

功效 調理腸胃，利水消腫，通經活絡。

主治 胃痛，嘔吐，腹脹，腸鳴，食慾不振，便祕，遺尿。

按摩 用中指指腹按揉關門穴，每次 1~3 分鐘。

精準定位

在上腹部，臍中上方 3 寸，前正中線旁開 2 寸。

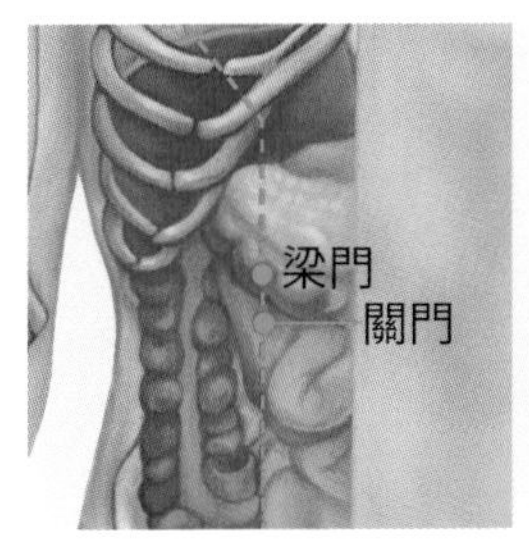

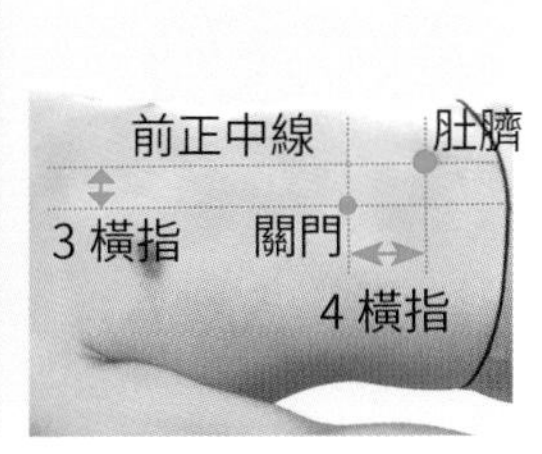

3 秒取穴

仰臥，從肚臍沿前正中線向上量 4 橫指，再水平旁開 3 橫指之處即是。

太乙 ST23

功效 滌痰開竅，鎮驚安神，通經活絡。

主治 胃痛，嘔吐，腹脹，腸鳴，急性胃腸炎，食慾不振

按摩 用中指指腹按揉太乙穴，每次 1~3 分鐘。

精準定位

在上腹部，臍中上方 2 寸，前正中線旁開 2 寸。

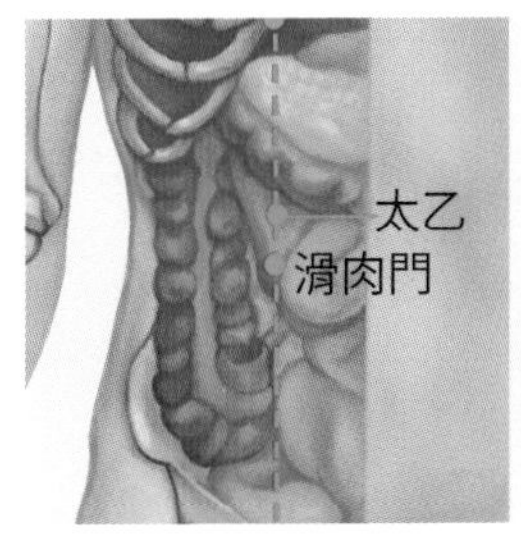

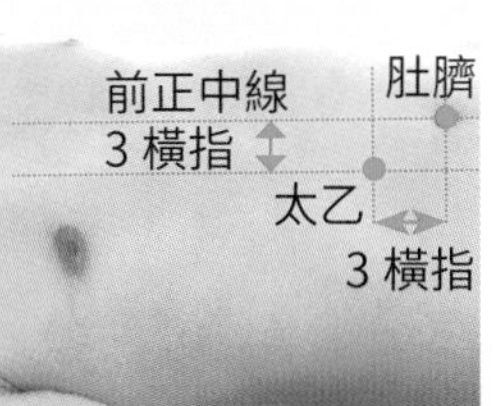

3 秒取穴

仰臥，從肚臍沿前正中線向上量 3 橫指，再水平旁開 3 橫指之處即是。

滑肉門 ST24

功效 平肝逆陽，鎮驚安神，清心開竅。

主治 胃痛，嘔吐，腹脹，腸鳴，食慾不振，月經不調。

按摩 每天持續用手掌推摩滑肉門穴，每次 1~3 分鐘。

精準定位

在上腹部，臍中上方 1 寸，前正中線旁開 2 寸。

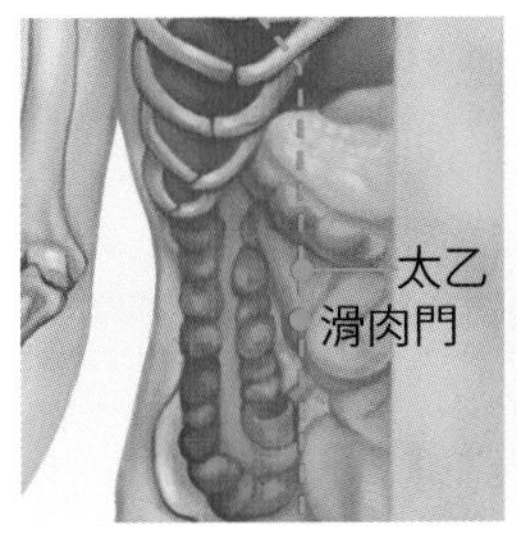

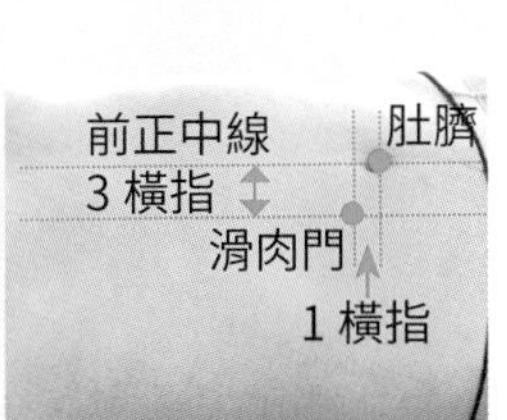

3 秒取穴

仰臥，從肚臍沿前正中線向上量 1 橫指，再水平旁開 3 橫指之處即是。

天樞 ST25

功效 調中和胃，理氣健脾，通經活絡。

主治 口腔潰瘍，月經不調，嘔吐納呆（胃的受納功能呆滯），腹脹腸鳴，赤白痢疾，便祕。

按摩 用中間三指按摩天樞穴，每次 1~3 分鐘。

精準定位

在腹部，橫平於臍中，前正中線旁開 2 寸。

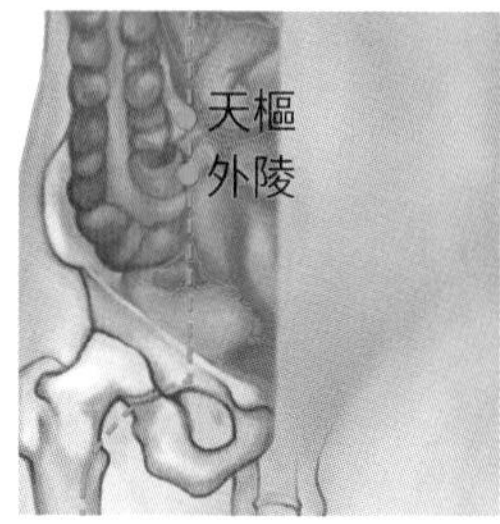

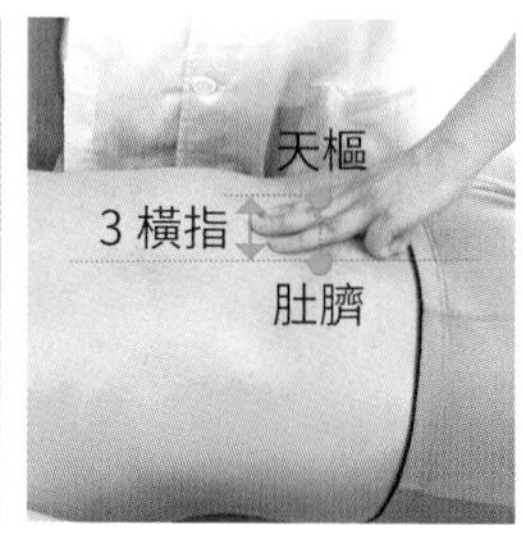

3 秒取穴

仰臥，肚臍旁開 3 橫指，按壓有酸脹感之處即是。

外陵 ST26

功效 和胃化濕，理氣止痛，通經活絡。

主治 胃脘疼痛，腹痛，腹脹，疝氣，痛經等。

按摩 經常按揉外陵穴，每次 1~3 分鐘。

精準定位

在下腹部，臍中下方 1 寸，前正中線旁開 2 寸。

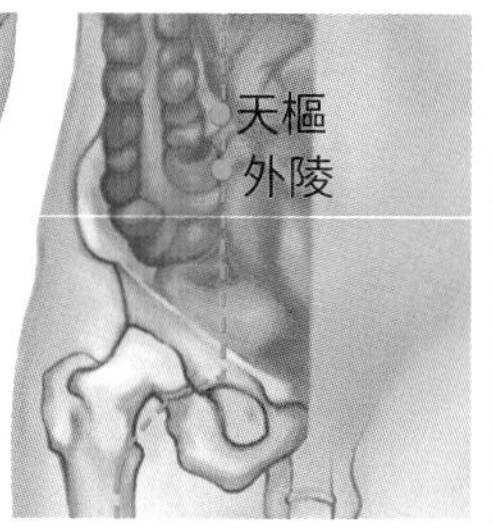

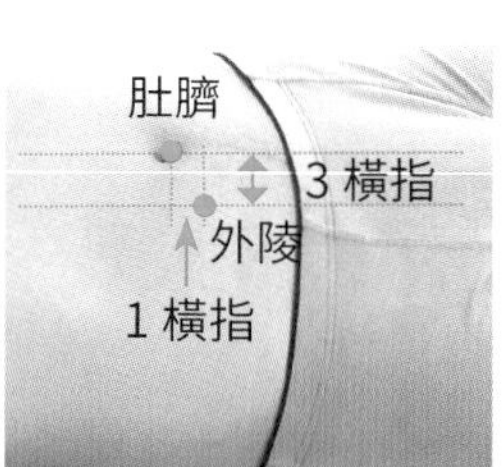

3 秒取穴

仰臥，從肚臍沿前正中線向下量 1 橫指，再水平旁開 3 橫指之處即是。

大巨 ST27

功效 調腸胃，固腎氣，行氣利尿，寧心安神。

主治 便祕，腹痛，遺精，早洩，陽痿，疝氣，小便不利。

按摩 經常按揉大巨穴，每次 1~3 分鐘。

精準定位

在下腹部，臍中下方 2 寸，前正中線旁開 2 寸。

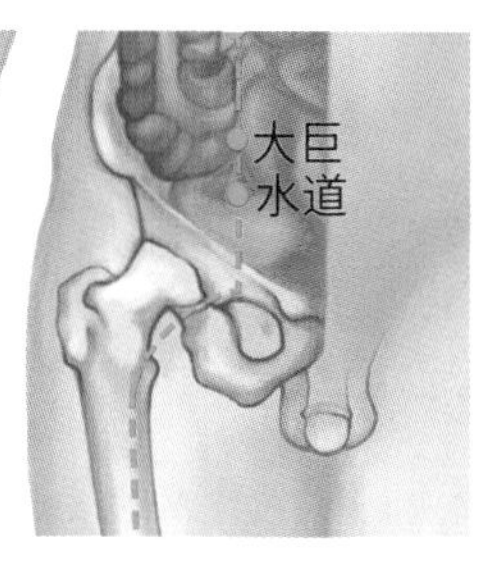

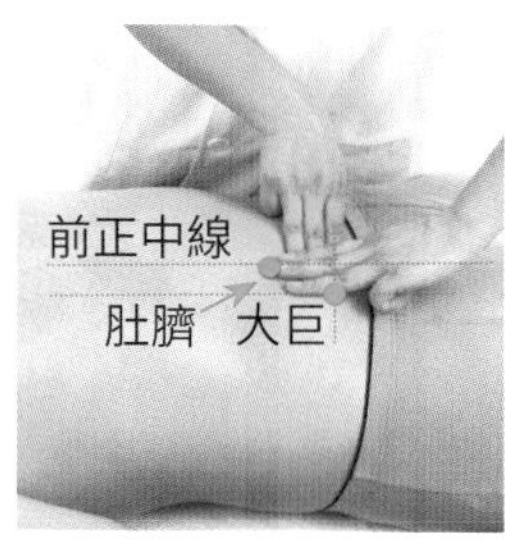

3 秒取穴

仰臥，從肚臍沿前正中線向下量 3 橫指，再水平旁開 3 橫指之處即是。

水道 ST28

功效 利水消腫，調經止痛，通經活絡。
主治 便祕，腹痛，小腹脹痛，痛經，腎炎，膀胱炎，小便不利。
按摩 經常按揉水道穴，每次 1~3 分鐘。

精準定位

在下腹部，臍中下方 3 寸，前正中線旁開 2 寸。

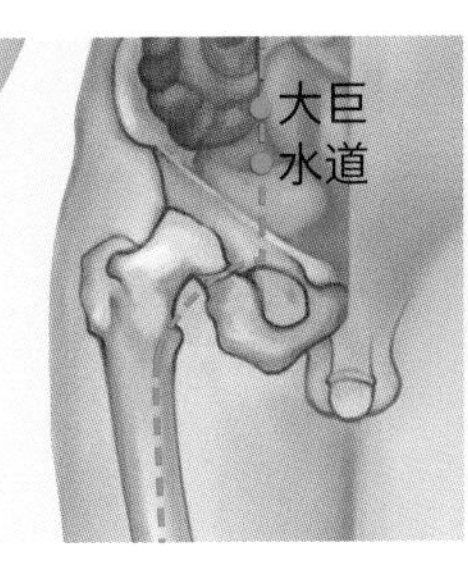

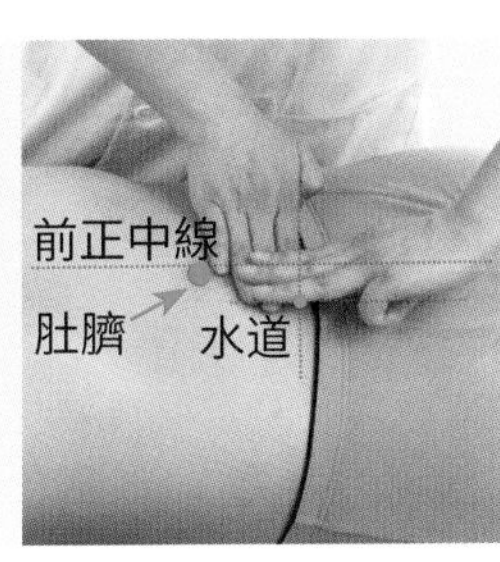

3 秒取穴

仰臥，從肚臍沿前正中線向下量 4 橫指，再水平旁開 3 橫指之處即是。

歸來 ST29

功效 活血化瘀，調經止痛，通經活絡。
主治 腹痛，陰睾上縮入腹，疝氣，經閉（停經），白帶過多。
按摩 長期持續用中間三指按摩歸來穴，每次 1~3 分鐘。

精準定位

在下腹部，臍中下方 4 寸，前正中線旁開 2 寸。

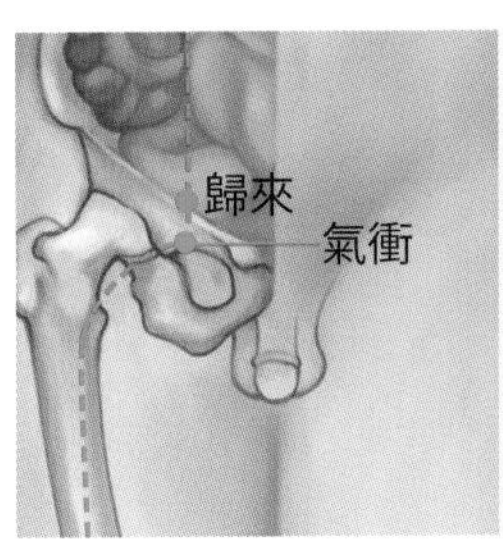

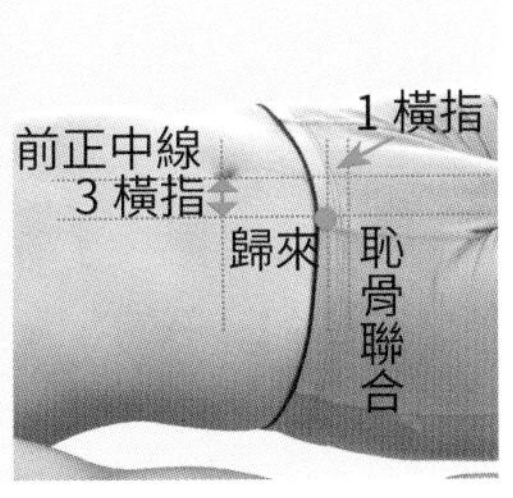

3 秒取穴

仰臥，從恥骨聯合上緣沿前正中線向上量 1 橫指，再水平旁開 3 橫指之處即是。

氣衝 ST30

功效 調經血，舒宗筋，理氣止痛。
主治 陽痿，疝氣，不孕，腹痛，月經不調。
按摩 長期持續用食指指腹揉按氣衝穴，每次 1~3 分鐘。

精準定位

在腹股溝區，恥骨聯合上緣，前正中線旁開 2 寸，動脈搏動處。

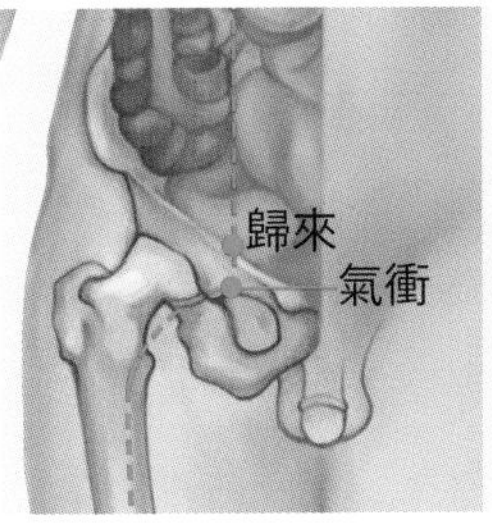

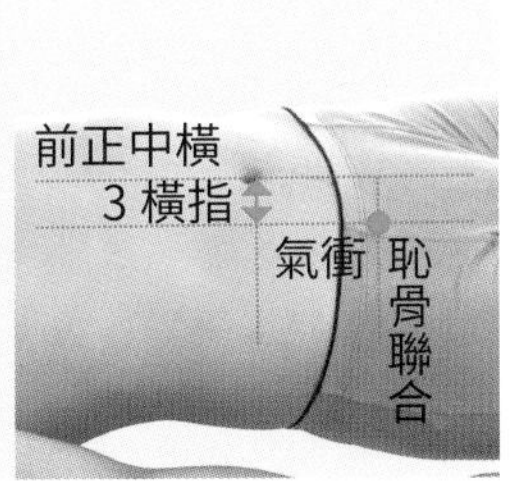

3 秒取穴

仰臥，從恥骨聯合上緣中點，水平旁開 3 橫指之處即是。

髀關 ST31

功效 強腰膝，解痙止痛，通經活絡。

主治 腰膝疼痛，下肢痿軟麻木，膝寒，股內筋急、不得屈伸。

按摩 每天持續用拇指指腹按摩髀關穴，每次 1~3 分鐘。

精準定位

在股前區，股直肌近端、縫匠肌與闊筋膜張肌三條肌肉之間的凹陷中。

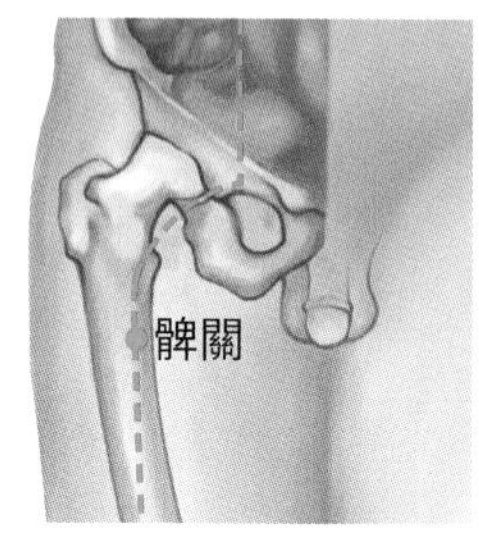

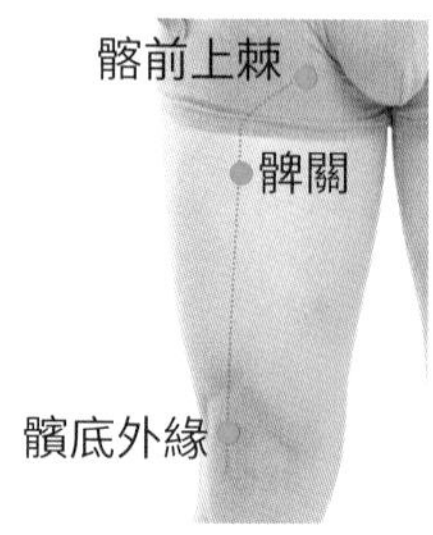

3 秒取穴

大腿前髂前上棘與髕底外緣的連線，與會陰水平線的交點處即是。

伏兔 ST32

功效 緩痙止痛，散寒化濕，疏通經絡。

主治 腰膝疼痛，下肢痿軟麻木，腹脹，腳氣病，足麻不仁。

按摩 每天持續用中間三指垂直揉按伏兔穴，每次 1~3 分鐘。

精準定位

在股前區，髕底上方 6 寸，髂前上棘與髕底外側端的連線上。

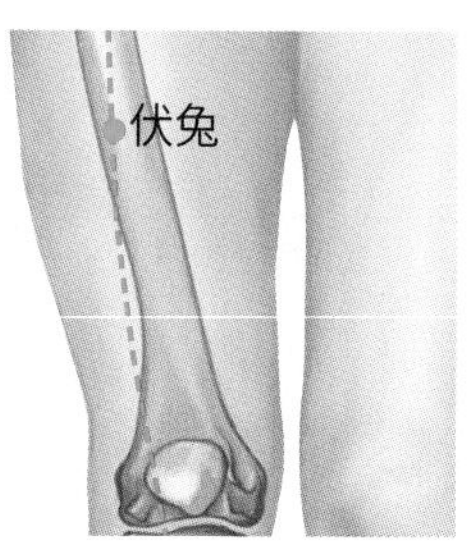

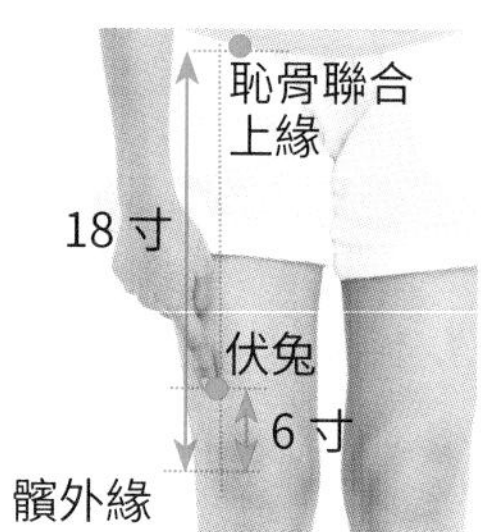

3 秒取穴

恥骨聯合上緣與髕骨外緣的連線上，髕骨上 6 寸即是。（＊此處採骨度折量定位法，見 22 頁。）

陰市 ST33

功效 溫經散寒，理氣止痛，通經活絡。

主治 腿膝冷痛、麻痺，下肢不遂，腳氣病，消渴。

按摩 經常用拇指指腹輕輕按揉陰市穴，每次 1~3 分鐘。

精準定位

在股前區，髕底上方 3 寸，股直肌肌腱外側緣。

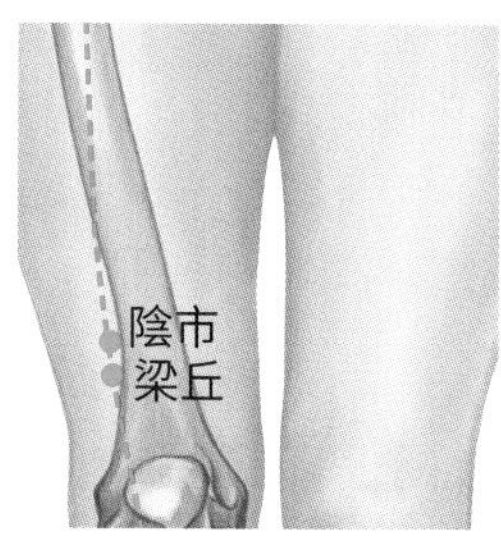

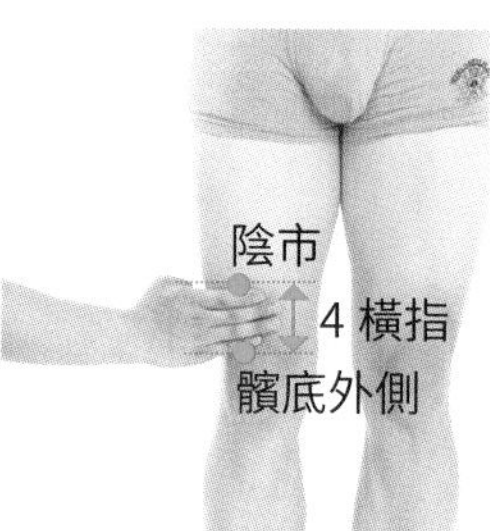

3 秒取穴

下肢伸直，髕底外側直上量 4 橫指，按壓有痛感處即是。

梁丘 ST34

功效 緩痙止痛，理氣和胃，通經活絡。
主治 胃脘疼痛，腸鳴泄瀉，膝關節痛，乳房腫痛。
按摩 用拇指指腹按揉梁丘穴，每次 1~3 分鐘。

精準定位

在股前區，髕底上 2 寸，股外側肌與股直肌肌腱之間。

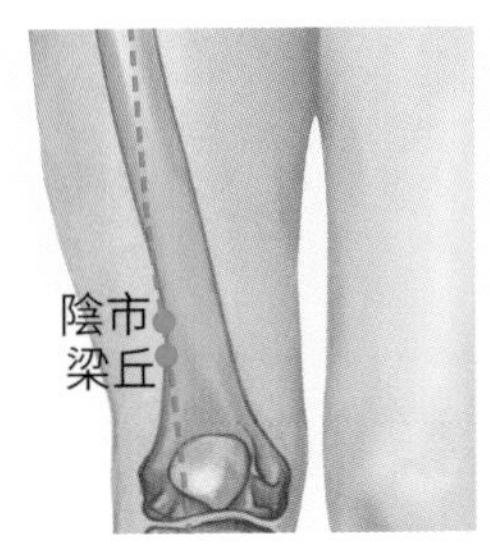

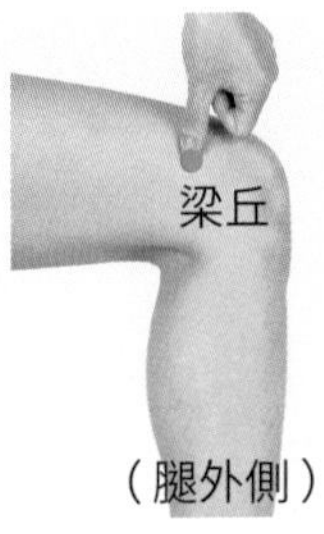

3 秒取穴

坐位，下肢用力踩直，髕骨外上緣上方凹陷的正中處即是。

犢鼻 ST35

功效 息風止痙，通經活絡，消腫止痛。
主治 膝痛，膝腳腰痛，冷痺不仁，腳氣病。
按摩 長期持續用中指指腹按摩犢鼻穴，每次 1~3 分鐘。

精準定位

在膝前區，髕韌帶外側的凹陷中。

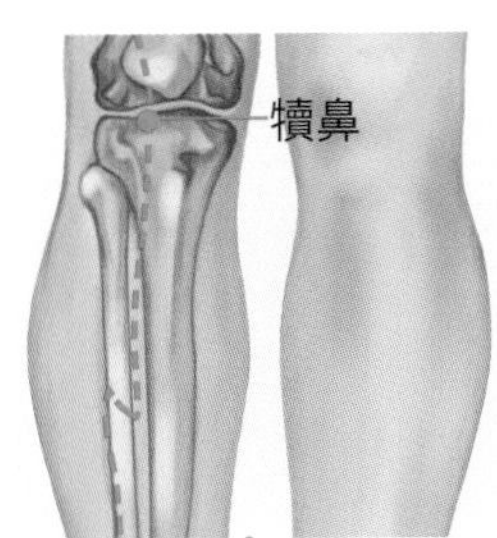

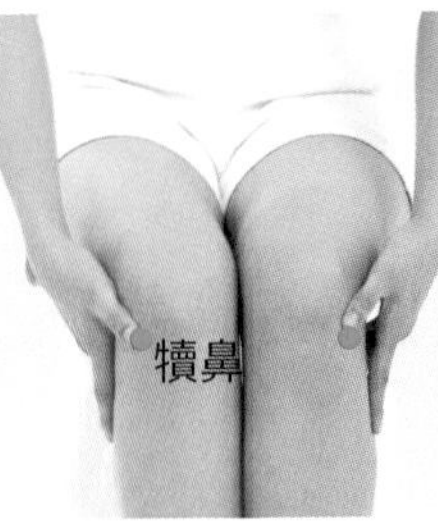

3 秒取穴

坐位，下肢用力踩直，膝蓋下面外側的凹陷處即是。

足三里 ST36

功效 健脾和胃，扶正培元，通經活絡，升降氣機。
主治 急性胃腸炎，頑固性胃腸炎，貧血，蕁麻疹，濕疹，經閉（停經），小兒咳嗽，小兒發熱，中風，半身不遂。
按摩 經常用拇指指腹按揉足三里穴，每次 1~3 分鐘。

精準定位

在小腿外側，犢鼻穴（ST35）下方 3 寸，犢鼻穴與解溪穴（ST41）的連線上。

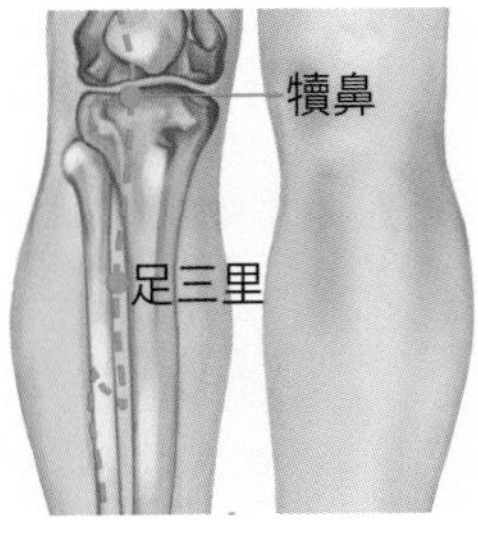

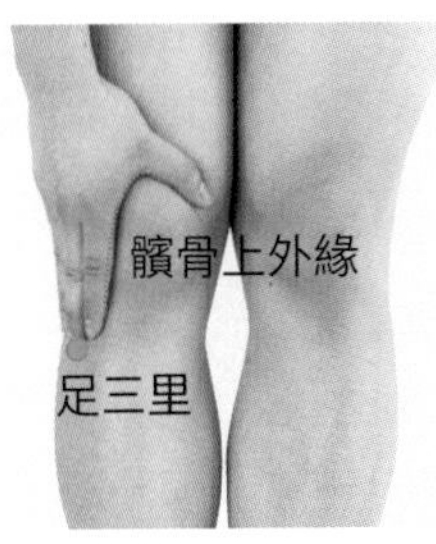

3 秒取穴

站位彎腰，同側手虎口圍住髕骨上外緣，其餘四指向下，中指指尖處即是。

上巨虛 ST37

功效 行氣止痛，調和腸胃，通經活絡。

主治 泄瀉，便祕，腹脹，腸鳴，食慾不振，高血壓。

按摩 經常用拇指指腹按揉上巨虛穴，每次 1~3 分鐘。

精準定位

在小腿外側，犢鼻穴（ST35）下方 6 寸，犢鼻穴與解溪穴（ST41）的連線上。

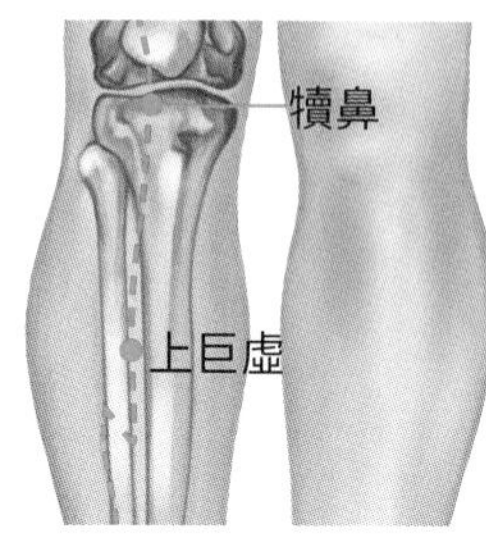

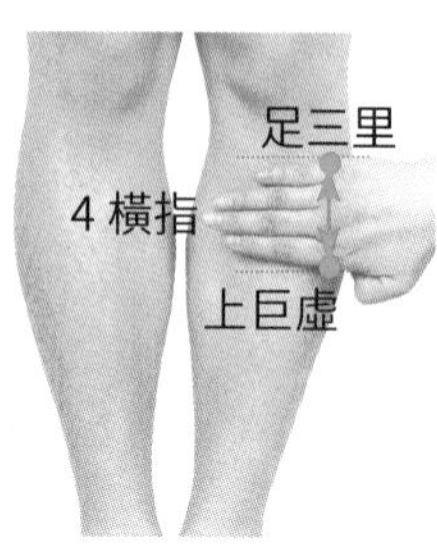

3 秒取穴

先找到足三里穴（見 55 頁），向下量 4 橫指，凹陷處即是。

條口 ST38

功效 溫經通陽，舒筋活絡，理氣和中。

主治 肩背痛，小腿腫痛，胃腸疾患，足底發熱，腳氣病。

按摩 經常用拇指指腹按揉條口穴，每次 1~3 分鐘。

精準定位

在小腿外側，犢鼻穴（ST35）下方 8 寸，犢鼻穴與解溪穴（ST41）的連線上。

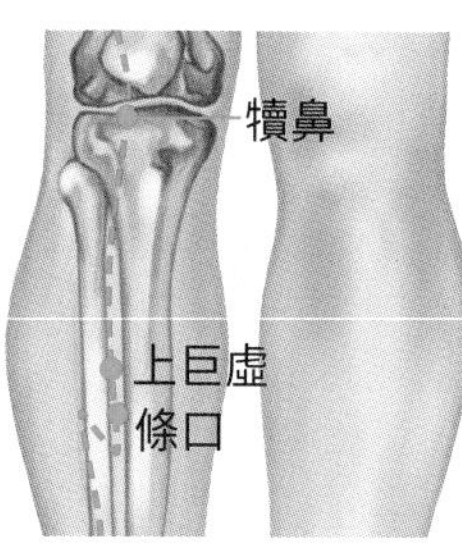

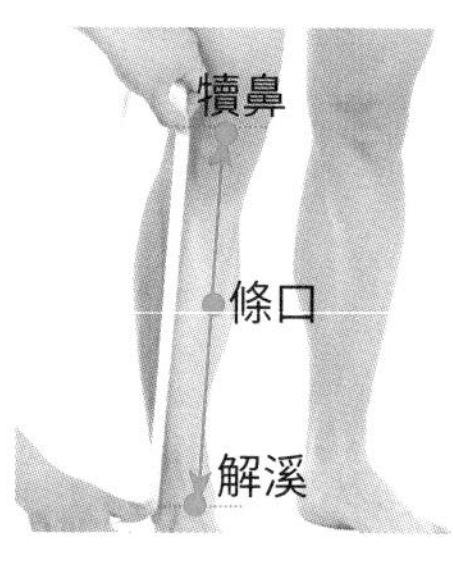

3 秒取穴

於犢鼻穴（見 55 頁）與解溪穴（見右頁）連線的中點取穴。

下巨虛 ST39

功效 調腸胃，疏通經絡，安神定志。

主治 腸鳴，小腹疼痛，胃脘疼痛，胰腺炎，下肢浮腫。

按摩 經常用拇指指腹按揉下巨虛穴，每次 1~3 分鐘。

精準定位

在小腿外側，犢鼻穴（ST35）下方 9 寸，犢鼻穴與解溪穴（ST41）的連線上。

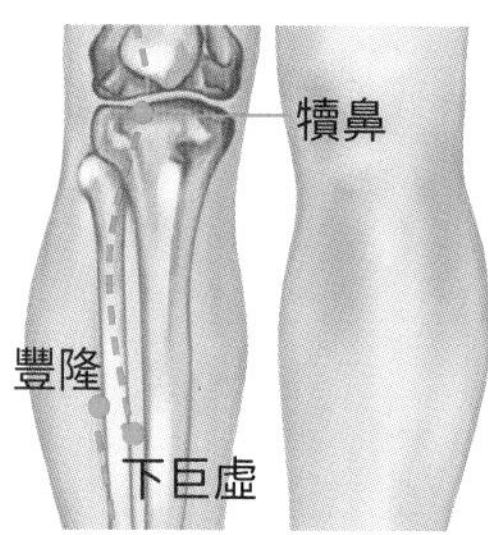

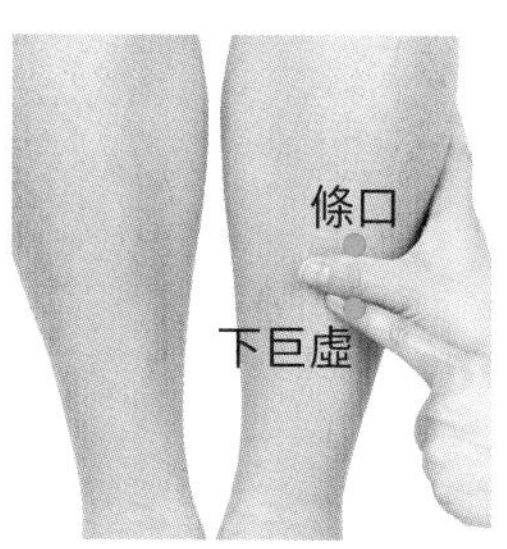

3 秒取穴

先找到條口穴（見本頁），向下量 1 橫指，凹陷處即是。

豐隆 ST40

功效 健脾化痰，和胃降逆，開竅。

主治 痰涎（主要指痰），胃痛，大便難，癲狂（精神錯亂），善笑，癇症（癲癇），多寐（多眠症），臟躁，梅核氣（喉間有異物感），咳逆，哮喘。

按摩 經常用中間三指按壓豐隆穴，每次 1~3 分鐘。

精準定位

在小腿外側，外踝尖上方 8 寸，脛骨前肌的外緣。

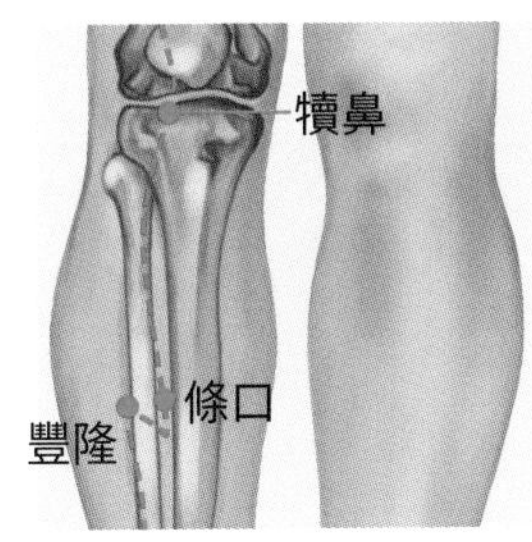

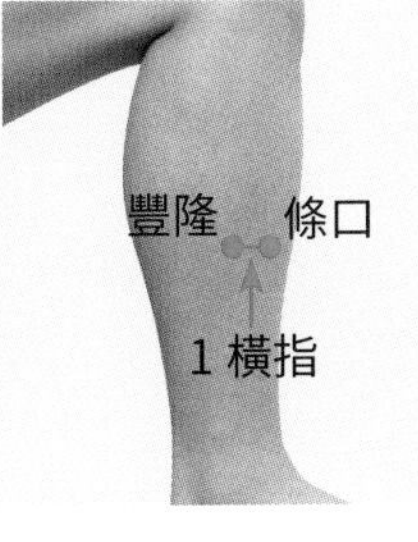

3 秒取穴

先找到條口穴（見左頁），向後量 1 橫指，按壓有沉重感處即是。

解溪 ST41

功效 舒筋活絡，清熱化痰，鎮驚安神。

主治 臉部浮腫，腹脹，下肢腫痛，踝關節及其周圍軟組織疾患。

按摩 經常用拇指指腹向內用力按壓解溪穴，每次 1~3 分鐘。

精準定位

在踝區，踝關節前面中央的凹陷中，伸拇長肌腱與伸趾長肌腱之間。

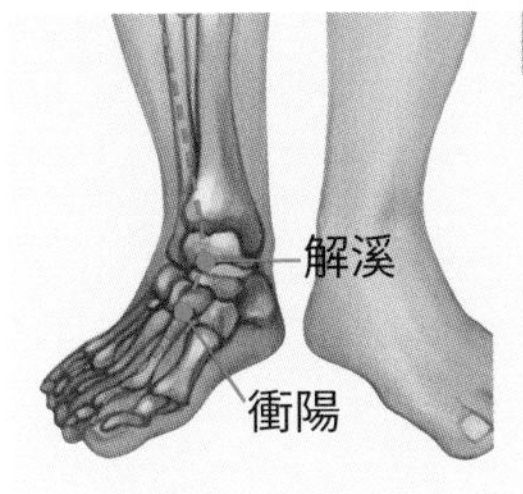

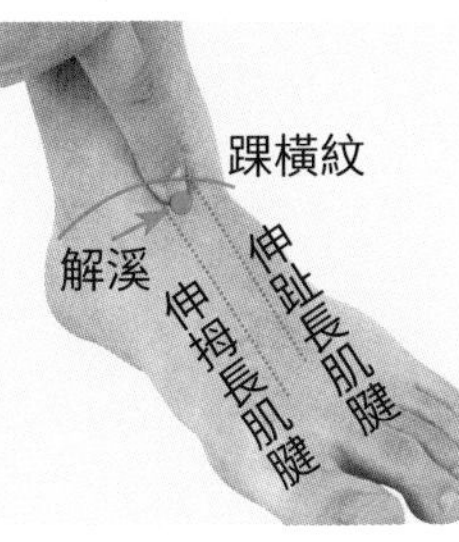

3 秒取穴

足背與小腿交界處的橫紋中央凹陷處，足背兩條肌腱之間即是。

衝陽 ST42

功效 和胃化痰，消腫止痛，通絡寧神。

主治 半身不遂，口眼歪斜，牙痛，精神病，足跗部腫痛。

按摩 經常用拇指指腹下壓揉按衝陽穴，每次 1~3 分鐘。

精準定位

在足背，第二蹠骨基底部與中間楔狀骨關節處，足背動脈搏動處。

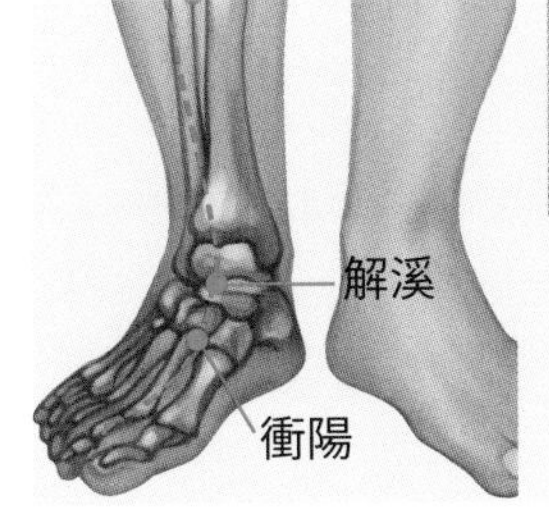

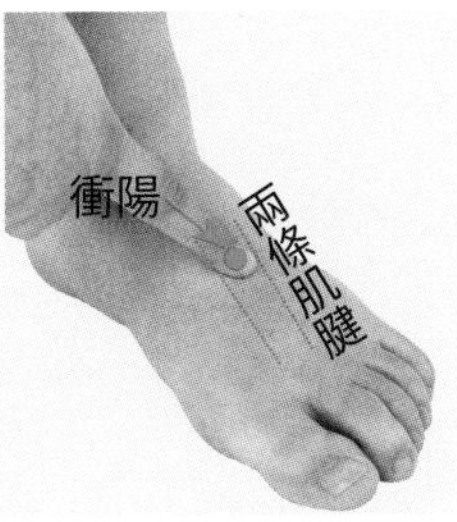

3 秒取穴

足背最高處，兩條肌腱之間，按之有動脈搏動感處即是。

陷谷 ST43

功效 清熱解表，和胃行水，理氣止痛。

主治 臉部浮腫，腸鳴，腹痛，足背腫痛。

按摩 每天持續用拇指指腹按一按陷谷穴，每次 1~3 分鐘。

精準定位

在足背，第二、第三蹠骨間，第二蹠趾關節近端的凹陷中。

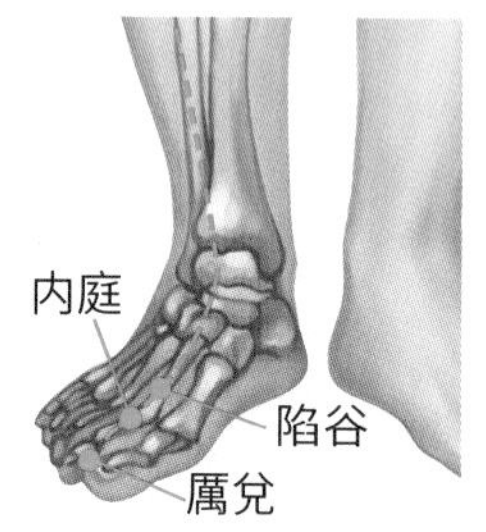

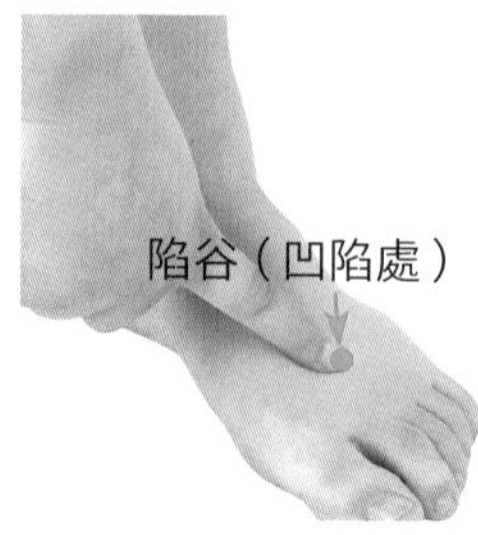

3 秒取穴

足背第二、第三蹠骨結合部前方的凹陷處，按壓有酸脹感之處即是。

內庭 ST44

功效 清熱瀉火，理氣和血，消腫止痛。

主治 腹痛，腹脹，泄瀉，齒痛，頭面痛，咽喉腫痛，鼻衄（鼻出血），心煩，失眠多夢，足背腫痛，趾蹠關節痛。

按摩 常用拇指指腹下壓揉按內庭穴，每次 1~3 分鐘。

精準定位

在足背，第二、第三趾間，趾蹼緣後方赤白肉際處。

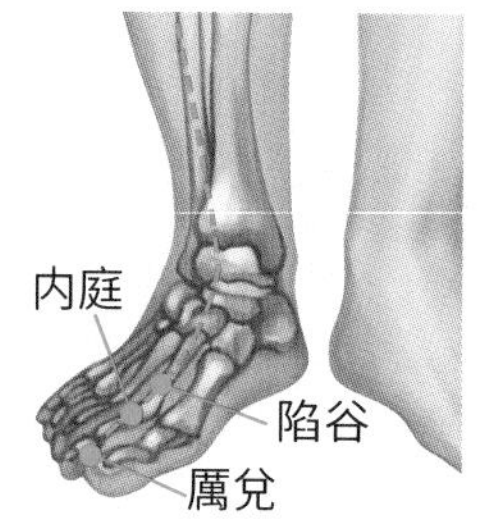

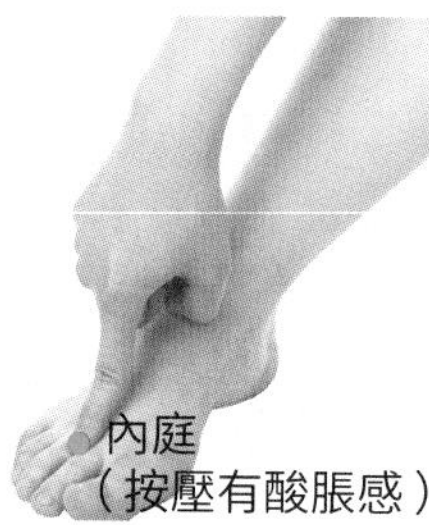

3 秒取穴

足背第二、第三趾之間，皮膚顏色深淺交界處即是。

厲兌 ST45

功效 清熱和胃，甦厥（復甦暈厥）醒神，通經活絡。

主治 多夢，暈厥，熱病汗不出，胃脘疼痛，便祕，水腫，黃疸，牙痛，足背腫痛。

按摩 經常用拇指指甲垂直掐按厲兌穴，每次 1~3 分鐘。

精準定位

在足趾，第二趾末節外側，趾甲根角側旁開 0.1 指寸。

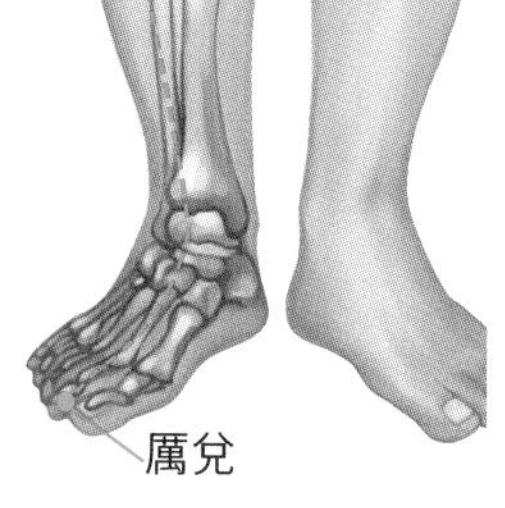

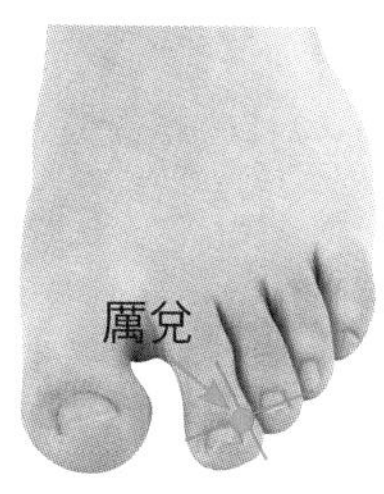

3 秒取穴

足背第二趾趾甲外側緣與趾甲下緣各劃一條直線，兩條線的交點處即是。

第 5 章

足太陰脾經

足太陰脾經起於足大趾內側端（隱白穴），沿足內側赤白肉際上行，經內踝前面，上小腿內側，沿脛骨後緣上行，至內踝上 8 寸處走出足厥陰肝經的前面，經膝股內側前緣至衝門穴，進入腹部，屬於脾，聯絡胃，向上通過橫膈，在體內深處夾食道旁，連於舌根，散於舌下。

其支脈，在體內深處從胃出來，向上通過膈，流注於心中。

足太陰脾經一側 21 個穴位，左右共 42 個穴位，首穴隱白，末穴大包。聯繫的臟腑和器官有脾、胃、心、舌、咽，所以能夠治療這些臟器和器官所在部位的疾病。

主治病候

胃病、婦科、前陰病，以及經脈循行部位的其他病症，例如：腹脹、便溏（大便不成形）、下痢、胃脘痛、噯氣、身重無力、舌根強痛、下肢內側腫脹等。

足 太 陰 脾 經

經穴歌訣

二十一穴脾中州，隱白在足大趾頭，
大都太白公孫盛，商丘直上三陰交，
漏谷地機陰陵泉，血海箕門衝門前，
府舍腹結大橫上，腹哀食竇天溪候，
胸鄉周容大包上，從足經腹向胸走。

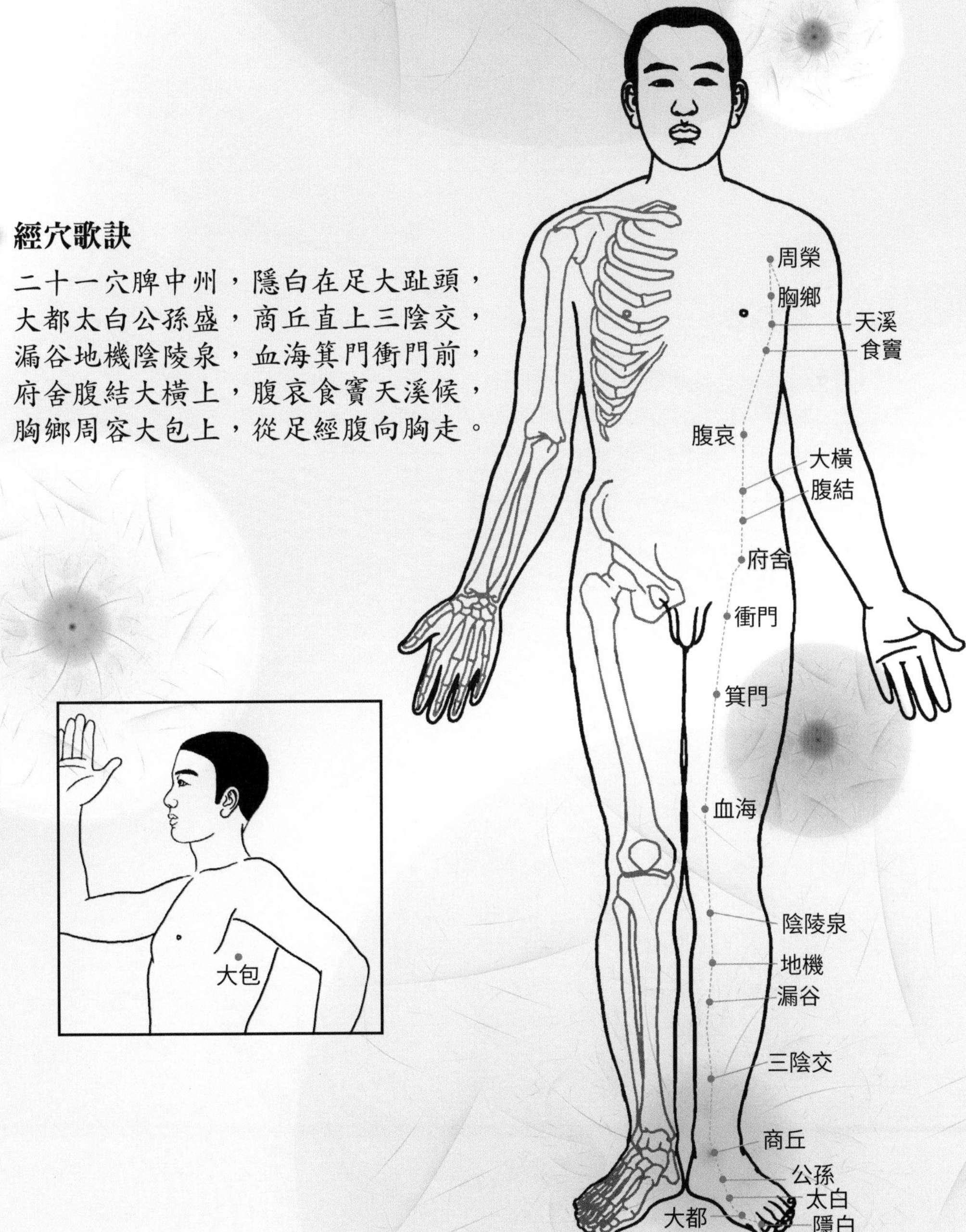

隱白 SP1

功效 行氣止痛，調經統血，健脾回陽。
主治 月經過多，崩漏（功能性子宮出血），腹脹，小兒驚風。
按摩 經常用拇指指甲垂直掐按隱白穴，每次 1~3 分鐘。

精準定位

在足趾，大腳趾末節內側，趾甲根角側後方 0.1 指寸。

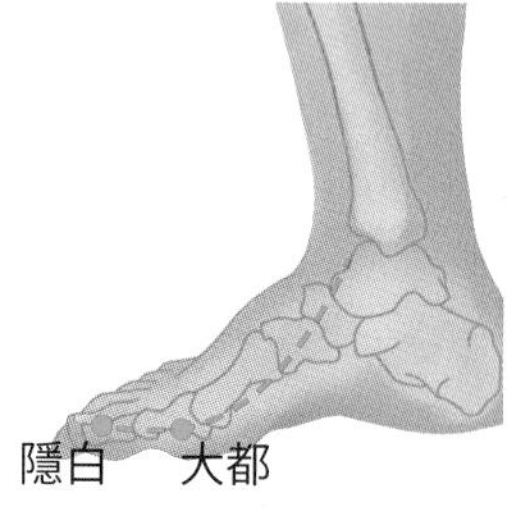

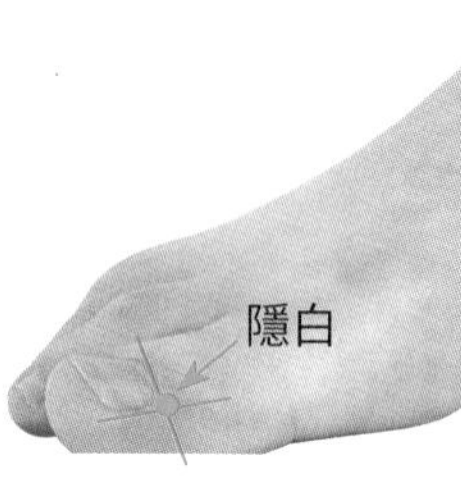

3 秒取穴

大腳趾趾甲內側緣與下緣各劃一條垂直線，兩條線的交點處即是。

大都 SP2

功效 理氣和胃，泄熱止痛，健脾和中，寧心安神。
主治 熱病汗不出，腹脹，腹痛，嘔吐，目眩，胃痛，小兒驚風。
按摩 經常用拇指指甲垂直掐按大都穴，每次 1~3 分鐘。

精準定位

在足趾，第一蹠趾關節前下方赤白肉際的凹陷中。

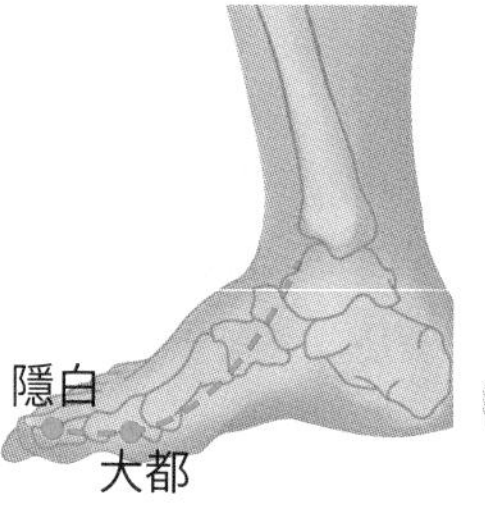

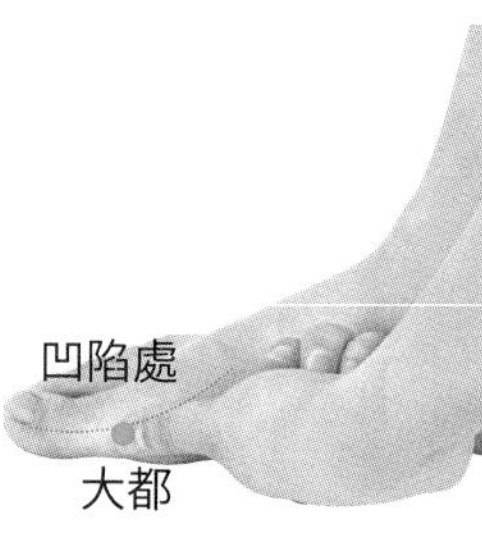

3 秒取穴

大腳趾與足掌所構成的關節，前下方掌背交界線的凹陷處即是。

太白 SP3

功效 健脾和胃，行氣止痛，清熱化濕，通經活絡。
主治 脾胃虛弱，胃痛，腹脹，腹痛，腰痛，腸鳴，嘔吐，泄瀉。
按摩 常用拇指指腹垂直按壓太白穴，每次 1~3 分鐘。

精準定位

在蹠區，第一蹠趾關節後下方赤白肉際凹陷處。

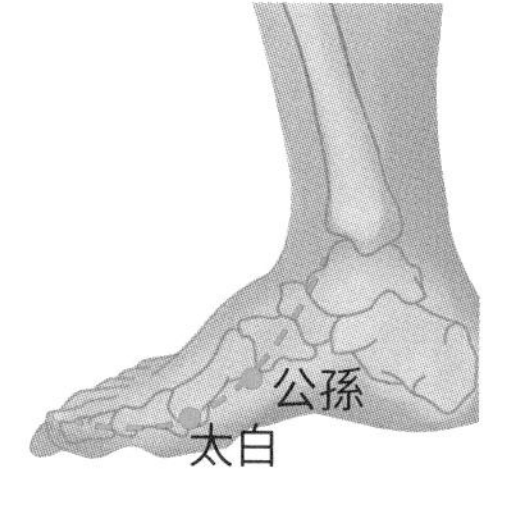

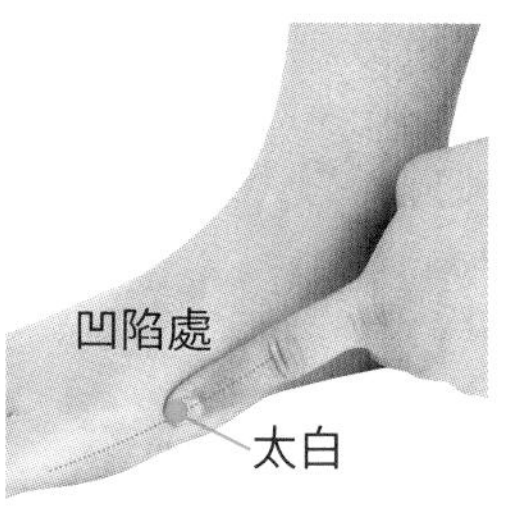

3 秒取穴

大腳趾與足掌所構成的關節，後下方掌背交界線凹陷處即是。

公孫 SP4

功效 理氣和胃，澀腸止瀉，寧心安神。

主治 嘔吐，腹痛，胃脘疼痛，腸鳴，泄瀉，痢疾，水腫，失眠。

按摩 長期持續用拇指指尖垂直揉按公孫穴，每次 1~3 分鐘。

精準定位

在蹠區，第一蹠骨底前下方凹陷處。

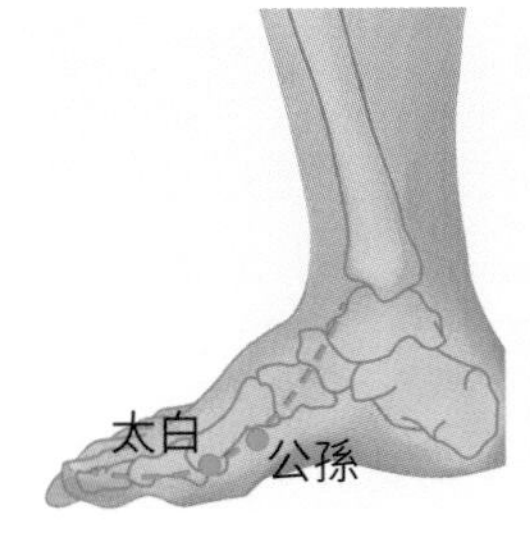

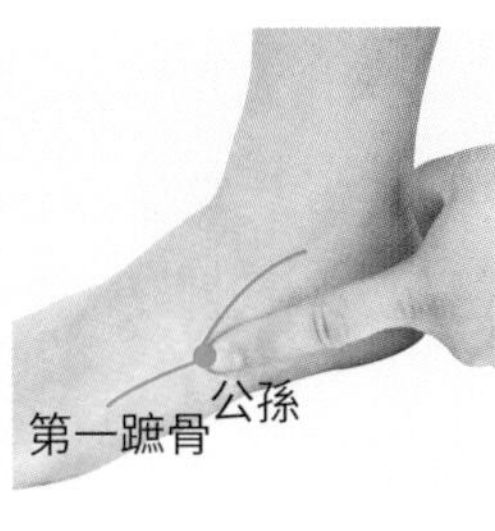

3 秒取穴

大腳趾與足掌所構成的關節內側，弓形骨後端下緣的凹陷處即是。

商丘 SP5

功效 健脾化濕，通調腸胃，利膽退黃，寧心安神。

主治 腹脹，腸鳴，痔瘡，多夢，兩足無力，足踝痛。

按摩 經常用拇指指腹用力揉按商丘穴，每次 1~3 分鐘。

精準定位

在踝區，內踝前下方，舟骨結節與內踝尖連線中點的凹陷處。

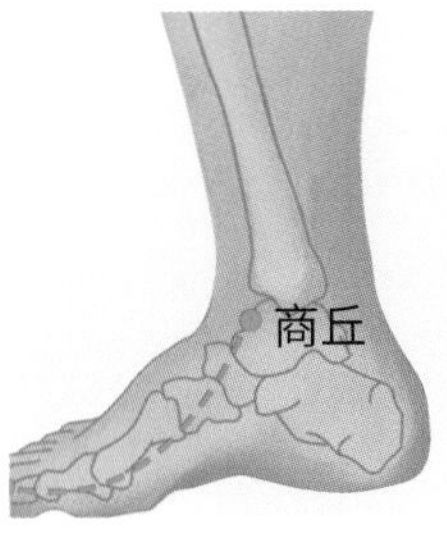

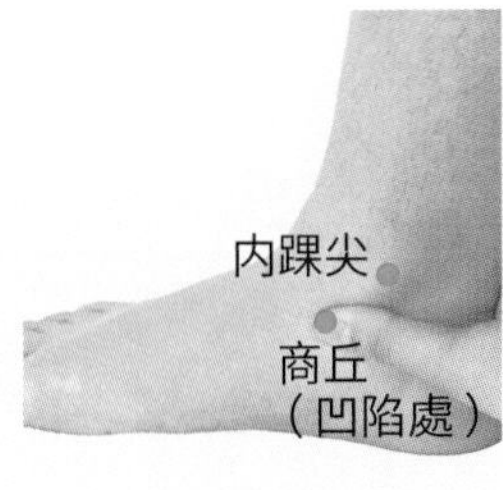

3 秒取穴

足內踝前下方凹陷處即是。

三陰交 SP6

功效 健脾和胃，補益肝腎，調經止帶，澀精止遺。

主治 月經不調，陽痿，下肢神經痛或癱瘓，糖尿病，更年期症候群，脾胃虛弱，貧血，經閉（停經），白帶過多，盆腔炎，痛經，前列腺炎。

按摩 經常用拇指指尖垂直按壓三陰交穴，每次 1~3 分鐘。

精準定位

在小腿內側，內踝尖上方 3 寸，脛骨內側緣後際。

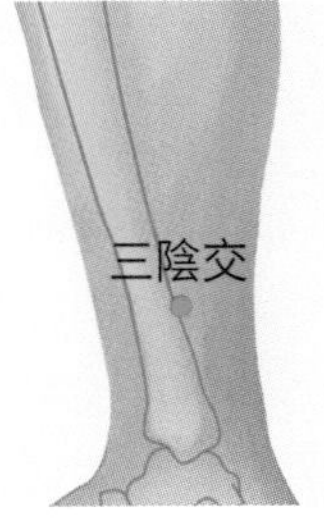

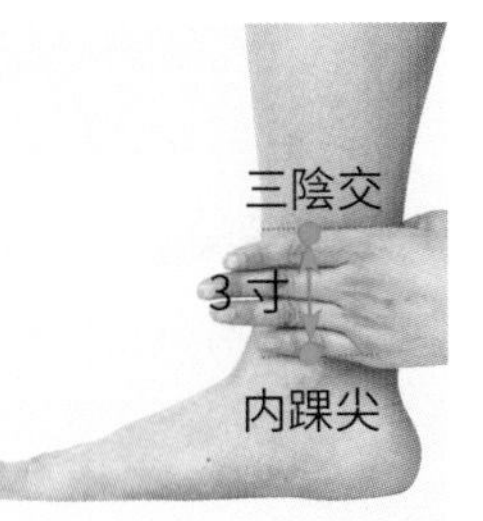

3 秒取穴

小指下緣靠內踝尖上方，食指上緣所在的水平線與脛骨後緣的交點即是。

漏谷 SP7

功效 行氣止痛，利尿除濕，通經活絡。
主治 腸鳴腹脹，腹痛，水腫，腰膝麻痺，小便不利，足踝腫痛，腳氣病。
按摩 用拇指指腹揉按漏谷穴，每次 1~3 分鐘。

精準定位

在小腿內側，內踝尖上方 6 寸，脛骨內側緣後際。

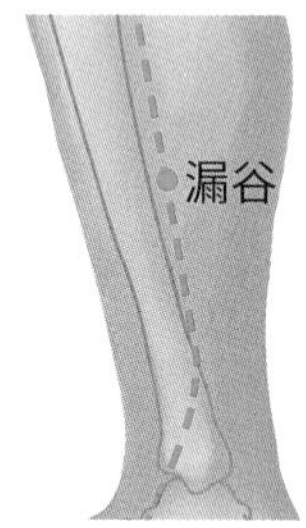

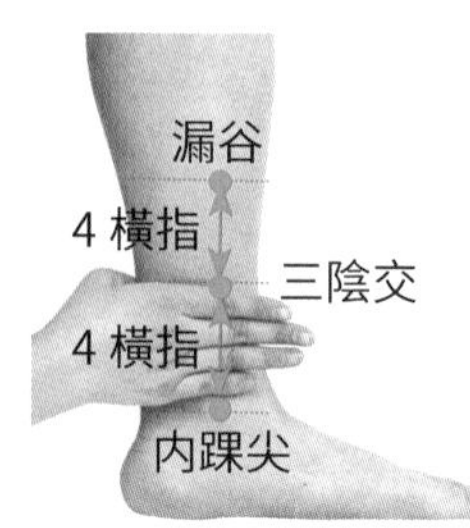

3 秒取穴

脛骨內側緣，內踝尖直上量兩個 4 橫指之處即是。

地機 SP8

功效 健脾除濕，調經止遺，通經活絡。
主治 糖尿病，月經不調，白帶過多，男子精不足，遺精。
按摩 用拇指指腹揉按地機穴，每次 1~3 分鐘。

精準定位

在小腿內側，陰陵泉穴（SP9）下方 3 寸，脛骨內側緣後際。

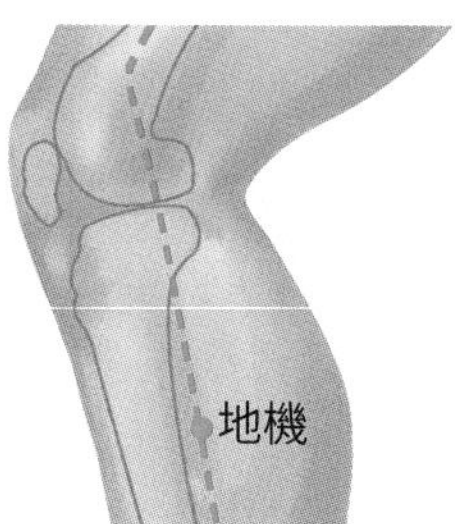

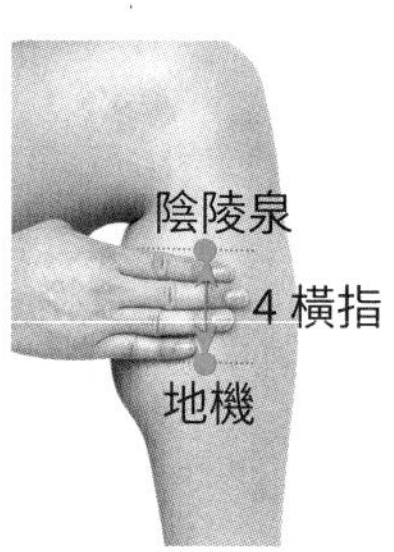

3 秒取穴

先找到陰陵泉穴（見本頁），再直下量 4 橫指之處即是。

陰陵泉 SP9

功效 健脾和胃，行氣止痛，清熱化濕，通經活絡。
主治 腹痛，腹脹，水腫，小便不利或失禁，遺尿，類中風，失眠。
按摩 經常用拇指指尖按壓陰陵泉穴，每次 1~3 分鐘。

精準定位

在小腿內側，脛骨內側髁下緣與脛骨內側緣之間的凹陷中。

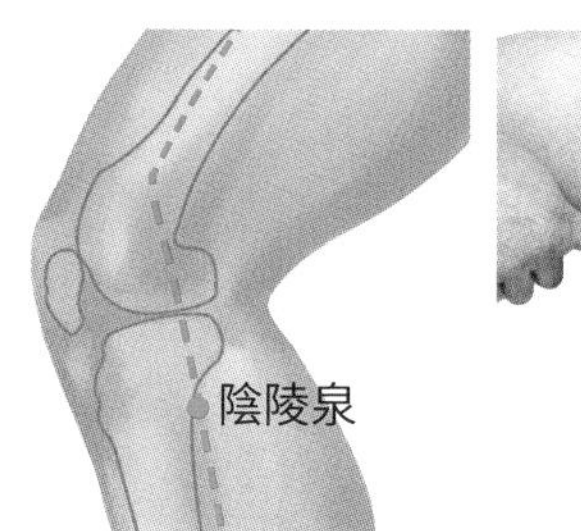

3 秒取穴

食指沿小腿內側骨內緣向上推，抵膝關節下方，脛骨向內上彎曲的凹陷處即是。

血海 SP10

功效 調經統血，健脾化濕，通利小便，通經活絡。

主治 腹脹，月經不調，痛經，崩漏（功能性子宮出血），貧血，膝關節痛，蕁麻疹，皮膚癢，腳氣。

按摩 每天早晚用拇指指尖按揉血海穴，每次 1~3 分鐘。

精準定位

在股前區，髕底內側端上方 2 寸，股四頭肌內側頭的隆起處。

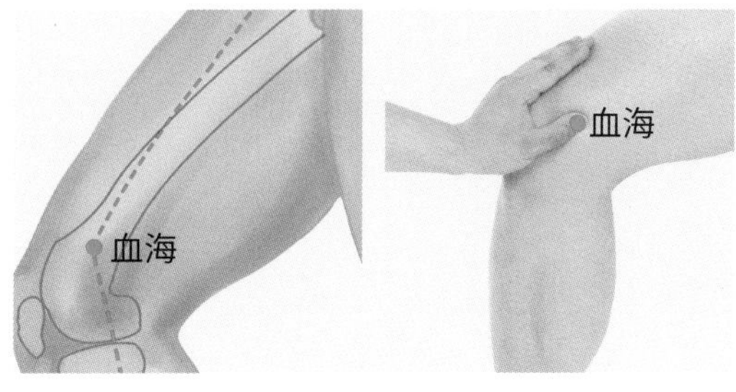

3 秒取穴

屈膝 90 度，手掌放在膝蓋骨上，大拇指與其他四指成 45 度，大拇指尖所在處即是。

箕門 SP11

功效 健脾滲濕，通利下焦，消腫止痛。

主治 兩股生瘡，陰囊濕癢，小便不通，遺尿。

按摩 經常用拇指指腹用力按揉箕門穴，每次 1~3 分鐘。

精準定位

在股前區，髕骨內側端與衝門穴連線的上三分之一與下三分之二的交點處。

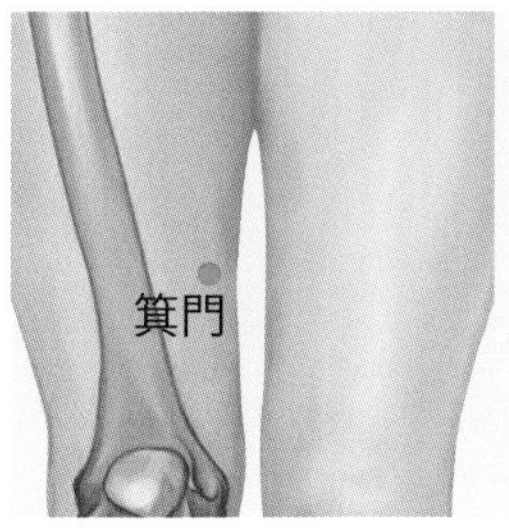

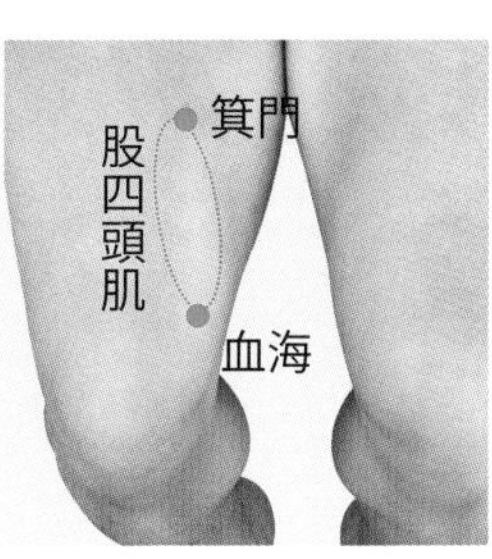

3 秒取穴

坐位，繃緊腿，大腿內側有一魚狀肌肉隆起，魚尾凹陷處即是。

衝門 SP12

功效 行氣調經，健脾利濕，理氣解痙。

主治 腹痛，腹脹，小便不利，妊娠浮腫，尿閉（排尿困難）。

按摩 用拇指指腹揉按衝門穴，每次 1~3 分鐘。

精準定位

在腹股溝區，腹股溝斜紋中，髂外動脈搏動處的外側。

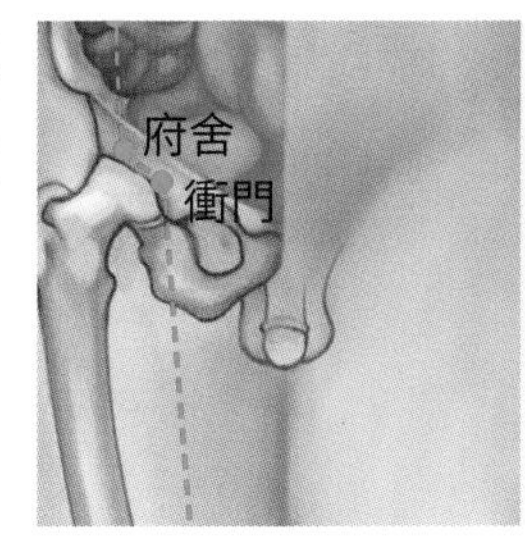

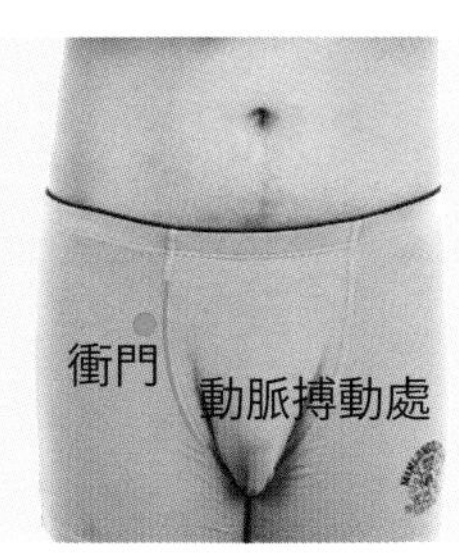

3 秒取穴

腹股溝外側可摸到搏動，搏動外側按壓有酸脹感之處即是。

府舍 SP13

功效 行氣止痛，消腫散結，通經活絡。

主治 腹痛，腹中腫塊，吐瀉，疝氣，腹滿積聚。

按摩 仰臥，用中間三個手指按揉府舍穴，每次 1~3 分鐘。

精準定位

在下腹部，臍中下方 4 寸，衝門穴(SP12)上方 0.7 寸，前正中線旁開 4 寸。

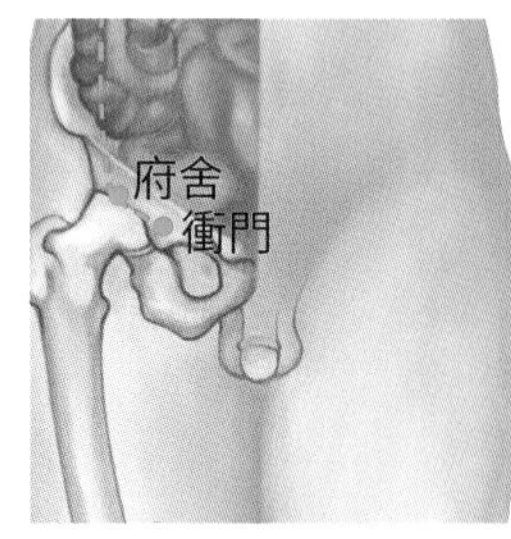

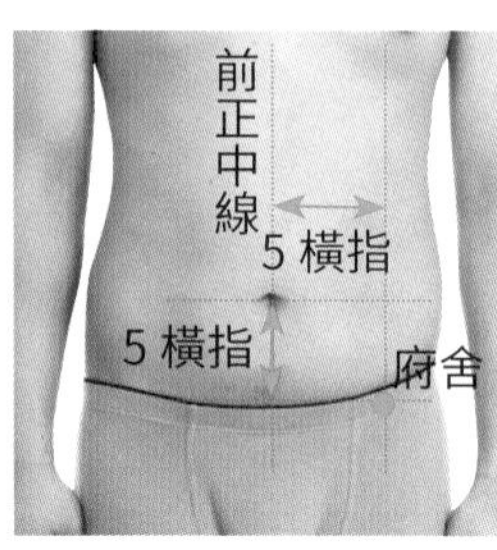

3 秒取穴

肚臍沿前正中線向下量 5 橫指，再水平旁開 5 橫指之處即是。

腹結 SP14

功效 行氣，和胃止痛，通經活絡。

主治 腹痛繞臍，泄瀉，脅肋痛，咳逆。

按摩 經常用拇指指腹輕輕揉按腹結穴，每次 1~3 分鐘。

精準定位

在下腹部，臍中下方 1.3 寸，前正中線旁開 4 寸。

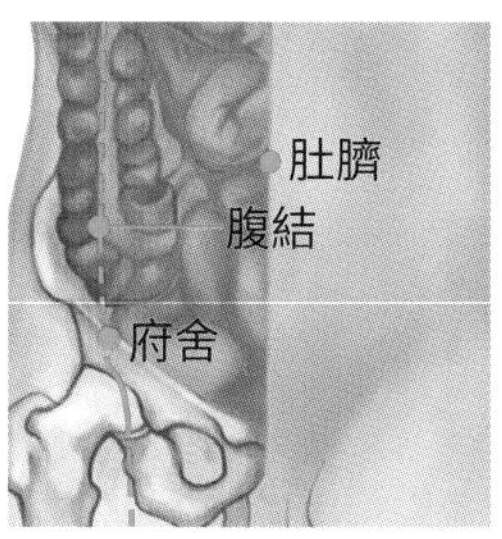

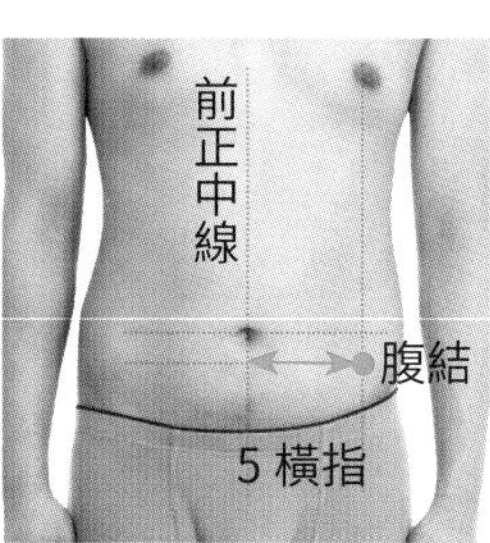

3 秒取穴

在肚臍水平線下方 1.3 寸，乳頭直下處即是。

大橫 SP15

功效 行氣，和胃止痛，通經活絡。

主治 腹脹，腹寒痛，痢疾，泄瀉，便祕。

按摩 每天早晚持續用中指指腹按壓大橫穴，每次 1~3 分鐘。

精準定位

在腹部，臍中旁開 4 寸。

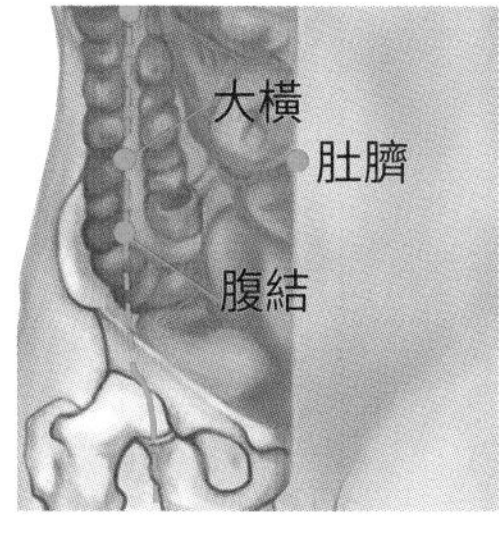

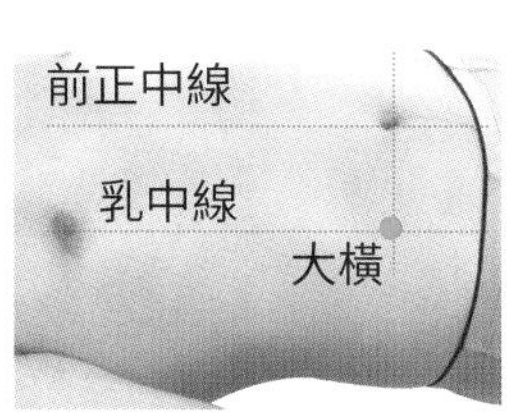

3 秒取穴

仰臥，由乳頭向下劃一條前正中線的平行線，再由臍中央劃一條水平線，兩者的交點處即是。

腹哀 SP16

功效 健脾和胃，理氣調腸，通經活絡。
主治 腹痛，消化不良，便祕，痢疾，便膿血。
按摩 用拇指指腹揉按腹哀穴，每次 1~3 分鐘。

精準定位

在上腹部，臍中上方 3 寸，前正中線旁開 4 寸。

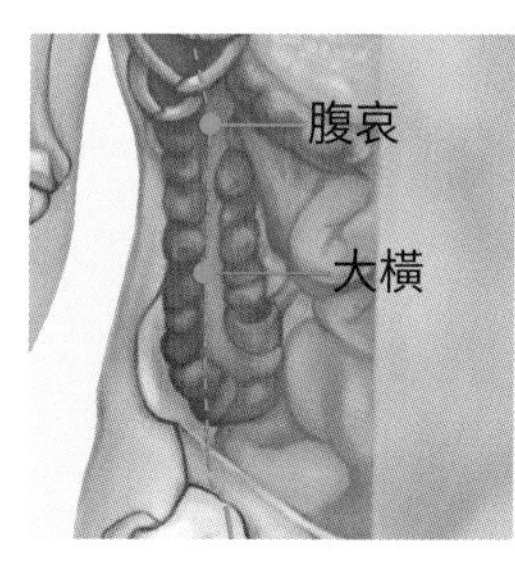

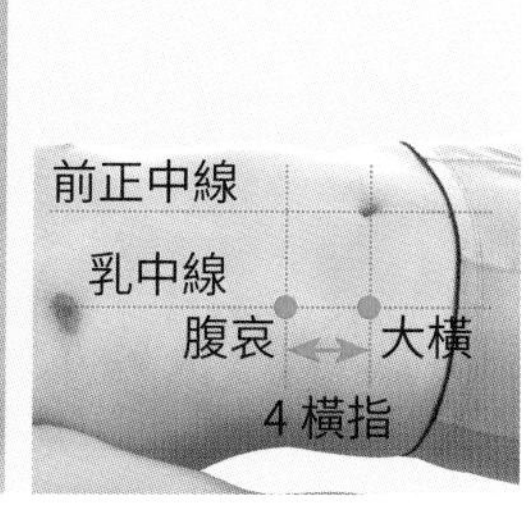

3 秒取穴

仰臥，先找到大橫穴，再沿乳中線向上 4 橫指，即是本穴。

食竇 SP17

功效 行氣止痛，宣肺平喘，健脾和中，利水消腫。
主治 食積，反胃，胸膜炎，胸脅脹痛，胸引背痛不得臥。
按摩 用拇指指腹揉按食竇穴，每次 1~3 分鐘。

精準定位

在胸部，第五肋間隙，前正中線旁開 6 寸。

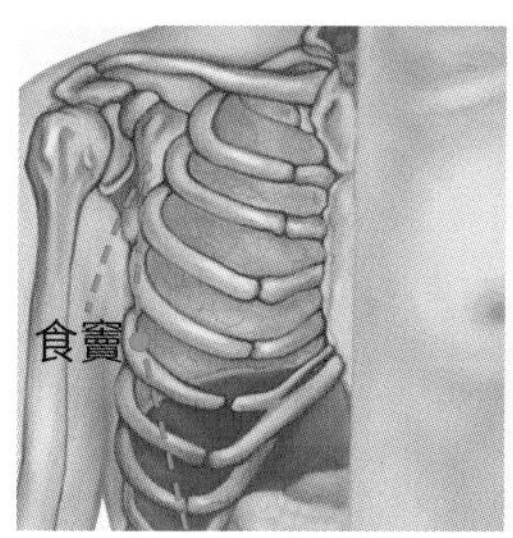

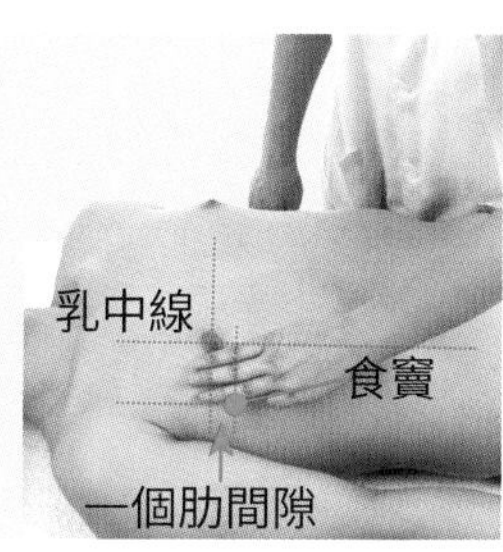

3 秒取穴

仰臥，乳頭旁開 3 橫指，再向下一個肋間隙處即是。

天溪 SP18

功效 寬胸理氣，止咳通乳，消腫止痛。
主治 胸痛，咳嗽，胸脅脹痛，乳房腫痛。
按摩 用拇指指腹揉按天溪穴，每次 1~3 分鐘。

精準定位

在胸部，第四肋間隙，前正中線旁開 6 寸。

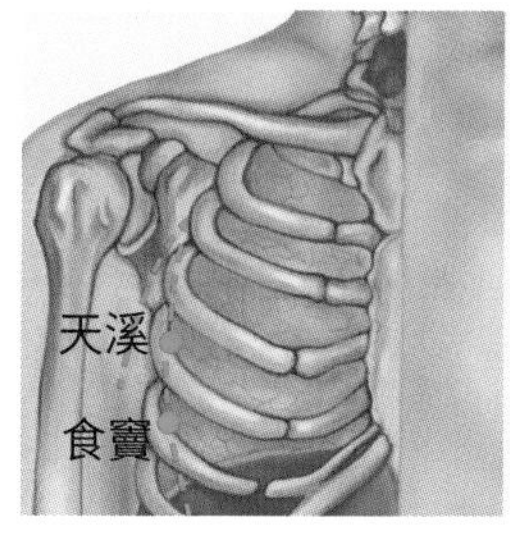

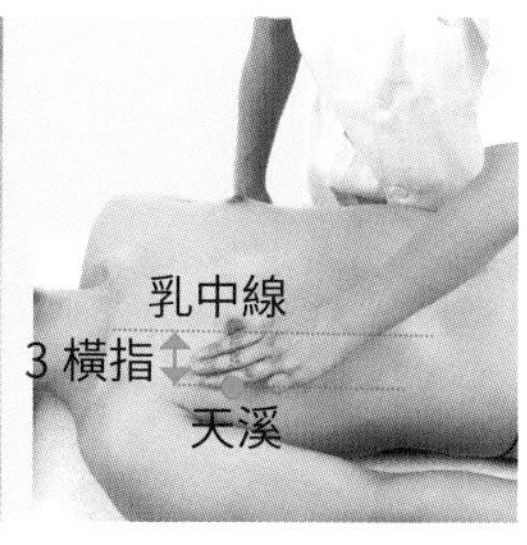

3 秒取穴

仰臥，乳頭旁開 3 橫指處，乳頭所在肋間隙即是。

胸鄉 SP19

功效 宣肺止咳，理氣止痛，通經活絡。

主治 支氣管炎，胸膜炎，咳嗽，胸脅脹痛，肋間神經痛。

按摩 用拇指指腹揉按胸鄉穴，每次 1~3 分鐘。

精準定位

在胸部，第三肋間隙，前正中線旁開6寸。

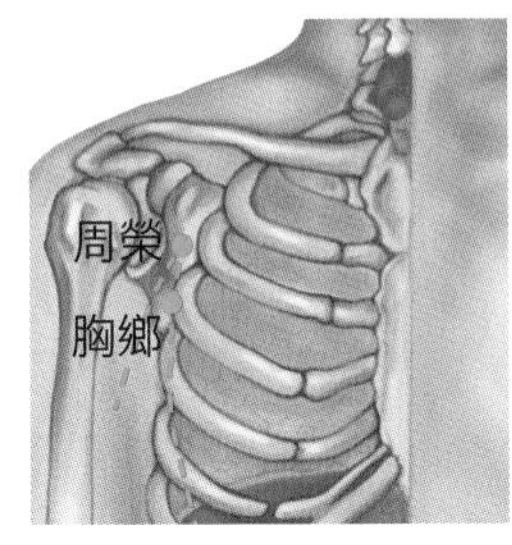

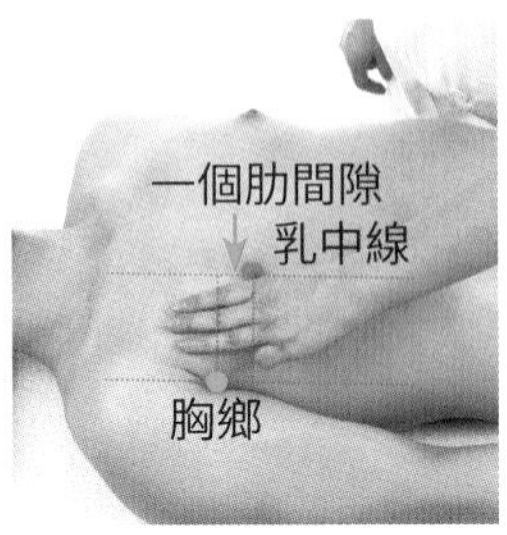

3 秒取穴

仰臥，乳頭旁開 3 橫指，再向上一個肋間隙處即是。

周榮 SP20

功效 宣肺止咳，理氣止痛，通經活絡。

主治 胸脅脹滿，脅肋痛，咳嗽，食慾不振。

按摩 用拇指指腹揉按周榮穴，每次 1~3 分鐘。

精準定位

在胸部，第二肋間隙，前正中線旁開6寸。

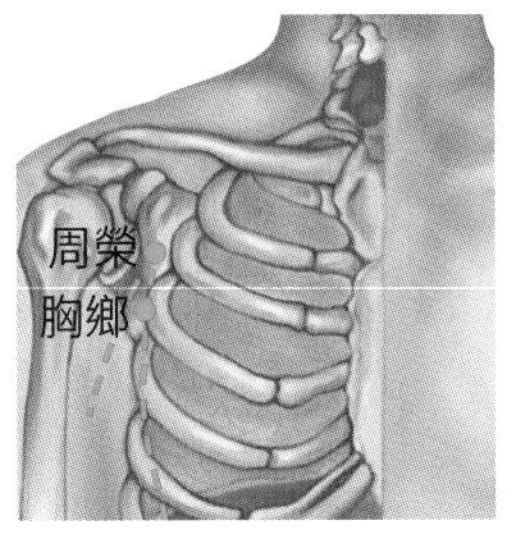

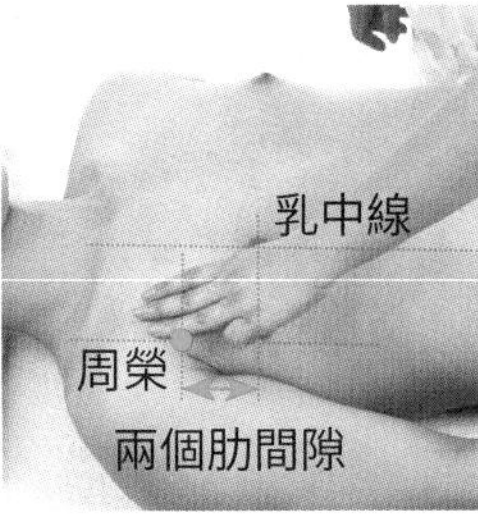

3 秒取穴

仰臥，乳頭旁開 3 橫指，再向上兩個肋間隙處即是。

大包 SP21

功效 統血養經，寬胸止痛，通經活絡。

主治 中氣不和，哮喘，胸脅痛，氣喘。

按摩 每天早晚用中指指尖揉按大包穴，每次 1~3 分鐘。

精準定位

在胸外側區，第六肋間隙，腋中線上。

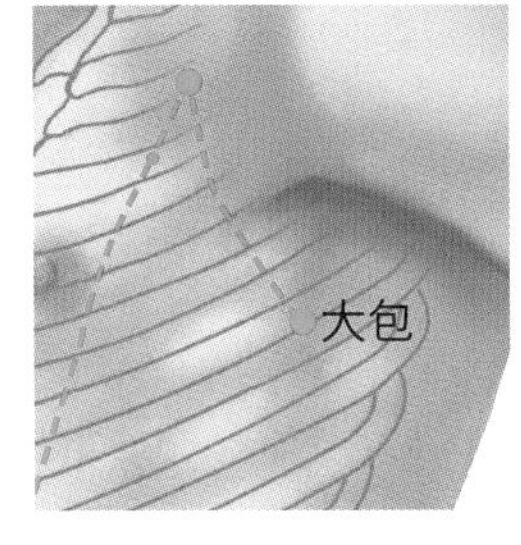

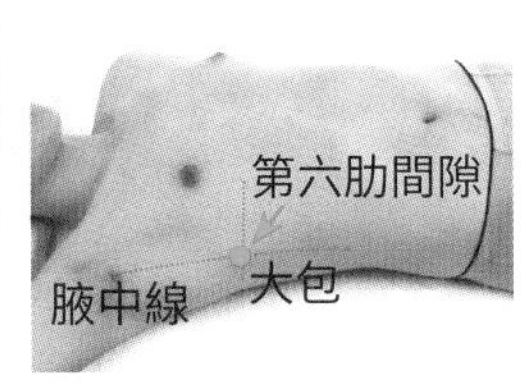

3 秒取穴

正坐側身或仰臥，沿腋中線自上而下摸到第六肋間隙處即是。

第 6 章

手少陰心經

手少陰心經在體內深處起於心中，出屬「心系」(心與其他臟器相聯繫的部位)，通過橫膈，聯絡小腸。

其支脈，在體內深處從心系向上，沿咽喉主目系。其直行主幹，從心系上行於肺，再向下出於腋下，靠近體表沿上肢內側後緣，進入掌內小指橈側末端。

手少陰心經一側 9 個穴位(左右共 18 個穴位)，其中 8 個分布於上肢，1 個在腋窩。首穴極泉，末穴少衝。聯繫的臟腑和器官有心、小腸、肺、咽、目，所以能夠治療這些臟器和器官所在部位的疾病，擅長寧心安神、活絡止痛，能改善心痛、心悸等症狀。

主治病候

心、胸、神志病，以及經脈循行部位的其他病症，例如：心痛、咽乾、口渴、目黃、脅痛、上臂內側疼痛、手心發熱等。

手 少 陰 心 經

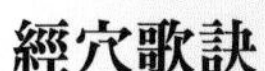

經穴歌訣

手少陰心起極泉，
青靈少海靈道全，
通里陰郄神門穴，
少府少衝小指接。

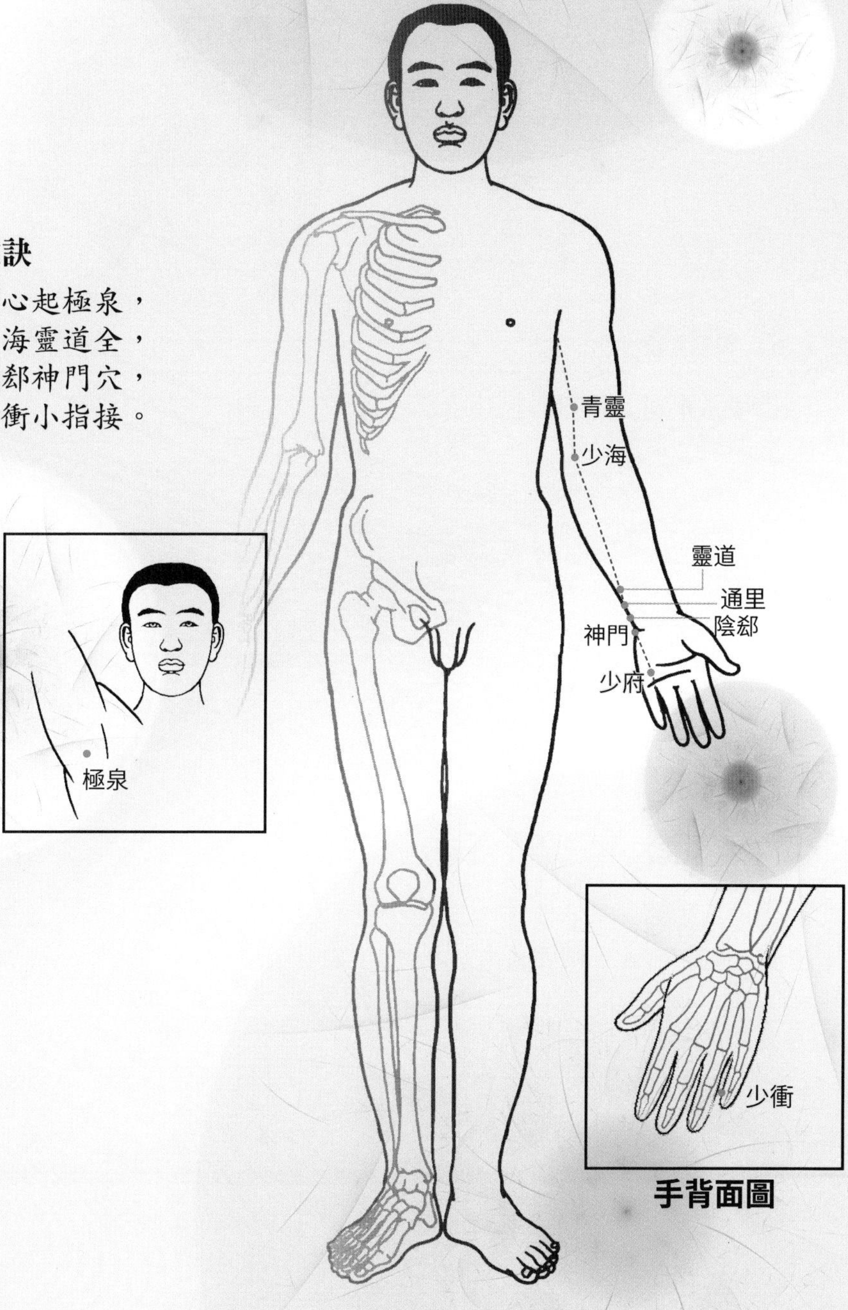

青靈
少海
靈道
通里
陰郄
神門
少府

極泉

少衝

手背面圖

極泉 HT1

功效 寬胸寧神，理氣止痛，消腫散結。

主治 胃痛，乾嘔，心痛，四肢不舉，乳汁不足。

按摩 每天早晚用中指指尖按壓極泉穴，每次 1~3 分鐘。

精準定位

在腋區，腋窩中央，腋動脈搏動處。

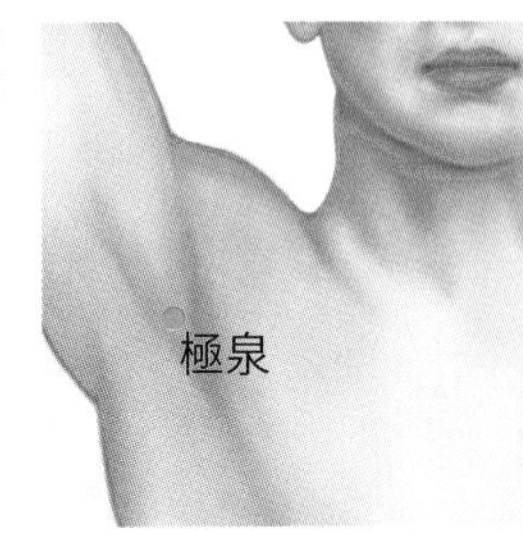

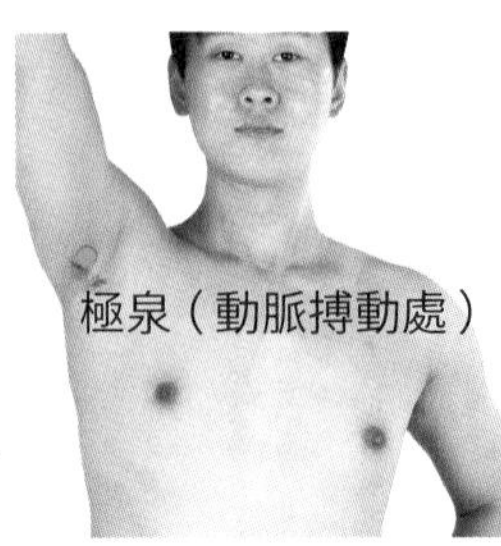

3 秒取穴

上臂外展，腋窩頂點可觸摸到動脈搏動，按壓有酸脹感之處即是。

青靈 HT2

功效 理氣止痛，寬胸寧心，通經活絡。

主治 頭痛，肩臂紅腫，腋下腫痛。

按摩 經常用手掌拍打或用拇指指腹按揉青靈穴，每次 1~3 分鐘。

精準定位

在上臂內側，肘橫紋上方 3 寸，肱二頭肌的內側溝中。

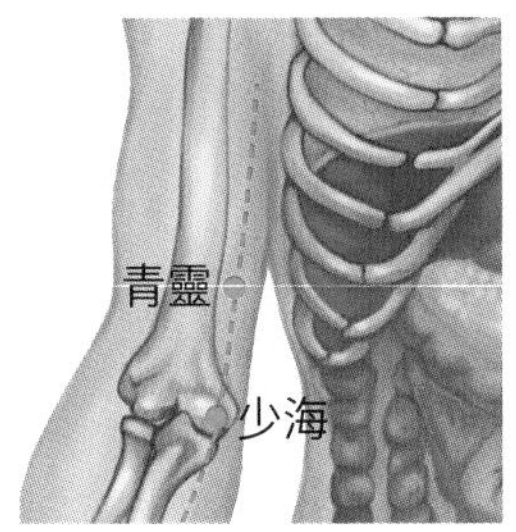

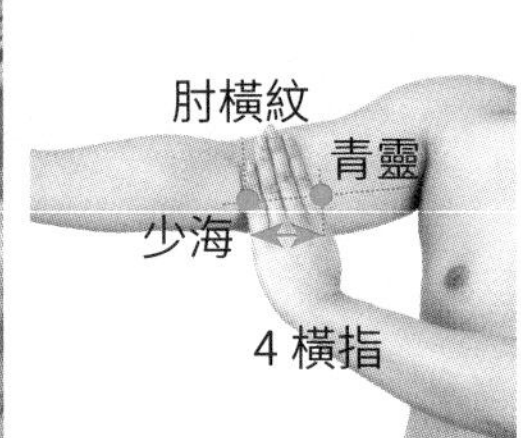

3 秒取穴

伸臂，確定少海穴與極泉穴的位置，從少海穴沿兩者的連線量 4 橫指之處即是。

少海 HT3

功效 理氣通絡，益心安神，消腫散結。

主治 心痛，癲狂（精神錯亂），善笑，癇症（癲癇），肘臂攣痛，手顫，眼充血，鼻充血。

按摩 每天早晚用拇指指腹按壓少海穴，每次 1~3 分鐘。

精準定位

在肘內側區，橫平於肘橫紋，肱骨內上髁前緣。

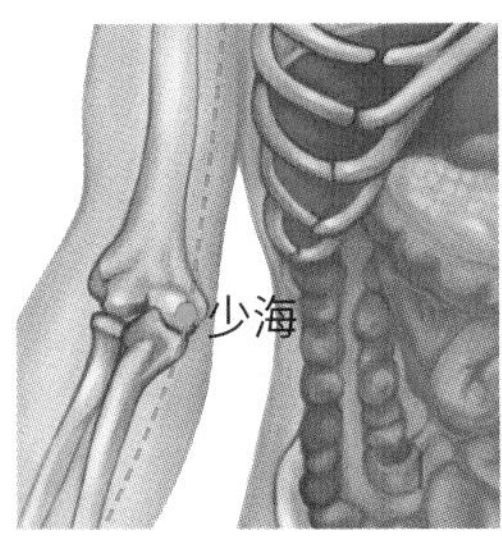

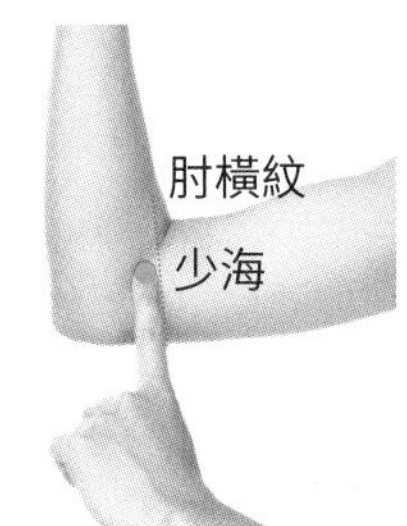

3 秒取穴

屈肘 90 度，肘橫紋內側端凹陷處即是。

靈道 HT4

功效 活絡止痛，祛風止痙，寧心安神。
主治 心臟病，胃脘疼痛，乾嘔，手麻不仁。
按摩 用拇指指腹按壓靈道穴，每次 1~3 分鐘。

精準定位

在前臂內側區，腕掌側遠端橫紋上方 1.5 寸，尺側腕屈肌腱的橈側緣。

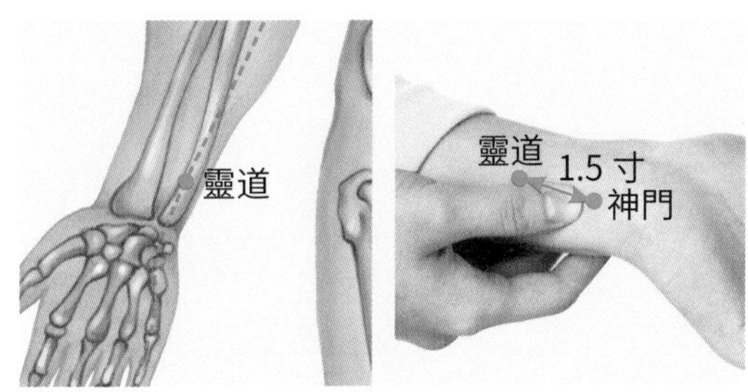

3 秒取穴

先找到神門穴（見 74 頁），再向上量取 1.5 寸即是。

通里 HT5

功效 清熱安神，祛風止痛，通經活絡。
主治 心臟病，頭痛，頭昏，盜汗，面赤熱，心悸，扁桃體炎，月經過多。
按摩 用拇指指腹揉按通里穴，每次 1~3 分鐘。

精準定位

在前臂內側區，腕掌側遠端橫紋上方 1 寸，尺側腕屈肌腱的橈側緣。

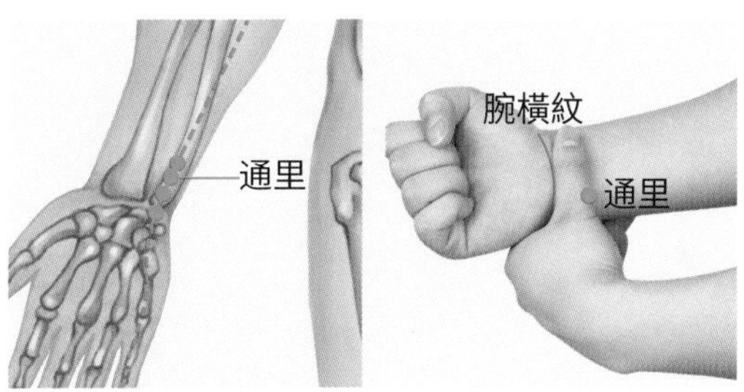

3 秒取穴

用力握拳，沿兩筋（掌長肌腱與橈側腕屈肌腱）之間的凹陷，從腕橫紋向上量 1 橫指之處。

陰郄（郄，音義同「隙」。） HT6

功效 寧心安神，清熱止血，通經活絡。
主治 胃脘疼痛，吐血，心痛，盜汗，失語，鼻衄（鼻出血）。
按摩 用拇指指腹按壓陰郄穴，每次 1~3 分鐘。

精準定位

在前臂內側區，腕掌側遠端橫紋上方 0.5 寸，尺側腕屈肌腱的橈側緣。

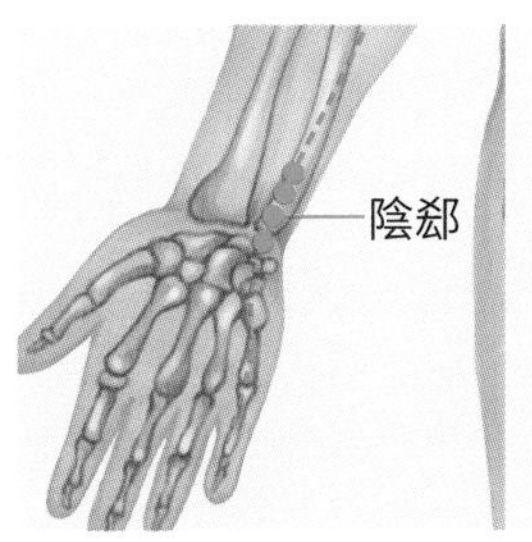

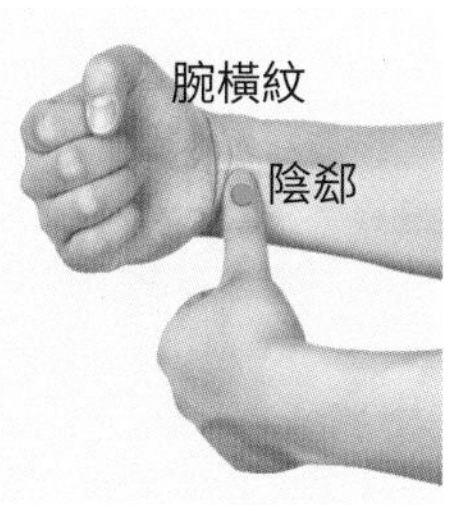

3 秒取穴

用力握拳，沿兩筋（掌長肌腱與橈側腕屈肌腱）之間的凹陷，從腕橫紋向上量半橫指之處。

神門 HT7

功效 益心安神，理氣止痛，平肝息風，降逆止血。

主治 心煩，健忘，失眠，癲狂（精神錯亂），癇症（癲癇），頭痛，頭昏，心臟病，心悸，胸悶，目眩，手臂疼痛、麻木，喘逆上氣，吐血。

按摩 每天早晚用拇指指甲尖垂直掐按神門穴，每次 1~3 分鐘。

精準定位

在腕前區，腕掌側遠端橫紋尺側端，尺側腕屈肌腱的橈側緣。

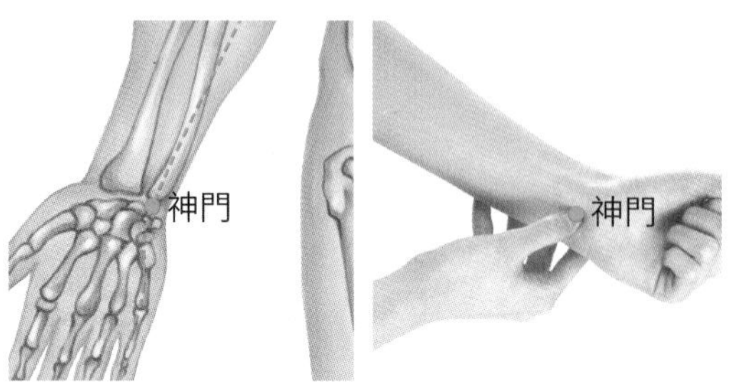

3 秒取穴

微握拳，另一手四指握住手腕，彎曲大拇指，指甲尖所在的凹陷處即是。

少府 HT8

功效 清心瀉火，息風止痙，行氣利尿。

主治 心悸，胸痛，善笑，悲恐，善驚，掌心發熱，手小指拘攣（難以屈伸），臂神經痛，小便不利。

按摩 經常用拇指指尖按壓少府穴，每次 3~5 分鐘。

精準定位

在手掌，橫平於第五掌指關節近端，第四、第五掌骨之間。

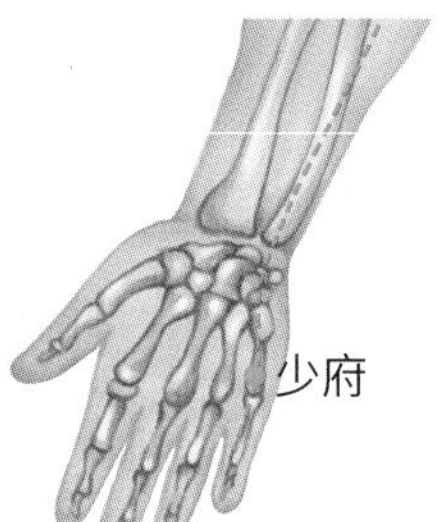

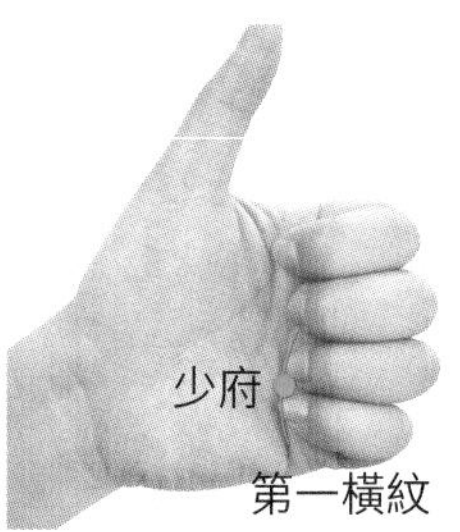

3 秒取穴

半握拳，小指切壓掌心第一橫紋上，小指尖所指之處即是。

少衝 HT9

功效 開竅醒腦，祛風止痙，甦厥逆（復甦暈厥或手足逆冷），泄邪熱。

主治 癲狂（精神錯亂），熱病，中風昏迷，目黃，胸中痛。為急救穴之一。

按摩 每天早晚用拇指指甲尖垂直掐按少衝穴，每次 3~5 分鐘。

精準定位

在手指，小指末節橈側，指甲根角側上方 0.1 指寸。

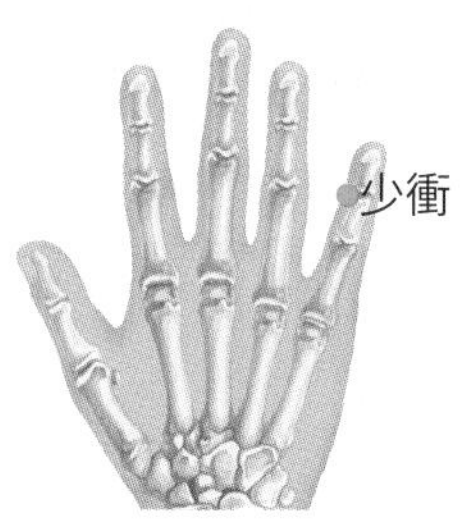

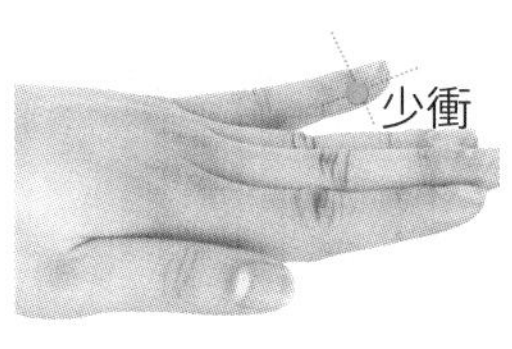

3 秒取穴

伸小指，沿指甲底部與指橈側引線的交點處即是。

第 7 章

手太陽小腸經

手太陽小腸經起於小指外側端（少澤穴），沿著手背外側至腕部，出於尺骨莖突，直上沿著前臂外側後緣，經尺骨鷹嘴與肱骨內上髁之間，沿上臂外側後緣，出於肩關節，繞行肩胛部，交會於大椎穴，向下進入缺盆部，在體內深處聯絡心臟，沿著食道通過橫膈，到達胃部，屬於小腸。

其支脈，從缺盆上行，沿頸部上行至面頰，到達目外眥，折回進入耳中。另一支脈，從面頰分出，上行至目眶下，抵於鼻旁，到達目內眥。

手太陽小腸經一側 19 個穴位（左右共 38 個穴位），其中 8 個分布於上肢，11 個在肩部、頸部和面部。首穴少澤，末穴聽宮。聯繫的臟腑和器官有小腸、心、胃、咽、目、耳、鼻，所以能夠治療這些臟器和器官所在部位的疾病。

主治病候

頭、項、耳、目、咽喉病，熱病，神經病，以及經脈循行部位的其他病症，例如：少腹痛、耳聾、目黃、頰腫、咽喉腫痛、肩臂外側後緣痛等。

手太陽小腸經

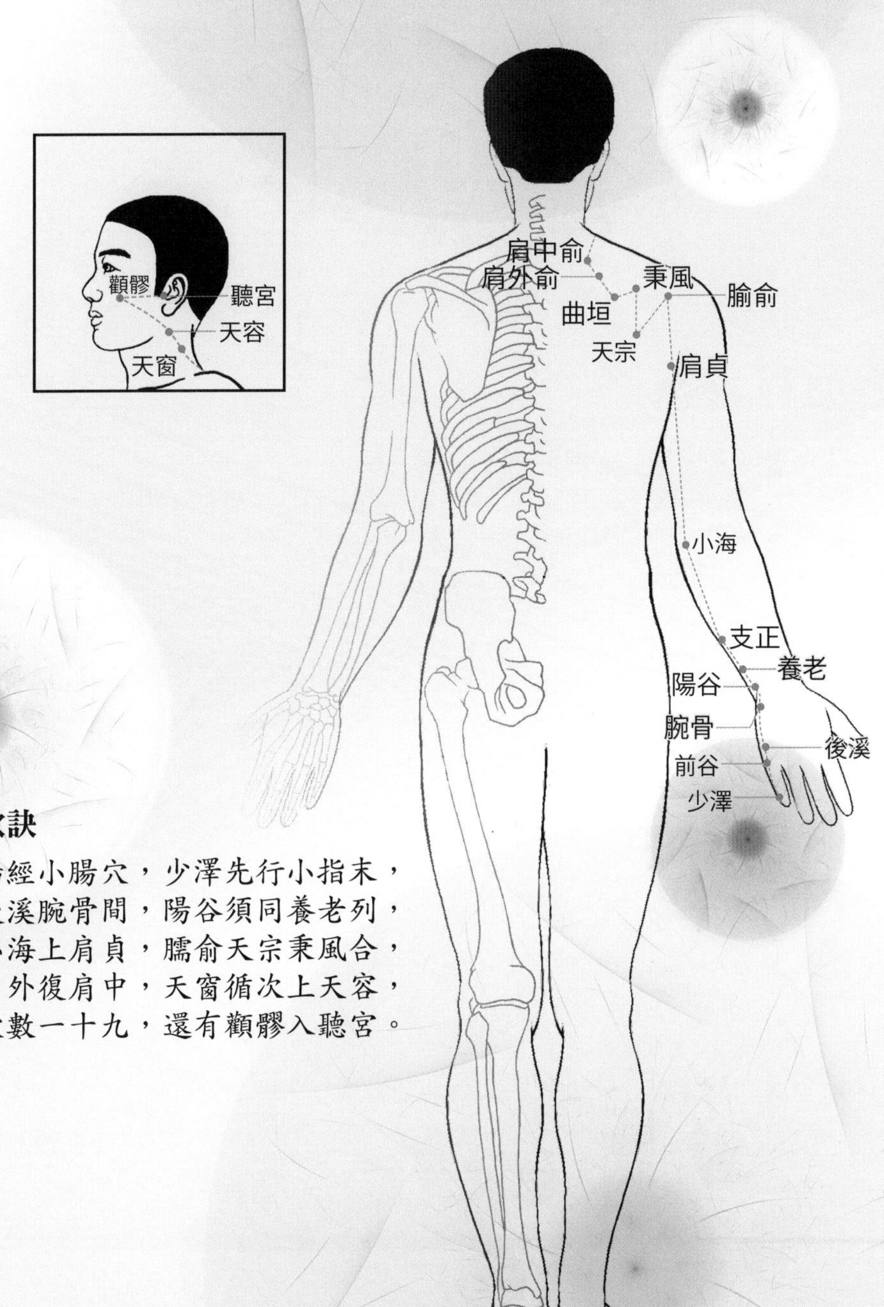

經穴歌訣

手太陽經小腸穴，少澤先行小指末，
前谷後溪腕骨間，陽谷須同養老列，
支正小海上肩貞，臑俞天宗秉風合，
曲垣肩外復肩中，天窗循次上天容，
此經穴數一十九，還有顴髎入聽宮。

少澤 SI1

功效 清熱利咽，通乳開竅，明目退翳。

主治 頭痛，項急，中風昏迷，鼻衄（鼻出血），耳聾，耳鳴，乳汁不足。

按摩 經常用拇指指甲尖垂直下壓少澤穴，每次 1~3 分鐘。

精準定位

在手指，小指末節尺側，指甲根角側旁開 0.1 指寸。

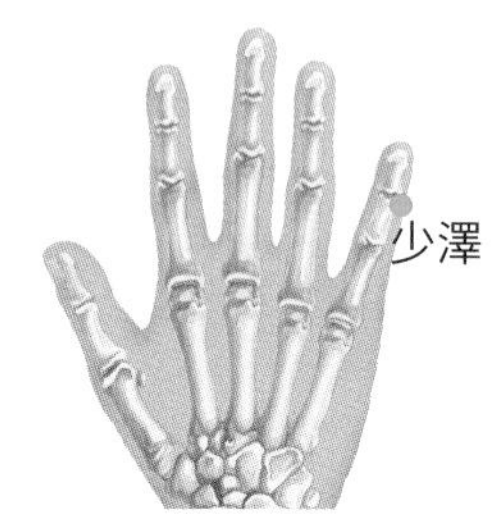

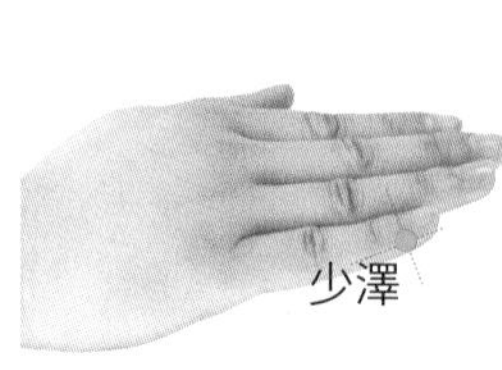

3 秒取穴

伸小指，沿指甲底部與指尺側引線的交點處即是。

前谷 SI2

功效 清利頭目，安神定志，通經活絡。

主治 頭項急痛，頸項不得回顧，掌指關節紅腫，臂痛不得舉，腮腺炎，乳腺炎。

按摩 經常用拇指指腹按揉前谷穴，每次 1~3 分鐘

精準定位

在手指，第五掌指關節尺側，赤白肉際的凹陷中。

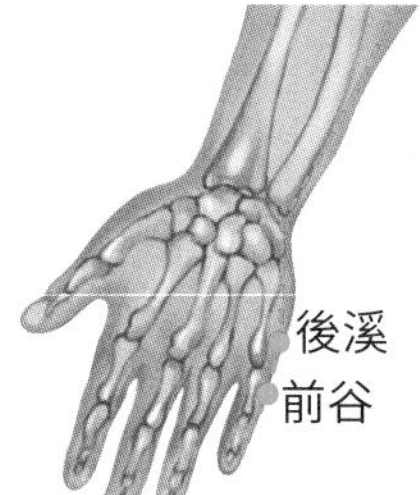

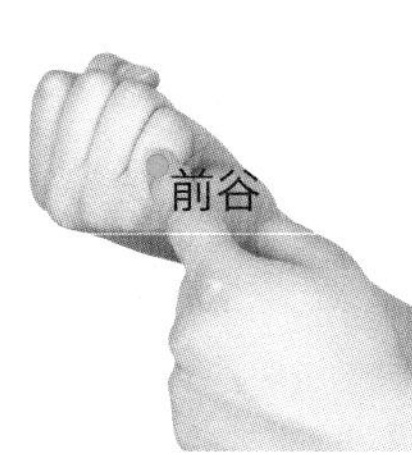

3 秒取穴

握拳，小指掌指關節前有一皮膚皺褶突起，其尖端處即是。

後溪 SI3

功效 清心安神，鎮肝息風，通經活絡。

主治 頭項急痛，落枕，頸椎病，頸肩部疼痛，肘臂小指拘急（緊縮，屈伸不利）疼痛，瘧疾，黃疸。

按摩 將雙手放在桌沿上，來回滾動後溪穴 3~5 分鐘。

精準定位

在手內側，第五掌指關節尺側，近端赤白肉際的凹陷中。

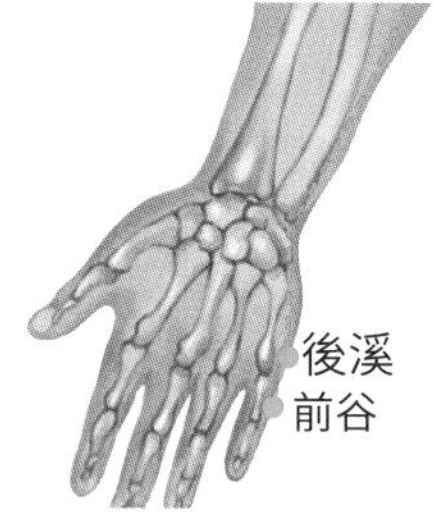

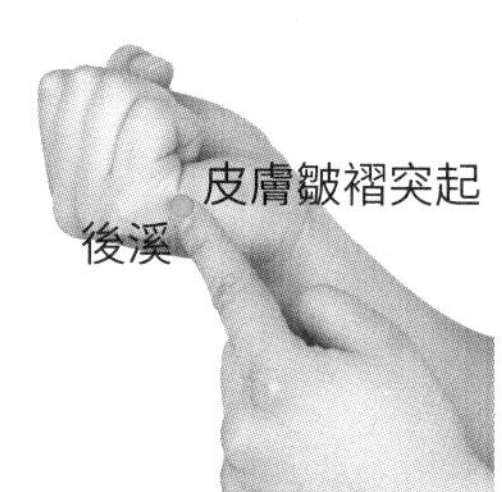

3 秒取穴

握拳，小指掌指關節後有一皮膚皺褶突起，其尖端處即是。

腕骨 SI4

功效 祛濕退黃，增液止渴，祛風止痙。
主治 手腕無力，指攣，前臂疼痛，頭痛，耳鳴，黃疸，消渴，口腔炎。
按摩 用拇指指腹按壓腕骨穴，每次 1~3 分鐘。

精準定位

在腕區，第五掌骨基底與三角骨之間赤白肉際的凹陷中。

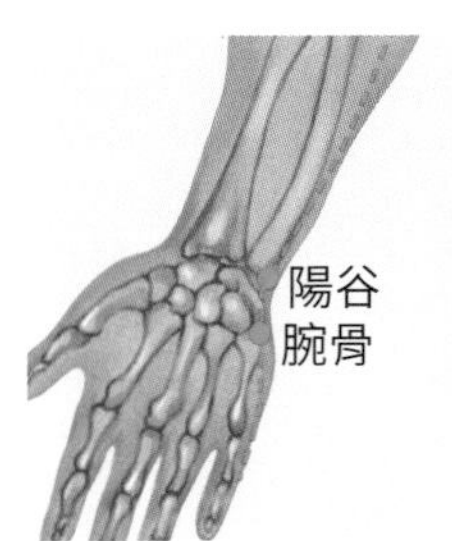

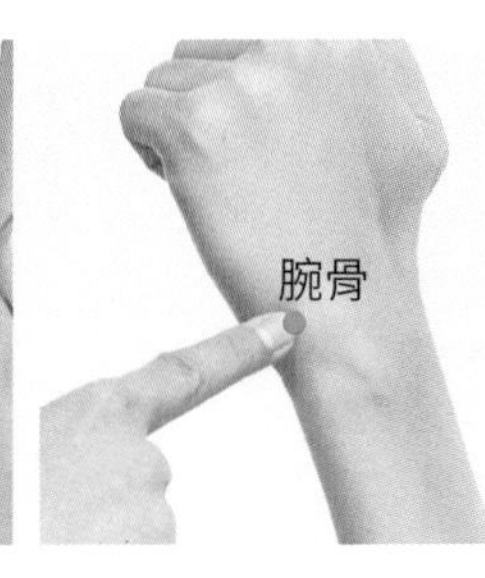

3 秒取穴

微握拳，掌心向下，由後溪穴（見左頁）往腕部推，摸到兩骨結合的凹陷處即是。

陽谷 SI5

功效 明目安神，平肝潛陽，活絡止痛。
主治 頭痛，臂、腕外側痛，熱病汗不出，耳鳴，耳聾，癲癇。
按摩 用拇指指腹按壓陽谷穴，每次 1~3 分鐘。

精準定位

在腕外側區，尺骨莖突與三角骨之間的凹陷中。

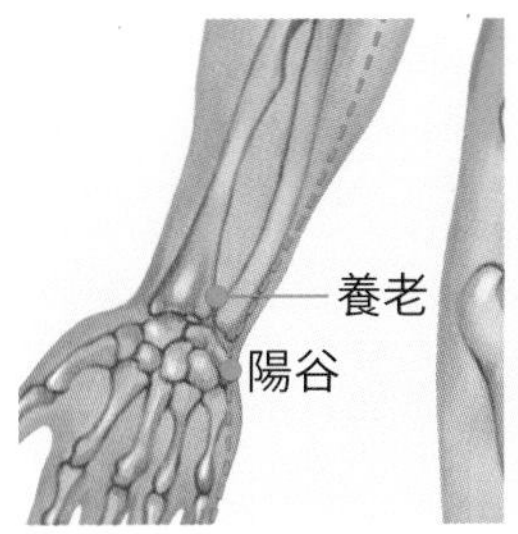

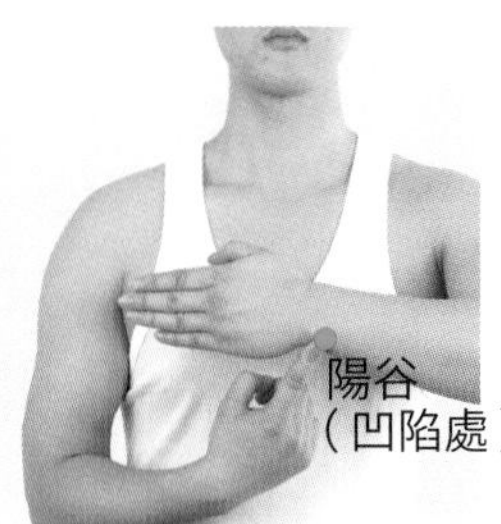

3 秒取穴

位於尺骨莖突遠端的凹陷中。

養老 SI6

功效 清腦明目，息風止痛，舒筋活絡。
主治 目視不明，腕部及前臂疼痛，肘部紅腫，急性腰痛，落枕。
按摩 經常用食指指尖垂直向下按揉養老穴，每次 1~3 分鐘。

精準定位

在前臂外側區，腕背橫紋上方 1 寸，尺骨頭橈側的凹陷中。

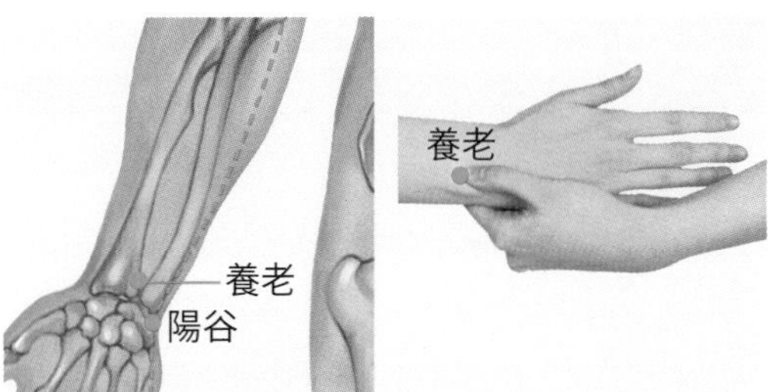

3 秒取穴

屈腕掌心向胸，沿小指側隆起高骨往橈側推，觸及一骨縫處即是。

支正 SI7

功效 安神定志，清熱解表，平肝息風，通經止痛。
主治 頭痛，目眩，肘攣不能屈伸，腰背痠痛，四肢無力，消渴，精神病。
按摩 用拇指指腹按壓支正穴，每次 1~3 分鐘。

精準定位

在前臂，腕背側遠端橫紋上方 5 寸，尺骨尺側與尺側腕屈肌之間。

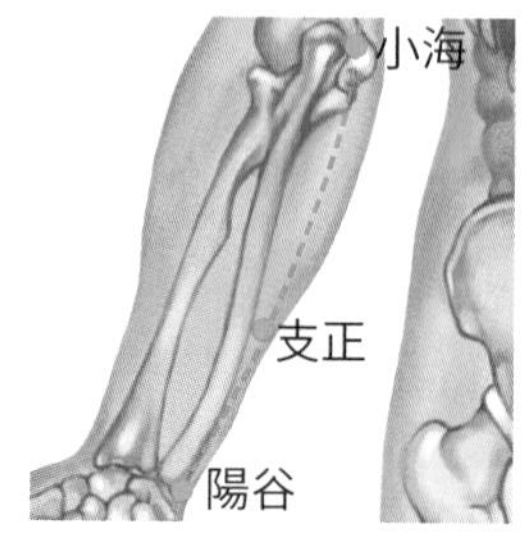

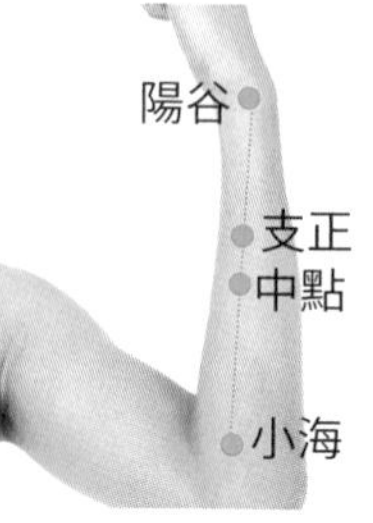

3 秒取穴

屈肘，確定陽谷穴（見 79 頁）與小海穴（見本頁）位置，取兩者連線的中點，再往陽谷側 1 橫指之處即是。

小海 SI8

功效 安神定志，平肝潛陽，清熱通絡，定癇止痙。
主治 目眩，耳聾，頰腫，頸項痛，網球肘，癇症（癲癇），精神病。
按摩 經常用拇指指腹垂直揉按小海穴，每次 1~3 分鐘。

精準定位

在肘區，尺骨鷹嘴與肱骨內上髁之間的凹陷中。

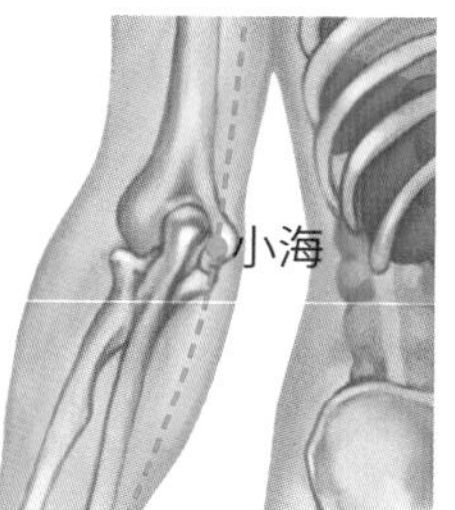

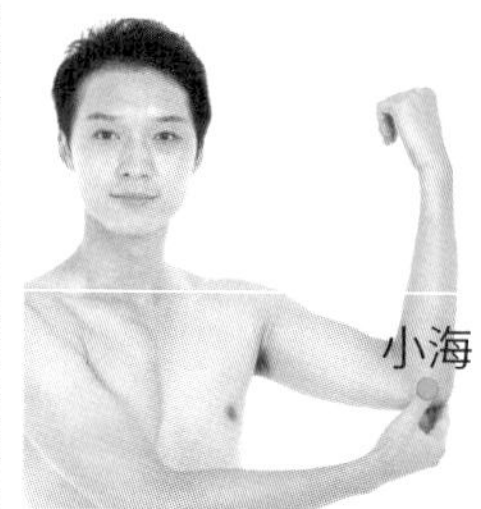

3 秒取穴

屈肘，肘尖最高點與肘部內側高骨最高點之間的凹陷處即是。

肩貞 SI9

功效 清腦聰耳，息風止痛，通經活絡。
主治 傷寒，發熱，肩胛痛，手臂麻痛，耳鳴，耳聾。
按摩 用中指指腹按壓肩貞穴，每次 1~3 分鐘。

精準定位

在肩胛區，肩關節後下方，腋後紋頭直上 1 寸。

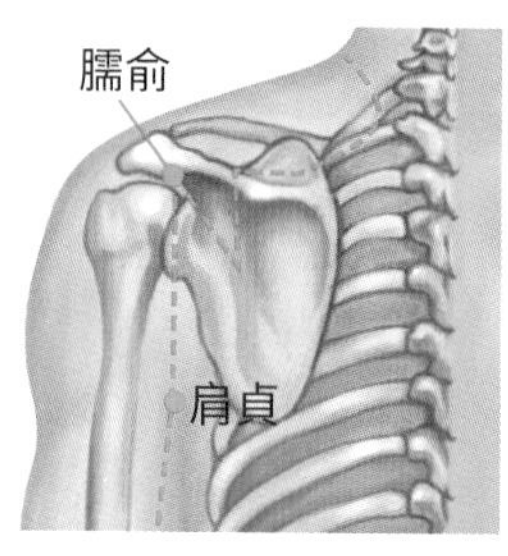

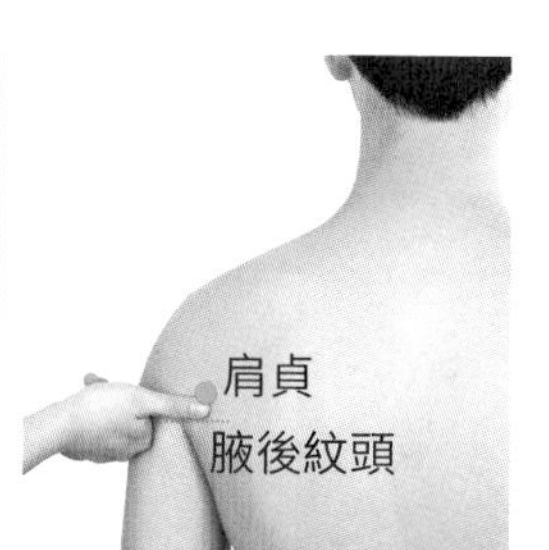

3 秒取穴

正坐垂臂，從腋後紋頭向上量 1 橫指之處即是。

臑俞（臑，音同「如」。）SI10

功效 活絡止痛，止咳化痰，消腫散結。
主治 肩臂痠痛無力，肩腫，瘰癧（頸部淋巴結結核）。
按摩 用中指指腹按壓臑俞穴，每次 1~3 分鐘。

精準定位

在肩胛區，腋後紋頭直上，肩胛岡下緣的凹陷中。

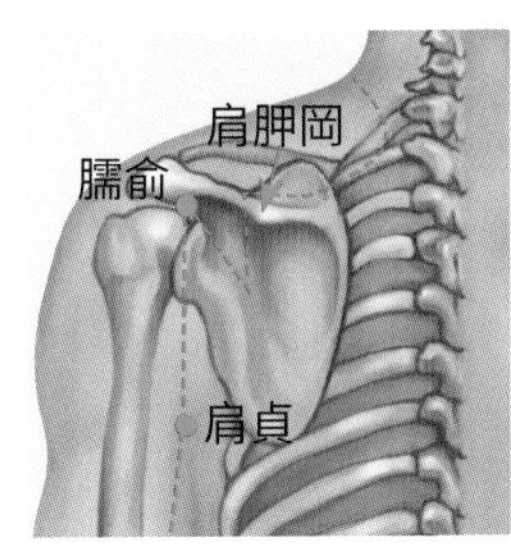

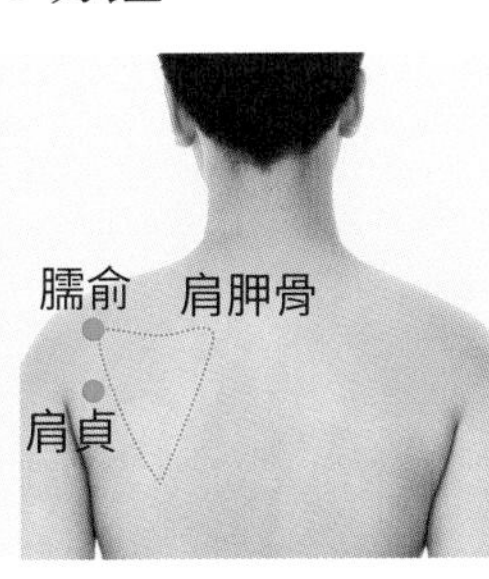

3 秒取穴

手臂內收，從腋後紋末端的肩貞穴（見左頁）往上推至肩胛骨下緣處即是。

天宗 SI11

功效 舒筋活絡，止咳化痰，理氣消腫。
主治 肩周炎，頰頷腫，肘痠痛，乳房脹痛，坐骨神經痛，小兒脊柱側彎。
按摩 經常用中指指腹按揉天宗穴，每次 1~3 分鐘。

精準定位

在肩胛區，肩胛岡中點與肩胛骨下角連線的上三分之一與下三分之二交點的凹陷中。

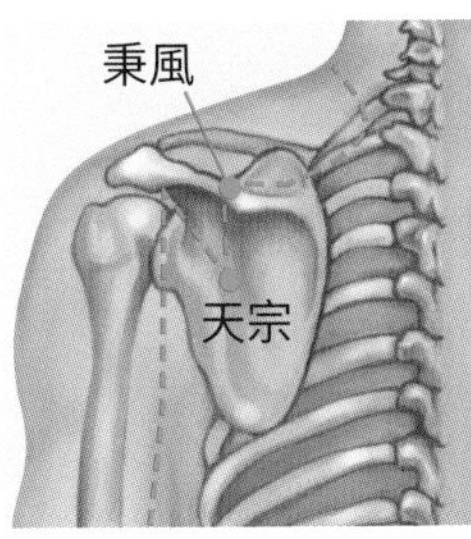

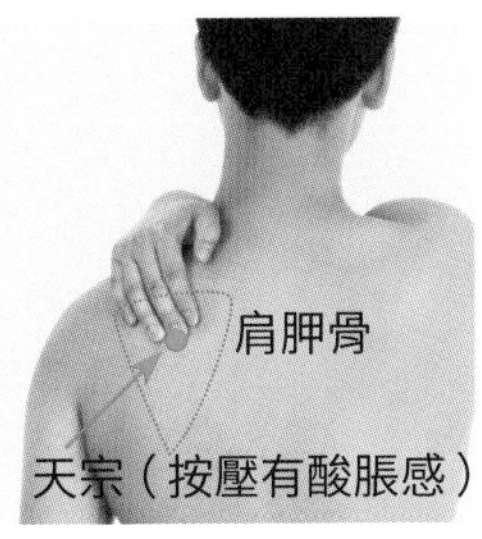

3 秒取穴

以對側手，由頸下過肩，手伸向肩胛骨處，中指指腹所在處即是。

秉風 SI12

功效 散風理氣，止咳化痰，通經活絡。
主治 肩胛疼痛不舉，頸強不得回顧，咳嗽，支氣管炎。
按摩 每天早晚用中指指腹按揉兩側秉風穴，各 1~3 分鐘。

精準定位

在肩胛區，肩胛岡上窩中點。

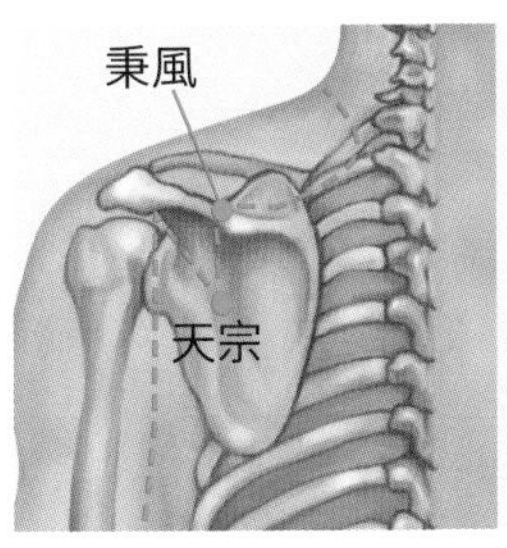

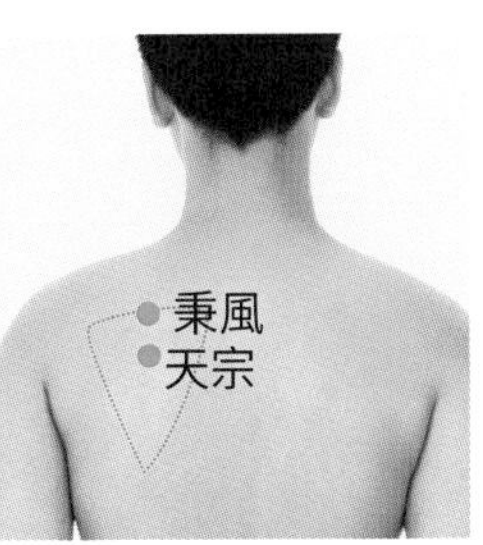

3 秒取穴

手臂內收，天宗穴（見本頁）直上，肩胛岡上緣凹陷處即是。

曲垣 SI13

功效 祛風止痙，止咳化痰，活絡止痛。
主治 肩胛拘攣（難以屈伸）疼痛，肩胛疼痛不舉，上肢痠麻，咳嗽等。
按摩 每天早晚用中指指腹按揉曲垣穴，每次 1~3 分鐘。

精準定位

在肩胛區，肩胛岡內側端上緣的凹陷中。

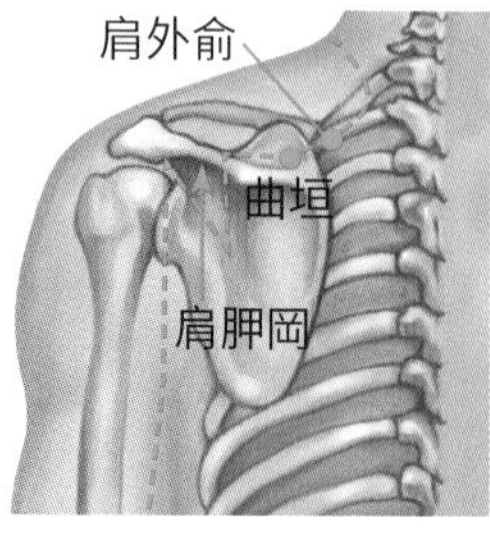

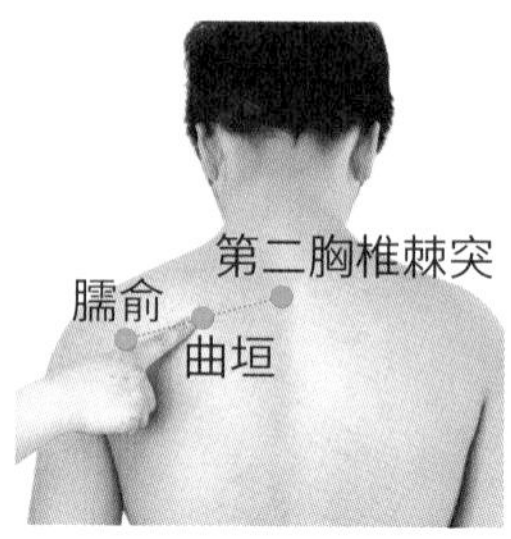

3 秒取穴

低頭，後頸部最突起椎體往下數兩個（為第二胸椎棘突），與臑俞穴（見 81 頁）連線的中點處即是。

肩外俞 SI14

功效 舒筋活絡，止咳平喘，祛風止痛。
主治 肩背痠痛，頸項僵硬，上肢冷痛等。
按摩 每天早晚用中指指腹按揉肩外俞穴，每次 1~3 分鐘。

精準定位

在脊柱區，第一胸椎棘突下，後正中線旁開 3 寸。

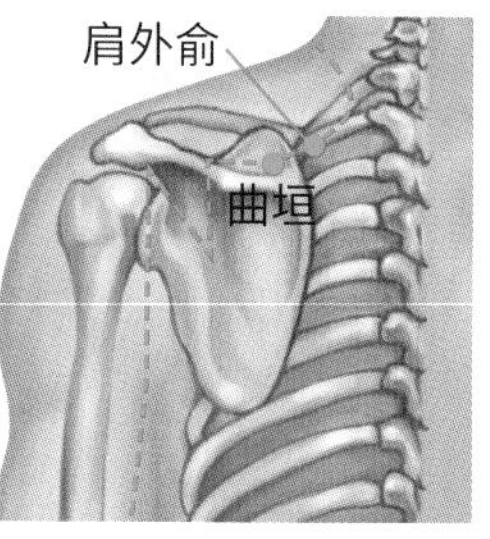

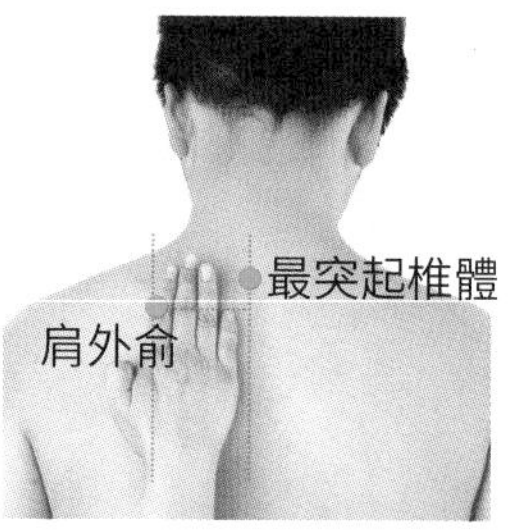

3 秒取穴

低頭，後頸部最突起椎體往下數一個椎骨的棘突下，旁開 4 橫指之處即是。

肩中俞 SI15

功效 解表宣肺，活絡止痛，止咳平喘。
主治 咳嗽，肩背痠痛，頸項僵硬，目視不明，發熱惡寒。
按摩 每天用雙手按揉肩中俞穴，每次 3~5 分鐘。

精準定位

在脊柱區，第七頸椎棘突下，後正中線旁開 2 寸。

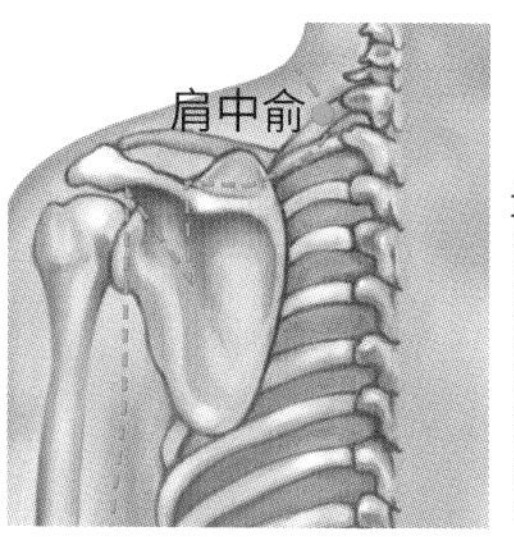

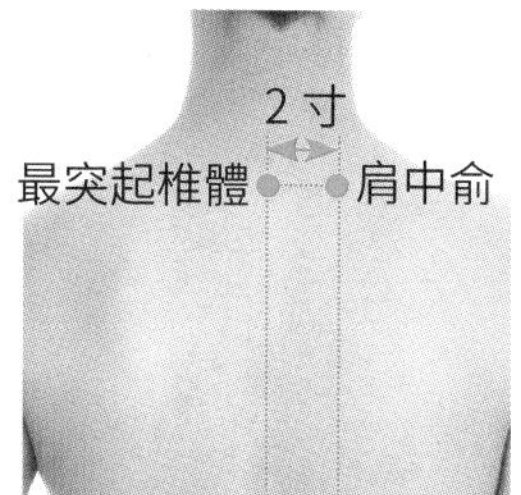

3 秒取穴

低頭，後頸部最突起椎體旁開 2 寸處即是。

天窗 SI16

功效 平肝息風，消腫止痛，通經活絡。
主治 頭痛，耳鳴，耳聾，咽喉腫痛，中風口噤，痔瘡。
按摩 用中指指腹按揉天窗穴，每次 1~3 分鐘。

精準定位

在頸部，橫平於喉結，胸鎖乳突肌的後緣。

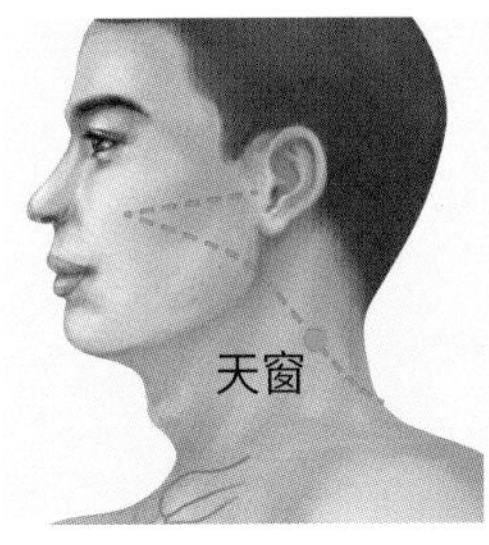

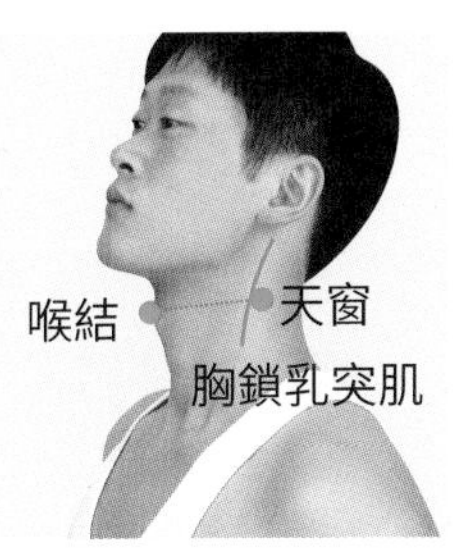

3 秒取穴

仰頭，從耳下往喉嚨中央走行的繃緊的肌肉後緣，與喉結平行處即是。

天容 SI17

功效 平肝息風，活絡止痙，消腫止痛。
主治 頭痛，耳鳴，耳聾，咽喉腫痛，項強不可回顧，哮喘。
按摩 經常用中指指腹按揉天容穴，每次 1~3 分鐘。

精準定位

在頸部，下頜角後方，胸鎖乳突肌前緣的凹陷中。

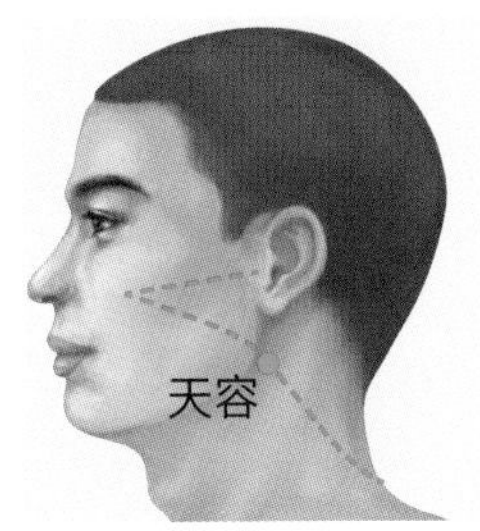

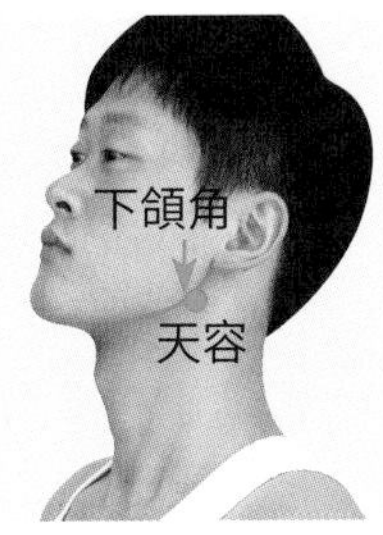

3 秒取穴

耳垂下方，下頜角後方的凹陷處即是。

顴髎（顴髎，音同「權寮」。） SI18

功效 祛風鎮痙，清熱消腫，通經活絡。
主治 面痛，眼瞼瞤動（跳動），口眼歪斜，三叉神經痛，牙齦腫痛。
按摩 經常按摩顴髎穴，每次 1~3 分鐘。

精準定位

在臉部，顴骨下緣，外眼角直下的凹陷中。

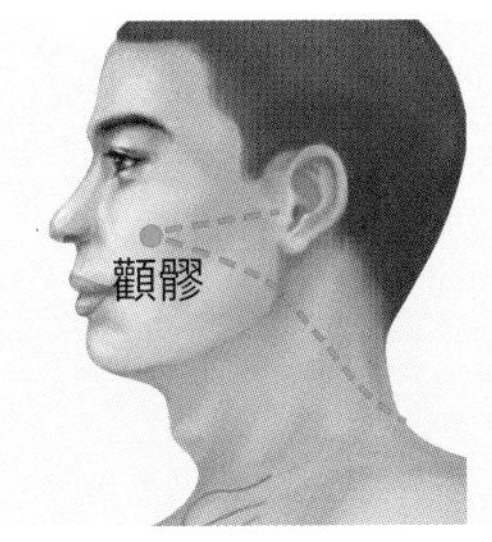

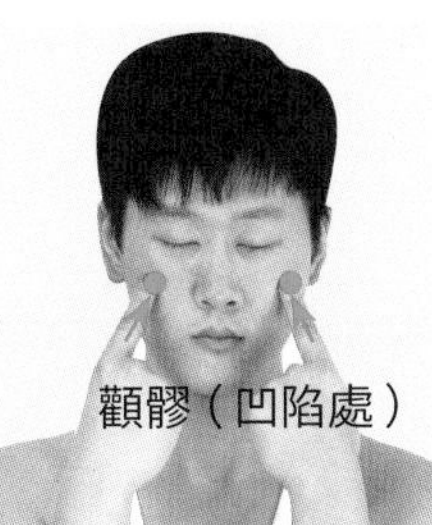

3 秒取穴

在臉部，顴骨最高點下緣的凹陷處即是。

聽宮 SI19

功效 平肝息風，消腫止痛，聰耳開竅。
主治 耳鳴，耳聾，中耳炎，耳部疼痛，聾啞，心腹滿痛。
按摩 經常用拇指點按或點揉聽宮穴，每次 1~3 分鐘。

精準定位

在臉部，耳屏正中與下頜骨髁狀突之間的凹陷中。

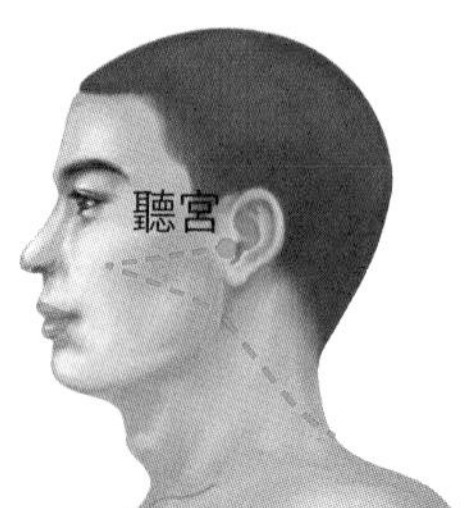

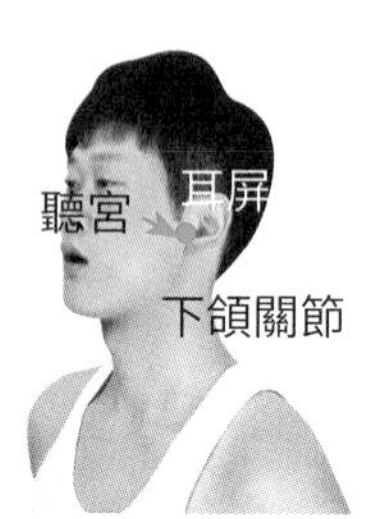

3 秒取穴

微張口，耳屏與下頜關節之間的凹陷處即是。

第 8 章

足太陽膀胱經

足太陽膀胱經起於內眼角，上行額部，交會於頭頂。其支脈，從頭頂分出至耳上角。另一支脈由頭頂內絡於腦、出於項，入肩胛，下行至腰中，沿大腿後外側下行，至足小趾外側，下接足少陰腎經。

足太陽膀胱經本經一側 67 個穴位（左右兩側共 134 個穴位），其中 49 個穴位分布在頭面部、頸部、背腰部，18 個穴位分布在下肢後面的正中線和足的外側部。首穴睛明，末穴至陰。

主治病候

頭、項、目、背、腰、下肢病症，神志病。

經穴歌訣

六十七穴足太陽，睛明目內紅肉藏，
攢竹眉衝與曲差，五處一五上承光，
通天絡卻下玉枕，天柱髮際大筋上，
大杼風門肺厥陰，心俞督俞膈俞當，
肝膽脾胃具挨次，三焦腎俞海大腸，
關元小腸到膀胱，中膂白環寸半量，
上次中下四髎穴，一空一空骶孔藏，
會陽尾骨外邊取，附分脊背第二行，
魄戶膏肓神堂寓，譩譆膈關魂門詳，
陽綱意舍胃倉隨，肓門志室至胞肓，
二十一椎秩邊是，承扶臀股紋中央，
殷門浮郄委陽至，委中合陽承筋量，
承山飛揚跗陽繼，崑崙僕參申脈堂，
金門京骨束骨跟，通谷至陰小趾旁。

足太陽膀胱經

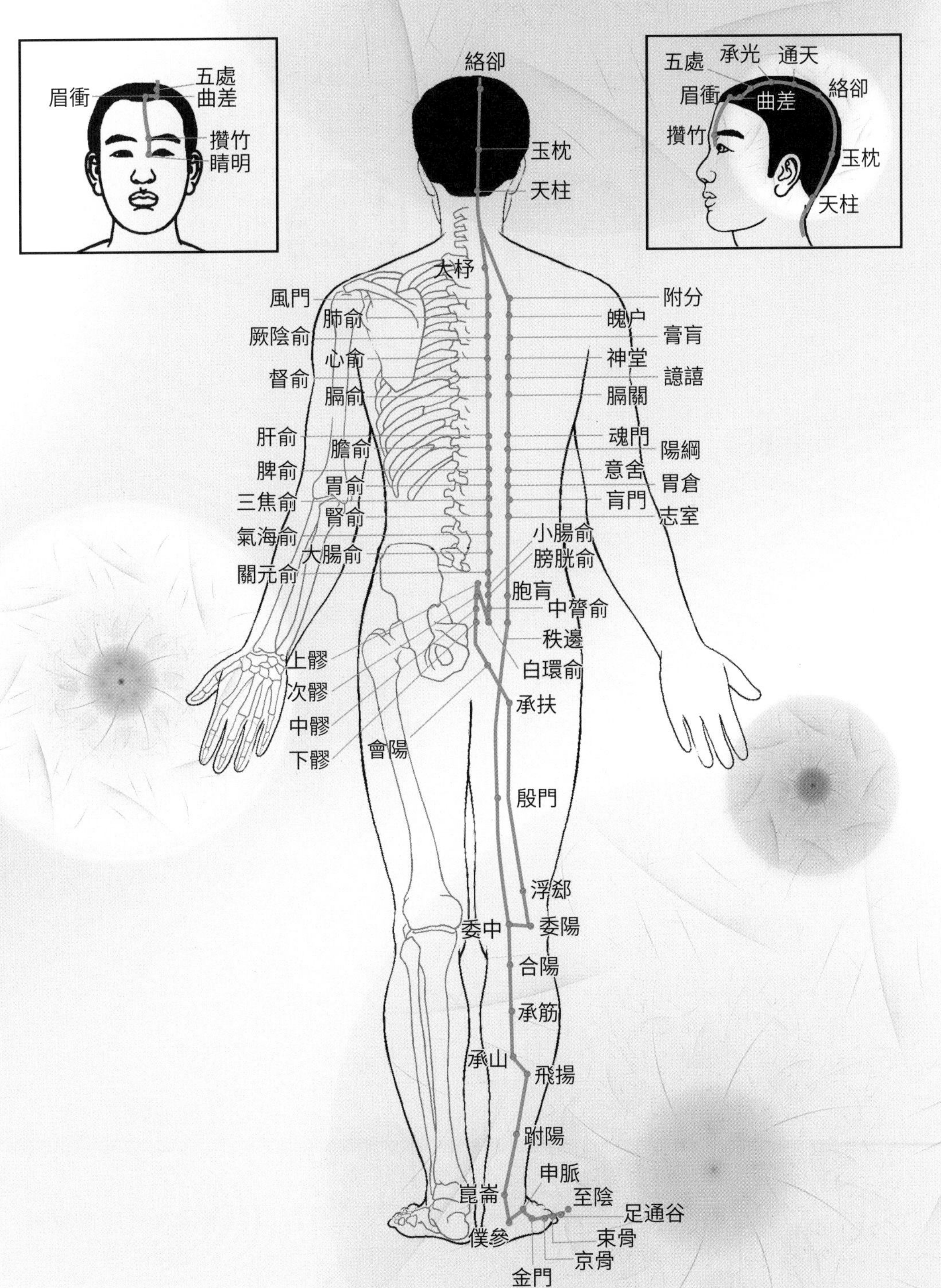

五處
眉衝
曲差
攢竹
睛明
五處
承光
通天
眉衝
曲差
絡卻
攢竹
玉枕
天柱
絡卻
玉枕
天柱
大杼
風門
附分
肺俞
魄户
厥陰俞
膏肓
心俞
神堂
督俞
譩譆
膈俞
膈關
肝俞
魂門
膽俞
陽綱
脾俞
意舍
胃俞
胃倉
三焦俞
肓門
腎俞
志室
氣海俞
小腸俞
大腸俞
膀胱俞
關元俞
胞肓
中膂俞
秩邊
上髎
白環俞
次髎
承扶
中髎
下髎
會陽
殷門
浮郄
委中
委陽
合陽
承筋
承山
飛揚
跗陽
申脈
崑崙
至陰
足通谷
僕參
束骨
京骨
金門

睛明 BL1

功效 泄熱明目，散瘀止痛，袪風通絡。

主治 目赤腫痛，白內障，目視不明，近視，夜盲症，色盲，急性腰扭傷，坐骨神經痛。

按摩 用拇指指甲尖輕掐睛明穴，在骨上輕輕前後刮揉，每次雙側同時刮揉 2 分鐘左右。

精準定位

在臉部，目內眥內上方眶內側壁的凹陷中。

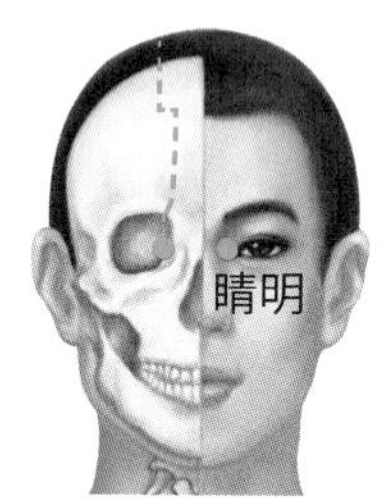

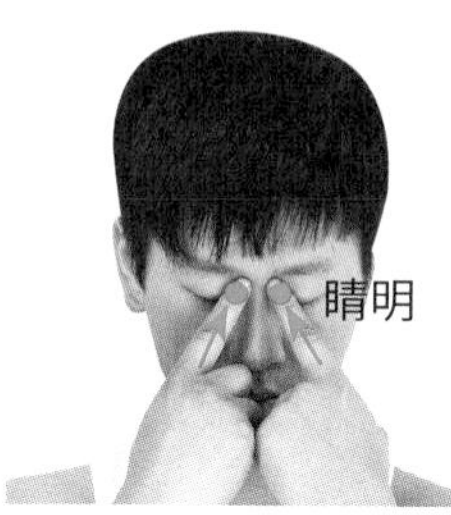

3 秒取穴

正坐合眼，手指置於內側眼角稍上方，按壓有一凹陷處即是。

攢竹 BL2

功效 清熱明目，袪風通絡，通經活絡。

主治 頭痛，口眼歪斜，目赤腫痛，近視，夜盲症症，目視不明，膈肌痙攣，腰背肌扭傷。

按摩 用食指中節刮抹眼眶穴，稍用力，每次 2 分鐘左右。

精準定位

在臉部，眉頭凹陷中，額切跡處。

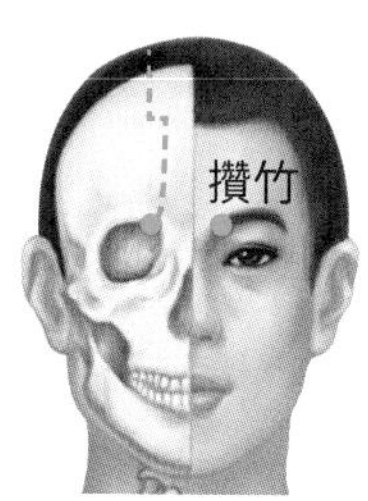

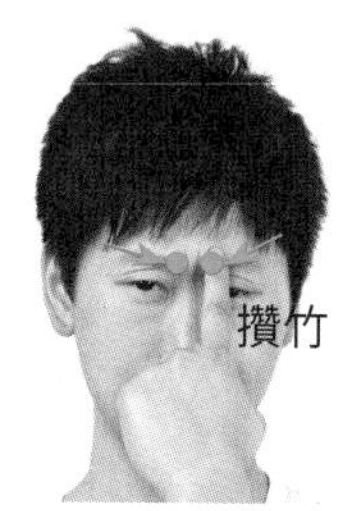

3 秒取穴

皺眉，眉毛內側端有一隆起處即是。

眉衝 BL3

功效 平肝潛陽，散風清熱，鎮痙寧神。

主治 眩暈，頭痛，鼻塞，目視不明，目赤腫痛。

按摩 用兩手拇指輕輕按揉眉衝穴，每次 1~3 分鐘。

精準定位

在頭部，額切跡直上入髮際處。

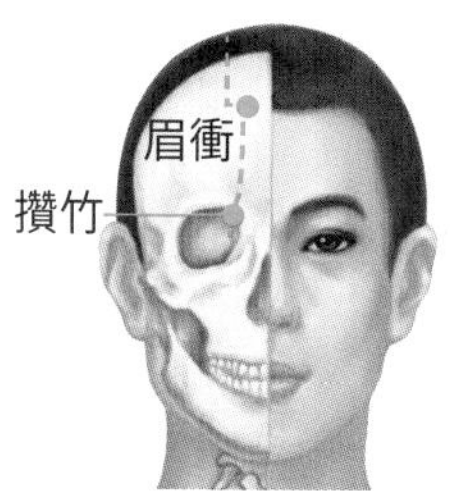

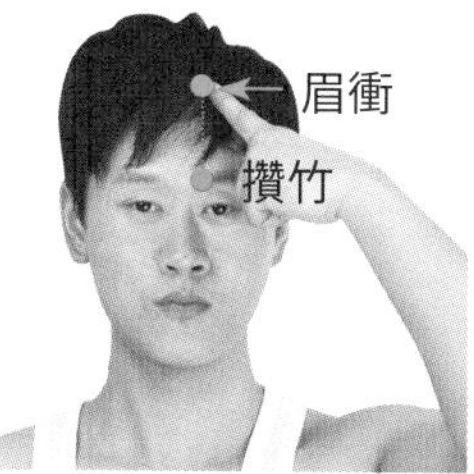

3 秒取穴

手指自眉毛（攢竹穴）向上推，入髮際半橫指處按壓有痛感處即是。

曲差 BL4

功效 清熱明目，平肝潛陽，安神利竅。
主治 頭痛，鼻塞，鼻衄（鼻出血），心中煩悶，結膜炎。
按摩 用食指指腹按壓曲差穴，每次左右各 1~3 分鐘。

精準定位

在頭部，前髮際正中直上，旁開 1.5 寸。

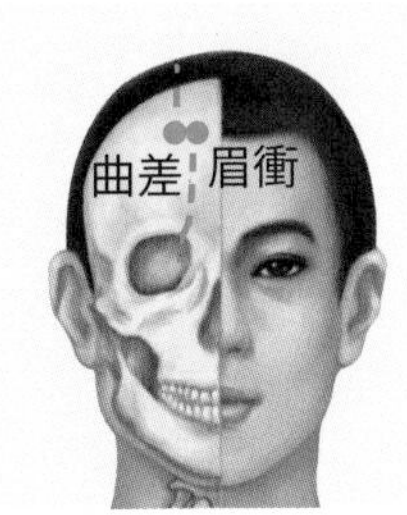

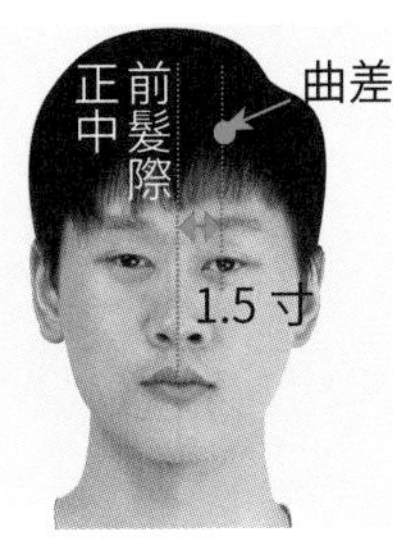

3 秒取穴

前髮際正中直上半橫指，再旁開正中線 1.5 寸處即是。

五處 BL5

功效 清熱散風，平肝潛陽，明目鎮痙。
主治 小兒驚風，頭痛，目眩，目視不明，鼻炎，癲癇。
按摩 用食指指腹按壓五處穴，左右同時按壓 3 分鐘。

精準定位

在頭部，前髮際正中直上 1 寸，旁開 1.5 寸。

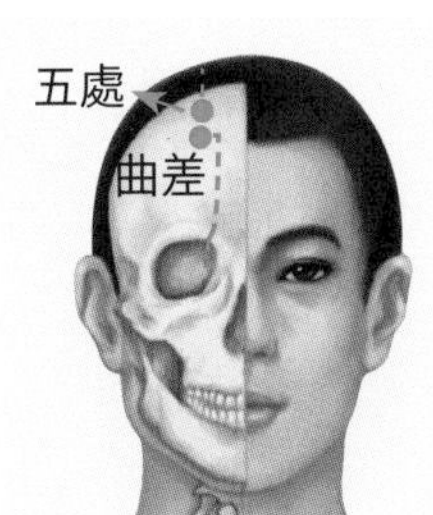

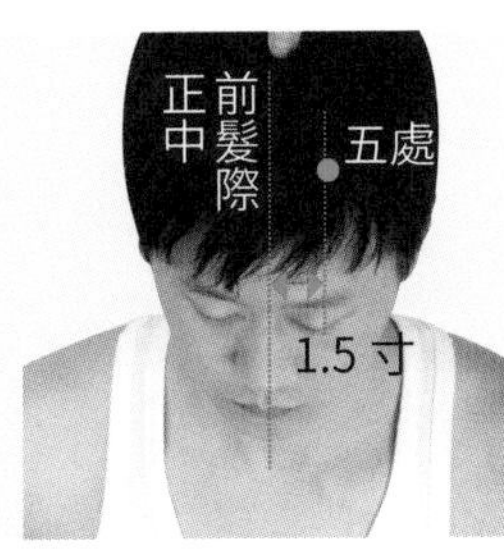

3 秒取穴

前髮際正中直上 1 橫指，再旁開 1.5 寸處即是。

承光 BL6

功效 清熱明目，和胃止嘔，安神利竅。
主治 頭痛，口角歪斜，鼻塞，目痛，目眩，目視不明等。
按摩 以食指指腹按壓承光穴，每次左右各 1~3 分鐘。

精準定位

在頭部，前髮際正中直上 2.5 寸，旁開 1.5 寸。

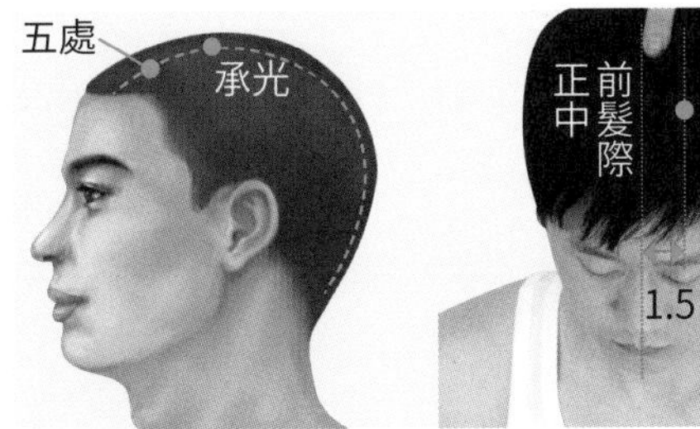

3 秒取穴

前髮際正中直上 3 橫指，再旁開 1.5 寸處即是。

通天 BL7

功效 清熱祛風，通利鼻竅，通經活絡。
主治 頸項強痛不能回顧，頭痛，頭重，鼻塞，口眼歪斜。
按摩 用食指按壓通天穴，每次 3 分鐘左右。

精準定位

在頭部，前髮際正中直上 4 寸，旁開 1.5 寸處。

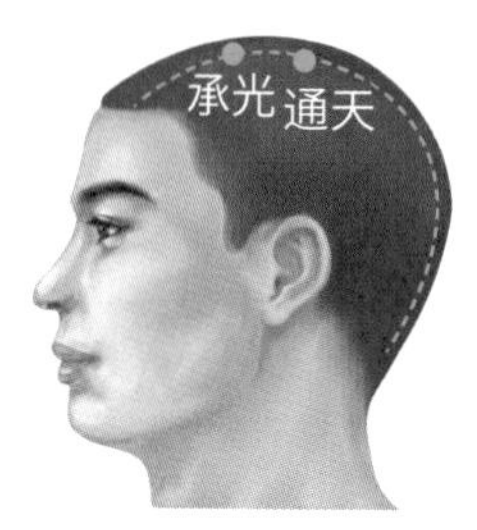

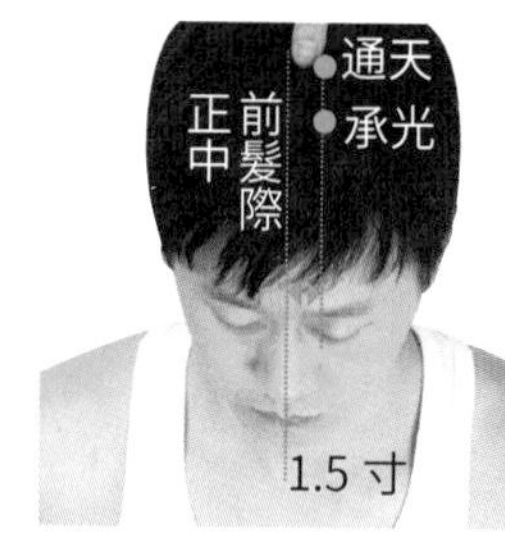

3 秒取穴

先找到承光穴（見 89 頁），其直上 1.5 寸處即是。

絡卻 BL8

功效 清熱安神，平肝息風，益氣明目。
主治 口眼歪斜，眩暈，癲狂（精神錯亂），癇症（癲癇），鼻塞，目視不明，甲狀腺腫大。
按摩 用食指按壓絡卻穴，每天早晚各 1 次，每次 3 分鐘左右。

精準定位

在頭部，前髮際正中直上 5.5 寸，旁開 1.5 寸。

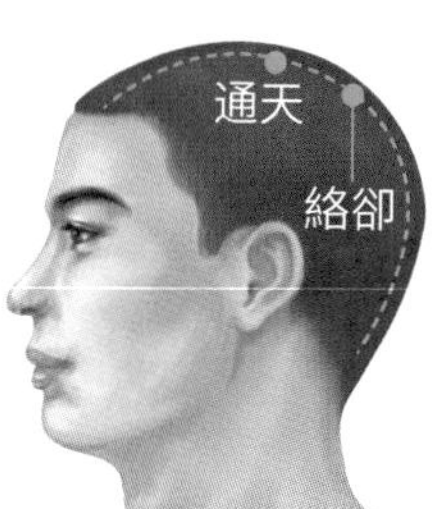

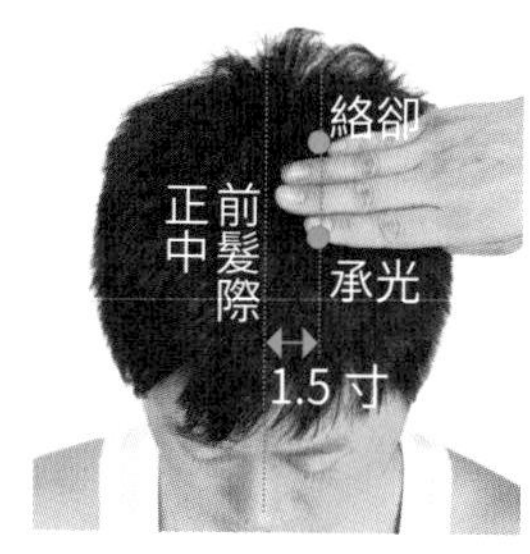

3 秒取穴

先找到承光穴（見 89 頁），其直上 3 寸處即是。

玉枕 BL9

功效 清熱明目，降逆止嘔，通絡開竅。
主治 頭痛，眩暈，目痛不能遠視，鼻塞。
按摩 經常用中指指腹按壓玉枕穴，每次 3~5 分鐘。

精準定位

在頭部，後髮際正中直上 2.5 寸，旁開 1.3 寸。

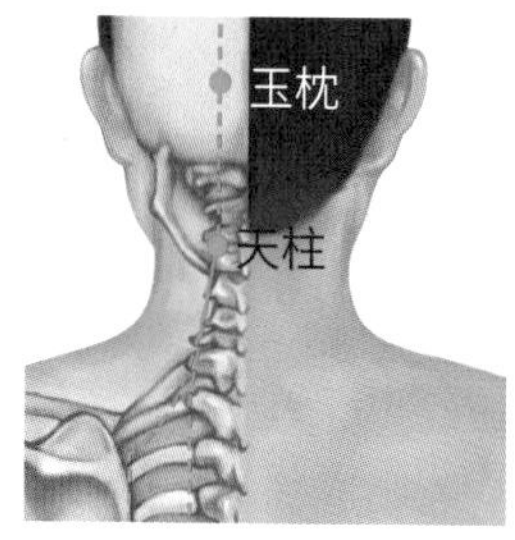

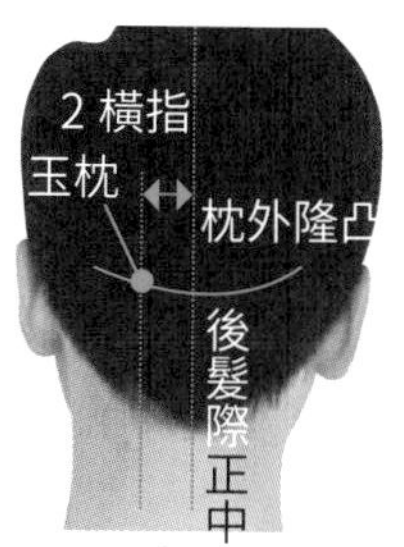

3 秒取穴

沿後髮際正中向上輕推，枕骨旁開 2 橫指，在骨性隆起的外上緣有一凹陷處即是。

天柱 BL10

功效 清頭明目，強筋壯骨，通經活絡。
主治 頭痛，頸項僵硬，肩背疼痛，落枕，哮喘。
按摩 每天持續用食指按壓天柱穴，每次連叩 9 下。

精準定位

在頸後區，橫平於第二頸椎棘突上際，斜方肌外緣的凹陷中。

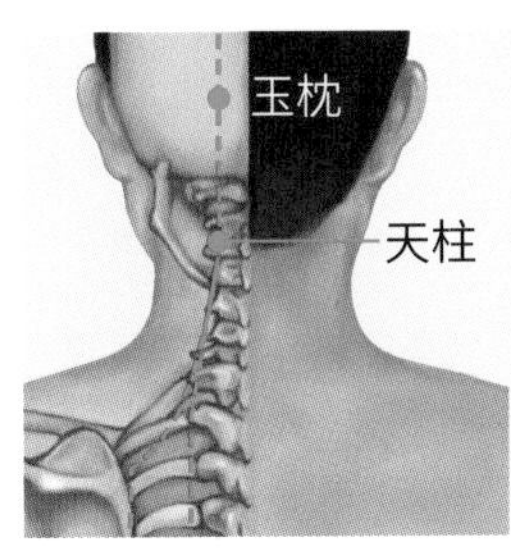

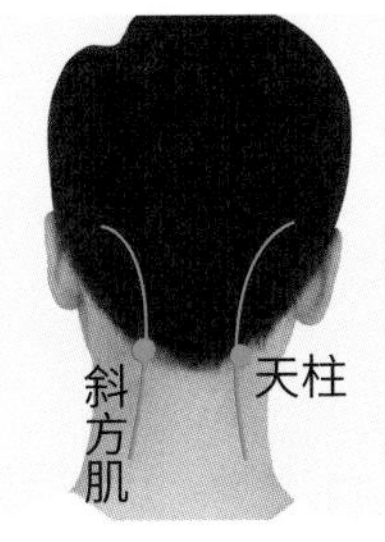

3 秒取穴

正坐，觸摸頸後兩條大筋，在其外側，後髮際邊緣可觸及一凹陷處即是。

大杼 BL11

功效 強筋壯骨，清熱止痛，通經活絡。
主治 頭痛，感冒，肩背痛，肺炎，胸脅脹滿。
按摩 用中指指腹按壓大杼穴，每次左右各按壓 1~3 分鐘。

精準定位

在脊柱區，第一胸椎棘突下，後正中線旁開 1.5 寸。

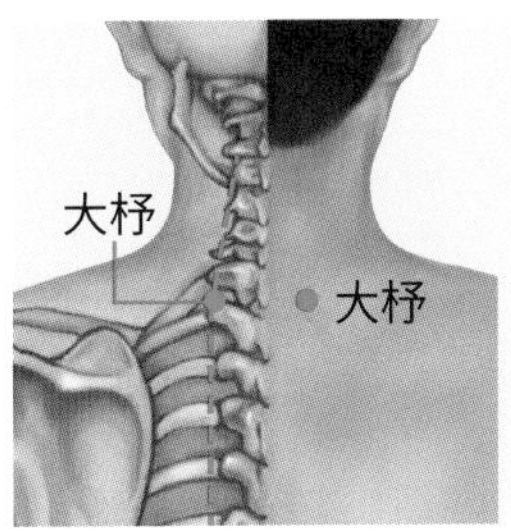

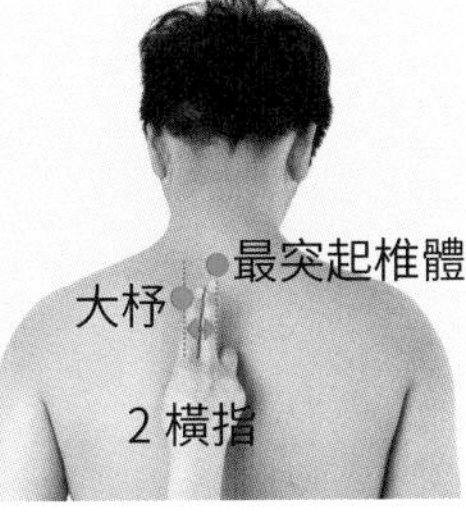

3 秒取穴

低頭屈頸，頸背交界處椎骨高突往下推一個椎體，下緣旁開 2 橫指之處即是。

風門 BL12

功效 宣肺解表，平肝潛陽，活絡止痛。
主治 傷風咳嗽，發熱頭痛，哮喘，嘔吐，感冒，中風，水腫，破傷風。
按摩 用中指指腹按壓風門穴，每次左右各按壓 1~3 分鐘。

精準定位

在脊柱區，第二胸椎棘突下，後正中線旁開 1.5 寸。

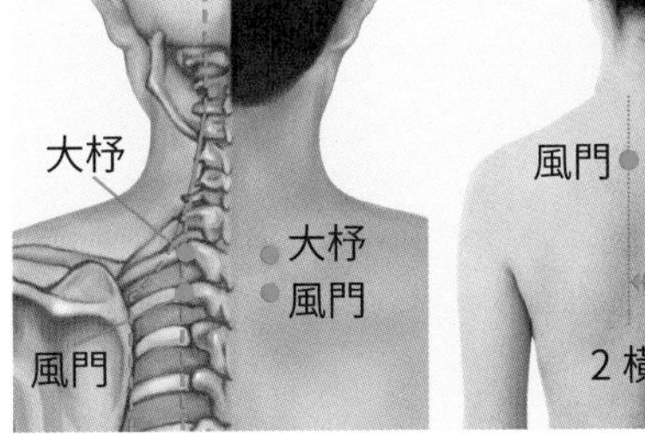

3 秒取穴

低頭屈頸，頸背交界處椎骨高突往下推兩個椎體，下緣旁開 2 橫指之處即是。

肺俞 BL13

功效 解表宣肺，清熱理氣，滋陰止血。
主治 咳嗽上氣，胸滿喘逆，脊背疼痛，耳聾，消渴，蕁麻疹。
按摩 用手掌反覆摩擦，或用按摩槌敲打的方式刺激肺俞穴，每次 3~5 分鐘。

精準定位

在脊柱區，第三胸椎棘突下，後正中線旁開 1.5 寸。

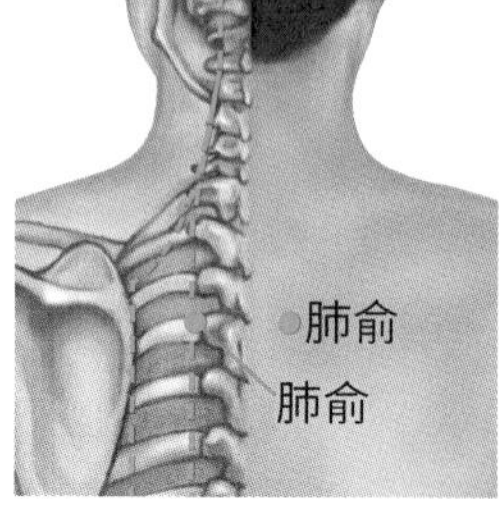

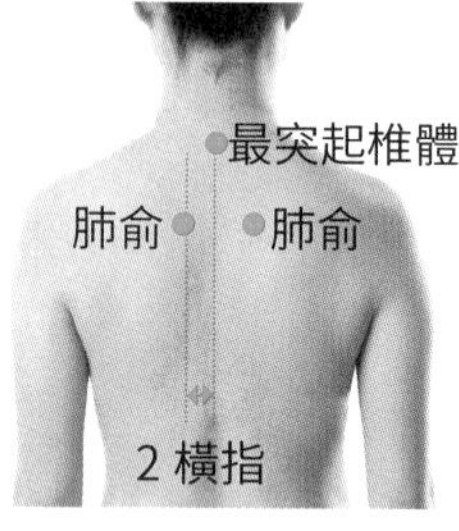

3 秒取穴

低頭屈頸，頸背交界處椎骨高突往下推三個椎體，下緣旁開 2 橫指之處即是。

厥陰俞 BL14

功效 寬胸理氣，降逆止嘔，活血止痛。
主治 胃脘疼痛，嘔吐，心痛，心悸，胸悶，肋間神經痛。
按摩 經常以按摩槌敲打的方式刺激厥陰俞穴，每次 3~5 分鐘。

精準定位

在脊柱區，第四胸椎棘突下，後正中線旁開 1.5 寸。

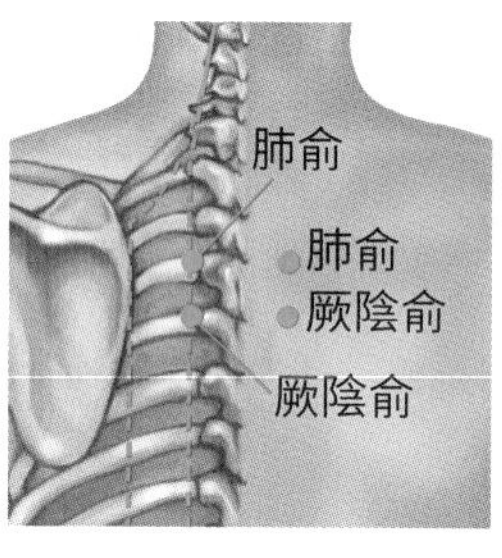

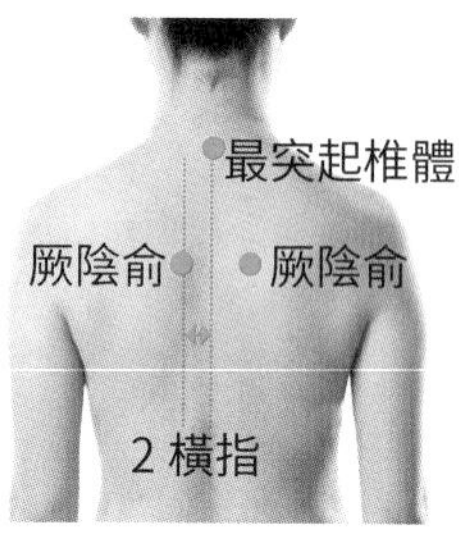

3 秒取穴

低頭屈頸，頸背交界處椎骨高突往下推四個椎體，下緣旁開 2 橫指之處即是。

心俞 BL15

功效 寬胸理氣，溫腎固攝，通絡安神。
主治 心痛，心悸，失眠，健忘，嘔吐不食，咳嗽，肩背痛，盜汗。
按摩 經常以按摩槌敲打的方式刺激心俞穴，每次 3~5 分鐘。

精準定位

在脊柱區，第五胸椎棘突下，後正中線旁開 1.5 寸。

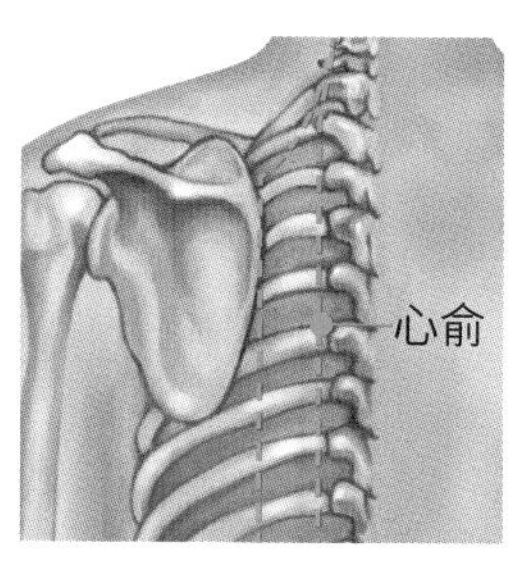

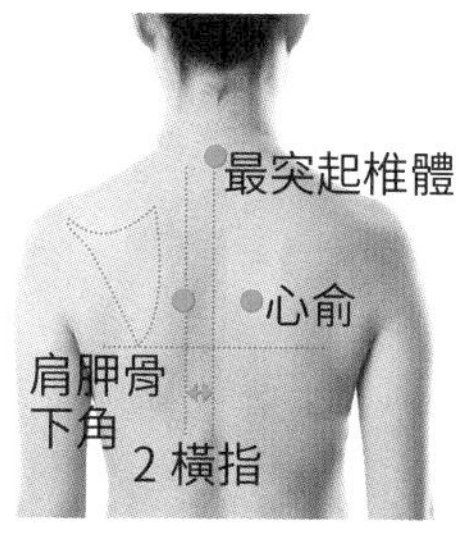

3 秒取穴

肩胛骨下角水平連線與脊柱相交之椎體處，往上推兩個椎體，正中線旁開 2 橫指之處。

督俞 BL16

功效 理氣止痛，和胃降逆，強心通脈。
主治 發熱惡寒，冠心病，心絞痛，腹脹，腸鳴，呃逆。
按摩 經常以按摩槌敲打的方式刺激督俞穴，每次 3~5 分鐘。

精準定位

在脊柱區，第六胸椎棘突下，後正中線旁開 1.5 寸。

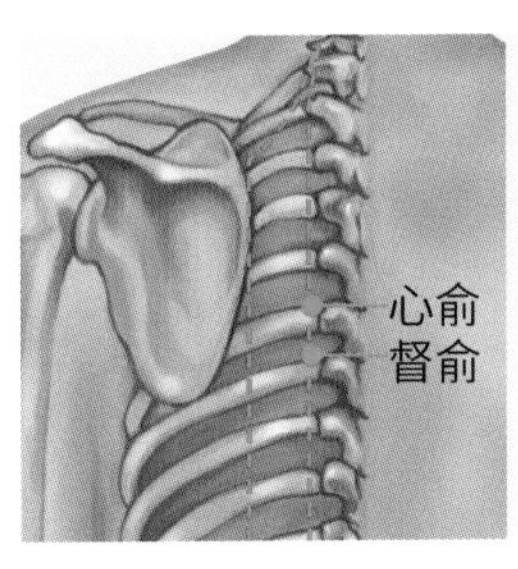

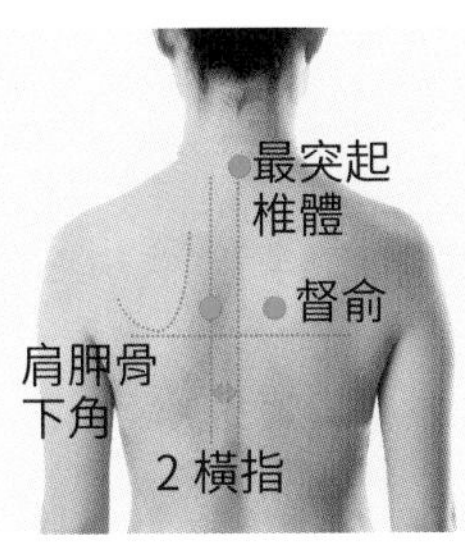

3 秒取穴

肩胛骨下角水平連線與脊柱相交之椎體處，往上推一個椎體，正中線旁開 2 橫指之處。

膈俞 BL17

功效 理氣寬胸，健脾和胃，活血通脈，滋補肝腎。
主治 咳血，貧血，便血，心痛，心悸，胸痛，胸悶，胃痛，嘔吐，呃逆，盜汗。
按摩 每天按揉膈俞穴 3 次，每次 200 下，或用按摩槌敲打的方式刺激膈俞穴，每次 3~5 分鐘。

精準定位

在脊柱區，第七胸椎棘突下，後正中線旁開 1.5 寸。

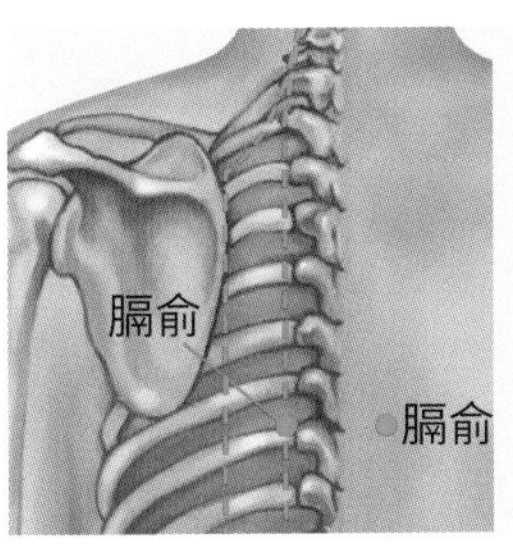

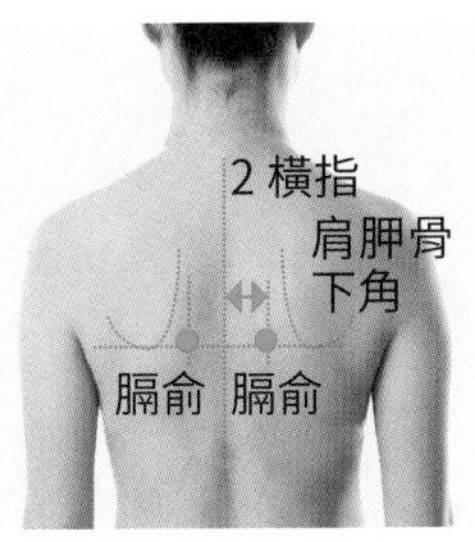

3 秒取穴

肩胛骨下角水平連線與脊柱相交之椎體處，正中線旁開 2 橫指之處。

肝俞 BL18

功效 疏肝利膽，清熱涼血，理氣明目，祛痰開竅。
主治 急性胃腸炎，急性、慢性肝炎，目視不明，吐血，腰背痛，月經不調，痛經，眩暈。
按摩 雙手拇指分別按壓雙側肝俞穴，在其上做旋轉運動，由輕到重，至能承受為止，每次持續 10~30 分鐘。

精準定位

在脊柱區，第九胸椎棘突下，後正中線旁開 1.5 寸。

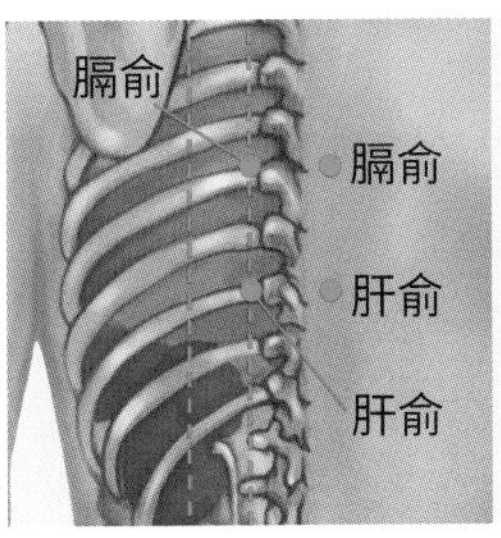

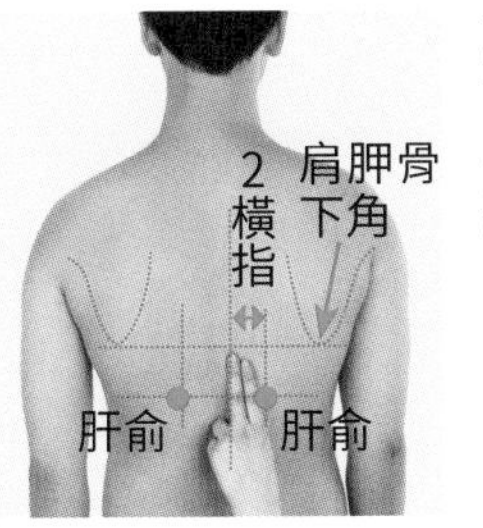

3 秒取穴

肩胛骨下角水平連線與脊柱相交之椎體處，往下推兩個椎體，正中線旁開 2 橫指之處。

膽俞 BL19

功效 疏肝利膽，清熱化濕，通經活絡。

主治 胃脘及肚腹脹滿，嘔吐，黃疸，肺結核，夜盲症。

按摩 用雙手拇指直接點壓膽俞穴，局部有酸、脹、麻感覺為佳，每分鐘按摩100下，每日按摩3次。

精準定位

在脊柱區，第十胸椎棘突下，後正中線旁開1.5寸。

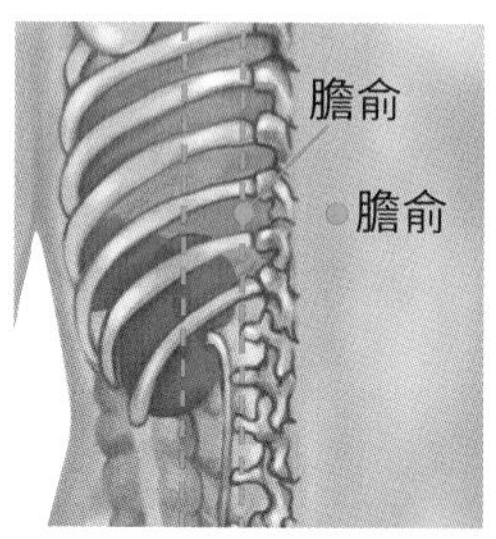

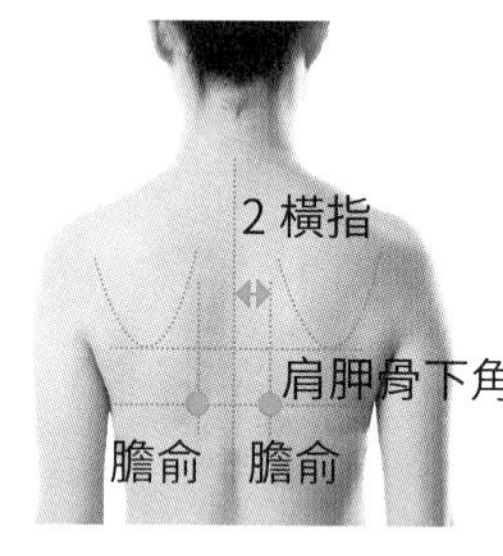

3 秒取穴

肩胛骨下角水平連線與脊柱相交之椎體處，往下推三個椎體，正中線旁開2橫指之處。

脾俞 BL20

功效 疏肝解鬱，健脾和胃，利濕升清。

主治 腹脹，嘔吐，痢疾，水腫，胃痛，貧血，肝炎，月經不調，糖尿病，小兒咳嗽，小兒發熱。

按摩 經常以按摩槌敲打的方式刺激脾俞穴，每次3~5分鐘。

精準定位

在脊柱區，第十一胸椎棘突下，後正中線旁開1.5寸。

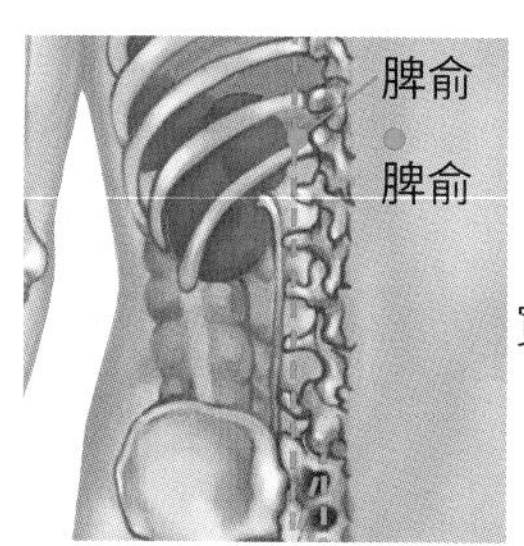

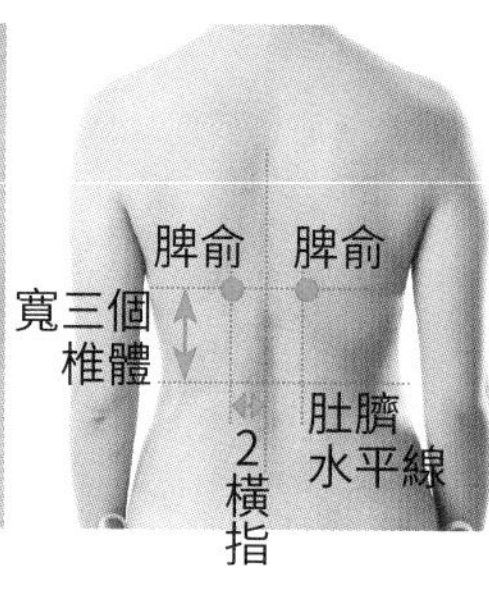

3 秒取穴

肚臍水平線與脊柱相交之椎體處，往上推三個椎體，正中線旁開2橫指之處即是。

胃俞 BL21

功效 和胃健脾，補益肝腎，理中降逆。

主治 胃脘疼痛，嘔吐，頑固性胃腸炎，痢疾，小兒疳積（面黃肌瘦、虛弱）。

按摩 雙手握拳，將拳背第二、第三掌指關節放在脾俞、胃俞上，適當用力揉按1~3分鐘。

精準定位

在脊柱區，第十二胸椎棘突下，後正中線旁開1.5寸。

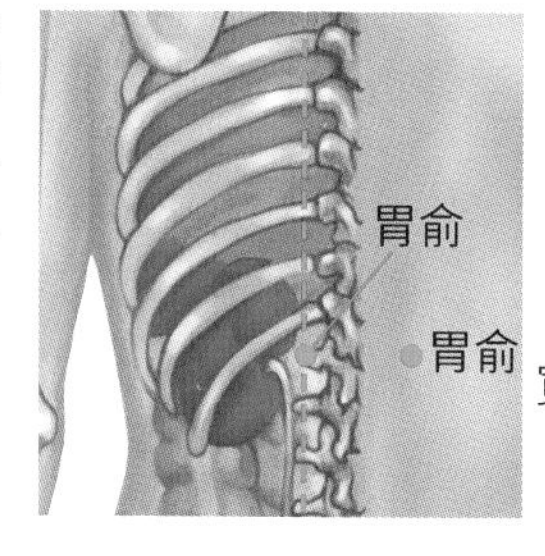

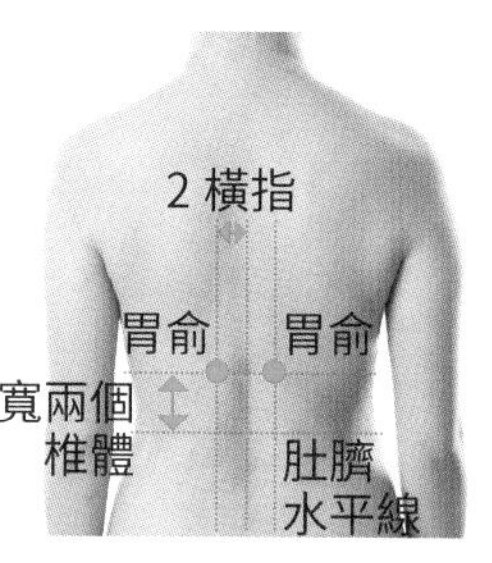

3 秒取穴

肚臍水平線與脊柱相交之椎體處，往上推兩個椎體，正中線旁開2橫指之處即是。

三焦俞 BL22

功效 溫中健脾，和胃止痛，補益肝腎。
主治 胃炎，水腫，小便不利，遺尿，腹水，腸鳴泄瀉。
按摩 經常以按摩槌敲打的方式刺激三焦俞穴，每次 3~5 分鐘。

精準定位

在脊柱區，第一腰椎棘突下，後正中線旁開 1.5 寸。

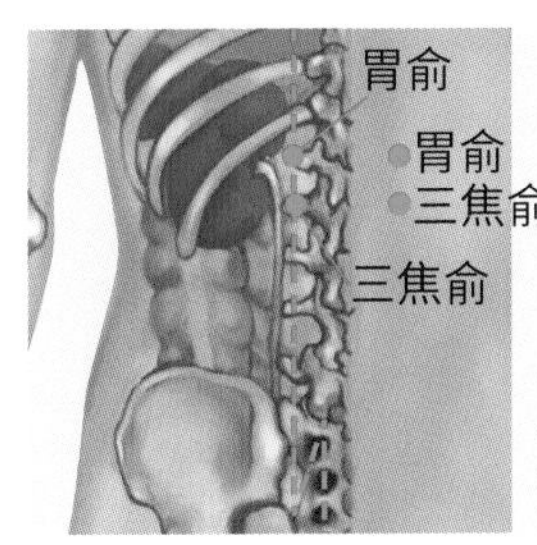

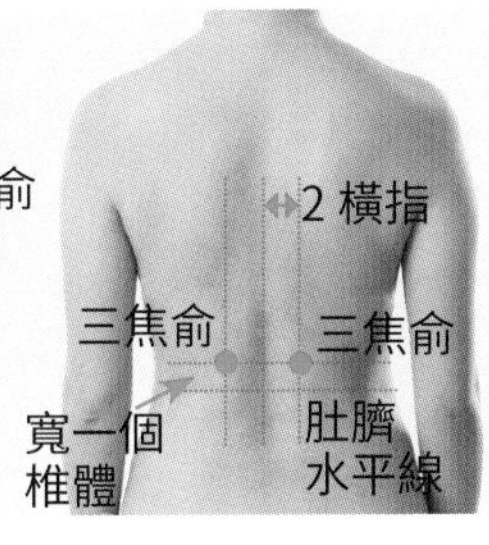

3 秒取穴

肚臍水平線與脊柱相交之椎體處，往上推一個椎體，正中線旁開 2 橫指之處即是。

腎俞 BL23

功效 溫腎助陽，生精益髓，清肝瀉火，利水消腫。
主治 遺精，陽痿，月經不調，小便不利，水腫，腰腿痛，耳鳴，盆腔炎。
按摩 平時多用按摩槌敲打後腰的腎俞穴，每次 3~5 分鐘。

精準定位

在脊柱區，第二腰椎棘突下，後正中線旁開 1.5 寸。

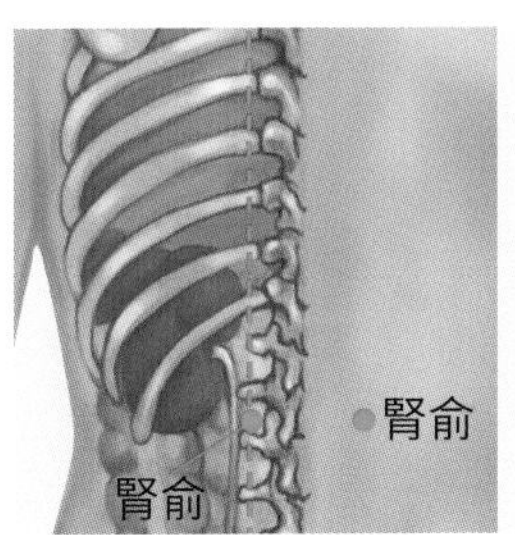

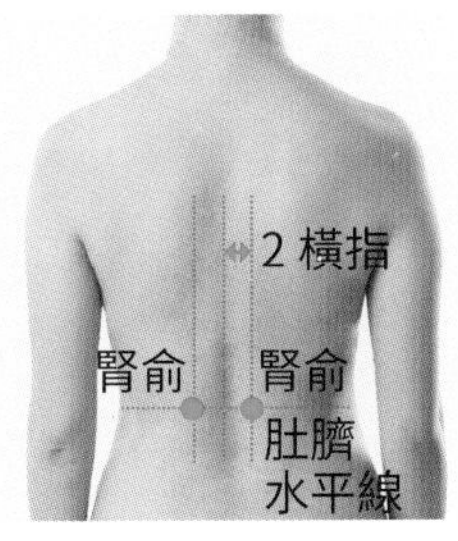

3 秒取穴

肚臍水平線與脊柱相交之椎體處，正中線旁開 2 橫指之處即是。

氣海俞 BL24

功效 調補氣血，溫養衝任（衝脈和任脈），化瘀止血。
主治 痛經，功能性子宮出血，痔瘡，腰痛，腿膝不利。
按摩 每天用按摩槌敲打後腰的氣海俞穴，每次 3~5 分鐘。

精準定位

在脊柱區，第三腰椎棘突下，後正中線旁開 1.5 寸。

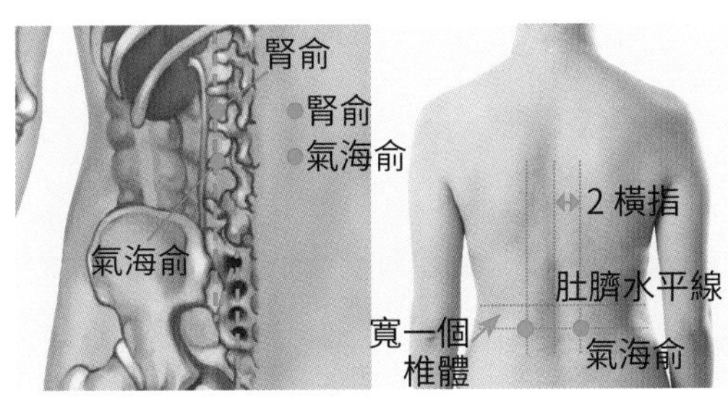

3 秒取穴

肚臍水平線與脊柱相交之椎體處，往下推一個椎體，正中線旁開 2 橫指之處即是。

大腸俞 BL25

功效 除濕散寒，息風止痛，補益脾腎。

主治 腹痛，腹脹，泄瀉，腸鳴，便祕，痢疾，腰脊強痛。

按摩 每天用按摩槌敲打後腰的大腸俞穴，每次 3~5 分鐘。

精準定位

在脊柱區，第四腰椎棘突下，後正中線旁開 1.5 寸。

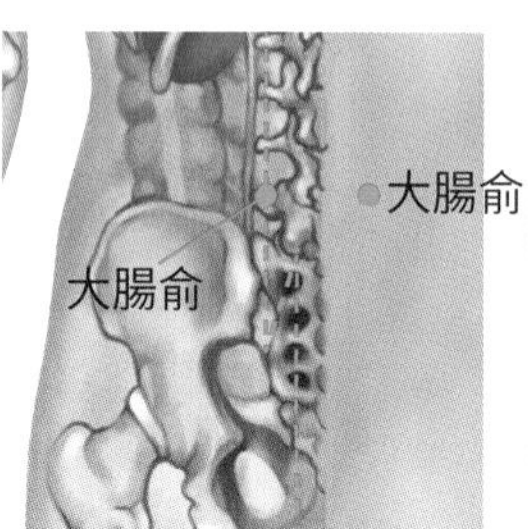

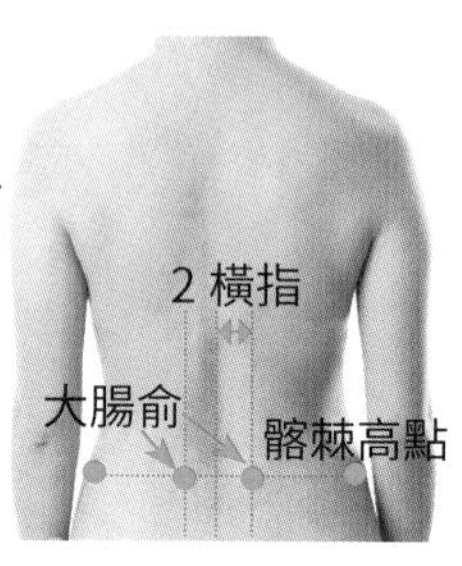

3 秒取穴

兩側髂棘高點連線與脊柱交點，旁開 2 橫指之處即是。

關元俞 BL26

功效 通經止痛，溫腎固攝，滋陰生津，調理下焦。

主治 腹脹，泄瀉，便祕，急性、慢性腸胃炎，痛經，前列腺炎，夜尿症，慢性盆腔炎，糖尿病。

按摩 每天用按摩槌敲打後腰的關元俞穴，每次 3~5 分鐘。

精準定位

在脊柱區，第五腰椎棘突下，後正中線旁開 1.5 寸。

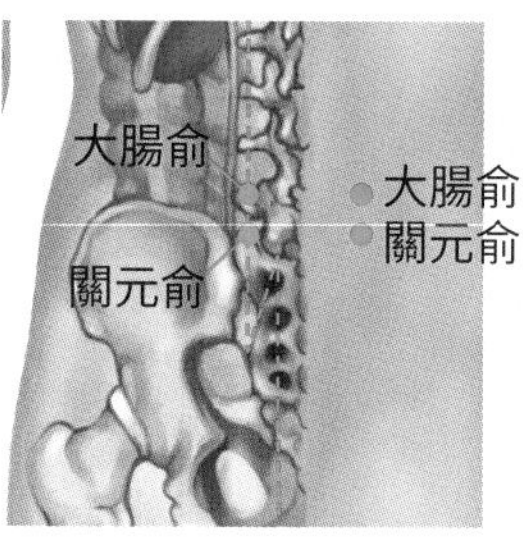

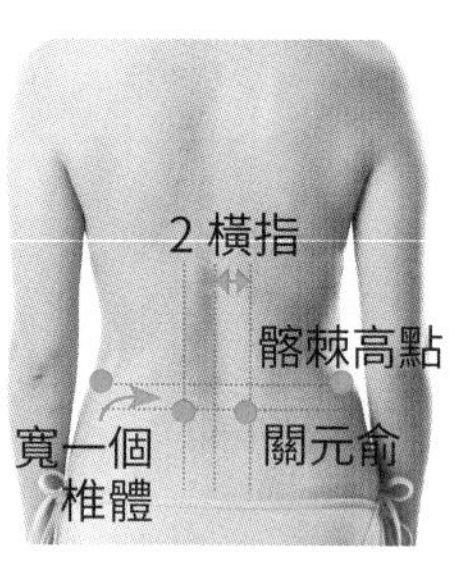

3 秒取穴

兩側髂棘高點連線與脊柱交點，往下推一個椎體，旁開 2 橫指之處即是。

小腸俞 BL27

功效 溫經散寒，通絡止痛，健脾除濕。

主治 腰痛，痢疾，泄瀉，疝氣，痔瘡，帶下病，盆腔炎。

按摩 經常用中指指腹揉按小腸俞穴，每次 1~3 分鐘。

精準定位

在骶區，橫平於第一骶後孔，骶正中脊旁 1.5 寸。

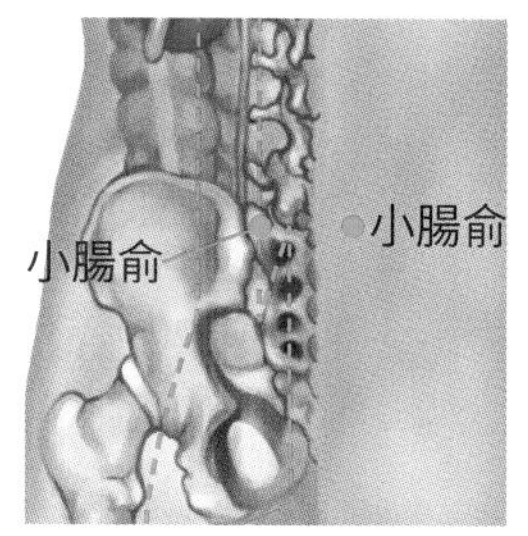

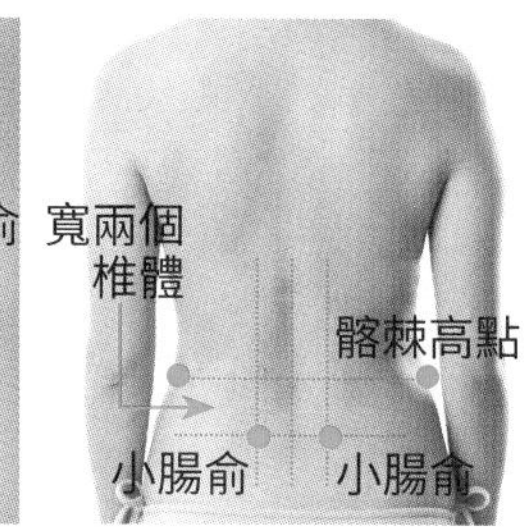

3 秒取穴

兩側髂棘高點連線與脊柱交點，往下推兩個椎體，旁開 2 橫指之處即是。

膀胱俞 BL28

功效 溫腎固攝，補益脾腎，通絡止痛。
主治 小便赤澀，夜尿症，遺精，坐骨神經痛，腰骶痛。
按摩 經常用中指指腹揉按膀胱俞穴，每次 1~3 分鐘。

精準定位

在骶區，橫平於第二骶後孔，骶正中脊旁 1.5 寸。

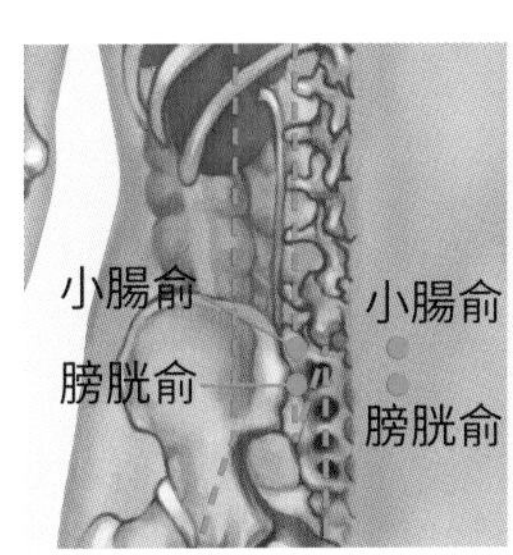

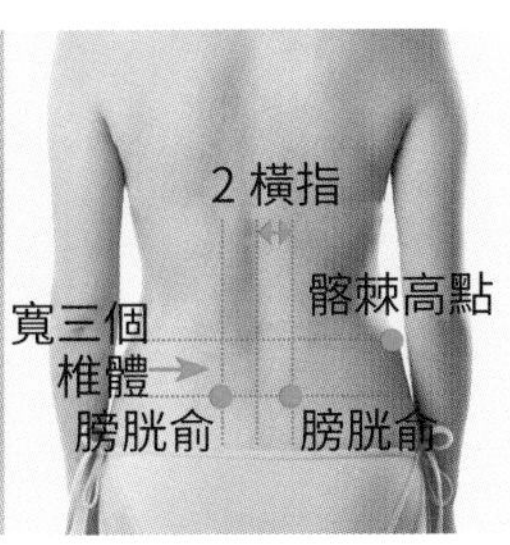

3 秒取穴

兩側髂棘高點連線與脊柱交點，往下推三個椎體，旁開 2 橫指之處即是。

中膂俞（膂，音同「旅」。）BL29

功效 除濕散寒，通經止痛，養陰生津，清熱潤燥。
主治 腰脊強痛，消渴，疝氣，痢疾，腎虛，坐骨神經痛。
按摩 經常用中指指腹揉按中膂俞穴，每次 1~3 分鐘。

精準定位

在骶區，橫平於第三骶後孔，骶正中脊旁 1.5 寸。

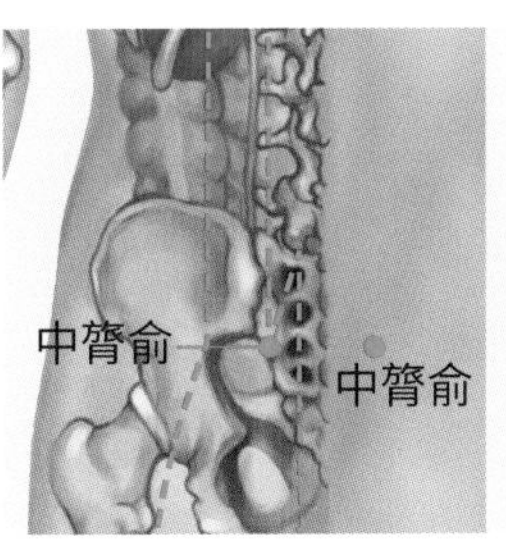

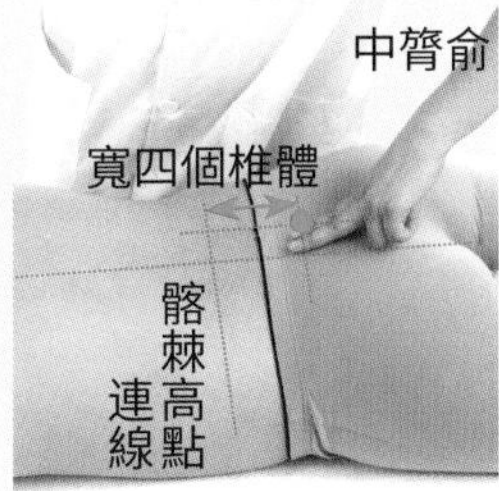

3 秒取穴

兩側髂棘高點連線與脊柱交點，往下推四個椎體，旁開 2 橫指之處即是。

白環俞 BL30

功效 除濕散寒，通經止痛，調補氣血。
主治 帶下病，月經不調，疝氣，遺精，腰腿痛，下肢癱瘓。
按摩 經常用中指指腹揉按白環俞穴，每次 1~3 分鐘。

精準定位

在骶區，橫平於第四骶後孔，骶正中脊旁 1.5 寸。

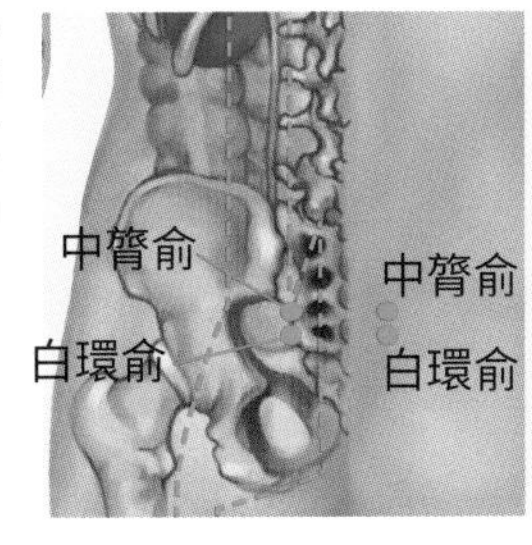

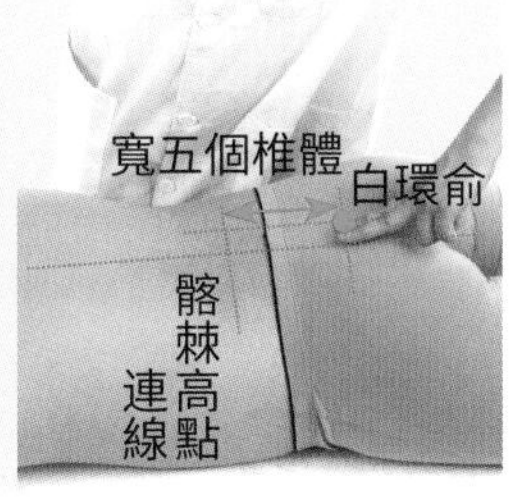

3 秒取穴

兩側髂棘高點連線與脊柱交點，往下推五個椎體，旁開 2 橫指之處即是。

上髎（髎，音同「寮」。） BL31

功效 補脾益腎，通絡止痛，溫腎助陽。
主治 月經不調，帶下病，遺精，陽痿，二便不利，腰骶痛，腰膝痠軟。
按摩 用兩手緩和揉壓上髎穴，以有酸脹感為宜。

精準定位

在骶區，正對第一骶後孔中。

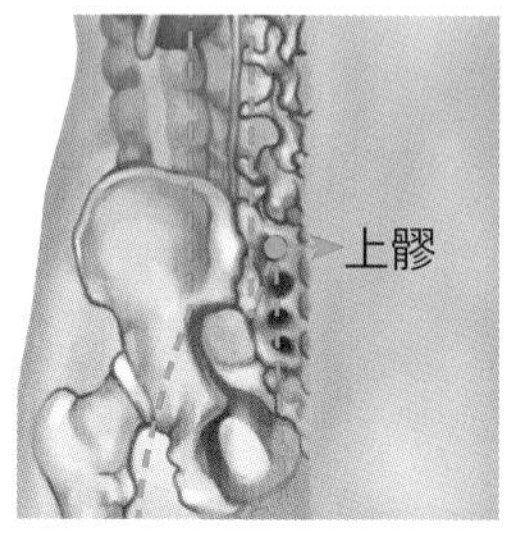

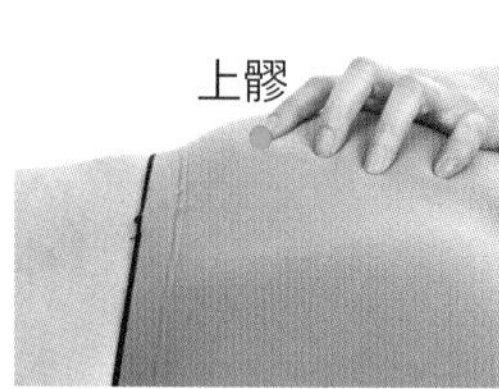

3 秒取穴

俯臥，從食指到小指，分別按於骶骨第一至第四骶椎棘突上，向外側移 1 橫指，食指所指的位置即是。

次髎 BL32

功效 通經止痛，溫腎固攝，調補氣血。
主治 月經不調，白帶過多，遺精，陽痿，二便不利，腰骶痛，腰膝痠軟。
按摩 用兩手緩和揉壓次髎穴，以有酸脹感為宜。

精準定位

在骶區，正對第二骶後孔中。

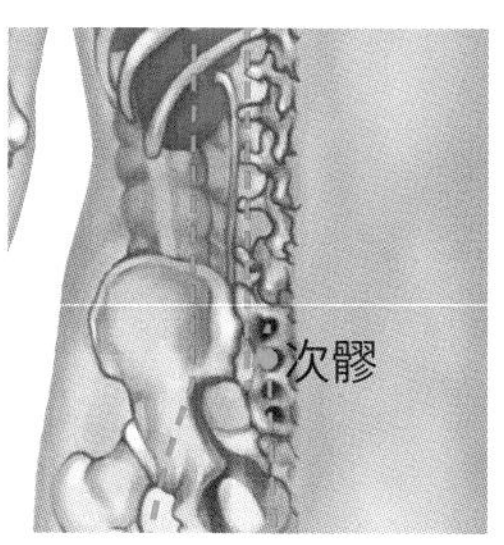

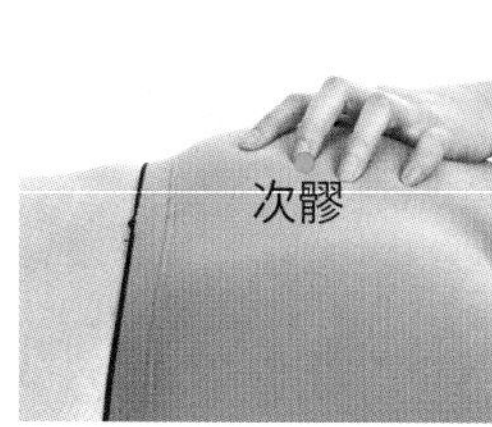

3 秒取穴

取穴方法同上髎穴（見本頁），此時中指所指的位置即為次髎穴。

中髎 BL33

功效 除濕散寒，補益脾腎，溫陽通便，補益下焦。
主治 月經不調，白帶過多，遺精，陽痿，二便不利，腰骶痛，腰膝痠軟。
按摩 用兩手緩和揉壓中髎穴，以有酸脹感為宜。

精準定位

在骶區，正對第三骶後孔中。

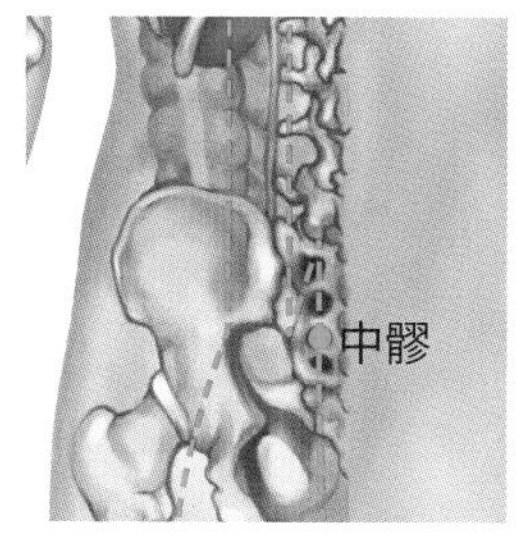

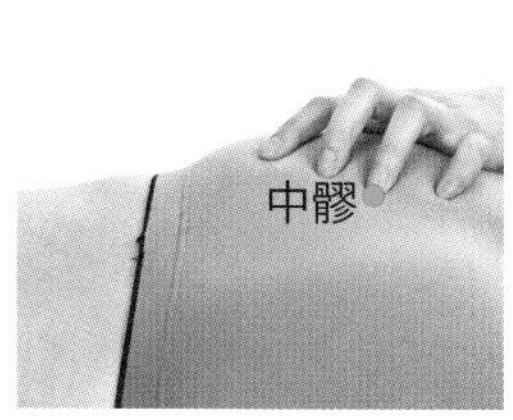

3 秒取穴

取穴方法同上髎穴（見本頁），此時無名指所指的位置即為中髎穴。

下髎 BL34

功效 通經止痛，溫陽通便，補益脾腎，強腰利濕。
主治 月經不調，白帶過多，遺精，陽痿，二便不利，腰骶痛，腰膝痠軟。
按摩 用兩手緩和揉壓下髎穴，以有酸脹感為宜。

精準定位

在骶區，正對第四骶後孔中。

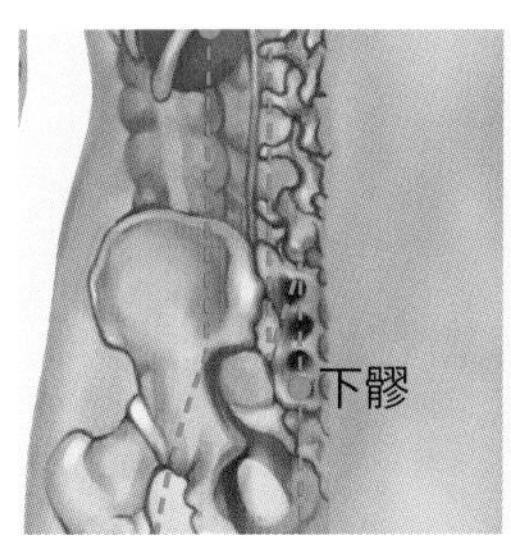

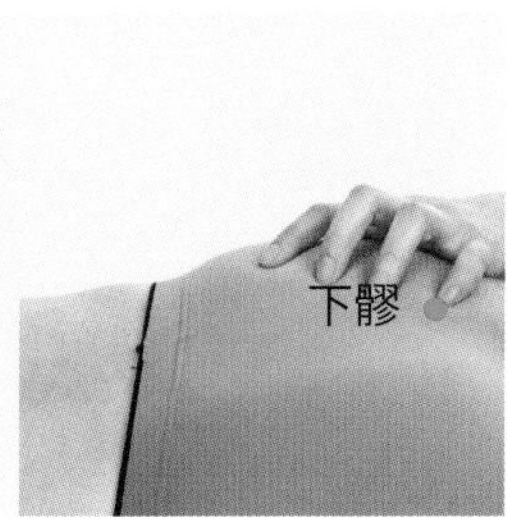

3 秒取穴

取穴方法同上髎穴（見左頁），此時小指所指的位置即為下髎穴。

會陽 BL35

功效 固攝帶脈（腰腹間的橫向脈絡），清熱利濕，化瘀止血。
主治 泄瀉，痢疾，痔瘡，便血，陽痿，帶下病，陰部多汗濕癢。
按摩 用中指指腹揉按會陽穴，以有酸痛感為佳，每次左右各揉按 1~3 分鐘。

精準定位

在骶區，尾骨端旁開 0.5 寸。

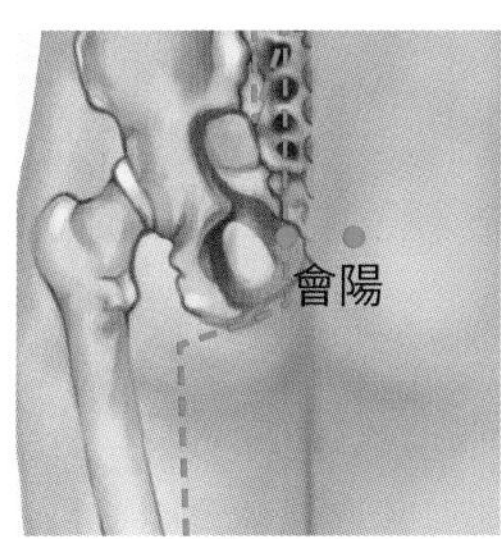

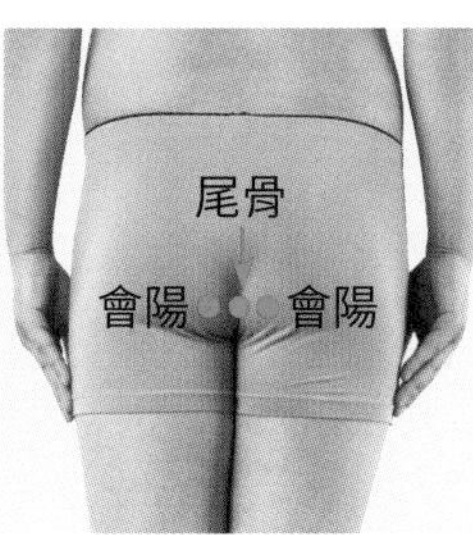

3 秒取穴

順著脊柱向下摸到盡頭，旁開半個大拇指處即是。

承扶 BL36

功效 通絡止痛，清熱利濕，化瘀止血。
主治 腰、骶、臀、股部疼痛，下肢癱瘓，坐骨神經痛，痔瘡。
按摩 用食指、中指、無名指指腹向上按摩承扶穴，每次左右（或雙側同時）各按摩 1~3 分鐘。

精準定位

在股後區，臀橫紋的中點。

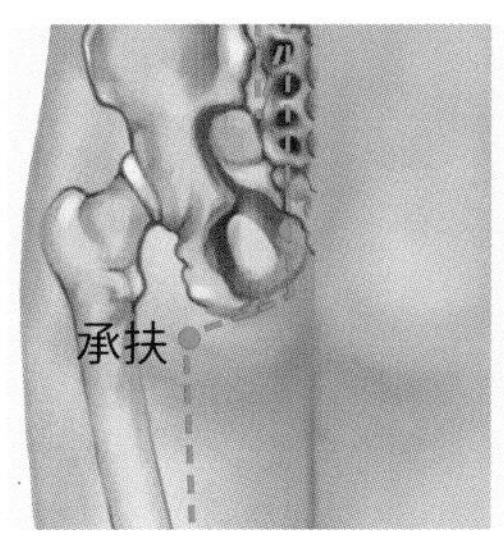

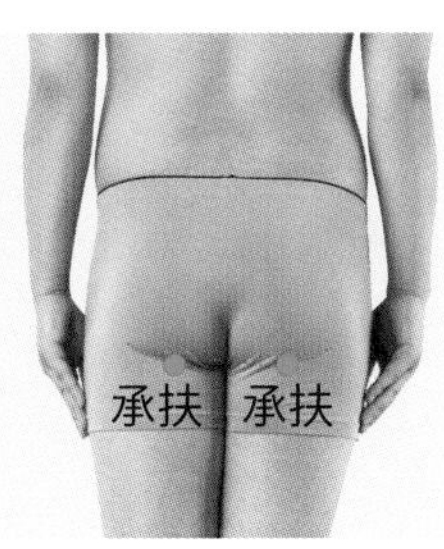

3 秒取穴

臀下橫紋正中點，按壓有酸脹感之處即是。

殷門 BL37

功效 除濕散寒，緩急止痛，舒筋活絡。

主治 腰、骶、臀、股部疼痛，下肢癱瘓。

按摩 用手按摩，也可用小木槌等工具敲打殷門穴，力度適中，每次 1~3 分鐘。

精準定位

在股後區，臀橫紋下方 6 寸，股二頭肌與半腱肌之間。

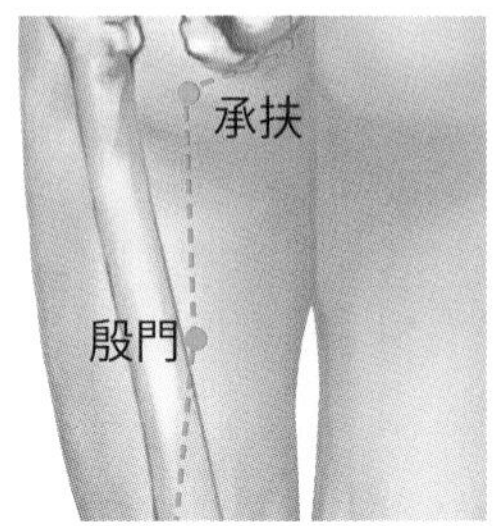

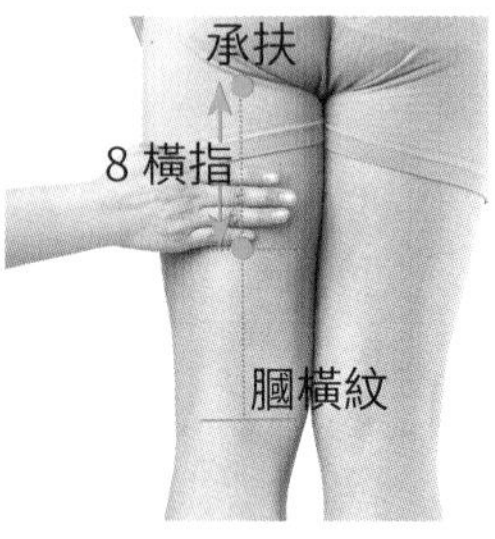

3 秒取穴

承扶穴（見99頁），與膝蓋後面凹陷中央的膕橫紋中點，兩者的連線上，於承扶穴下方 8 橫指之處即是。

浮郄（郄，音義同「隙」。） BL38

功效 溫經散寒，寬筋活絡，通絡止痛。

主治 腰、骶、臀、股部疼痛，尿瀦留（尿液無法排出），急性胃腸炎，便祕。

按摩 用食指指腹點揉浮郄穴，每次 3~5 分鐘。

精準定位

在膝後區，膕橫紋上方 1 寸，股二頭肌腱的內側緣。

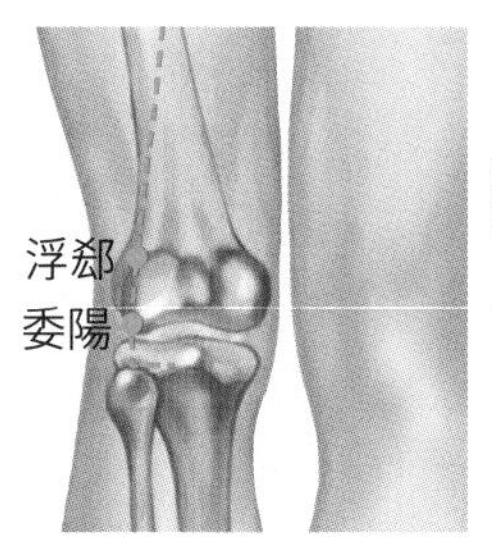

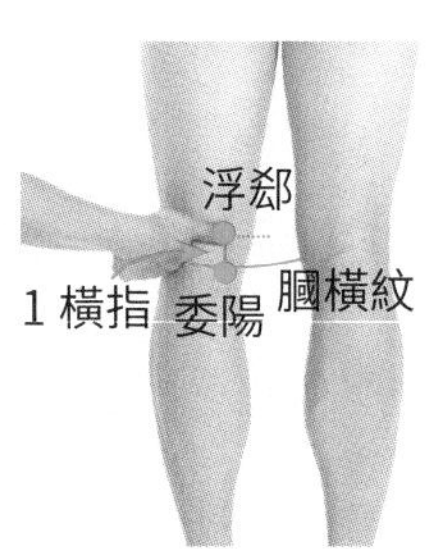

3 秒取穴

先找到委陽穴（見本頁），向上 1 橫指之處即是。

委陽 BL39

功效 補脾益胃，溫經散寒，緩急止痛。

主治 小便淋瀝，胃炎，膀胱炎，腰背疼痛。

按摩 用大拇指點到委陽穴上，用力向內揉按，每次左右各 1~3 分鐘。

精準定位

在膝後區，膕橫紋上，股二頭肌腱的內側緣。

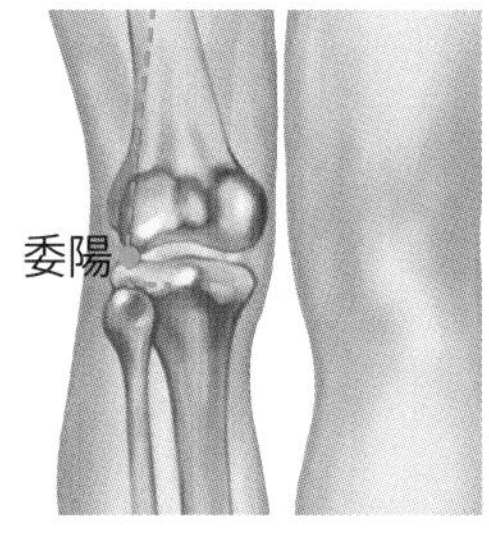

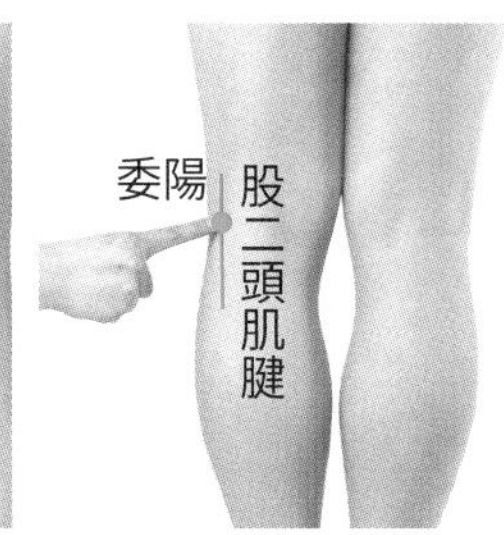

3 秒取穴

膝蓋後面，凹陷中央的膕橫紋外側，股二頭肌腱內側即是。

委中 BL40

功效 健脾和胃，通絡止痛，溫腎助陽。

主治 胸脅痛，腰背痛，膝關節痛，坐骨神經痛，腳弱無力，皮膚癢，腹痛，吐瀉，遺尿。

按摩 每天持續用食指指腹按揉委中穴，每次 1~3 分鐘。

精準定位

在膝後區，膕橫紋中點，股二頭肌腱與半腱肌肌腱的中點。

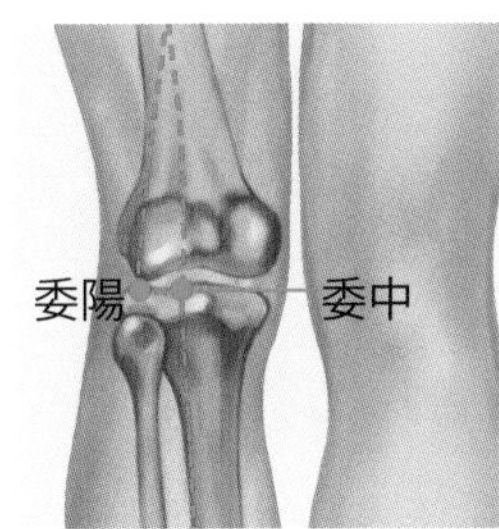

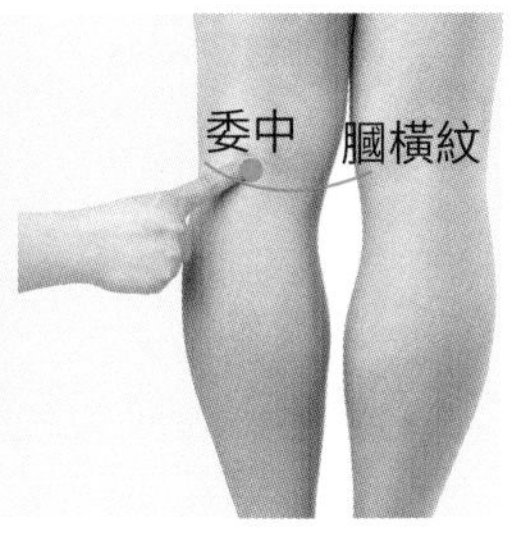

3 秒取穴

膝蓋後面，凹陷中央的膕橫紋中點即是。

附分 BL41

功效 補益氣血，祛風散邪，緩急止痛。

主治 肩背拘急（緊縮，屈伸不利）疼痛，頸項強痛，肘臂麻木疼痛，坐骨神經痛，肺炎，感冒。

按摩 經常以按摩槌敲打的方式刺激附分穴，每次 1~3 分鐘。

精準定位

在胸區，第二胸椎棘突下，後正中線旁開 3 寸。

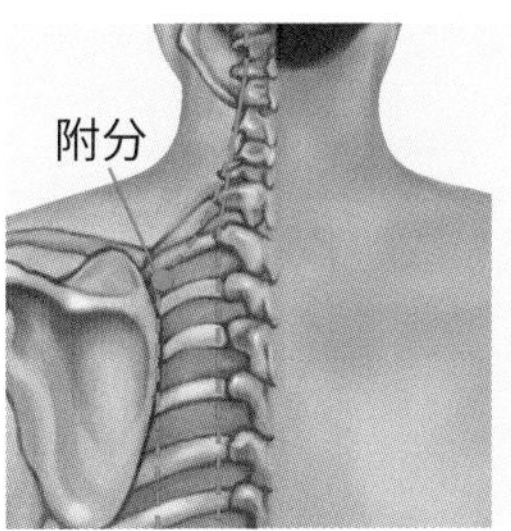

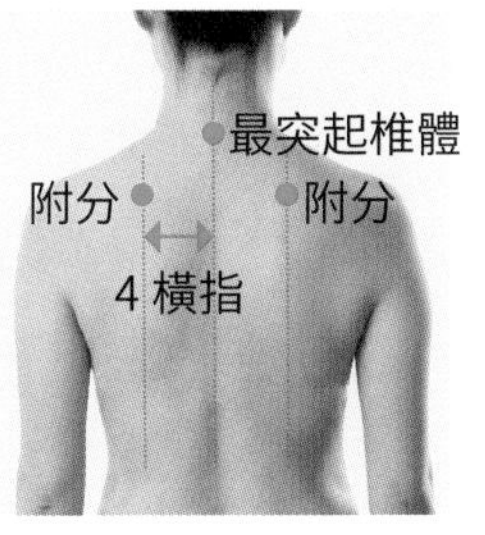

3 秒取穴

低頭屈頸，頸背交界處椎骨高突往下推兩個椎體，下緣旁開 4 橫指之處即是。

魄戶 BL42

功效 止咳平喘，補虛培元，通絡止痛。

主治 咳嗽，氣喘，支氣管炎，肺結核，頸項僵硬，肩背痛。

按摩 經常以按摩槌敲打的方式刺激魄戶穴，每次 1~3 分鐘。

精準定位

在胸區，第三胸椎棘突下，後正中線旁開 3 寸。

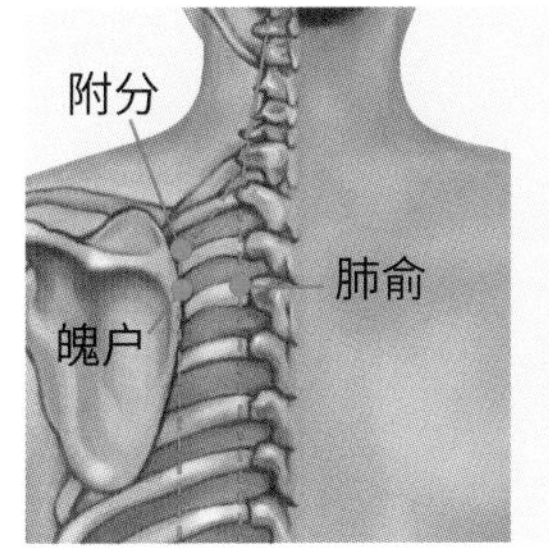

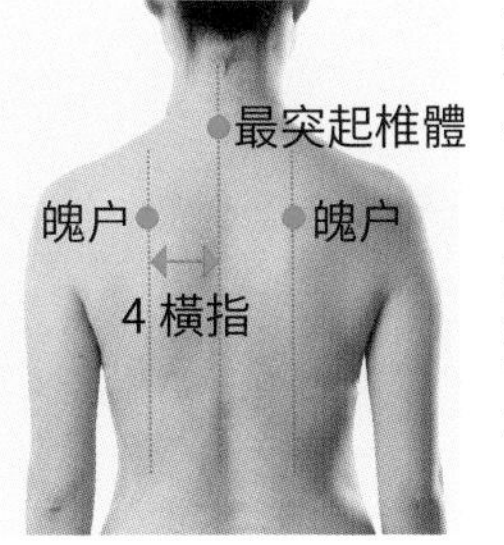

3 秒取穴

低頭屈頸，頸背交界處椎骨高突往下推三個椎體，下緣旁開 4 橫指之處即是。

膏肓 BL43

功效 補益心腎，止咳平喘，清熱涼血，通絡止痛。
主治 肺結核，咳嗽，氣喘，盜汗，健忘，遺精，慢性胃炎。
按摩 經常以按摩槌敲打的方式刺激膏肓穴，每次 1~3 分鐘。

精準定位

在胸區，第四胸椎棘突下，後正中線旁開 3 寸。

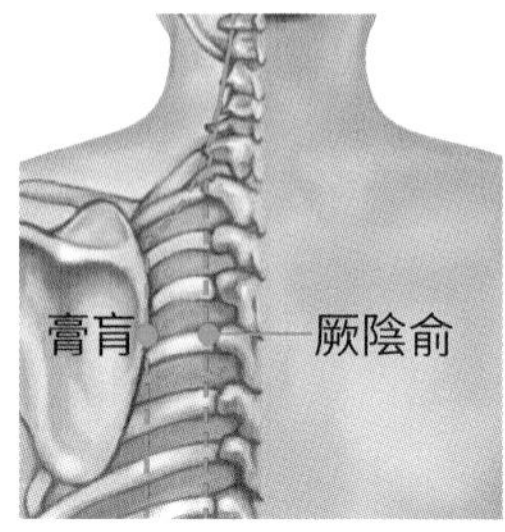

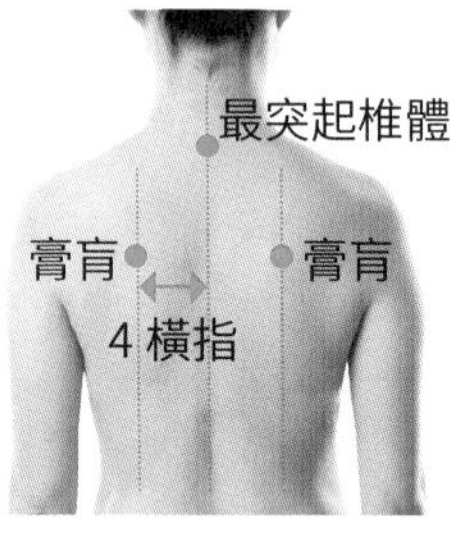

3 秒取穴

低頭屈頸，頸背交界處椎骨高突往下推四個椎體，下緣旁開 4 橫指之處即是。

神堂 BL44

功效 止咳平喘，理氣止痛，寧心安神。
主治 心痛，心悸，失眠，健忘，肩背痛，哮喘，支氣管炎。
按摩 經常以按摩槌敲打的方式刺激神堂穴，每次 1~3 分鐘。

精準定位

在胸區，第五胸椎棘突下，後正中線旁開 3 寸。

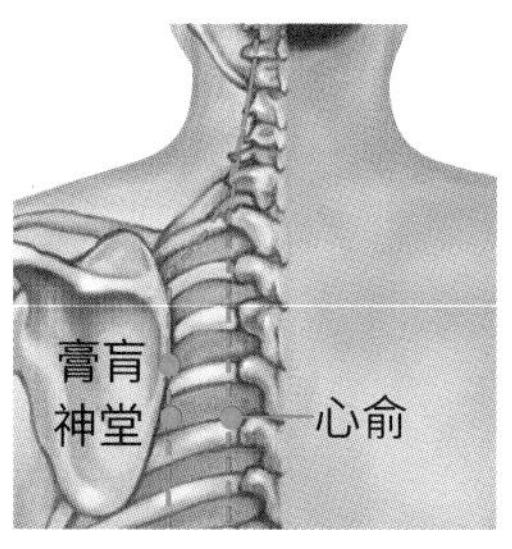

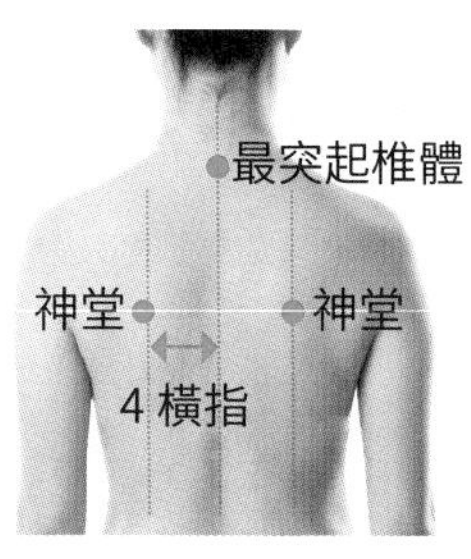

3 秒取穴

低頭屈頸，頸背交界處椎骨高突往下推五個椎體，下緣旁開 4 橫指之處即是。

譩譆（譩譆，音同「衣嘻」。） BL45

功效 止咳平喘，清熱除濕，通絡止痛。
主治 咳嗽，氣喘，目眩，目痛，肩背痛，肋間神經痛。
按摩 經常以按摩槌敲打的方式刺激譩譆穴，每次 1~3 分鐘。

精準定位

在胸區，第六胸椎棘突下，後正中線旁開 3 寸。

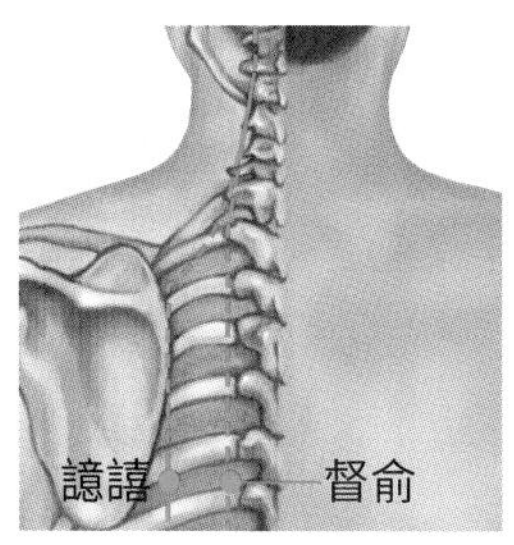

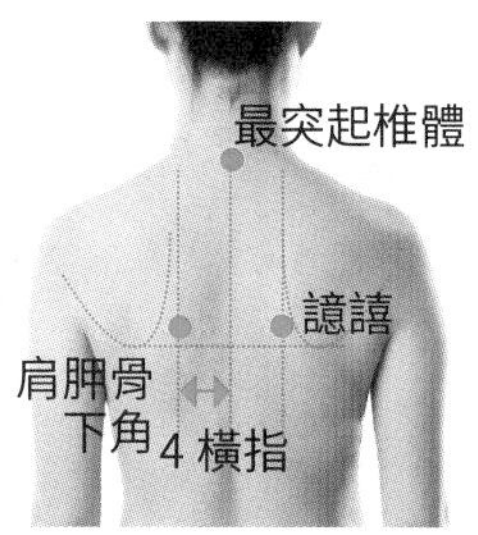

3 秒取穴

肩胛骨下角水平連線與脊柱相交之椎體處，往上推一個椎體，正中線旁開 4 橫指之處即是。

膈關 BL46

功效 和胃降逆，寬胸理氣，通絡止痛。
主治 食慾不振，嘔吐，噯氣，胸中噎悶，膈肌痙攣。
按摩 經常以按摩槌敲打的方式刺激膈關穴，每次 1~3 分鐘。

精準定位

在胸區，第七胸椎棘突下，後正中線旁開 3 寸。

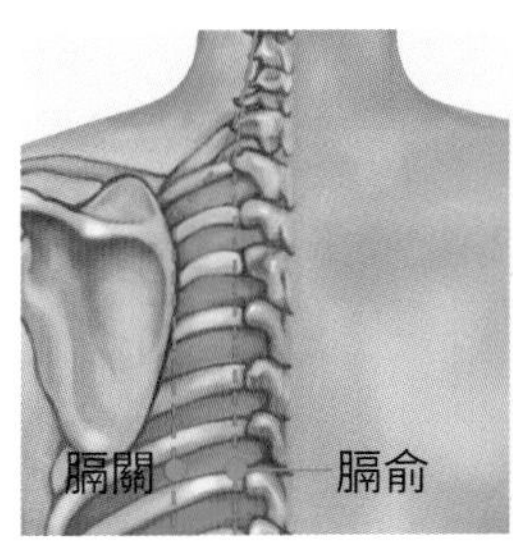

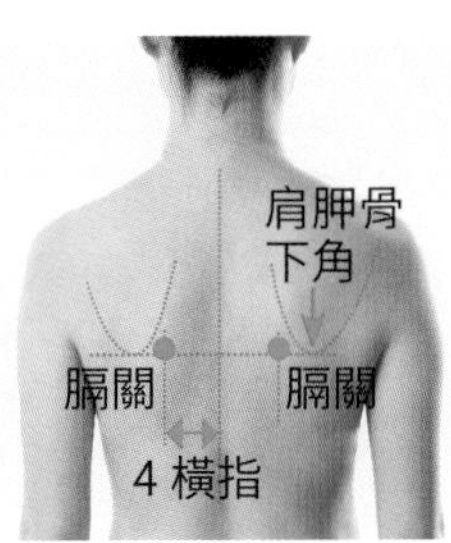

3 秒取穴

肩胛骨下角水平連線與脊柱相交之椎體處，正中線旁開 4 橫指之處即是。

魂門 BL47

功效 疏肝理氣，通經活絡，降逆止嘔。
主治 胸脅脹痛，食慾不振，嘔吐，腸鳴泄瀉，背痛。
按摩 經常以按摩槌敲打的方式刺激魂門穴，每次 1~3 分鐘。

精準定位

在胸區，第九胸椎棘突下，後正中線旁開 3 寸。

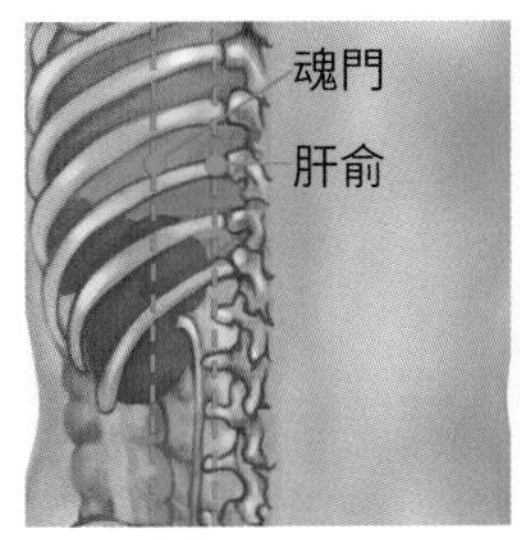

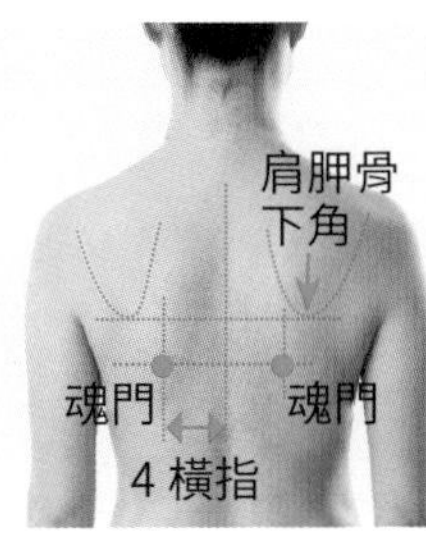

3 秒取穴

肩胛骨下角水平連線與脊柱相交之椎體處，往下推兩個椎體，正中線旁開 4 橫指之處。

陽綱 BL48

功效 清熱利濕，緩急止痛，滋補肝腎。
主治 泄瀉，黃疸，腹痛，腸鳴，消渴，小便赤澀。
按摩 經常以按摩槌敲打的方式刺激陽綱穴，每次 1~3 分鐘。

精準定位

在胸區，第十胸椎棘突下，後正中線旁開 3 寸。

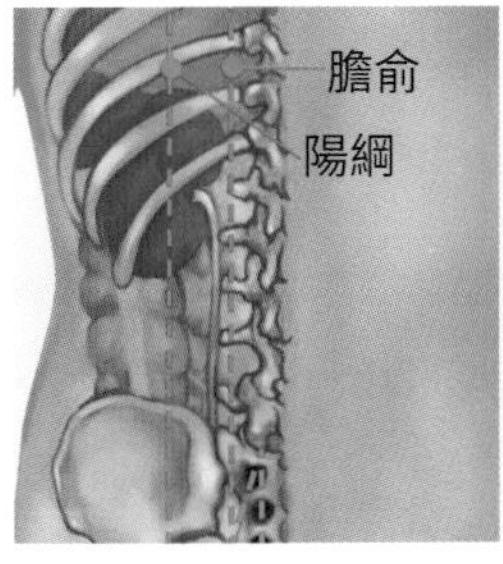

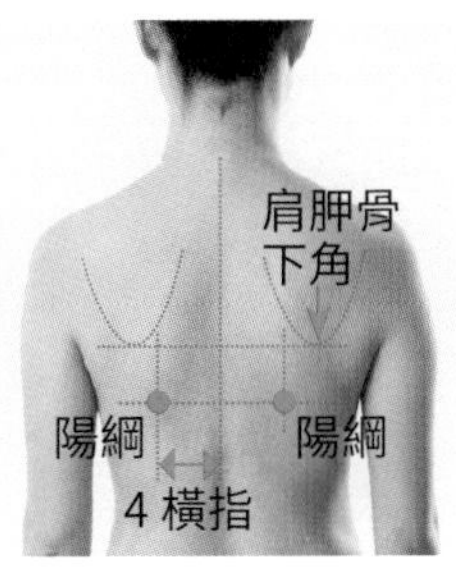

3 秒取穴

肩胛骨下角水平連線與脊柱相交之椎體處，往下推三個椎體，正中線旁開 4 橫指之處。

意舍 BL49

功效 健脾和胃，降逆止嘔，利膽化濕。
主治 腹脹，背痛，食慾不振，泄瀉，嘔吐，糖尿病。
按摩 經常以按摩槌敲打的方式刺激意舍穴，每次 1~3 分鐘。

精準定位

在胸區，第十一胸椎棘突下，後正中線旁開 3 寸。

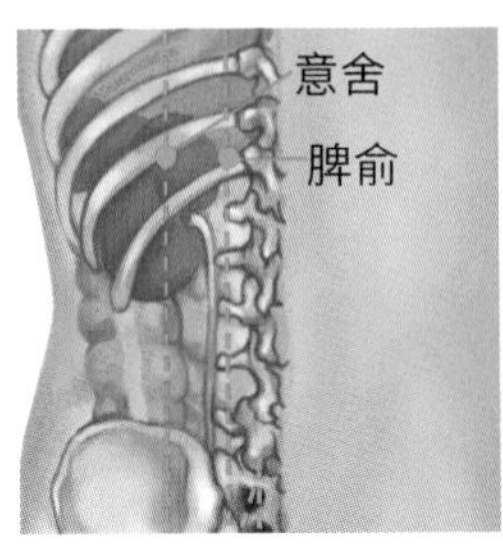

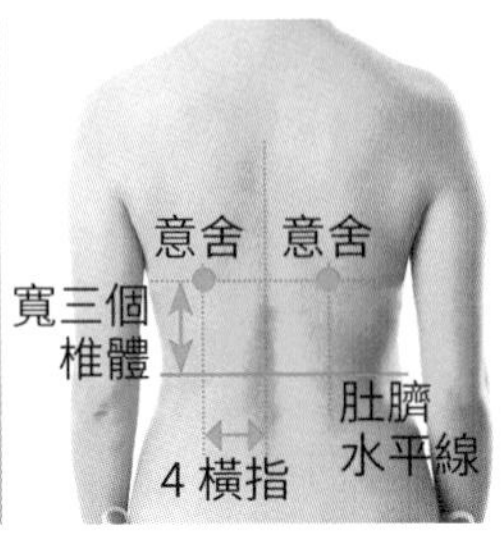

3 秒取穴

肚臍水平線與脊柱相交之椎體處，往上推三個椎體，正中線旁開 4 橫指之處即是。

胃倉 BL50

功效 健脾消食，理氣止痛，利水消腫。
主治 胃痛，小兒食積，腹脹，水腫，背痛，便祕。
按摩 經常以按摩槌敲打的方式刺激胃倉穴，每次 1~3 分鐘。

精準定位

在胸區，第十二胸椎棘突下，後正中線旁開 3 寸。

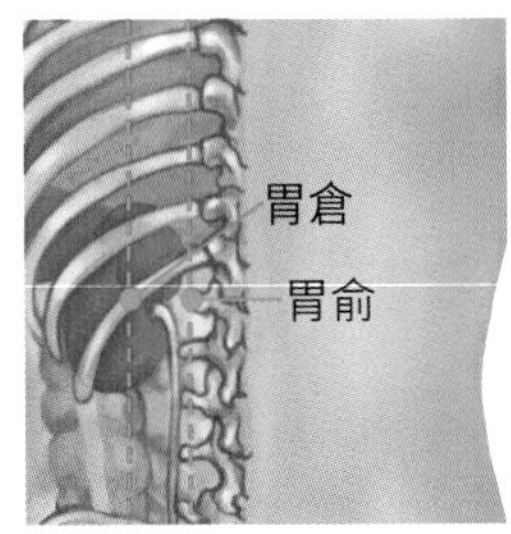

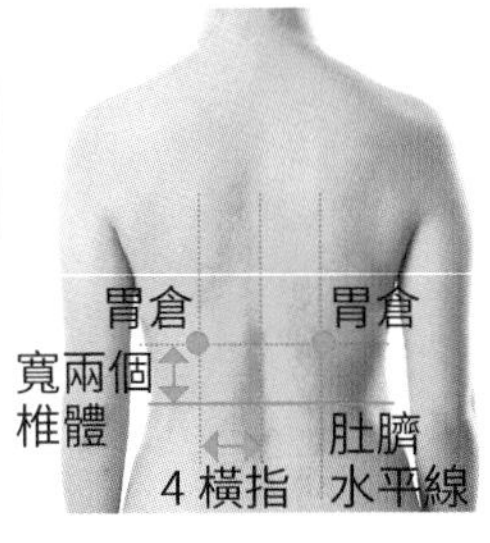

3 秒取穴

肚臍水平線與脊柱相交之椎體處，往上推兩個椎體，正中線旁開 4 橫指之處即是。

肓門 BL51

功效 清熱導滯，行氣止痛，解鬱散結。
主治 乳腺炎，胃炎，上腹痛，便祕，腰肌勞損。
按摩 用中指指腹揉按肓門穴，每次 3~5 分鐘。

精準定位

在腰區，第一腰椎棘突下，後正中線旁開 3 寸。

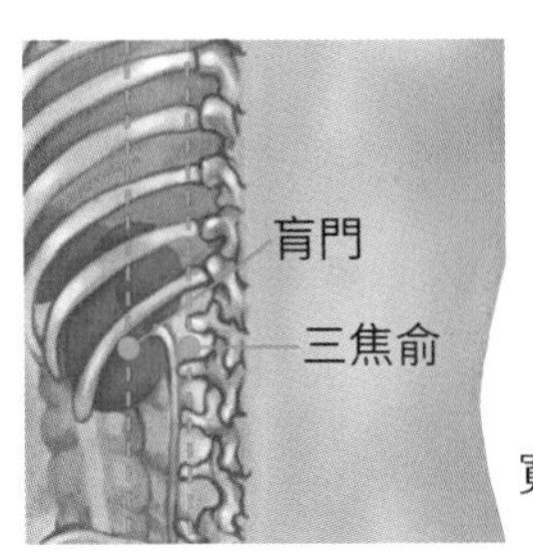

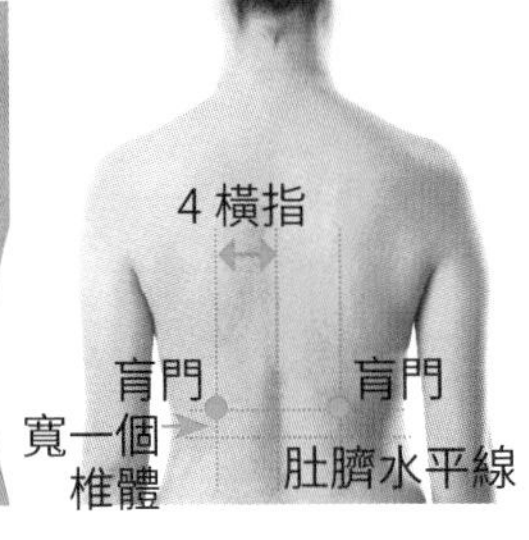

3 秒取穴

肚臍水平線與脊柱相交之椎體處，往上推一個椎體，正中線旁開 4 橫指之處即是。

志室 BL52

功效 溫腎助陽，利水消腫，強壯腰膝。
主治 遺精，陽痿，陰痛水腫，小便不利，腰脊強痛。
按摩 經常用中指指腹揉按志室穴，每次 1~3 分鐘。

精準定位

在腰區，第二腰椎棘突下，後正中線旁開 3 寸。

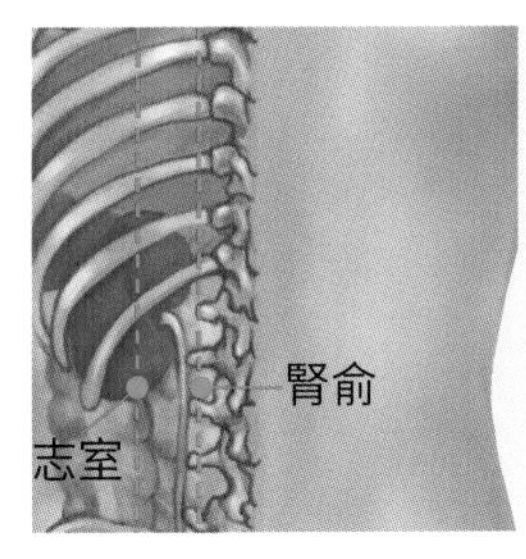

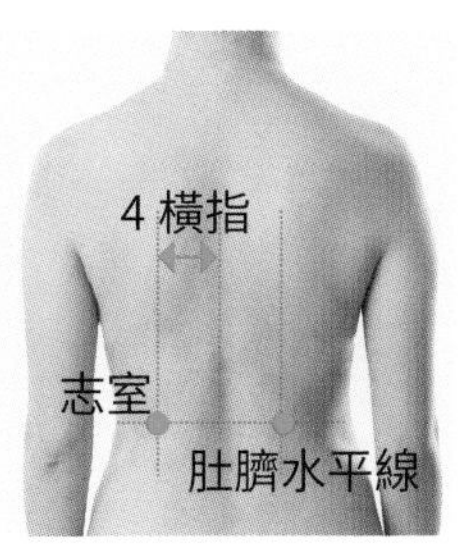

3 秒取穴

肚臍水平線與脊柱相交之椎體處，正中線旁開 4 橫指之處即是。

胞肓 BL53

功效 溫運脾陽，補腎強腰，利水消腫。
主治 小便不利，膀胱炎，腰脊痛，便祕。
按摩 經常用中指指腹揉按胞肓穴，每次 1~3 分鐘。

精準定位

在骶區，橫平於第二骶後孔，骶正中脊旁開 3 寸。

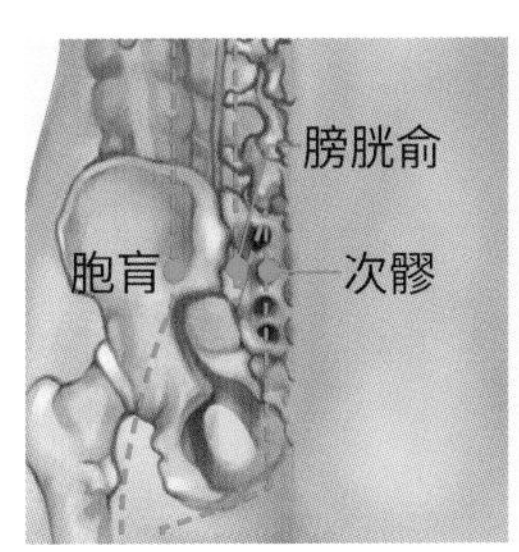

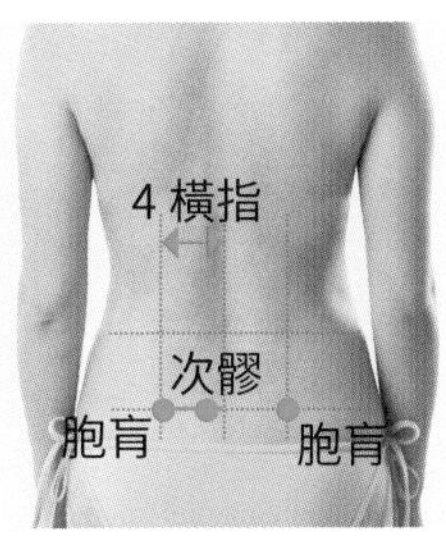

3 秒取穴

先取次髎穴（見 98 頁），與其在同一條水平線上，後正中線旁開 4 橫指之處即是。

秩邊 BL54

功效 溫經散寒，緩急止痛，清熱利濕。
主治 腰骶痛，下肢痿痺，痔瘡，二便不利。
按摩 經常用中指指腹按揉秩邊穴，每次 1~3 分鐘。

精準定位

在骶區，橫平於第四骶後孔，骶正中脊旁開 3 寸。

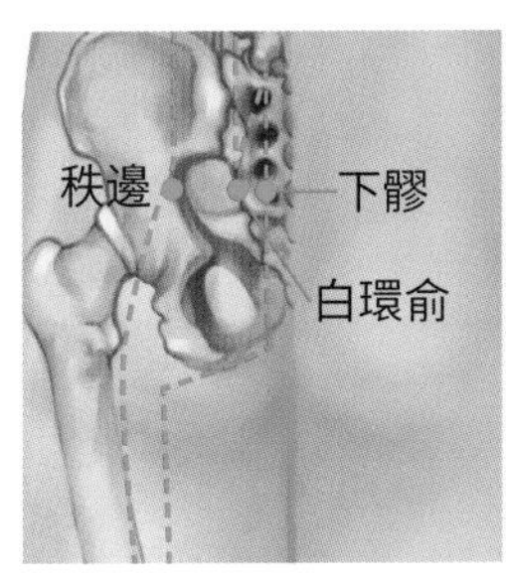

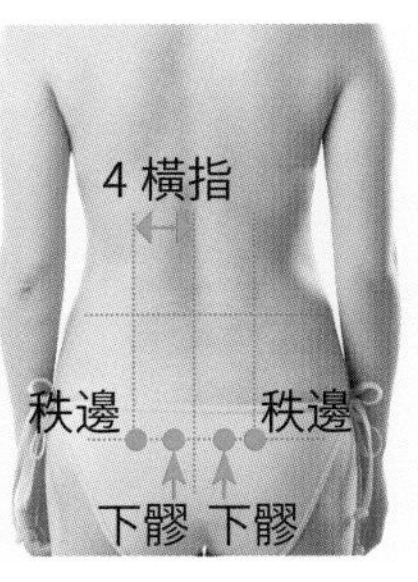

3 秒取穴

先取下髎穴（見 99 頁），與其在同一條水平線上，後正中線旁開 4 橫指之處即是。

合陽 BL55

功效 舒筋活絡，溫經散寒，補虛調經，強健腰膝。

主治 腰脊痛，下肢痠痛，前列腺炎，崩漏（功能性子宮出血），子宮出血，白帶過多。

按摩 經常用拇指指腹揉按合陽穴，每次 1~3 分鐘。

精準定位

在小腿後區，膕橫紋下方 2 寸，腓腸肌內，外側頭之間。

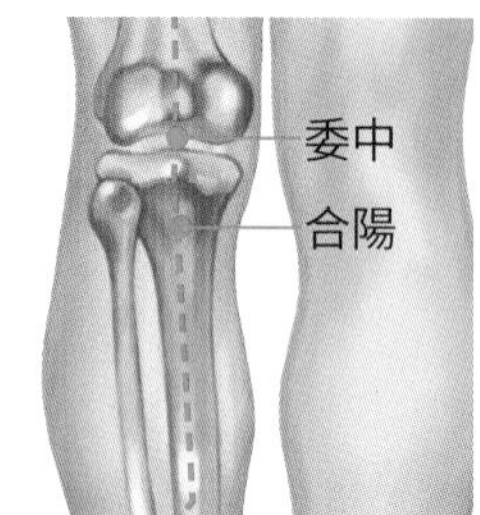

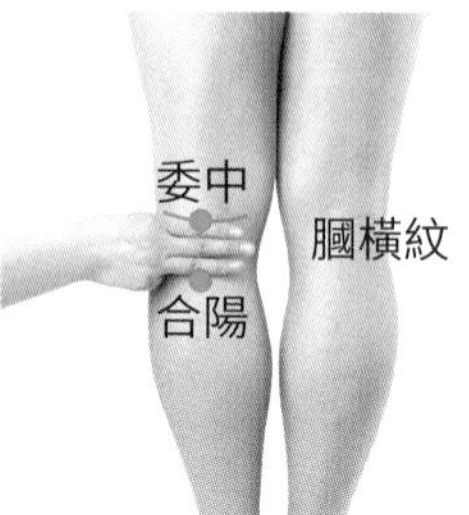

3 秒取穴

膝蓋後面，凹陷中央的膕橫紋中點，直下 3 橫指之處即是。

承筋 BL56

功效 清熱除濕，化瘀止血，強健腰膝。

主治 腰痛，小腿痛，腿抽筋，腰脊拘急（緊縮，屈伸不利），便祕，痔瘡。

按摩 用手輕握小腿側部，拇指在小腿後，四指在腿側，以拇指指腹揉按承筋穴，每次左右各揉按 1~3 分鐘。

精準定位

在小腿後區，膕橫紋下方 5 寸，腓腸肌兩肌腹之間。

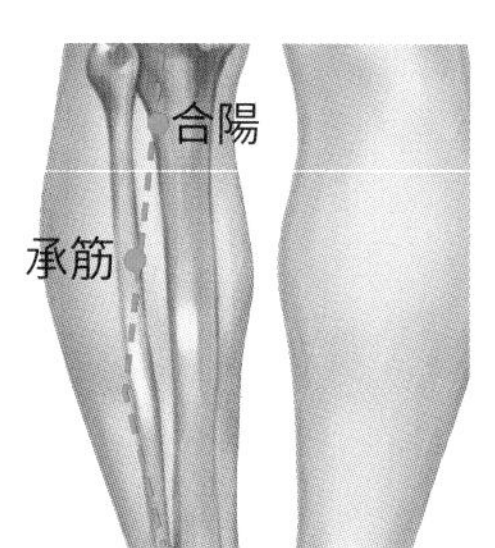

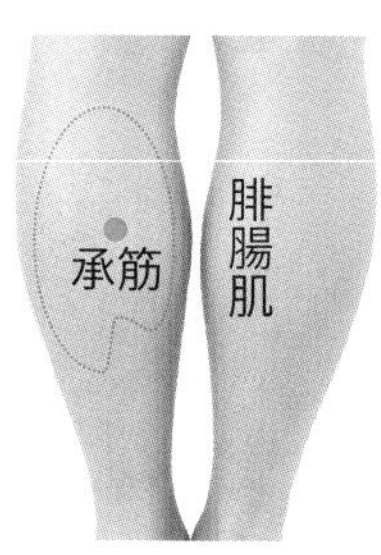

3 秒取穴

小腿用力，後面肌肉明顯隆起，中央按壓有酸脹感之處即是。

承山 BL57

功效 健脾理氣，化瘀止血，溫經散寒。

主治 痔瘡，腰背疼痛，腿抽筋，坐骨神經痛，小兒驚風。

按摩 常用拇指指腹按摩承山穴，每次 3 ～ 5 分鐘。

精準定位

在小腿後區，腓腸肌兩肌腹與肌腱交角處。

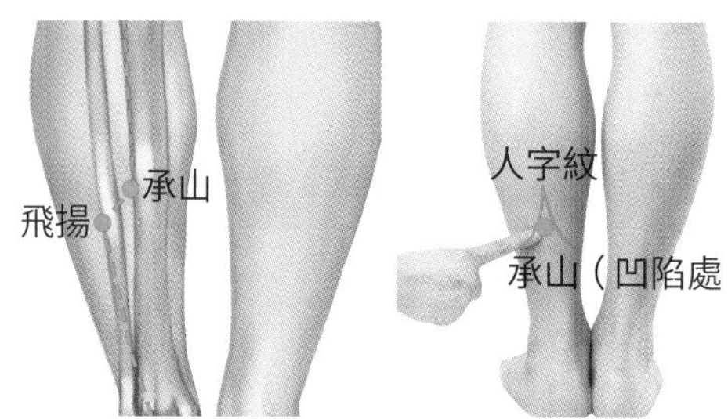

3 秒取穴

直立，小腿用力，在小腿的後面正中央可見一人字紋，其上尖角凹陷處即是。

飛揚 BL58

功效 鎮肝息風，舒筋活絡，溫經散寒，化瘀止血。

主治 腰腿痛，小腿痠痛，頭痛，腎炎，腳氣病。

按摩 用食指、中指指腹揉按飛揚穴，每次 1~3 分鐘。

精準定位

在小腿後區，崑崙穴（BL60）直上 7 寸，腓腸肌外下緣與跟腱移行處。

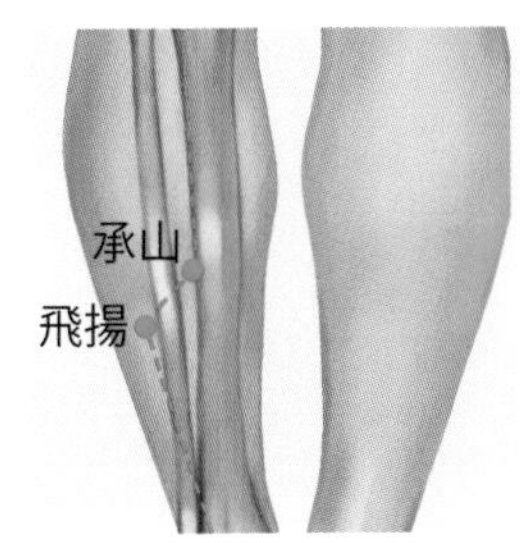

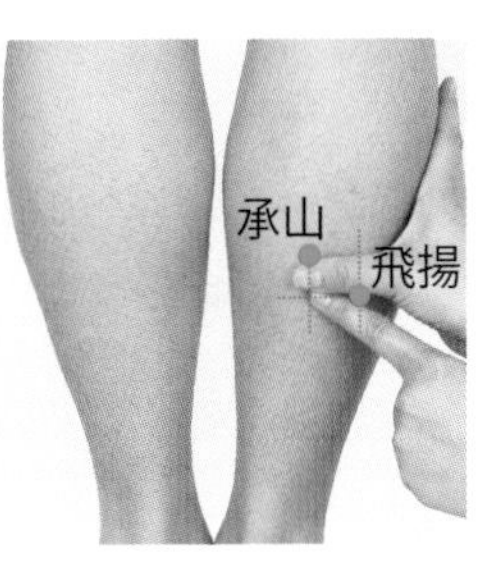

3 秒取穴

先找到承山穴（見左頁），再往下方外側 1 橫指之處即是。

跗陽 BL59

功效 溫經散寒，通絡消腫，疏肝理氣。

主治 腰、骶、髖、股後外疼痛，頭痛。

按摩 經常用拇指指節刮按跗陽穴，每次 1~3 分鐘。

精準定位

在小腿後區，崑崙穴(BL60)直上 3 寸，腓骨與跟腱之間。

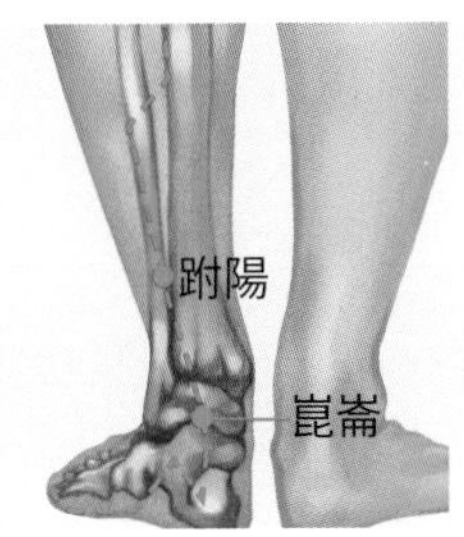

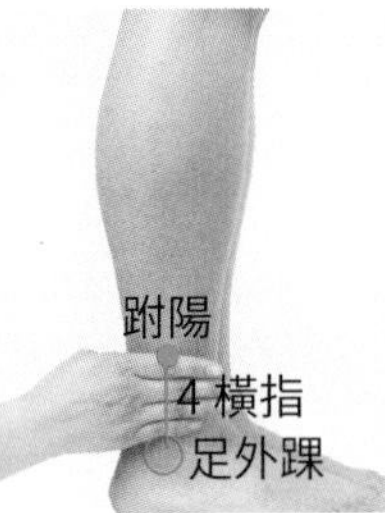

3 秒取穴

與足外踝後方平行，向上 4 橫指，按壓有酸脹感之處即是。

崑崙 BL60

功效 舒筋活絡，清熱涼血，醒神定志，疏肝理氣。

主治 頭痛，腰骶疼痛，外踝部紅腫，足部生瘡，甲狀腺腫大。

按摩 拇指彎曲，用指節由上向下輕輕刮按崑崙穴，每次 1~3 分鐘。。

精準定位

在踝區，外踝尖與跟腱之間的凹陷中。

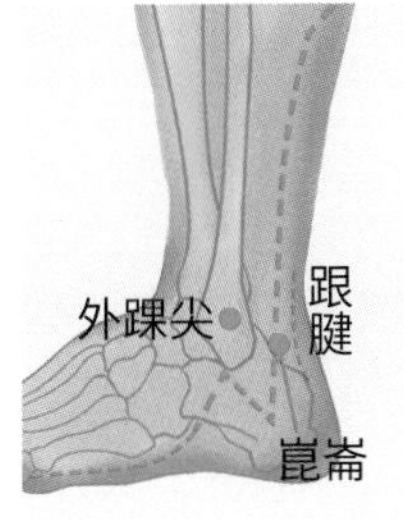

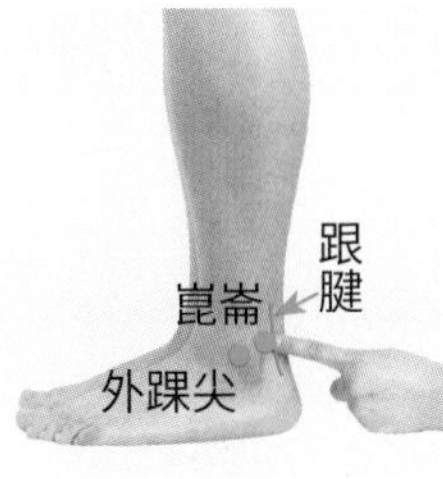

3 秒取穴

正坐垂足著地，外踝尖與跟腱之間的凹陷處即是。

僕參 BL61

功效 溫經散寒，利水消腫，舒筋活絡。

主治 膝關節炎，足跟痛，腳氣病，暈厥，癲癇。

按摩 經常用拇指指腹揉按僕參穴，每次 1~3 分鐘。

精準定位

在腳跟區，崑崙穴（BL60）直下，跟骨外側，赤白肉際處。

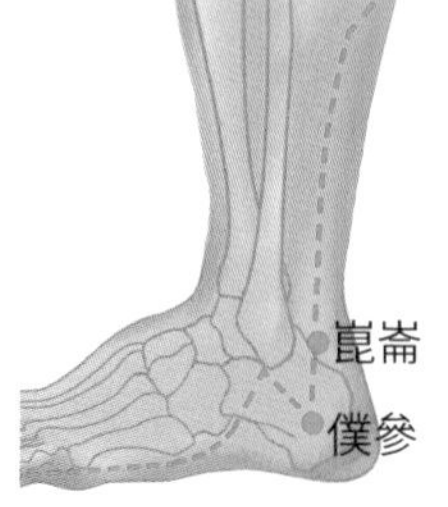

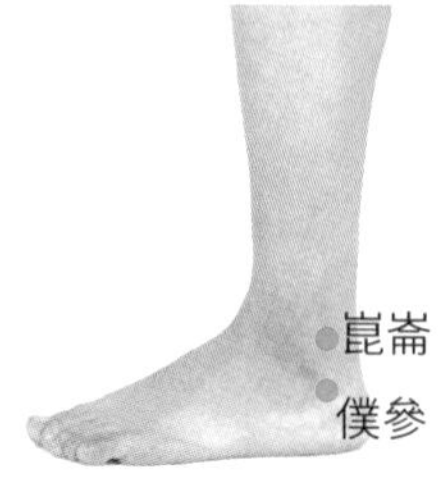

3 秒取穴

先找到崑崙穴（見 107 頁），垂直向下量 1 橫指之處即是。

申脈 BL62

功效 安神定志，清肝泄熱，通經活絡。

主治 失眠，癲癇，中風不省人事，半身不遂，偏頭痛、正頭痛，眩暈，關節炎。

按摩 每天用食指指腹揉按申脈穴 1~3 分鐘。

精準定位

在腳踝區，外踝尖直下，外踝下緣與跟骨之間的凹陷中。

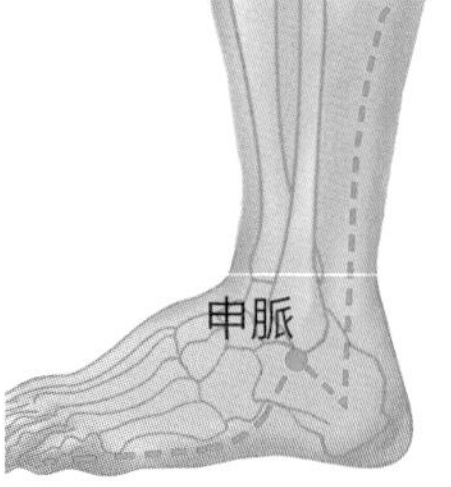

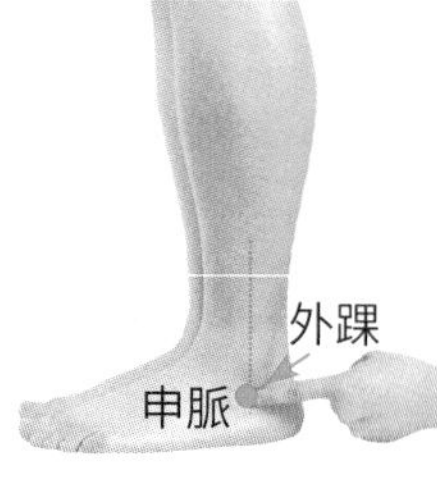

3 秒取穴

正坐垂足著地，外踝垂直向下可觸及一凹陷，按壓有酸脹感之處即是。

金門 BL63

功效 溫經散寒，緩急止痛，鎮驚息風。

主治 足部扭傷，暈厥，小兒驚風，牙痛，偏頭痛。

按摩 常用拇指指腹揉按金門穴，每次 1~3 分鐘。

精準定位

在足背，外踝前緣直下，第五蹠骨粗隆後方，骰骨下緣的凹陷中。

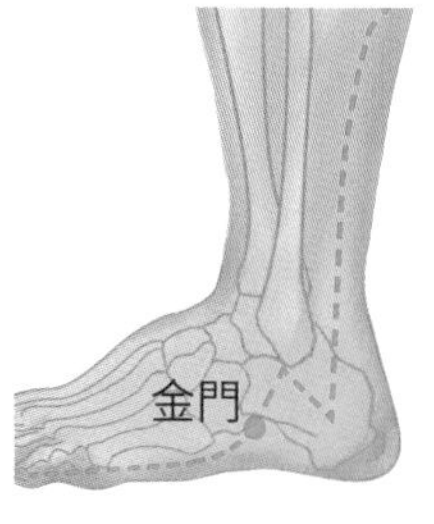

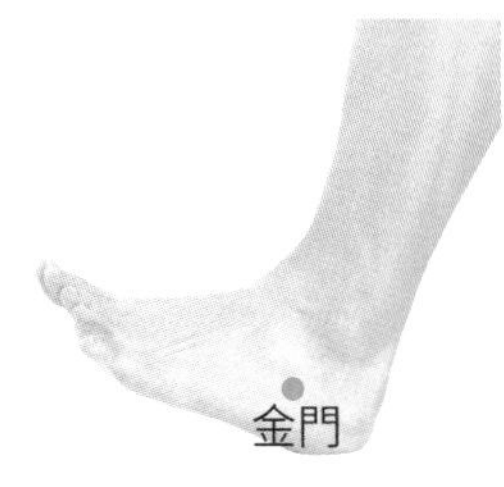

3 秒取穴

正坐垂足著地，腳趾上蹺可見一骨頭凸起，外側凹陷處即是。

京骨 BL64

功效 滌痰息風，清肝明目，通絡止痛。
主治 頭痛，眩暈，膝痛不可屈伸，鼻塞，小兒驚風。
按摩 用拇指指尖輕輕掐揉京骨穴，以有痛感為宜。

精準定位

在蹠區，第五蹠骨粗隆前下方，赤白肉際處。

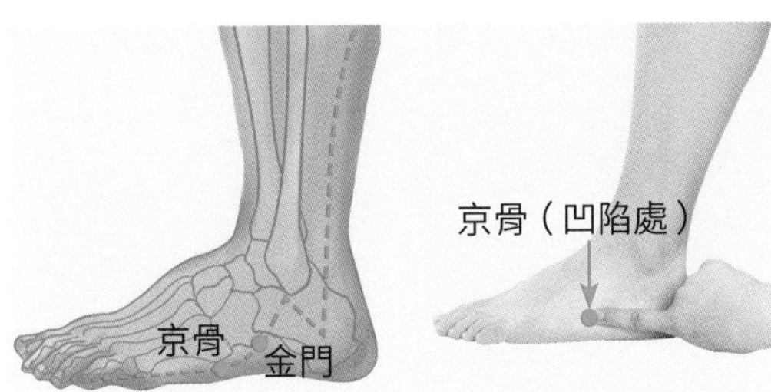

3 秒取穴

沿小趾長骨往後推，可摸到一個凸起處，其下方皮膚顏色深淺交界處即是。

束骨 BL65

功效 理氣解鬱，溫經散寒，緩急止痛。
主治 頭痛，目赤，耳聾，痔瘡，下肢後側痛。
按摩 把 8 根牙籤用皮筋捆在一起點刺束骨穴，每次 100 下，每天 3 次。

精準定位

在蹠區，第五蹠趾關節的近端，赤白肉際處。

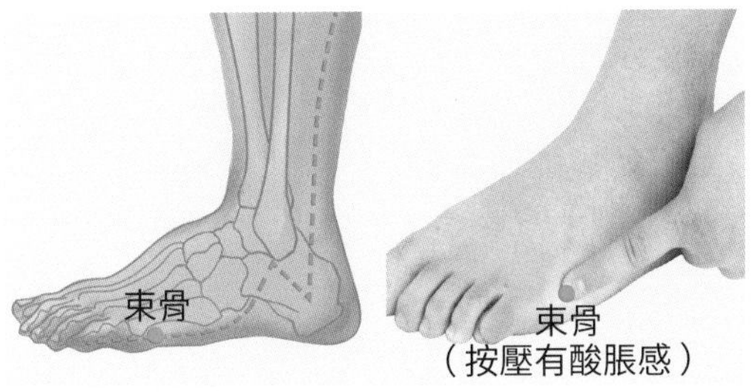

3 秒取穴

沿小趾往上摸，摸到小趾與足部相連接的關節，關節後方皮膚顏色交界處即是。

足通谷 BL66

功效 清熱止血，醒腦定志，緩急止痛。
主治 頭痛，頭重，目眩，鼻塞，頸項痛。
按摩 經常用拇指指腹揉按足通谷穴，每次 1~3 分鐘。

精準定位

在足趾，第五蹠趾關節的遠端，赤白肉際處。

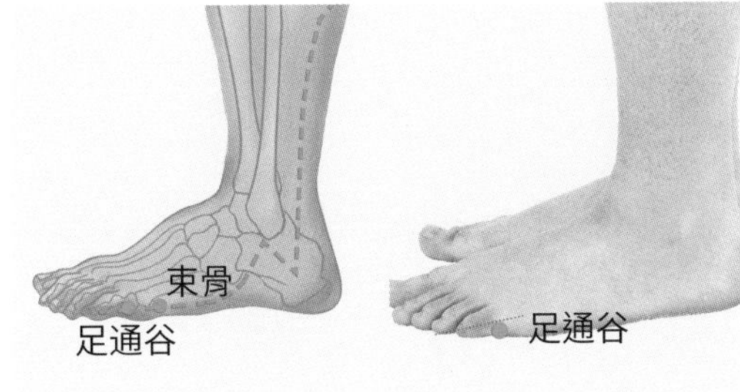

3 秒取穴

沿小趾往上摸，摸到小趾與足部相連接的關節，關節前方皮膚顏色交界處即是。

至陰 BL67

功效 清熱疏風，理氣調血，正胎催產。

主治 頭痛，鼻塞，腰腿痛，遺精，胎位不正，難產。

按摩 經常用拇指指腹揉按至陰穴，每次 1~3 分鐘。

精準定位

在足趾，小趾末節外側，趾甲根角側旁開 0.1 指寸。

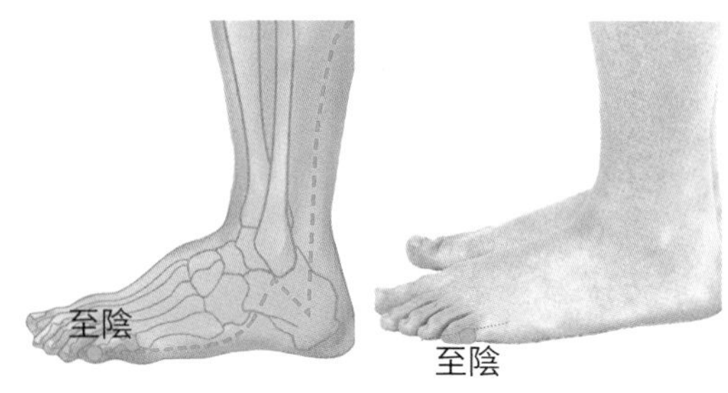

3 秒取穴

在足小趾外側，趾甲外側緣與下緣各劃一條直線，兩條線的交點處即是。

第 9 章

足少陰腎經

足少陰腎經起於足小趾之下，斜向足心（湧泉穴），出於舟骨粗隆下，沿內踝後，進入足跟，再向上行於腿肚內側，出膕窩的內側，向上行股內後緣，通向脊柱（長強穴），屬於腎臟，聯絡膀胱。

其直行主幹從腎向上通過肝和橫膈膜，進入肺中，沿喉嚨向上，夾舌根部。其支脈，從肺出，聯絡心，流注於胸中。

足少陰腎經一側 27 個穴位（左右共 54 個穴位），其中 10 個分布於下肢， 17 個位於胸腹部。首穴湧泉，末穴俞府。聯繫的臟腑和器官有腎、肝、肺、心、膀胱、舌、喉，所以能夠治療這些臟器和器官所在部位的疾病。

主治病候

婦科病，前陰病，腎、肺、咽喉病，以及經脈循行部位的其他病症，例如：咳血、氣喘、舌乾、咽喉腫痛、水腫、大便祕結、泄瀉、腰痛、脊股內後側痛、萎軟無力、足心熱等病症。

足少陰腎經

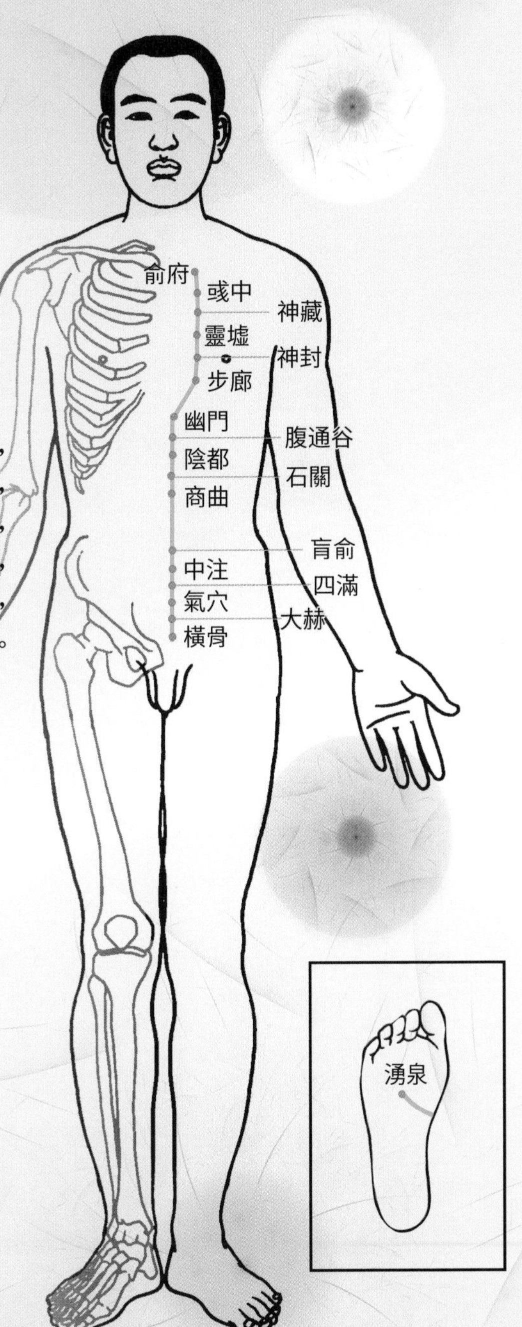

經穴歌訣

少陰經穴二十七，湧泉然谷與太溪，
大鍾水泉與照海，復溜交信築賓派，
陰谷膝內輔骨後，以上從足至膝求，
橫骨大赫連氣穴，四滿中注肓俞臍，
商曲石關陰都密，通谷幽門一寸取，
步廊神封膺靈墟，神藏彧中俞府畢。

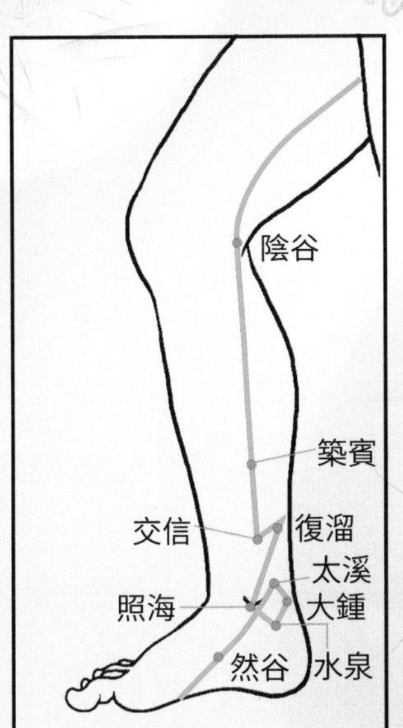

湧泉 KI1

功效 補脾益腎，鎮驚息風，疏肝理氣。
主治 癲癇，頭痛，頭暈，咳嗽，咽喉腫痛，足心熱，失眠，子宮下垂，低血壓。
按摩 先用熱水洗腳，擦乾後，用拇指或中指螺紋面在湧泉穴上揉動。

精準定位

在足底，屈足蜷趾時足心最凹陷處。

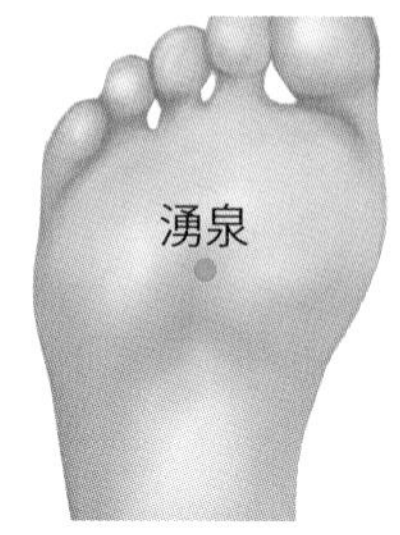

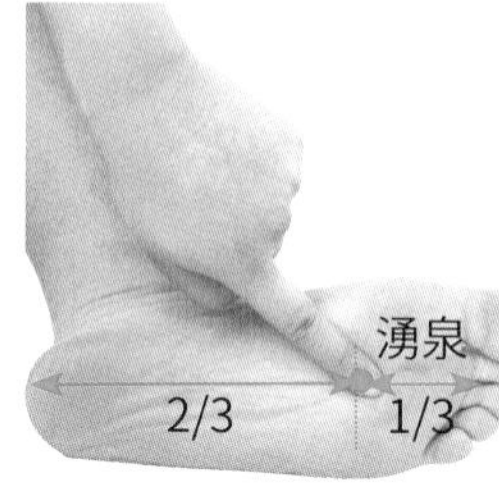

3 秒取穴

蜷足，足底前三分之一處可見有一凹陷處，按壓有酸痛感之處即是。

然谷 KI2

功效 調補肝腎，固攝帶脈，涼血止痙，祛風除濕。
主治 咽喉疼痛，心痛如針刺，咳血，遺精，陽痿，月經不調，胸脅脹滿。
按摩 常用拇指指腹揉按然谷穴，每次 1~3 分鐘。

精準定位

在足內側，足舟骨粗隆下方，赤白肉際處。

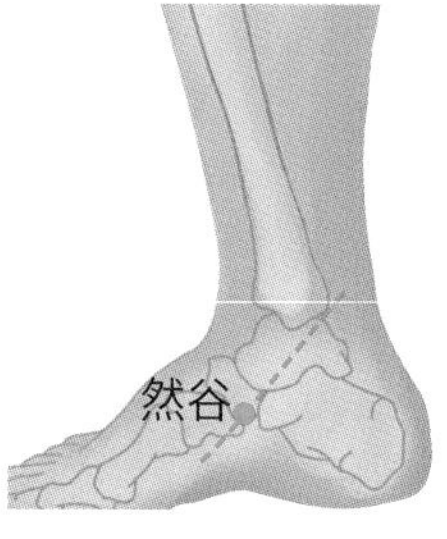

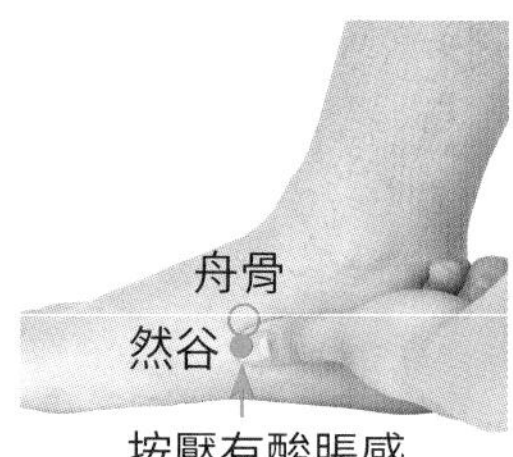

3 秒取穴

坐位垂足，內踝前下方明顯骨性標記——舟骨，前下方的凹陷處即是。

太溪 KI3

功效 清肝息風，溫腎助陽，理氣平喘，養心安神。
主治 遺精，陽痿，月經不調，不孕，失眠，慢性咽炎，耳鳴，哮喘，足跟痛，腰痛，心臟病。
按摩 每晚睡前用食指指腹揉按太溪穴 3~5 分鐘。

精準定位

在腳踝區，內踝尖與跟腱之間的凹陷中。

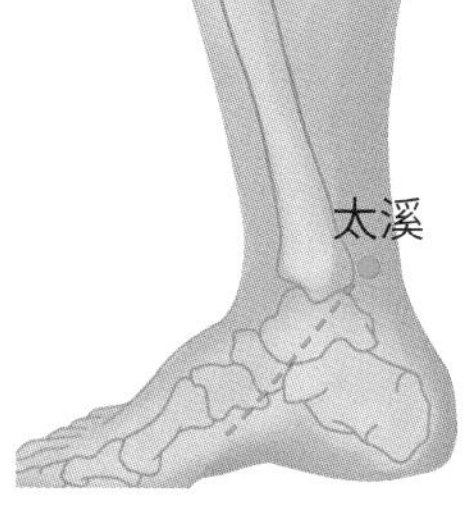

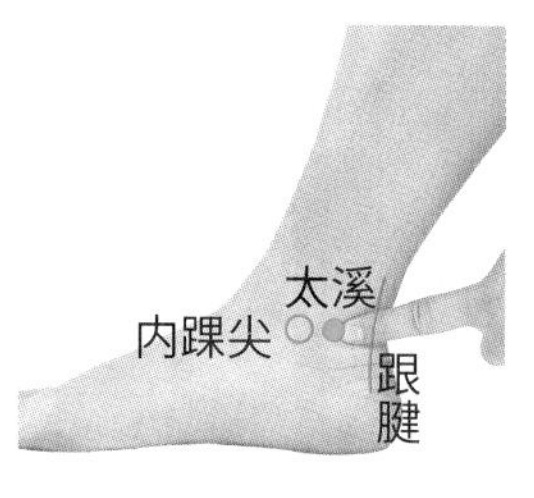

3 秒取穴

坐位垂足，由足內踝向後推至與跟腱之間的凹陷處即是。

大鍾 KI4

功效 潤補肝腎，清熱涼血，醒腦開竅，通絡止痛。

主治 咽喉腫痛，腰脊強痛，舌乾，嘔吐，胸脹，哮喘，便祕，尿瀦留（尿液無法排出），精神病，癡呆。

按摩 常用拇指指腹揉按大鍾穴，每次 1~3 分鐘。

精準定位

在足跟區，內踝後下方，跟骨上緣，跟腱附著部前緣的凹陷中。

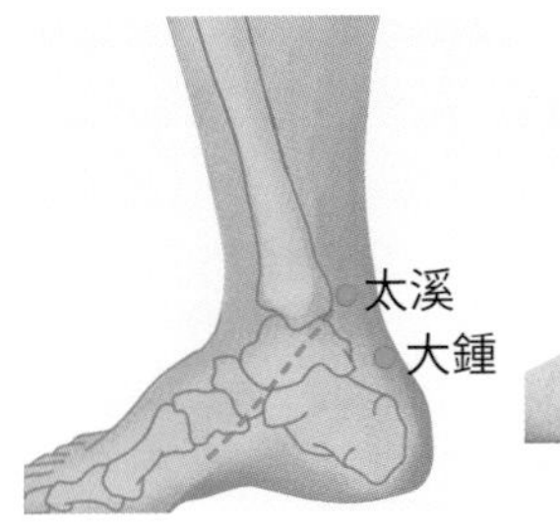

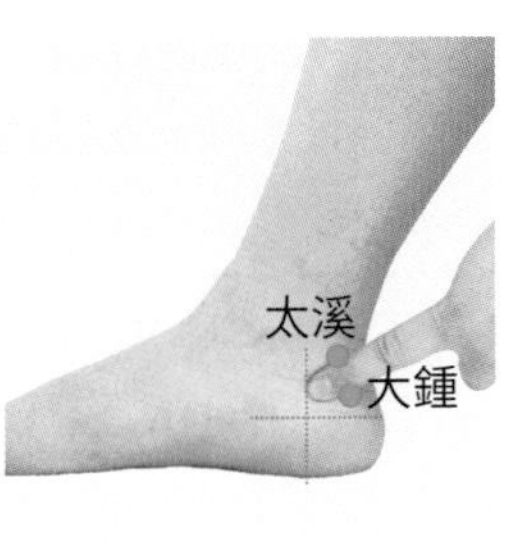

3 秒取穴

先找到太溪穴（見左頁），向下半橫指，再向後平推至凹陷處即是。

水泉 KI5

功效 調補肝腎，溫經散寒，理氣止痛。

主治 小便不利，痛經，經閉（停經），子宮脫垂，腹痛，足跟痛。

按摩 經常用手指或指關節按揉水泉穴，每次 1~3 分鐘。

精準定位

在足跟區，太溪穴（KI3）直下 1 寸，跟骨結節內側的凹陷中。

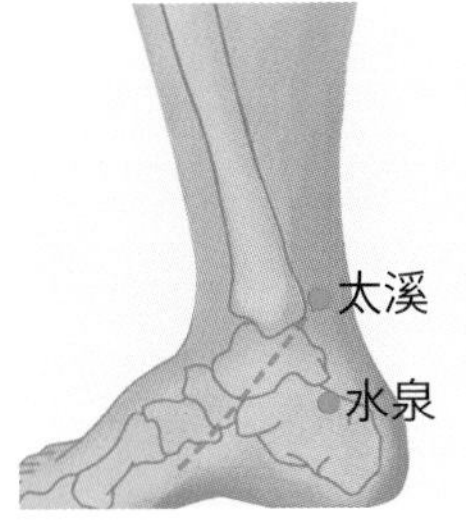

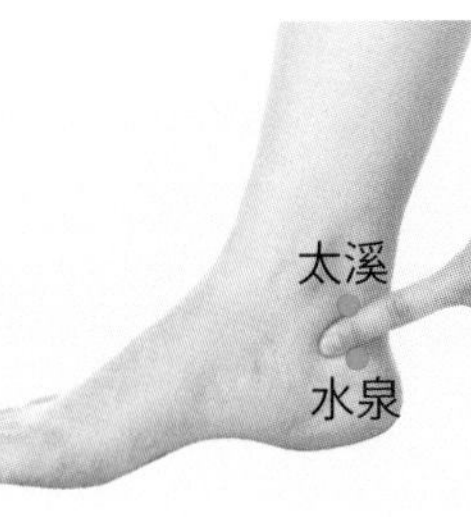

3 秒取穴

先找到太溪穴（見左頁），直下 1 橫指，按壓有酸脹感之處即是。

照海 KI6

功效 清熱利咽，溫經散寒，養心安神。

主治 咽喉腫痛，氣喘，便祕，月經不調，痛經，遺精，腎虛失眠。

按摩 經常用拇指指腹輕輕向下揉按照海穴，每次 1~3 分鐘。

精準定位

在腳踝區，內踝尖下方 1 寸，內踝下緣邊際的凹陷中。

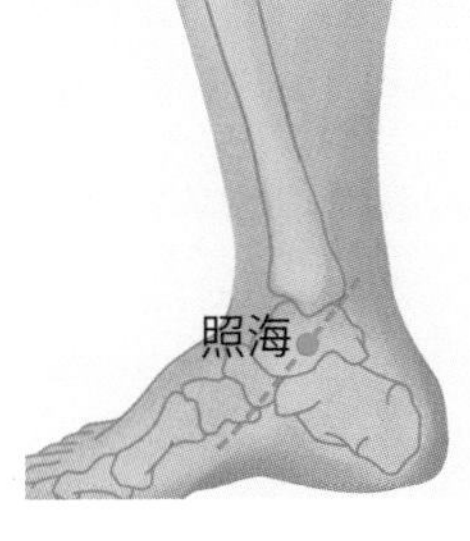

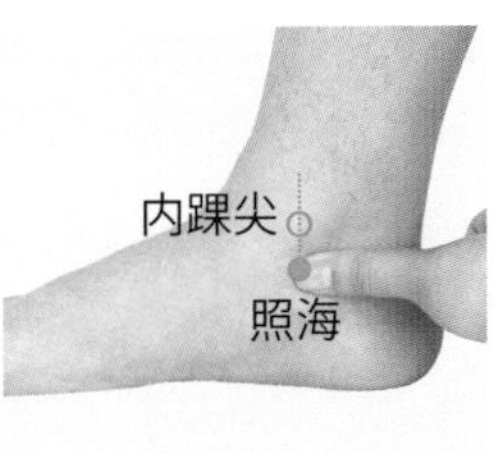

3 秒取穴

坐位垂足，由內踝尖垂直向下推，至下緣凹陷處，按壓有酸痛感之處即是。

復溜 KI7

功效 利濕除熱，滋養肝腎，活絡止痛。

主治 水腫，腹脹，腰脊強痛，盜汗，身熱無汗，自汗。

按摩 用拇指指腹由下往上推按復溜穴，每次 1~3 分鐘。

精準定位

在小腿內側，內踝尖上方 2 寸，跟腱的前緣。

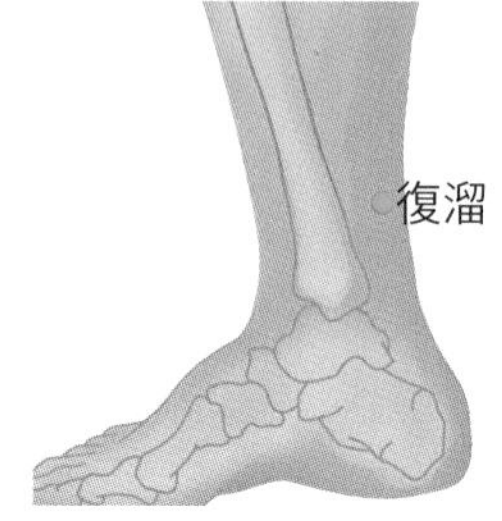

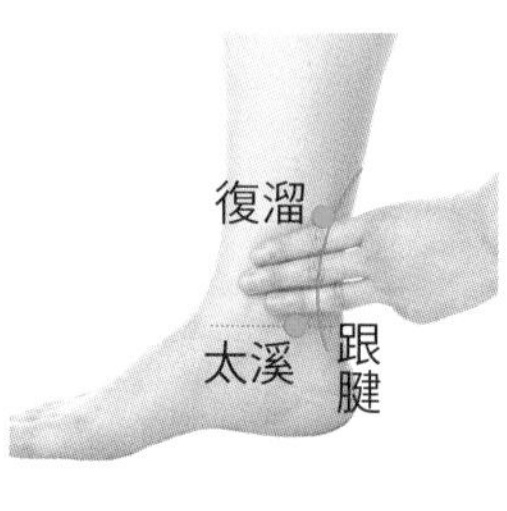

3 秒取穴

先找到太溪穴（見 114 頁），直上 3 橫指，跟腱前緣按壓有酸脹感之處即是。

交信 KI8

功效 補脾益腎，清熱利濕，溫陽通便，消腫止痛。

主治 月經不調，子宮脫垂，尿瀦留（尿液無法排出），大便難，痢疾。

按摩 彎曲拇指，指腹垂直揉按交信穴，有輕微酸脹感為宜。每次左右各揉按 1~3 分鐘，先左後右。

精準定位

在小腿內側，內踝尖上方 2 寸，脛骨內側緣後際的凹陷中。

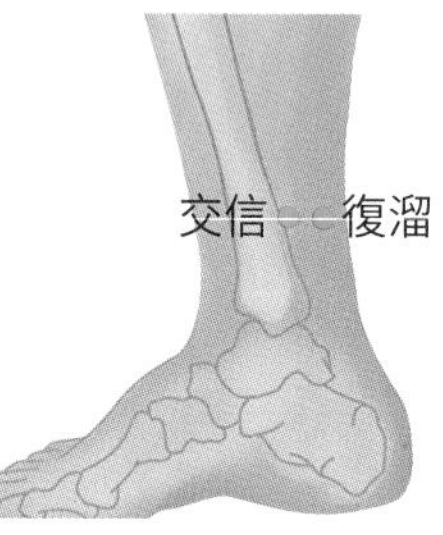

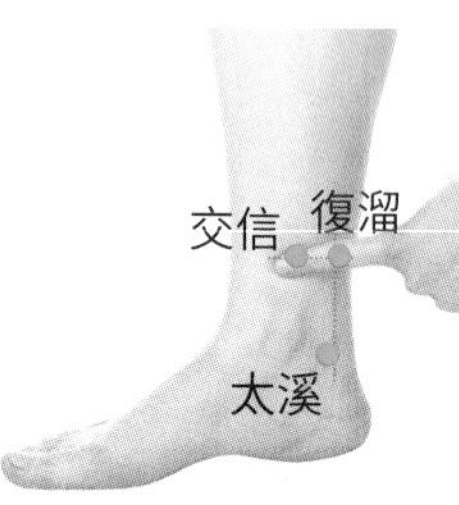

3 秒取穴

先找到太溪穴（見 114 頁），直上 3 橫指，再往前推至脛骨後的凹陷處即是。

築賓 KI9

功效 豁痰息風，降逆止嘔，緩急止痛。

主治 腿軟無力，小腿內側痛，腎炎，膀胱炎，腓腸肌痙攣。

按摩 用食指指腹揉按築賓穴，力度適中，直到不適消失，每次 1~3 分鐘。

精準定位

在小腿內側，太溪穴 (KI3) 直上 5 寸，比目魚肌與跟腱之間。

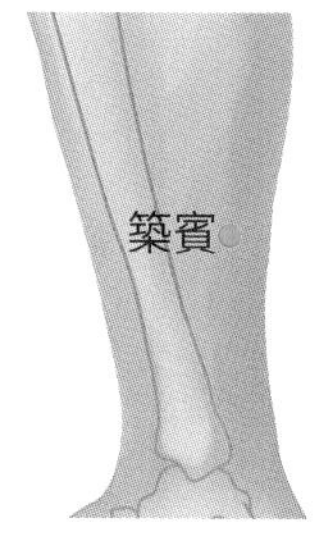

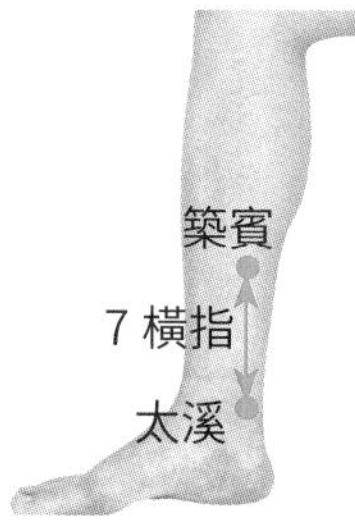

3 秒取穴

先找到太溪穴（見 114 頁），直上量 7 橫指，按壓有酸脹感之處即是。

陰谷 KI10

功效 補益肝腎，溫經散寒，醒腦定志。

主治 膝痛不可屈伸，膝關節炎，小便難，遺精，陽痿，陰囊濕癢，月經不調。

按摩 用食指指腹揉按陰谷穴，力度適中，每次揉按 1~3 分鐘。

精準定位

在膝後區，膕橫紋上，半腱肌肌腱外側緣。

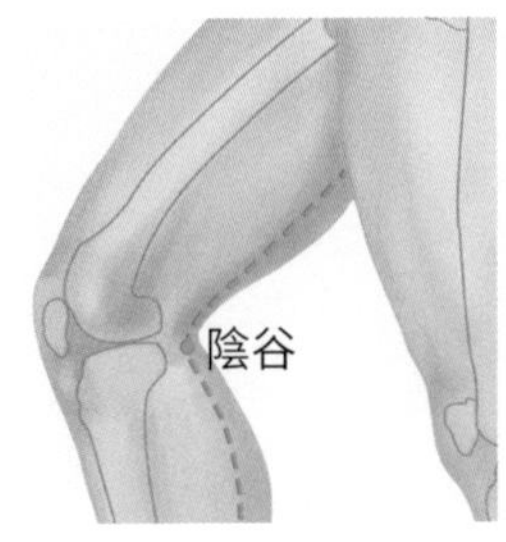

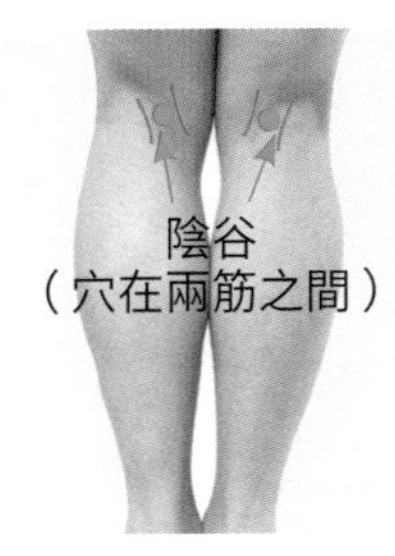

3 秒取穴

微屈膝，在膕窩橫紋內側可觸及兩條筋，兩筋之間的凹陷處即是。

橫骨 KI11

功效 滋精固澀，溫經散寒，補益心腎。

主治 腹脹，腹痛，小便不通，外生殖器腫痛，遺精，月經不調，盆腔炎，泄瀉，便祕。

按摩 經常用中指指腹按揉橫骨穴，每次 1~3 分鐘。

精準定位

在下腹部，臍中下方 5 寸，前正中線旁開 0.5 寸。

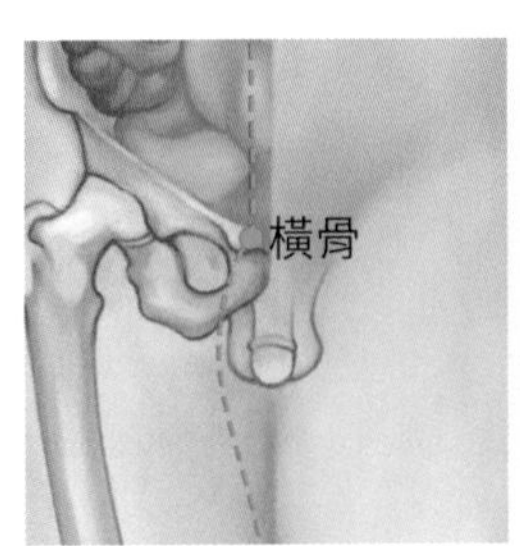

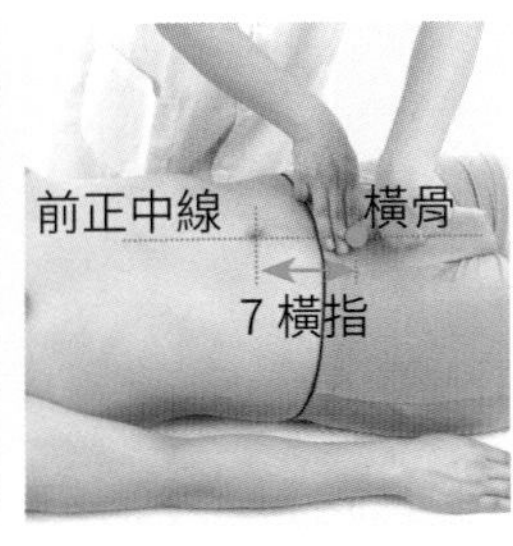

3 秒取穴

仰臥，摸到恥骨聯合的上緣，再旁開半橫指之處即是。

大赫 KI12

功效 調補肝腎，溫經散寒，健脾利濕。

主治 遺精，早洩，月經不調，子宮脫垂，盆腔炎。

按摩 用拇指指腹從上往下推摩大赫穴，每次 3~5 分鐘。

精準定位

在下腹部，臍中下方 4 寸，前正中線旁開 0.5 寸。

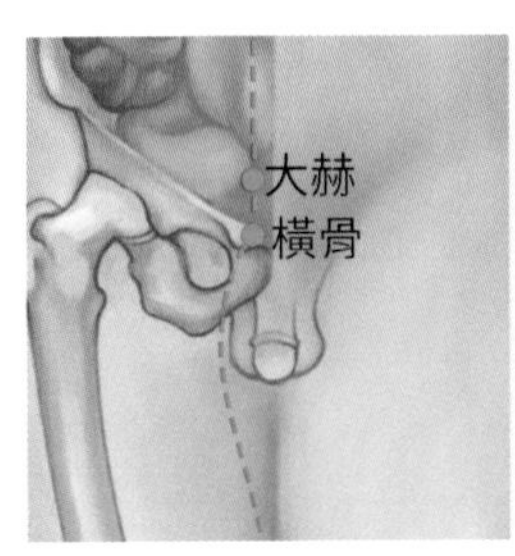

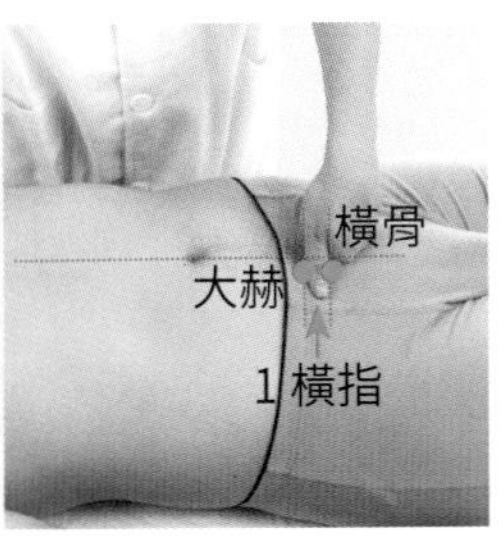

3 秒取穴

仰臥，先找到橫骨穴（見本頁），向上 1 橫指之處即是。

氣穴 KI13

功效 調補肝腎，溫經散寒，健脾利濕。

主治 月經不調，痛經，不孕，小便不通，遺精，陽痿，腹瀉。

按摩 用拇指指腹從上往下推摩氣穴，每次 3~5 分鐘。

精準定位

在下腹部，臍中下方 3 寸，前正中線旁開 0.5 寸。

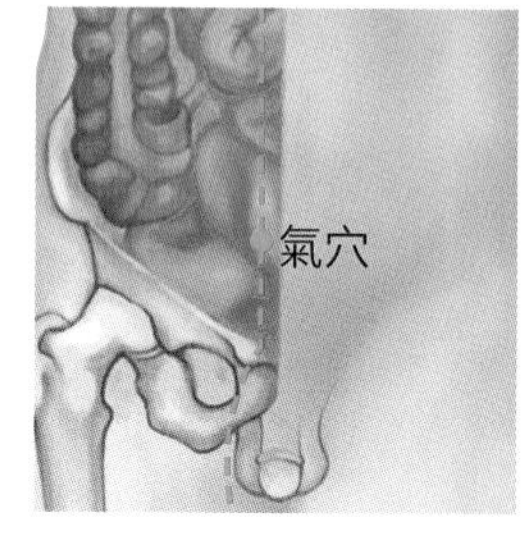

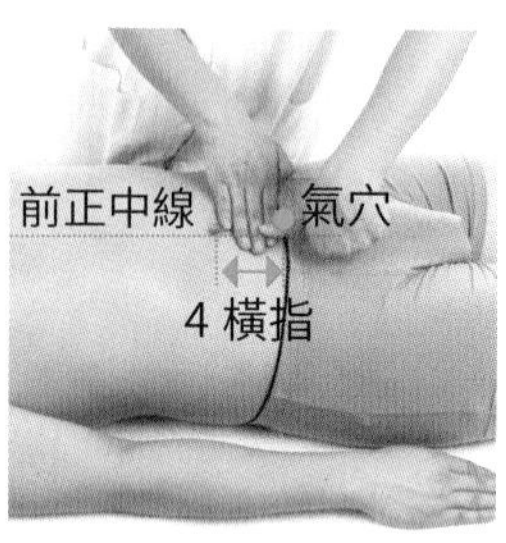

3 秒取穴

仰臥，肚臍下 4 橫指處，再旁開半橫指之處即是。

四滿 KI14

功效 健脾利濕，溫經散寒，緩急止痛。

主治 月經不調，痛經，不孕，遺尿，遺精，水腫，小腹疼痛，便祕，腸炎，痢疾。

按摩 經常用中指指腹按揉四滿穴，每次 1~3 分鐘。

精準定位

在下腹部，臍中下方 2 寸，前正中線旁開 0.5 寸。

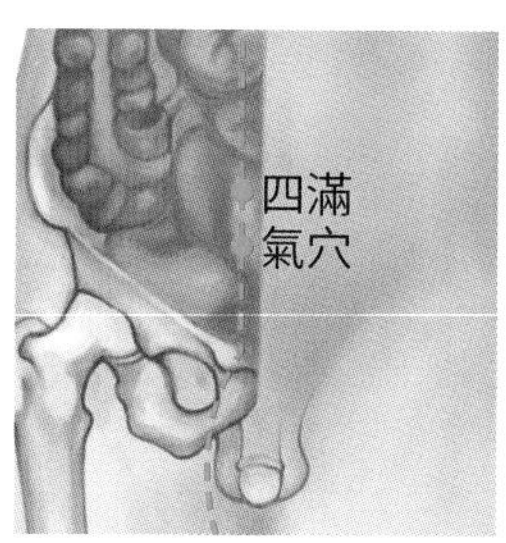

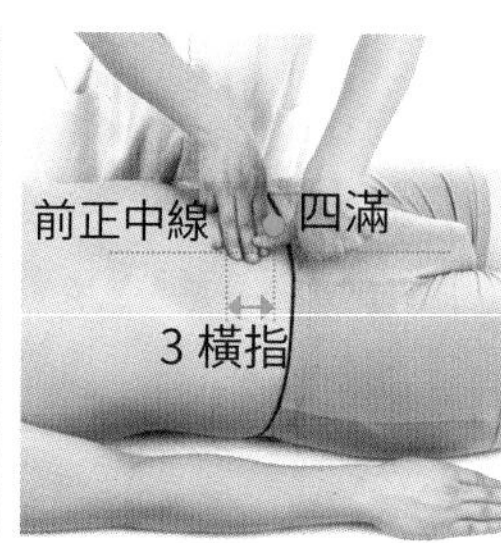

3 秒取穴

仰臥，肚臍下 3 橫指處，再旁開半橫指之處即是。

中注 KI15

功效 補脾益腎，溫經散寒，緩急止痛。

主治 腹脹，嘔吐，泄瀉，痢疾，月經不調，腰腹疼痛。

按摩 經常用中指指腹按揉中注穴，每次 1~3 分鐘。

精準定位

在下腹部，臍中下方 1 寸，前正中線旁開 0.5 寸。

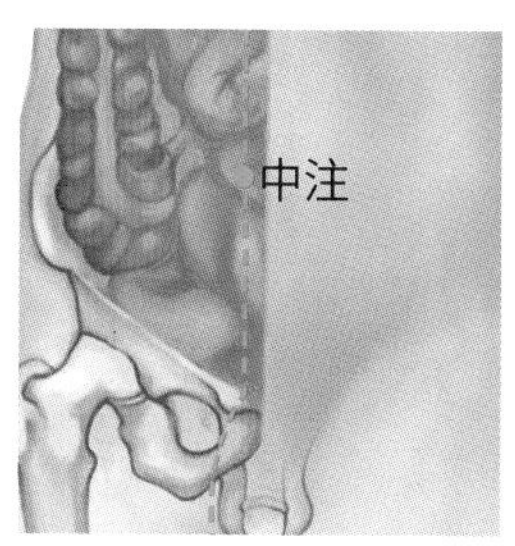

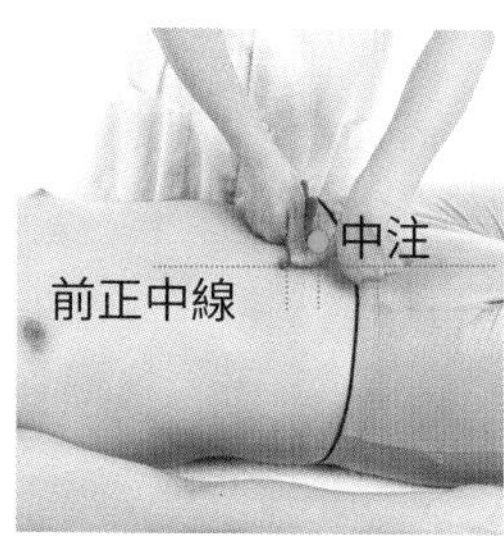

3 秒取穴

仰臥，肚臍下 1 橫指處，再旁開半橫指之處即是。

肓俞 KI16

功效 溫經散寒，理氣止痛，和胃止嘔。

主治 腹痛繞臍，腹脹，嘔吐，泄瀉，痢疾，便祕。

按摩 用拇指指腹從上往下推摩肓俞穴，每次 3~5 分鐘。

精準定位

在腹中部，臍中旁開 0.5 寸。

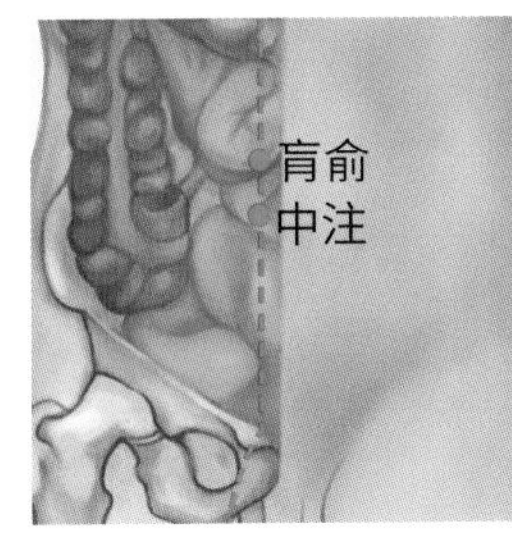

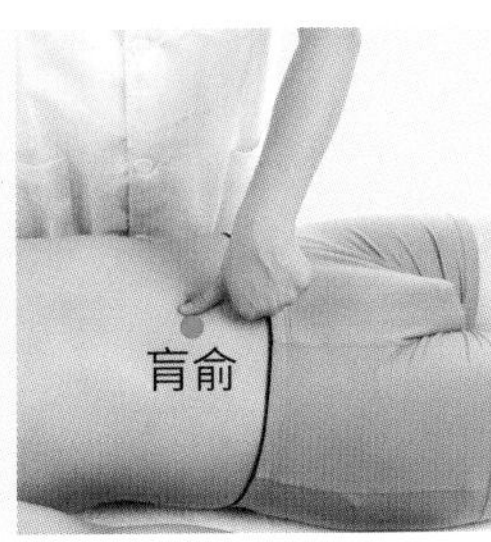

3 秒取穴

仰臥，肚臍旁開半橫指之處即是。

商曲 KI17

功效 溫經散寒，理氣止痛，健脾益氣。

主治 腹痛繞臍，腹脹，嘔吐，泄瀉，痢疾，腸炎，便祕。

按摩 每天用中指指腹按揉商曲穴 1~3 分鐘，長期持續。

精準定位

在上腹部，臍中上方 2 寸，前正中線旁開 0.5 寸。

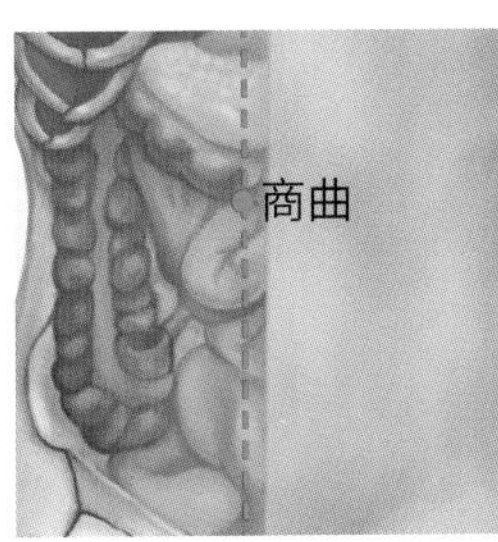

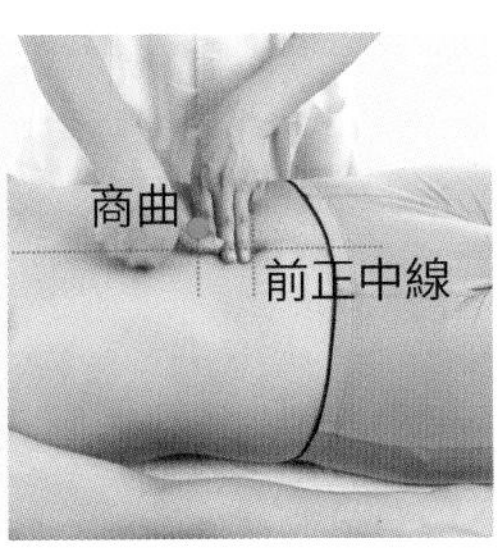

3 秒取穴

仰臥，肚臍上 3 橫指處，再旁開半橫指之處即是。

石關 KI18

功效 降逆止嘔，溫經散寒，溫腎助陽。

主治 月經不調，惡露，胃痙攣，便祕，腸炎。

按摩 用兩手中指指腹相互交疊，用力按壓石關穴，以有酸脹感為宜。每次揉按 3~5 分鐘。

精準定位

在上腹部，臍中上方 3 寸，前正中線旁開 0.5 寸。

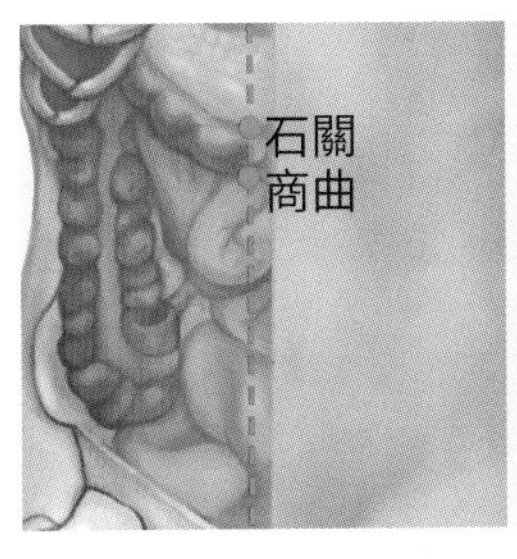

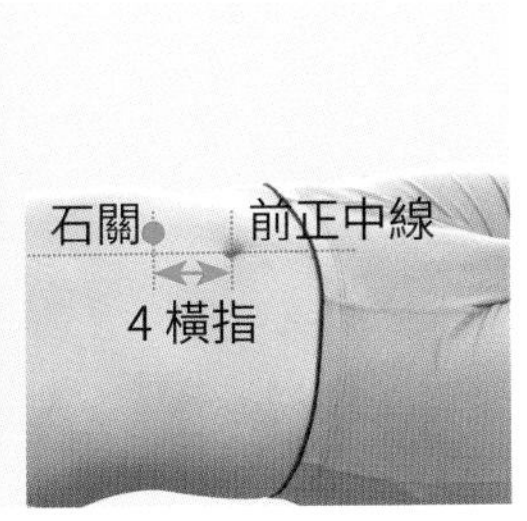

3 秒取穴

仰臥，肚臍上 4 橫指處，再旁開半橫指之處即是。

陰都 KI19

功效 溫腎助陽，溫經散寒，健脾益氣。

主治 腹脹，腸鳴，腹痛，哮喘，便祕，不孕。

按摩 用拇指指腹從上往下推摩陰都穴，每次 3~5 分鐘。

精準定位

在上腹部，臍中上方 4 寸，前正中線旁開 0.5 寸。

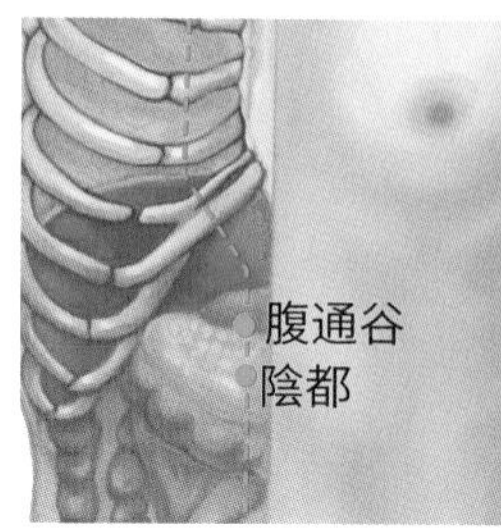

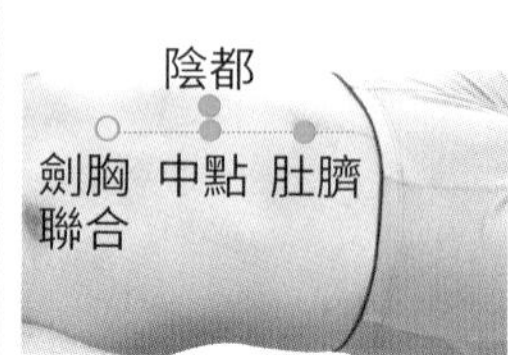

3 秒取穴

仰臥，劍胸聯合與肚臍連線中點，再旁開半橫指之處即是。

腹通谷 KI20

功效 溫經散寒，理氣止痛，和胃止嘔。

主治 腹痛，腹脹，嘔吐，胸痛，心痛，心悸，急性、慢性胃炎。

按摩 用雙手手掌摩腹通谷穴，每次 3~5 分鐘。

精準定位

在上腹部，臍中上方 5 寸，前正中線旁開 0.5 寸。

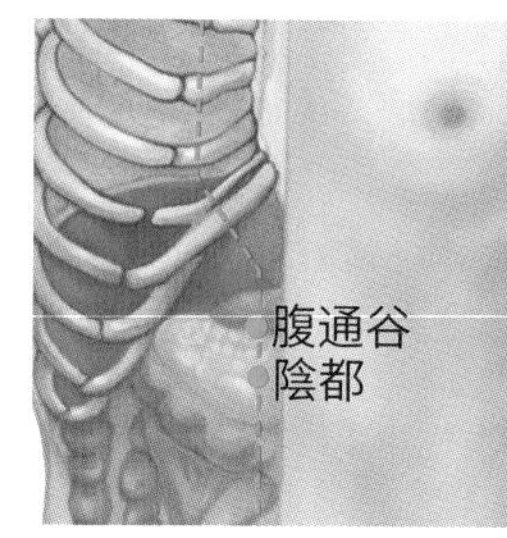

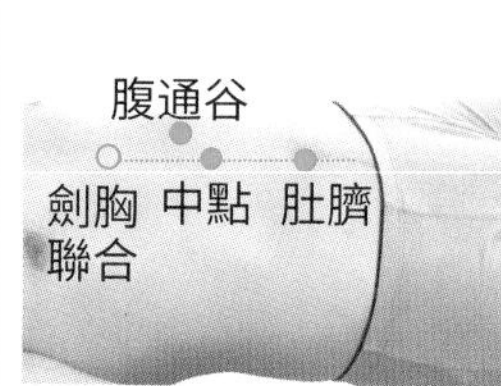

3 秒取穴

仰臥，劍胸聯合與肚臍連線中點，直上 1 橫指，再旁開半橫指之處即是。

幽門 KI21

功效 溫經散寒，理氣止痛，溫陽固澀。

主治 腹痛，妊娠嘔吐，胃痛，胃潰瘍，乳腺炎，泄瀉，痢疾。

按摩 用食指和中指推按幽門穴，每次 1~3 分鐘。

精準定位

在上腹部，臍中上方 6 寸，前正中線旁開 0.5 寸。

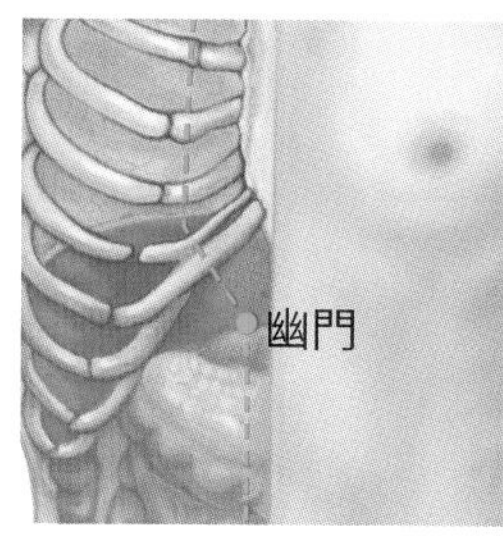

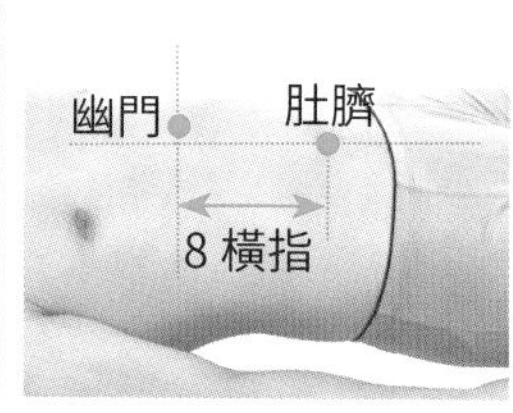

3 秒取穴

仰臥，肚臍上 8 橫指，再旁開半橫指之處即是。

步廊 KI22

功效 止咳平喘，寬胸理氣，清熱解毒。
主治 咳嗽，哮喘，胸痛，鼻塞，急性、慢性胃炎，肋間神經炎，胸膜炎。
按摩 用食指和中指推按步廊穴，每次 1~3 分鐘。

精準定位

在胸部，第五肋間隙，前正中線旁開 2 寸。

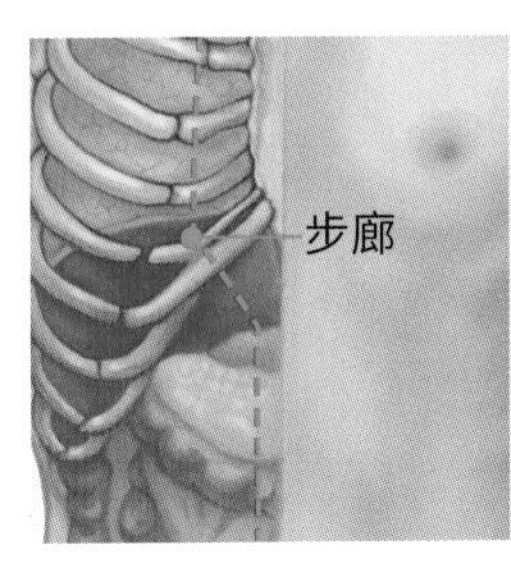

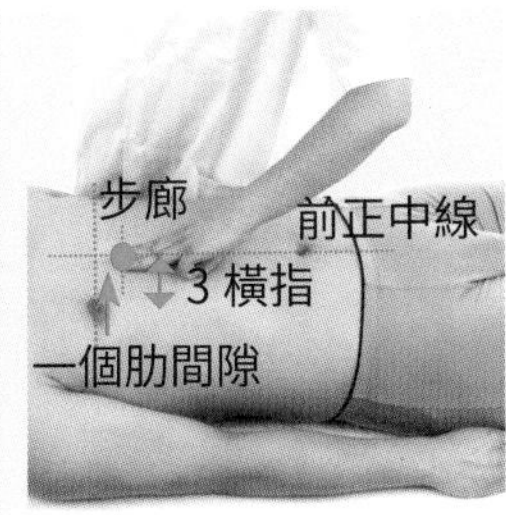

3 秒取穴

仰臥，自乳頭向下摸一個肋間隙，此間隙中，從前正中線旁開 3 橫指之處即是。

神封 KI23

功效 止咳平喘，疏肝理氣，化積消滯。
主治 咳嗽，哮喘，嘔吐，胸痛，乳腺炎，肋間神經痛，胸膜炎。
按摩 用中指指腹揉按神封穴，每次 3~5 分鐘。

精準定位

在胸部，第四肋間隙，前正中線旁開 2 寸。

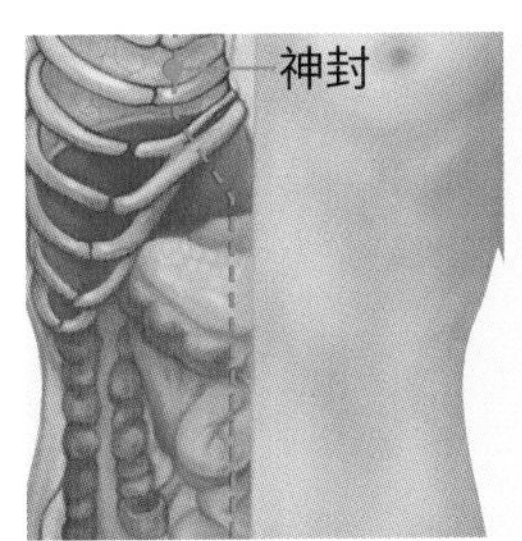

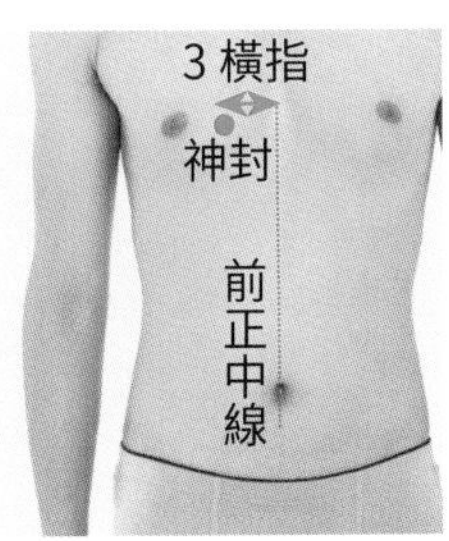

3 秒取穴

橫平於乳頭的肋間隙中，從前正中線旁開 3 橫指之處即是。

靈墟 KI24

功效 疏風止咳，祛痰平喘，消腫散結。
主治 咳嗽，哮喘，胸痛，乳癰（乳腺炎），肋間神經痛，胸膜炎。
按摩 用中指指腹揉按靈墟穴，每次 3~5 分鐘。

精準定位

在胸部，第三肋間隙，前正中線旁開 2 寸。

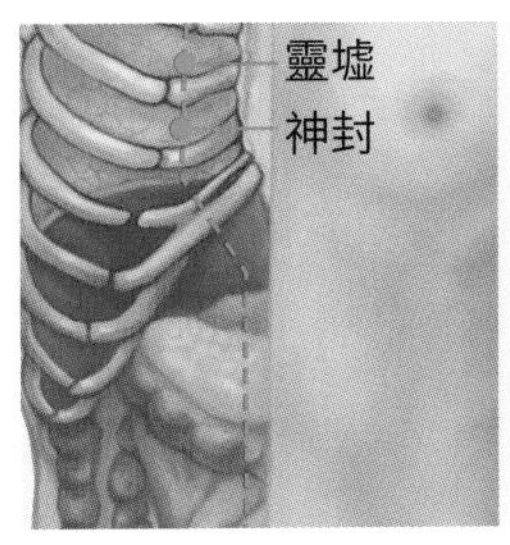

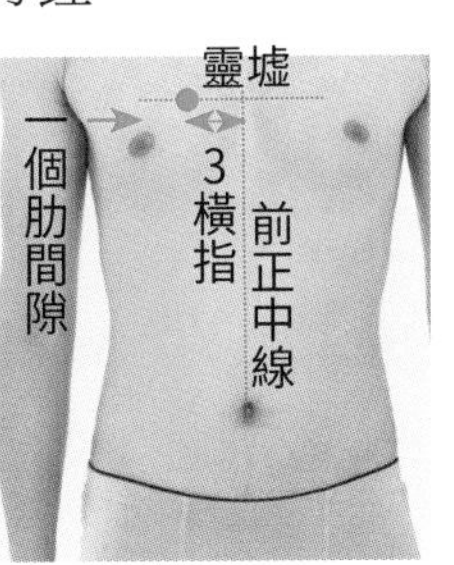

3 秒取穴

自乳頭垂直向上推一個肋間隙，此間隙中，從前正中線旁開 3 橫指之處。

神藏 KI25

功效 止咳平喘，理氣止痛，健脾和胃。

主治 咳嗽，哮喘，胸痛，支氣管炎，嘔吐，肋間神經痛，胸膜炎。

按摩 用中指指腹揉按神藏穴，每次 3~5 分鐘。

精準定位

在胸部，第二肋間隙，前正中線旁開 2 寸。

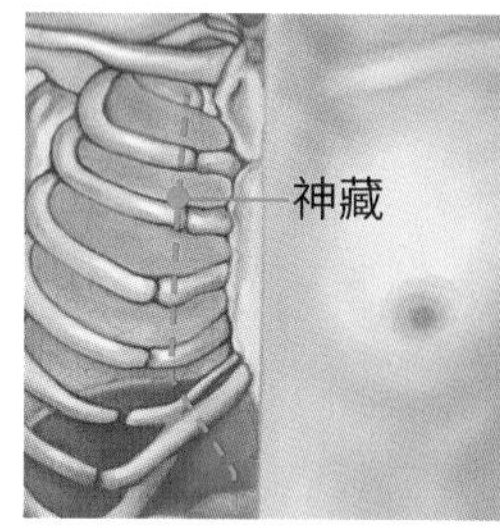

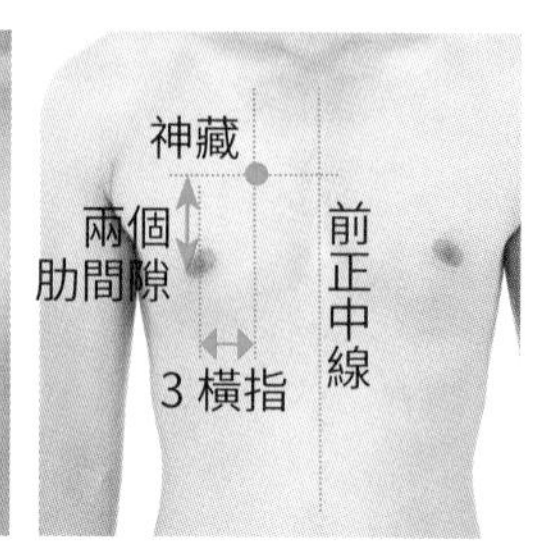

3 秒取穴

自乳頭垂直向上推兩個肋間隙，此間隙中，往前正中線旁開 3 橫指之處即是。

彧中（彧，音同「玉」。） KI26

功效 止咳平喘，理氣除滿，健脾開胃。

主治 咳嗽，哮喘，胸脅脹滿，食慾不振，肋間神經痛，胸膜炎。

按摩 用中指指腹揉按彧中穴，每次 3~5 分鐘。

精準定位

在胸部，第一肋間隙，前正中線旁開 2 寸。

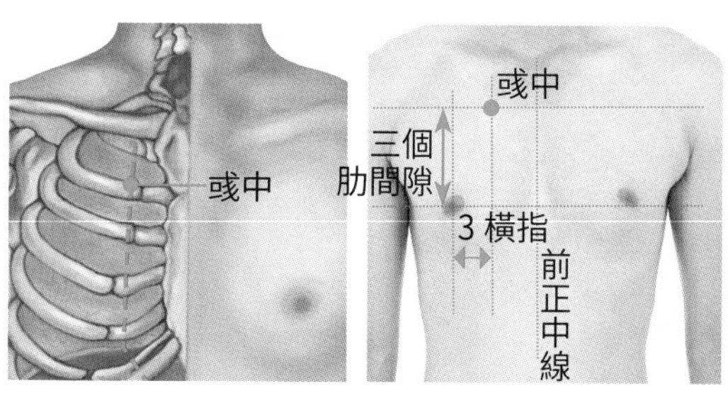

3 秒取穴

自乳頭垂直向上推三個肋間隙，此間隙中，往前正中線旁開 3 橫指之處即是。

俞府 KI27

功效 止咳平喘，理氣止痛，健脾和胃。

主治 咳嗽，哮喘，嘔吐，胸脅脹滿，食慾不振，肋間神經痛，胸膜炎。

按摩 用中指指腹揉按俞府穴，每次 3~5 分鐘。

精準定位

在胸部，鎖骨下緣，前正中線旁開 2 寸。

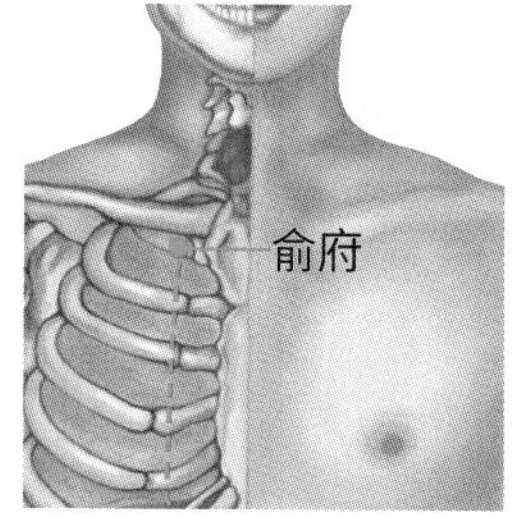

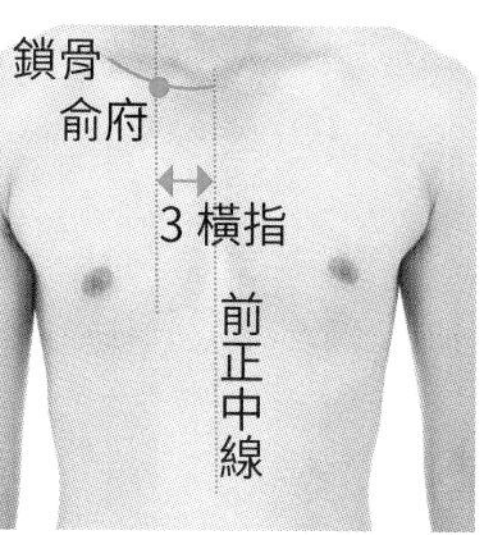

3 秒取穴

鎖骨下可觸及一凹陷，在此凹陷中，前正中線旁開 3 橫指之處即是。

第 10 章

手厥陰心包經

手厥陰心包經起於胸脅部，出於心包，向下通過橫膈膜，與三焦聯繫。其中胸部支脈，沿著胸中，出於脅部，向上走至腋窩中，並沿上臂內側，向下行於肺經與心經之間，經過肘窩後，一直沿著前臂、手掌直達中指指端（中衝穴）。另一小支脈則從掌中分出，於無名指指端與三焦經相接。

手厥陰心包經一側 9 個穴位（左右共 18 個穴位），其中 8 個分布於上肢，1 個位於胸部。首穴天池，末穴中衝。聯繫的臟腑和器官有三焦、心包，所以能夠治療這些臟器和器官所在部位的疾病。

主治病候

心、胸、胃、神志病，以及經脈循行部位的其他病症，例如：心痛、胸悶、心悸、心煩、癲狂（精神錯亂）、腋下腫、肘臂攣急（肌肉緊張或抽動）等症。

手 厥 陰 心 包 經

經穴歌訣

九穴心包手厥陰，
天池天泉曲澤深，
郄門間使內關對，
大陵勞宮中衝尋。

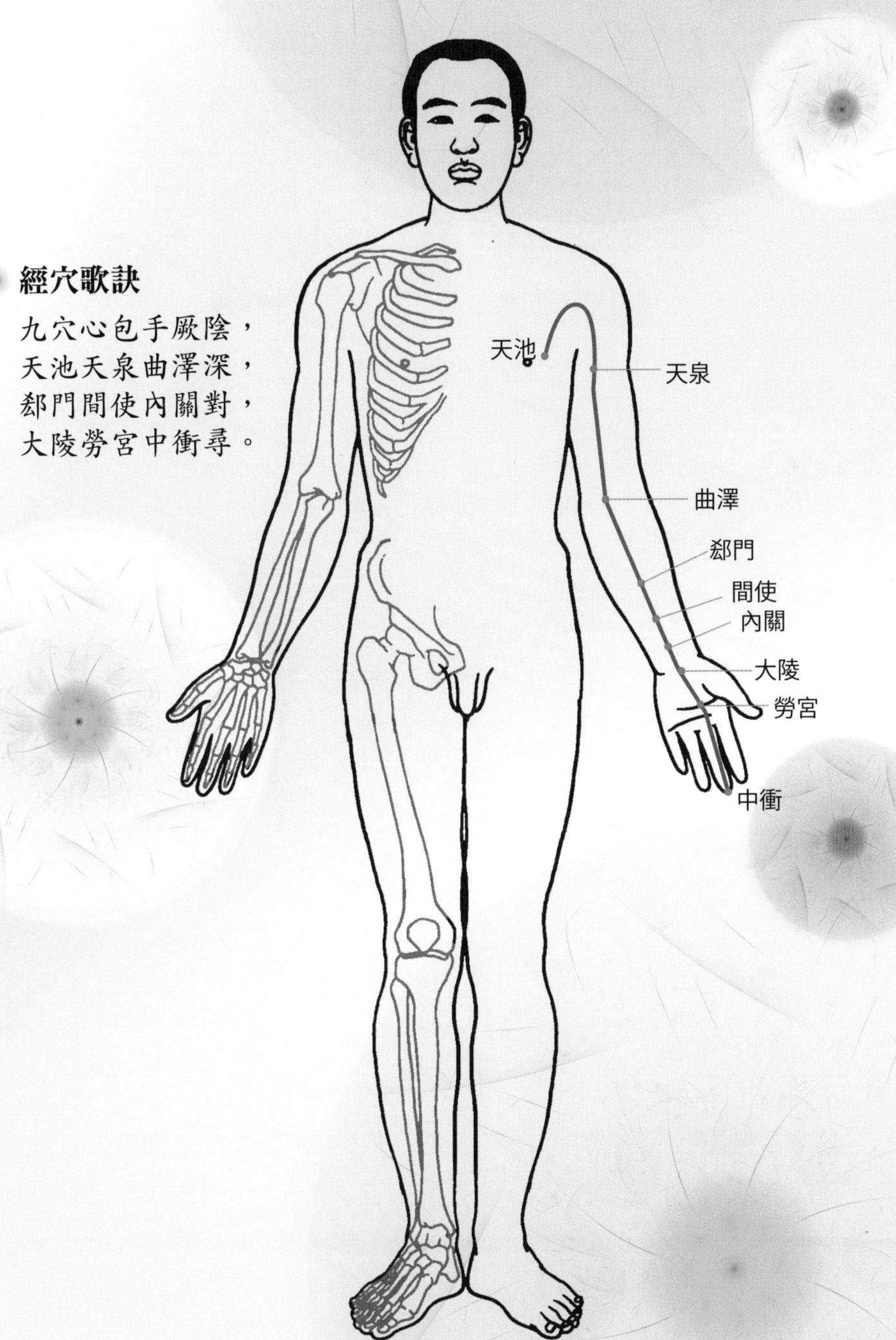

天池 PC1

功效 止咳平喘，疏肝理氣，養心安神。
主治 咳嗽，哮喘，嘔吐，胸痛，胸悶，乳汁不足，乳腺炎。
按摩 用中指指腹垂直下壓揉按天池穴，持續 3~5 分鐘為宜。

精準定位

在胸部，第四肋間隙，前正中線旁開 5 寸。

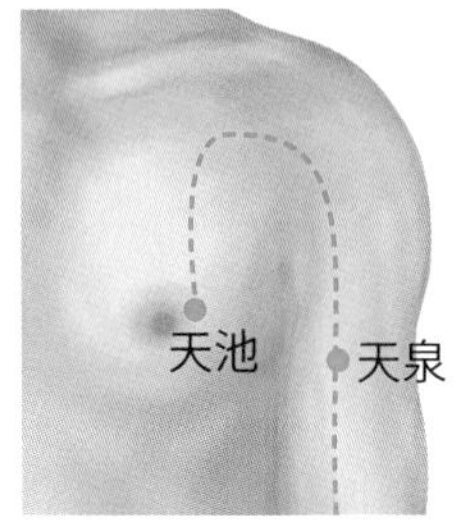

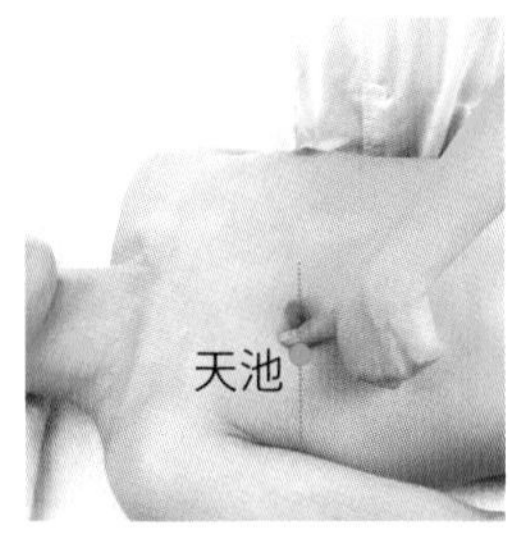

3 秒取穴

仰臥，自乳頭沿水平線向外側旁開 1 橫指，按壓有酸脹感之處即是。

天泉 PC2

功效 宣肺止咳，疏肝理氣，通絡止痛。
主治 心絞痛，咳逆，上臂內側疼痛，胸脅脹滿，胸背痛。
按摩 每天持續用中指指腹揉天泉穴，每次 1~3 分鐘。

精準定位

在臂前區，腋前紋頭下 2 寸，肱二頭肌的長、短頭之間。

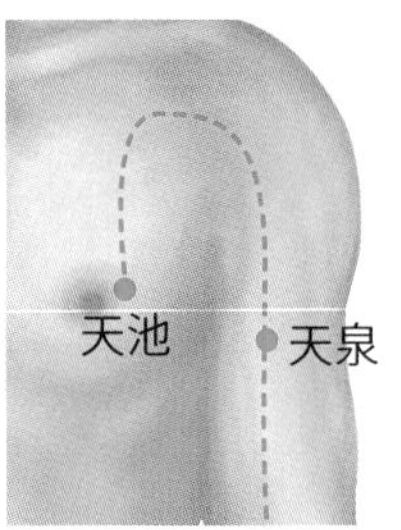

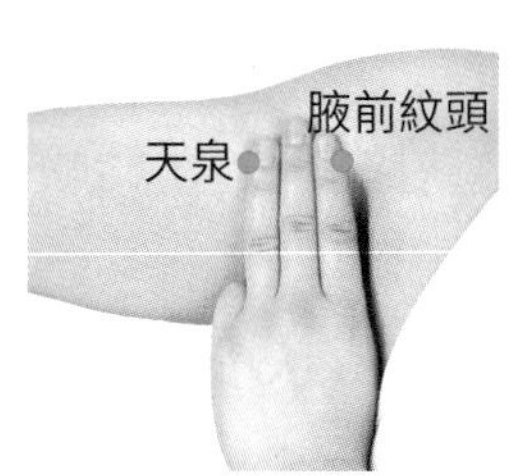

3 秒取穴

伸肘仰掌，腋前紋頭直下 3 橫指，在肱二頭肌肌腹間隙中，按壓有酸脹感之處即是。

曲澤 PC3

功效 定悸止驚，通脈止痛，健脾和胃，清熱解毒。
主治 胃脘疼痛，嘔吐，腹瀉，心絞痛，肘臂掣痛（抽搐及牽引的痛感）不伸，支氣管炎，中暑。
按摩 用拇指垂直按壓曲澤穴，每次 1~3 分鐘。

精準定位

在肘內側區，肘橫紋上，肱二頭肌肌腱尺側緣的凹陷中。

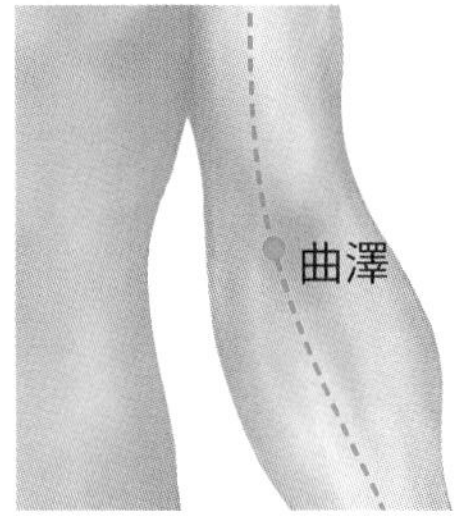

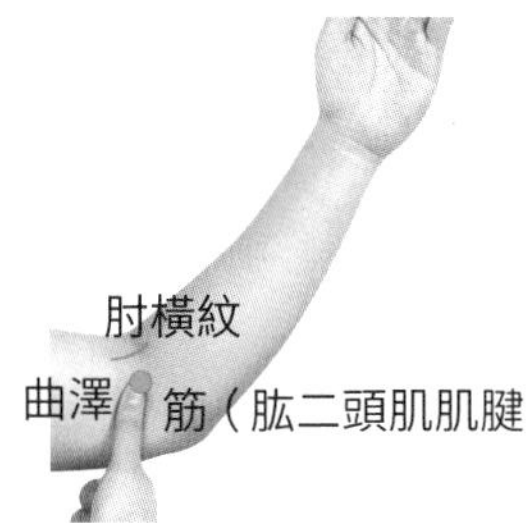

3 秒取穴

肘微彎，肘彎裡可摸到一條大筋，其內側橫紋上可觸及的凹陷處即是。

郄門（郄，音義同「隙」。）PC4

功效 定悸止驚，滌痰開竅，涼血止血。

主治 心絞痛，心悸，嘔血，鼻塞，乳腺炎。

按摩 用右手拇指按定左手郄門穴，然後左手腕向內轉動 45 度再返回，以每分鐘 60 次的速度重複該動作，按摩 1 分鐘。

精準定位

在前臂內側區，腕掌側遠端橫紋上 5 寸，掌長肌腱與橈側腕屈肌腱之間。

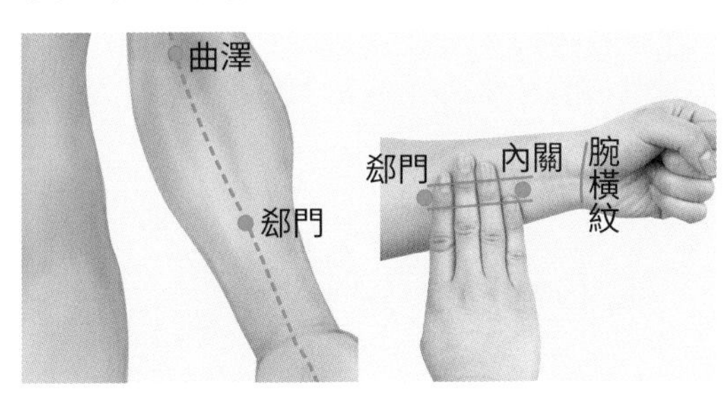

3 秒取穴

微屈腕握拳，從腕橫紋向上 3 橫指，兩條索狀筋之間是內關穴，再向上 4 橫指之處。

間使 PC5

功效 定悸止驚，清熱利濕，寬胸和胃。

主治 心絞痛，心肌炎，中風，瘧疾，月經不調，小兒驚風，感冒，精神病，蕁麻疹。

按摩 用拇指指腹按壓間使穴，每次 1~3 分鐘。

精準定位

在前臂內側區，腕掌側遠端橫紋上 3 寸，掌長肌腱與橈側腕屈肌腱之間。

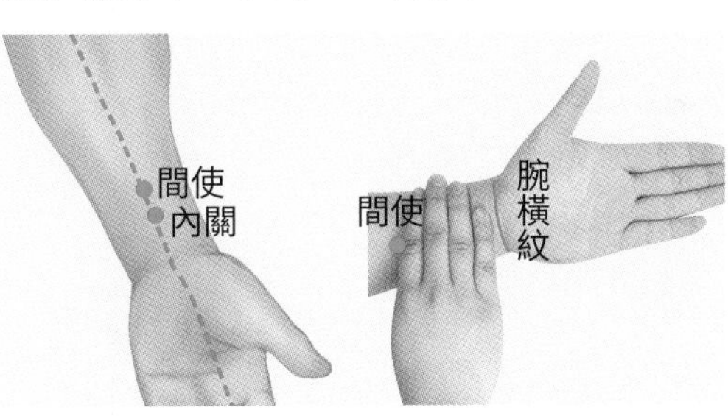

3 秒取穴

微屈腕握拳，從腕橫紋向上 4 橫指，兩條索狀大筋之間即是。

內關 PC6

功效 寬胸理氣，和胃降逆，養心定神。

主治 心痛，心悸，失眠，癲癇，胃脘疼痛，嘔吐，呃逆，哮喘，小兒驚風，低血壓，高血壓，心臟病。

按摩 用左手拇指尖按壓右側內關穴，按捏 10~15 分鐘，每日 2~3 次；再用右手按壓左側的內關，反覆操作。

精準定位

在前臂內側區，腕掌側遠端橫紋上 2 寸，掌長肌腱與橈側腕屈肌腱之間。

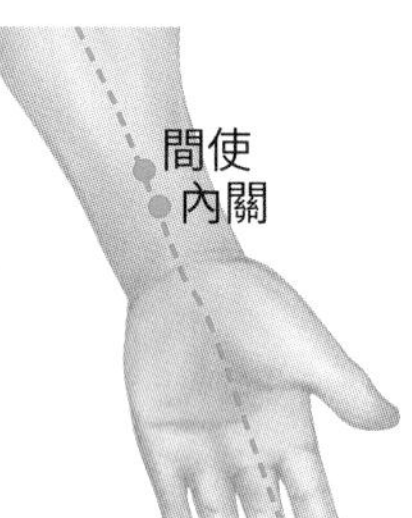

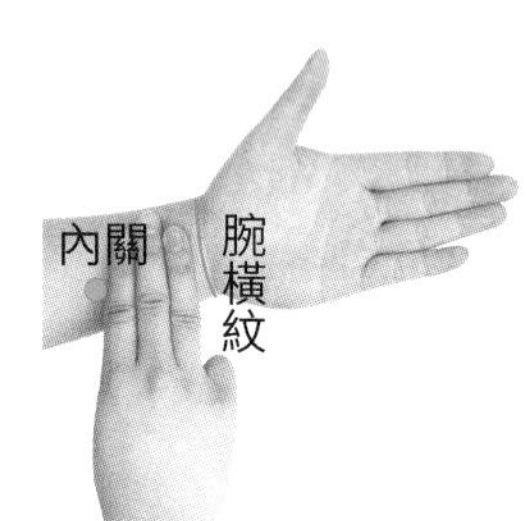

3 秒取穴

曲肘微握拳，從腕橫紋向上 3 橫指，兩條索狀筋之間即是。

大陵 PC7

功效 滌痰開竅，和胃降逆，清熱涼血。

主治 黃疸，食慾不振，手指麻木，高血壓，小兒驚風，中風，昏迷。

按摩 用拇指指尖垂直掐按大陵穴，每天早晚兩側穴位各掐按 1~3 分鐘。

精準定位

在腕內側區，腕掌側遠端橫紋中，掌長肌腱與橈側腕屈肌腱之間。

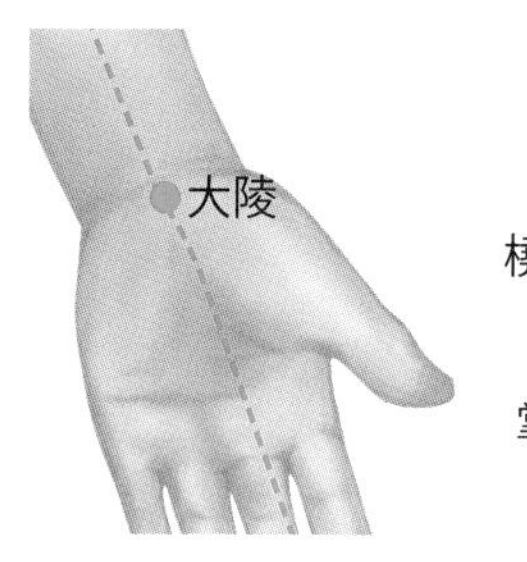

3 秒取穴

微屈腕握拳，在腕橫紋上，兩條索狀大筋之間即是。

勞宮 PC8

功效 滌痰開竅，和胃降逆，清熱涼血。

主治 黃疸，食慾不振，手指麻木，高血壓，小兒驚風，中風，昏迷。

按摩 用拇指指尖點按或按揉勞宮穴，左右交替，每次 3~5 分鐘。

精準定位

在掌區，橫平於第三掌指關節近端，第二、第三掌骨之間偏於第三掌骨。

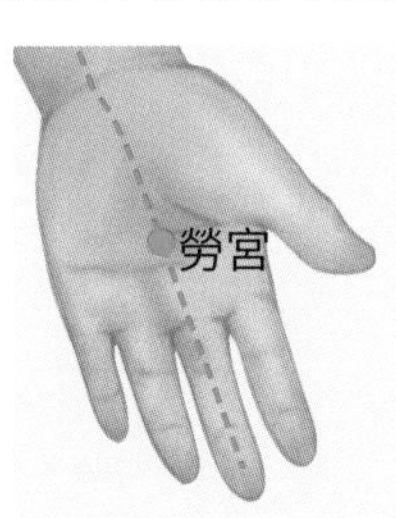

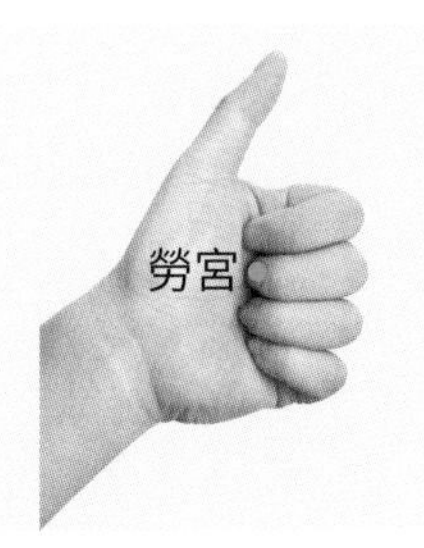

3 秒取穴

握拳屈指，中指尖所指的掌心處，按壓有酸痛感之處即是。

中衝 PC9

功效 滌痰開竅，清熱消腫，甦厥（復甦暈厥）醒神。

主治 心痛，心煩，中風，暈厥，中暑，高血壓，耳鳴，耳聾，小兒夜啼，小兒驚風。

按摩 用拇指指尖點按或掐中衝穴，每次 1~3 分鐘。

精準定位

在手指，中指末端最高點。

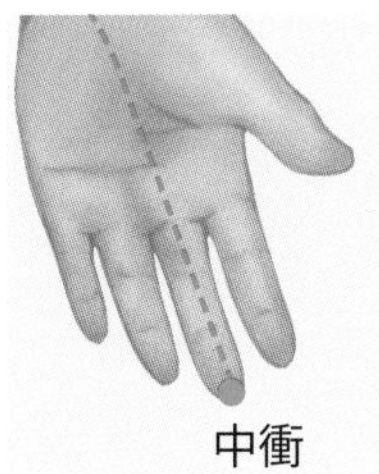

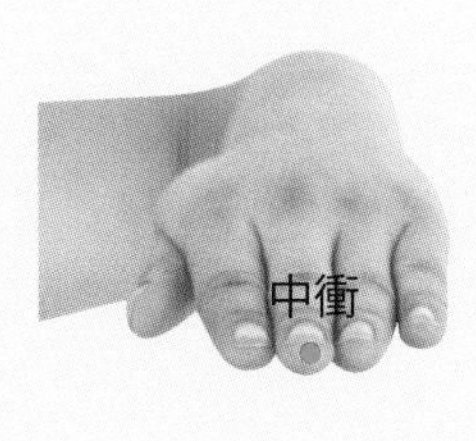

3 秒取穴

俯掌，在中指尖端的中央取穴。

第 11 章

手少陽三焦經

手少陽三焦經起於無名指尖外端，並向上沿手背循行，經過腕部、手臂及肩膀處，並於肩膀處分為兩支脈。其一支脈進入體內胸部，經過心包橫膈膜，並聯繫上焦、中焦及下焦，另一支脈則向上循行於頸的側部，繞過耳部及面部，最後達於眼眉外側，與膽經相接。

手少陽三焦經一側 23 個穴位（左右共 46 個穴位），其中 13 個分布於上肢，10 個位於頸部和頭部。首穴關衝，末穴絲竹空。聯繫的臟腑和器官有三焦、心包、耳、目，所以能夠治療這些臟器和器官所在部位的疾病。

主治病候

頭、耳、目、胸脅、咽喉病，熱病，以及經脈循行部位的其他病症，例如：腹脹、水腫、遺尿、小便不利、耳鳴、耳聾、咽喉腫痛、目赤腫痛、頰腫、耳後、肩臂肘部外側疼痛等症。

手少陽三焦經

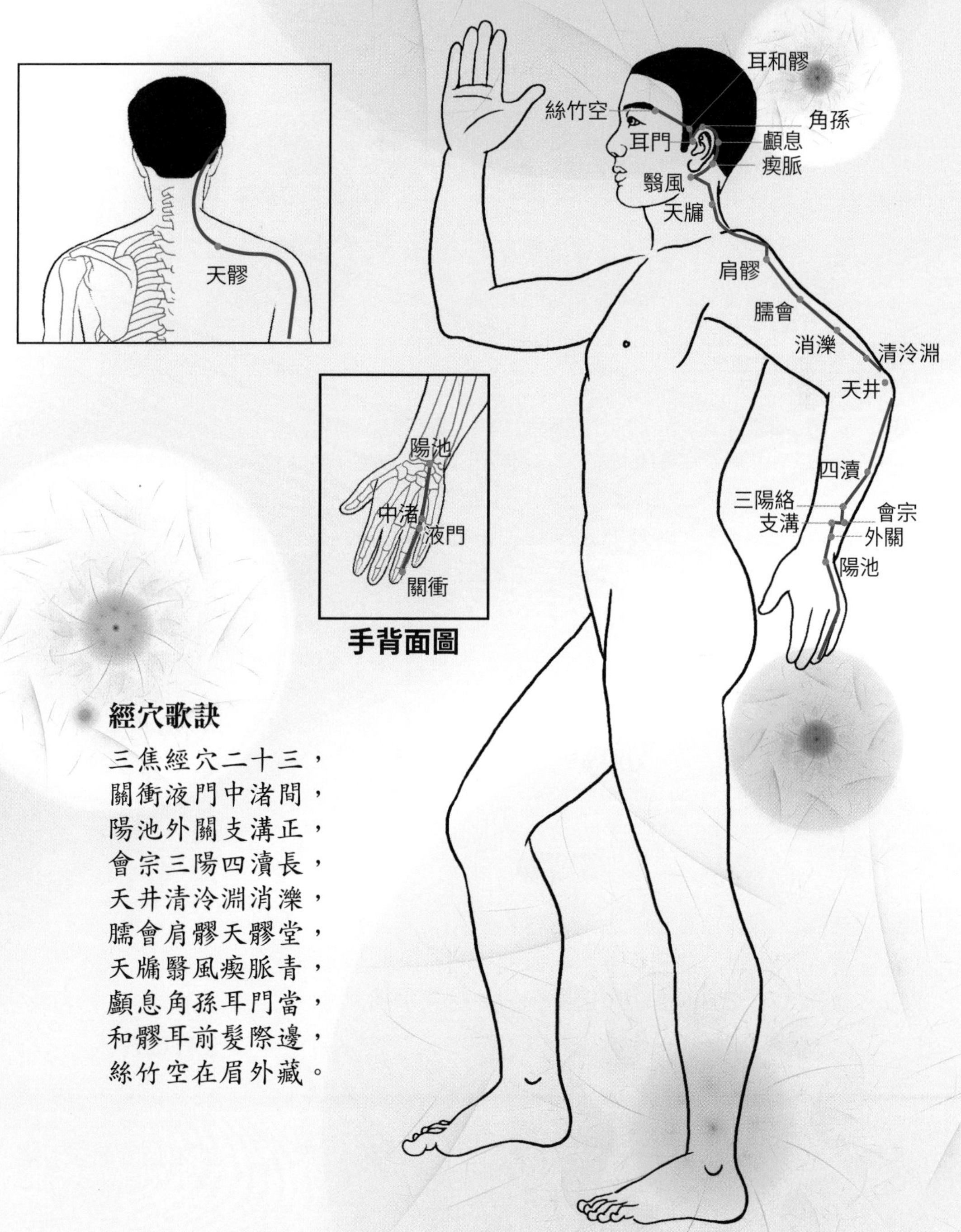

經穴歌訣

三焦經穴二十三，
關衝液門中渚間，
陽池外關支溝正，
會宗三陽四瀆長，
天井清冷淵消濼，
臑會肩髎天髎堂，
天牖翳風瘈脈青，
顱息角孫耳門當，
和髎耳前髮際邊，
絲竹空在眉外藏。

關衝 TE1

功效 清肝瀉火，通絡止痛，清瀉風熱。

主治 寒熱頭痛，偏頭痛，耳鳴，耳聾，熱病汗不出，咽喉腫痛，視物不明，肘痛。

按摩 用拇指尖掐按關衝穴，每次 1~3 分鐘。

精準定位

在手指，第四指末節尺側，指甲根角側旁開 0.1 指寸。

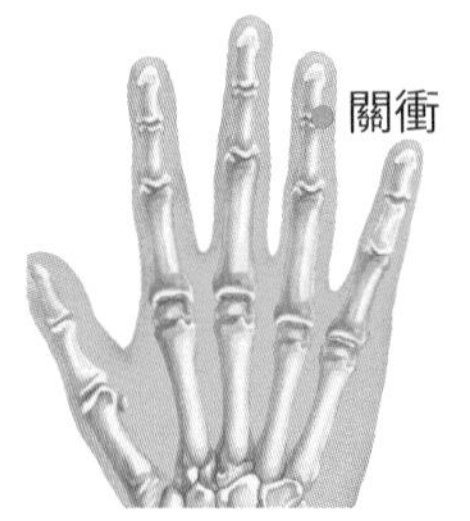

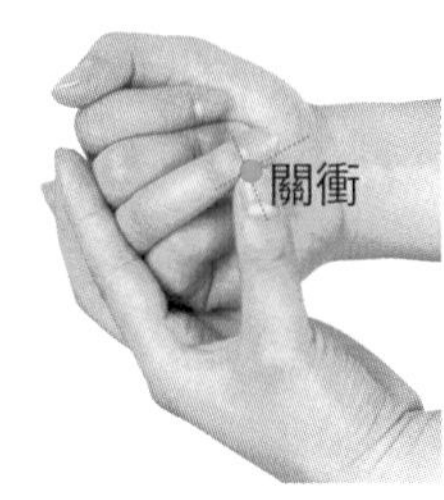

3 秒取穴

沿無名指指甲底部與側緣引線的交點處即是。

液門 TE2

功效 清熱利咽，清肝瀉火，通絡止痛。

主治 手背紅腫，手指拘攣（難以屈伸），腕部無力，前臂疼痛，熱病汗不出，寒熱頭痛，瘧疾。

按摩 用拇指指腹揉按液門穴，每次 1~3 分鐘。

精準定位

在手背，當第四、第五指間，指蹼緣後方赤白肉際的凹陷中。。

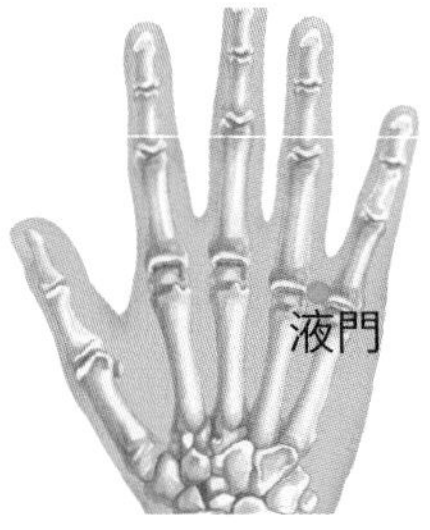

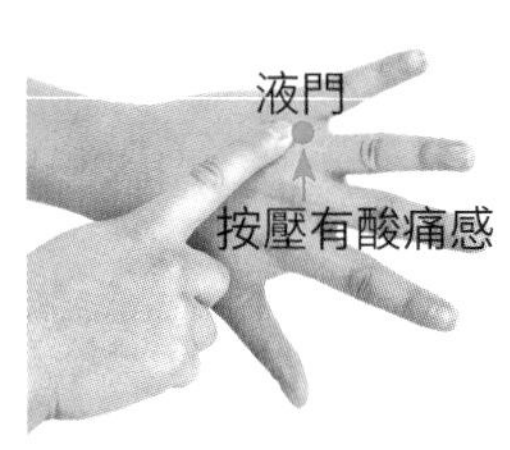

3 秒取穴

抬臂俯掌，手背部第四、第五指指縫間掌指關節前可觸及一凹陷處即是。

中渚（渚，音義同「主」。） TE3

功效 通絡止痛，清肝瀉火，清熱利咽。

主治 前臂疼痛，熱病汗不出，頭痛，目眩，耳聾，耳鳴。

按摩 每天早晚用拇指指腹按壓中渚，每次 1~3 分鐘。

精準定位

在手背，第四、第五掌骨間，第四掌指關節近端的凹陷中。

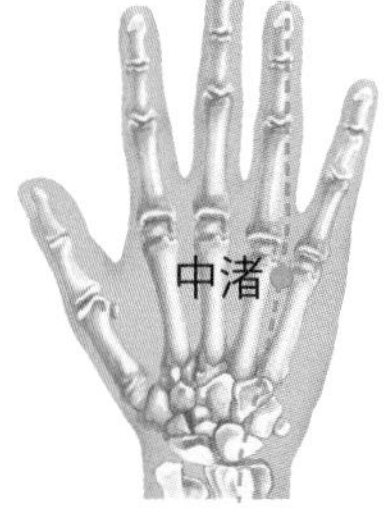

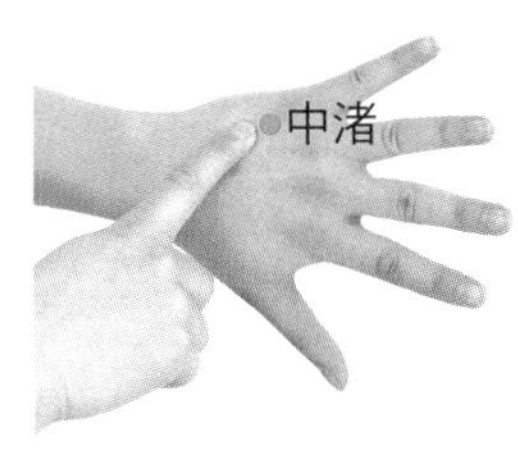

3 秒取穴

抬臂俯掌，手背部第四、第五指指縫間掌指關節後可觸及一凹陷處即是。

陽池 TE4

功效 清熱消腫，活血通絡，養陰生津。

主治 腕關節紅腫不得屈伸，前臂及肘部疼痛，目赤腫痛，糖尿病。

按摩 常互相摩擦兩手背，手背生熱的同時，陽池穴也會受到刺激。

精準定位

在腕外側區，腕背側遠端橫紋上，指伸肌腱尺側緣的凹陷中。

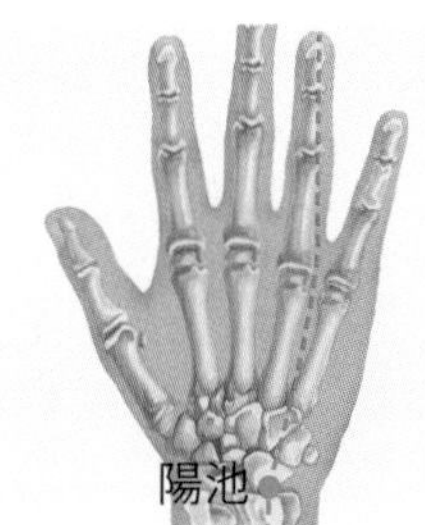

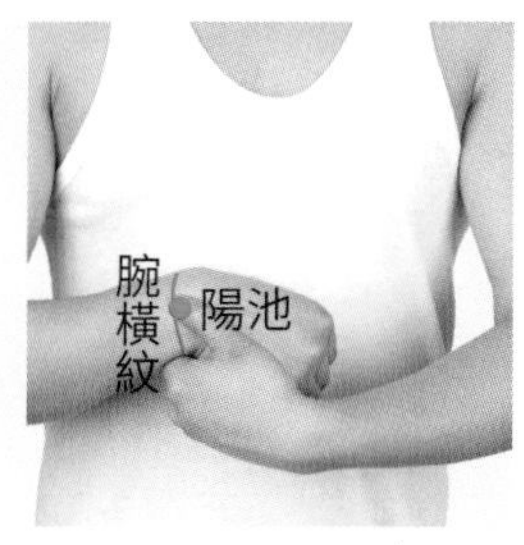

3 秒取穴

抬臂垂腕，背面，由第四掌骨向上推至腕關節橫紋，可觸及凹陷處即是。

外關 TE5

功效 清熱消腫，散瘀止痛，養陰生津。

主治 外感熱病，頭痛，高血壓，耳鳴，胸脅痛，肘臂屈伸不利，頸椎病，三叉神經痛。

按摩 每天早起後持續按摩外關穴 1~3 分鐘。

精準定位

在前臂外側區，腕背側遠端橫紋上 2 寸，尺骨與橈骨間隙中點。

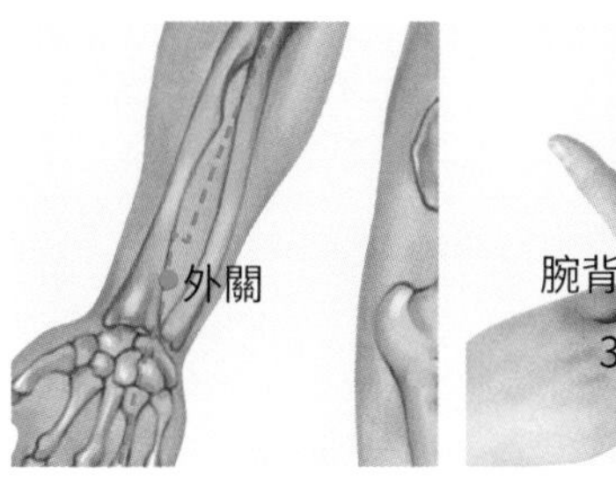

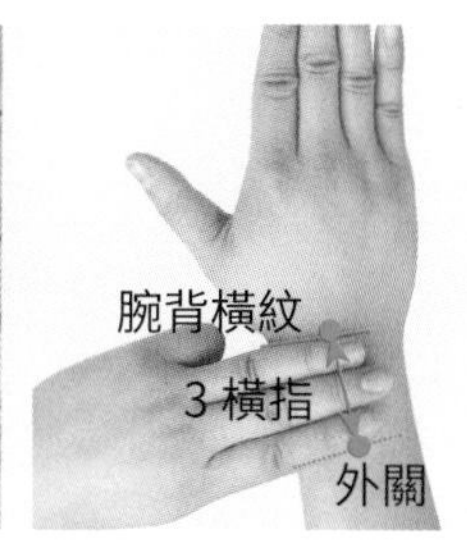

3 秒取穴

抬臂俯掌，掌腕背橫紋中點直上 3 橫指，前臂兩骨頭之間的凹陷處即是。

支溝 TE6

功效 疏肝理氣，活血止痛，養陰生津。

主治 耳鳴，耳聾，胸脅痛，便祕，經閉（停經），心絞痛，上肢麻痺。

按摩 每天持續按摩支溝穴，每次 1~3 分鐘。

精準定位

在前臂外側區，腕背側遠端橫紋上 3 寸，尺骨與橈骨間隙中點。

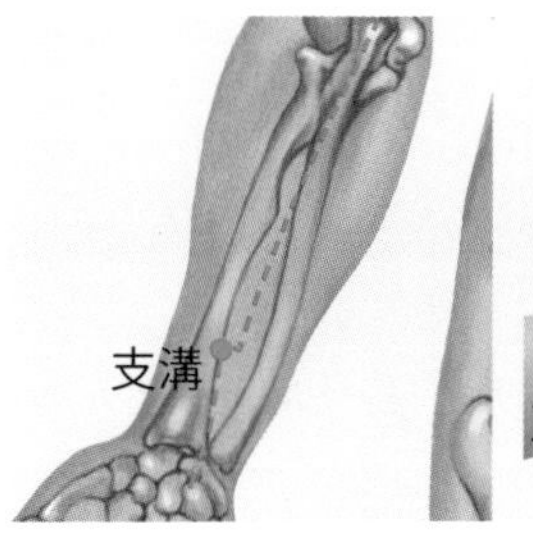

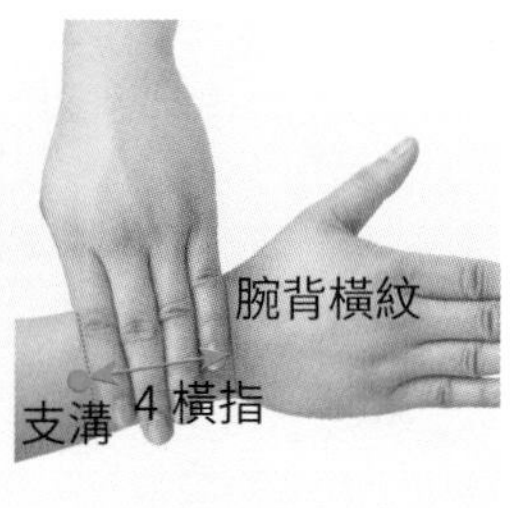

3 秒取穴

抬臂俯掌，掌腕背橫紋中點直上 4 橫指，前臂兩骨頭之間的凹陷處即是。

會宗 TE7

功效 清肝瀉火，化痰開竅，溫通經脈。

主治 偏頭痛，耳聾，耳鳴，咳喘胸滿，上肢肌肉疼痛。

按摩 用一手食指指尖垂直向下按揉另一手會宗穴，左右各揉按 1~3 分鐘。

精準定位

在前臂外側區，腕背側遠端橫紋上方 3 寸，尺骨的橈側緣。

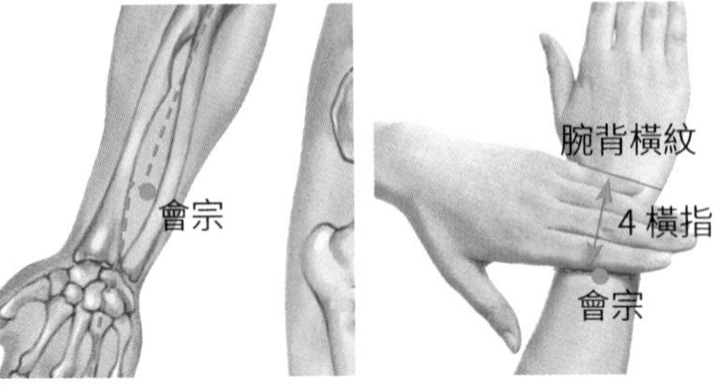

3 秒取穴

掌腕背橫紋中點直上 4 橫指，支溝穴（見 133 頁）尺側，尺骨大拇指側按壓有酸脹感之處。

三陽絡 TE8

功效 清熱利咽，清肝瀉火，通絡止痛。

主治 前臂及肘部痠痛不舉，牙痛，腦血管病後遺症。

按摩 用拇指指甲垂直下壓揉按三陽絡穴 3 分鐘，先按左臂再按右臂。

精準定位

在前臂外側區，腕背側遠端橫紋上方 4 寸，尺骨與橈骨間隙的中點。

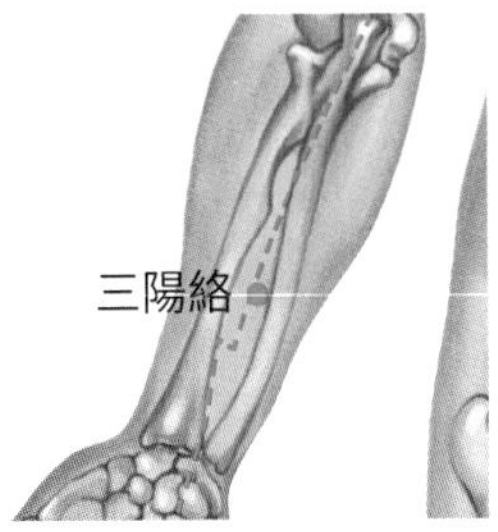

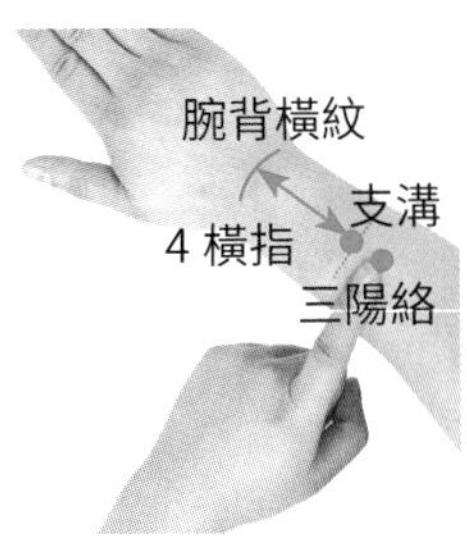

3 秒取穴

先找到支溝穴（見 133 頁），直上 1 橫指，前臂兩骨頭之間的凹陷處即是。

四瀆 TE9

功效 清肝瀉火，疏風清熱，通絡止痛。

主治 前臂或肘關節痛，耳聾，耳鳴，頭痛，下牙痛，眼疾。

按摩 經常對四瀆穴進行點按，每次 1~3 分鐘。

精準定位

在前臂外側區，肘尖下方 5 寸，尺骨與橈骨間隙的中點。

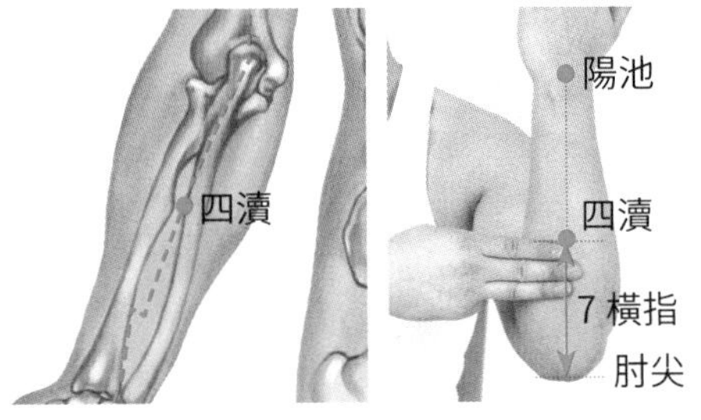

3 秒取穴

先找到陽池穴（見 133 頁），其與肘尖連線上，肘尖下方 7 橫指之處即是。

天井 TE10

功效 疏肝散結，清肝瀉火，豁痰開竅。

主治 前臂及肘部痠痛不舉，落枕，偏頭痛，咳嗽，眼疾。

按摩 一手輕握另一手肘下，彎曲中指以指尖垂直向上按摩天井穴，有酸脹感為宜，每天早晚各按 1 次，每次左右各 1~3 分鐘。

精準定位

在肘外側區，肘尖上方 1 寸的凹陷中。

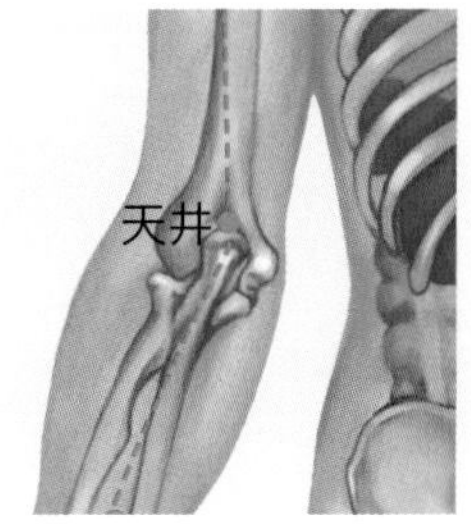

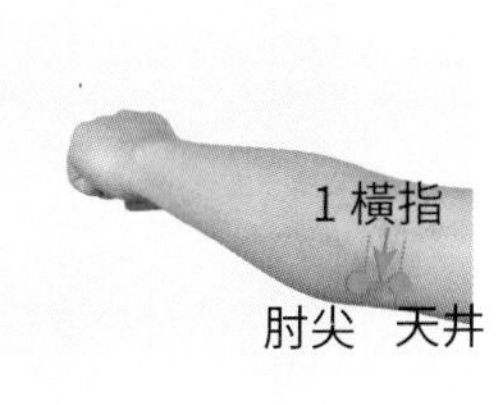

3 秒取穴

屈肘，肘尖直上 1 橫指的凹陷處即是。

清冷淵 TE11

功效 活血化瘀，利膽退黃，通絡止痛。

主治 前臂及肩背部痠痛不舉，頭痛，目黃。

按摩 經常用中指指腹揉按清冷淵穴，每次 1~3 分鐘。

精準定位

在上臂外側區，肘尖與肩峰角連線上，肘尖上方 2 寸。

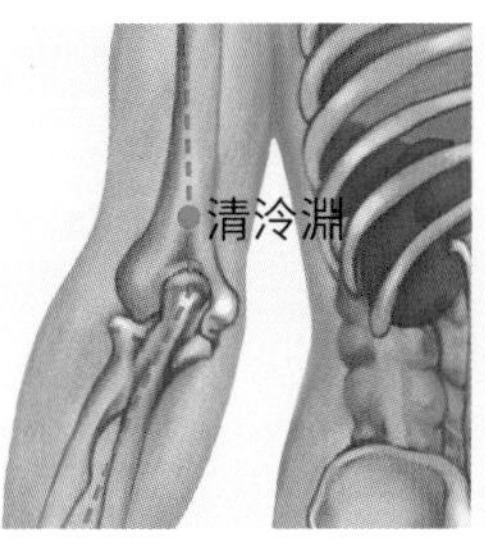

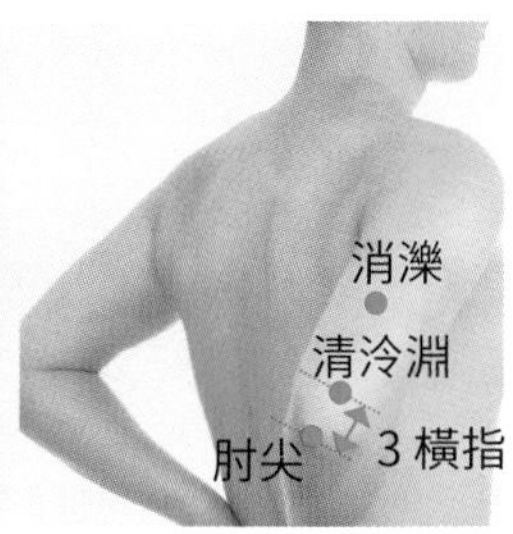

3 秒取穴

屈肘，肘尖直上 3 橫指的凹陷處即是。

消濼（濼，音同「絡」。）TE12

功效 清熱瀉火，活血化瘀，通絡止痛。

主治 頸項強急腫痛，臂痛，頭痛，頭暈，齒痛。

按摩 四指併攏，向消濼穴施加壓力，一壓一鬆，持續 3~5 分鐘為宜。

精準定位

在上臂外側區，肘尖與肩峰角連線上，肘尖上方 5 寸。

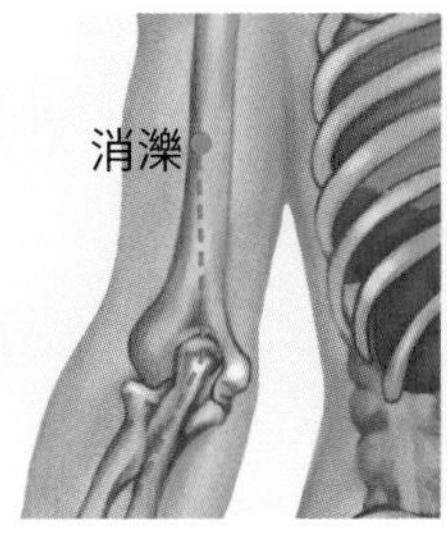

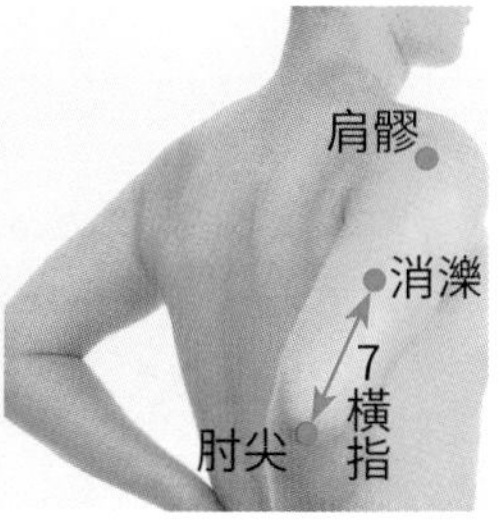

3 秒取穴

先取肩髎穴（見 136 頁），其與肘尖連線上，肘尖上方 7 橫指之處即是。

臑會（臑，音同「如」。）TE13

功效 清熱瀉火，活血化瘀，通絡止痛。
主治 肩胛腫痛，肩臂痠痛，背痛，甲狀腺腫大。
按摩 經常拿捏臑會穴，每次 1~3 分鐘。

精準定位

在上臂外側區，肩峰角下方 3 寸，三角肌的後下緣。

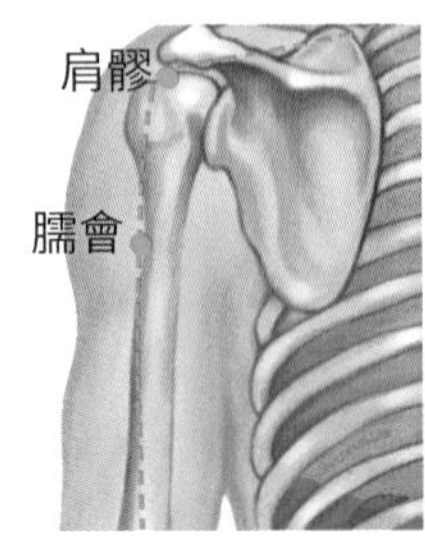

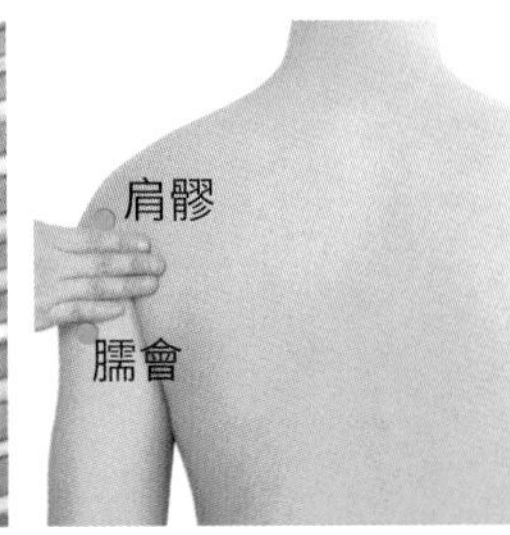

3 秒取穴

先找到肩髎穴（見本頁），其與肘尖的連線上，肩髎穴下方 4 橫指之處即是。

肩髎（髎，音同「寮」。）TE14

功效 清熱瀉火，活血化瘀，通絡止痛。
主治 肩臂痛，肩關節周圍炎，中風偏癱，蕁痲疹。
按摩 經常拿捏肩髎穴，每次 1~3 分鐘。

精準定位

在三角肌區，肩峰角與肱骨大結節兩骨之間的凹陷中。

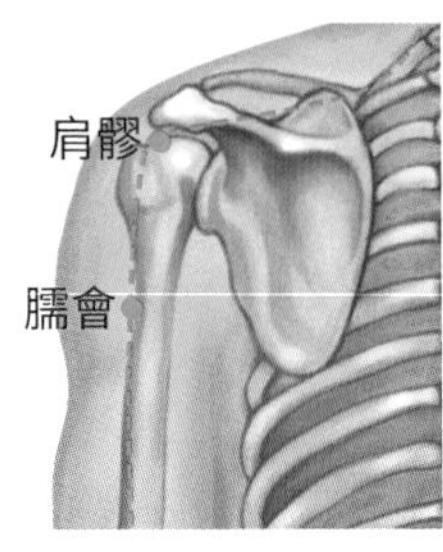

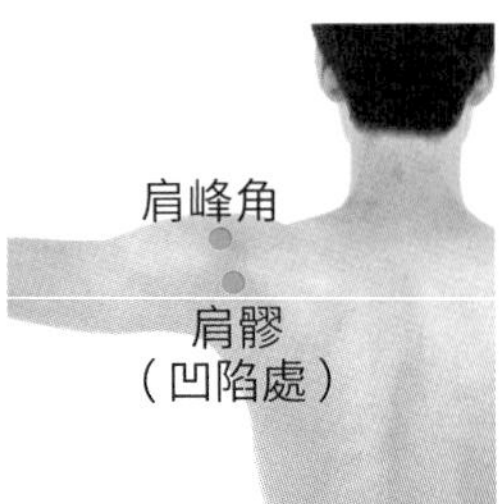

3 秒取穴

外展上臂，肩膀後下方呈現凹陷處即是。

天髎 TE15

功效 疏風通絡，活血化瘀，緩急止痛。
主治 頸椎病，肩臂痛，頸項僵硬疼痛，胸中煩滿（心煩悶滿）。
按摩 經常用中指指腹揉按天髎穴，每次 3~5 分鐘。

精準定位

在肩胛區，肩胛骨上角骨際的凹陷中。

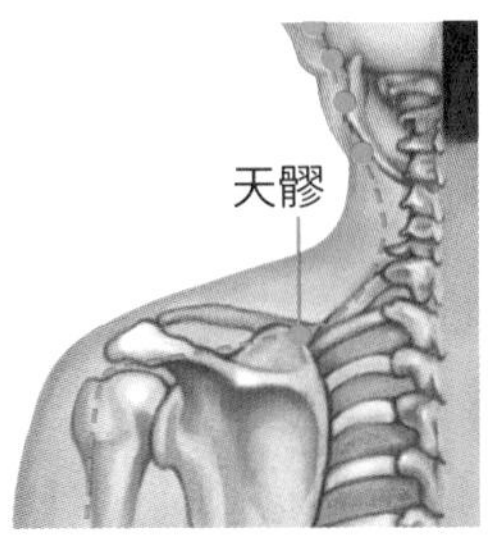

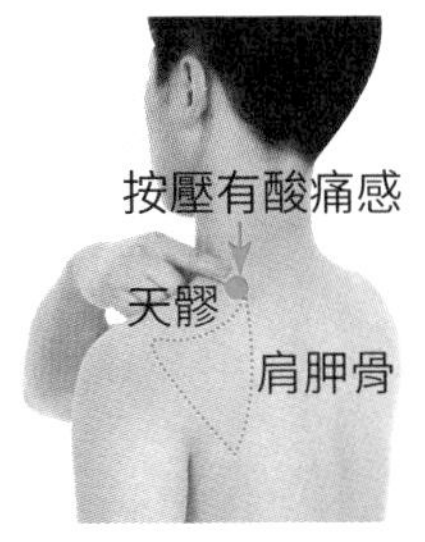

3 秒取穴

肩胛部，肩胛骨上角，其上方的凹陷處即是。

天牖（牖，音同「友」。）TE16

功效 平肝息風，活血化瘀，通絡止痛。
主治 頭痛，頭暈，耳鳴，頸項僵硬，目痛，咽喉腫痛。
按摩 經常用中指指腹輕輕按摩天牖穴，每次 3~5 分鐘。

精準定位
在肩胛區，橫平於下頜角，胸鎖乳突肌後緣的凹陷中。

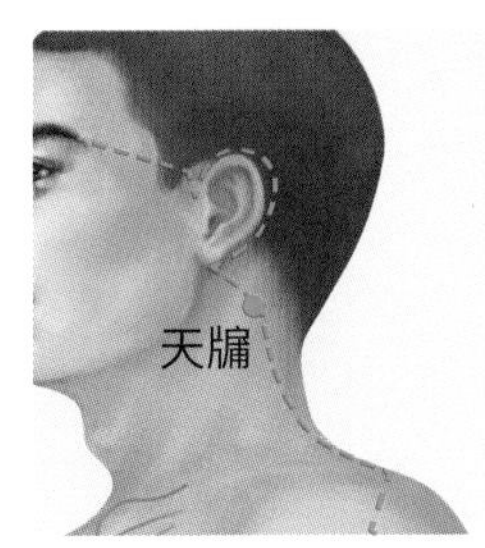

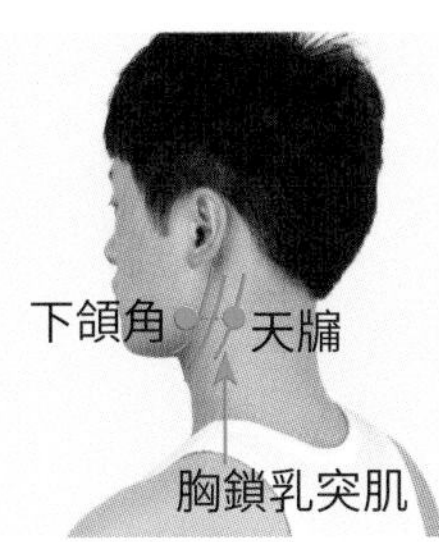

3 秒取穴
找到下頜角，胸鎖乳突肌後緣，橫平於下頜角的凹陷處即是。

翳風 TE17

功效 清熱瀉火，疏肝散結，祛風通絡。
主治 耳鳴，耳聾，中耳炎，口眼歪斜，牙關緊閉，齒痛，頰腫，三叉神經痛。
按摩 經常用食指指腹輕輕按摩翳風穴，每次 3~5 分鐘。

精準定位
在頭部，耳垂後方，乳突下端前方的凹陷中。

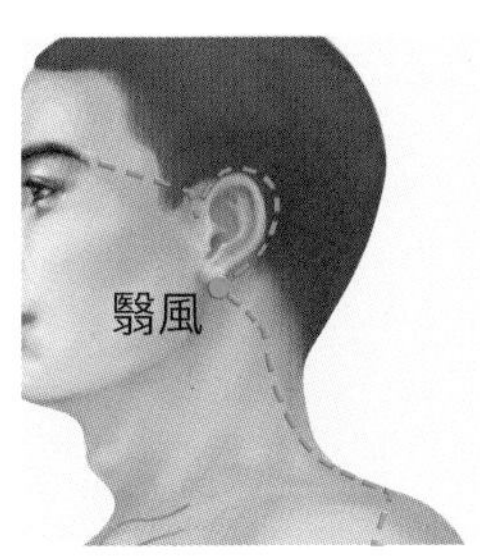

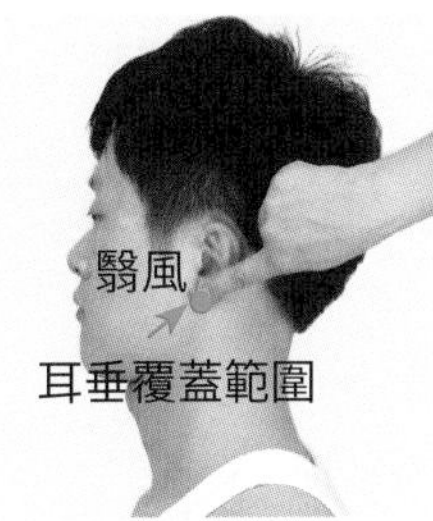

3 秒取穴
頭偏向一側，將耳垂下壓，所覆蓋範圍中的凹陷處即是。

瘈脈（瘈，音同「赤」。）TE18

功效 鎮驚息風，通絡止痛，豁痰開竅。
主治 頭痛，耳聾，耳鳴，近視，小兒驚風，嘔吐。
按摩 經常用中指指腹輕輕按摩瘈脈穴，每次 3~5 分鐘。

精準定位
在頭部，乳突中央，角孫穴至翳風穴沿耳輪弧形連線的上三分之二與下三分之一的交點處。

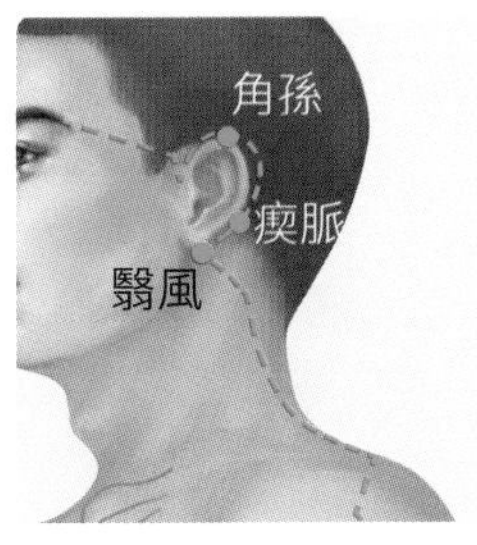

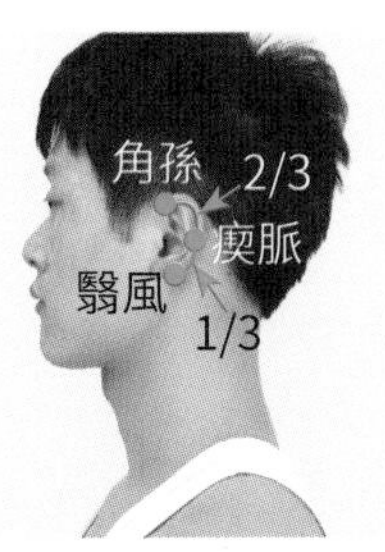

3 秒取穴
翳風穴（見本頁）和角孫穴（見 138 頁）沿耳輪後緣劃弧形連線，下三分之一的交點處即是。

顱息 TE19

功效 通絡止痛，鎮驚息風，豁痰開竅。

主治 頭痛，耳鳴，耳聾，小兒驚風，嘔吐，泄瀉，視網膜出血。

按摩 經常用中指指腹輕輕按摩顱息穴，每次 3~5 分鐘。

精準定位

在頭部，角孫穴至翳風穴沿耳輪弧形連線的上三分之一與下三分之二交點處即是。

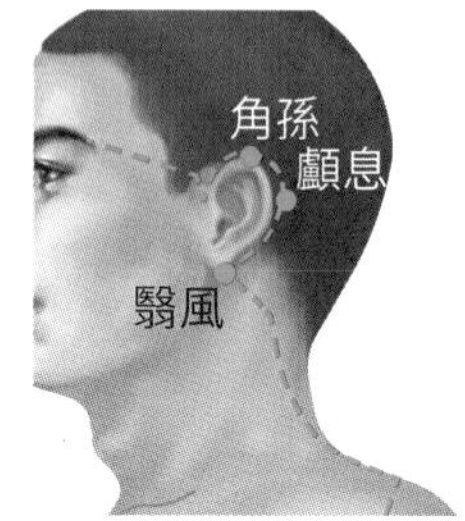

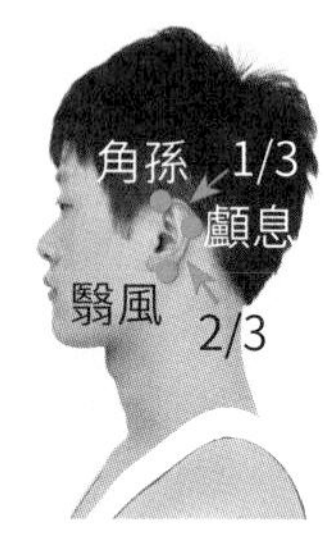

3 秒取穴

先找到翳風穴（見 137 頁）和角孫穴（見本頁），兩者之間沿耳輪後緣劃弧線連線，上三分之一的交點處即是。

角孫 TE20

功效 清肝瀉火，明目消腫，散風止痛。

主治 耳部腫痛，目赤腫痛，齒痛，頭痛，頸項僵硬。

按摩 用拇指指腹揉按角孫穴，每次揉 1~3 分鐘為宜。

精準定位

在頭部，耳尖正對髮際處。

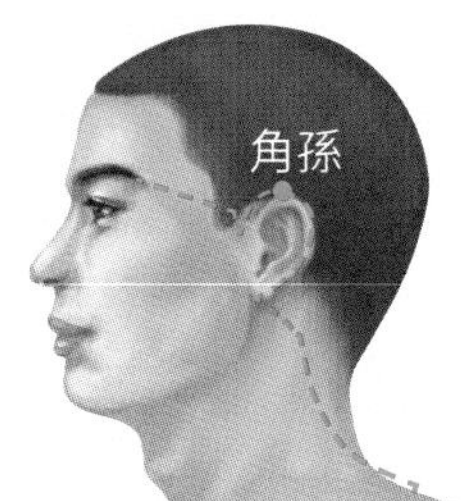

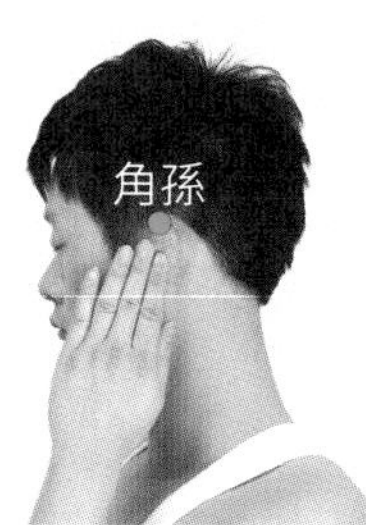

3 秒取穴

在頭部，將耳廓折疊向前，找到耳尖，耳尖直上入髮際之處即是。

耳門 TE21

功效 平肝息風，化痰開竅，清熱瀉火。

主治 耳鳴，耳聾，中耳炎，牙痛，下頜關節炎。

按摩 經常用中指指腹輕輕按摩耳門穴，每次 3~5 分鐘。

精準定位

在耳區，耳屏上切跡與下頜髁狀突之間的凹陷中。

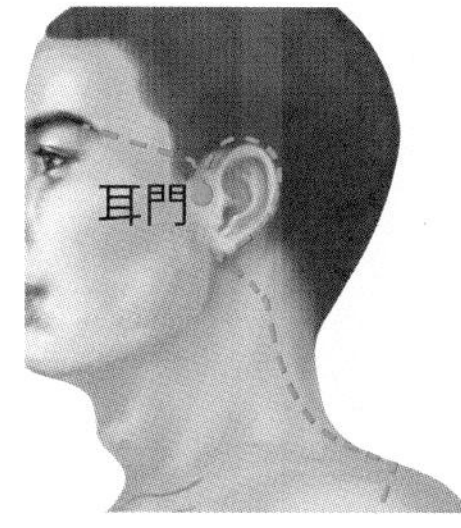

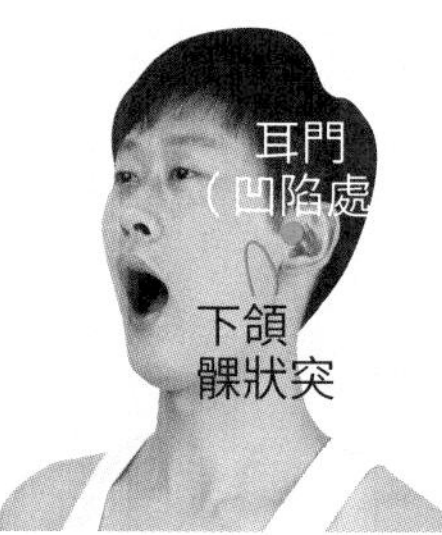

3 秒取穴

耳屏上緣的前方，張口有凹陷處即是。

耳和髎（髎，音同「寮」。）TE22

功效 化痰開竅，祛風通絡，清熱瀉火。

主治 牙關緊閉，口眼歪斜，頭痛，耳鳴，頜腫。

按摩 經常用中指指腹輕輕按摩耳和髎穴，每次 3~5 分鐘。

精準定位

在頭部，鬢髮後緣，耳廓根的前方，顳淺動脈的後緣。

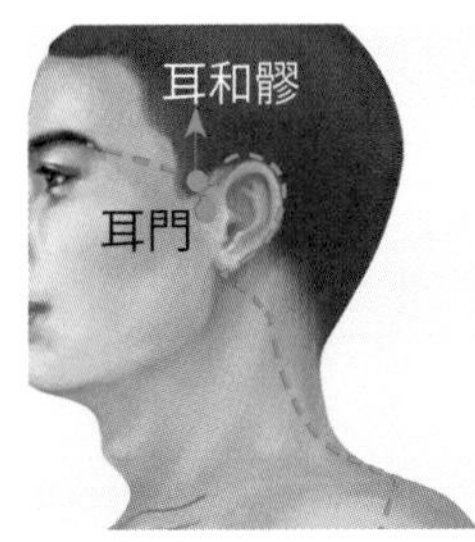

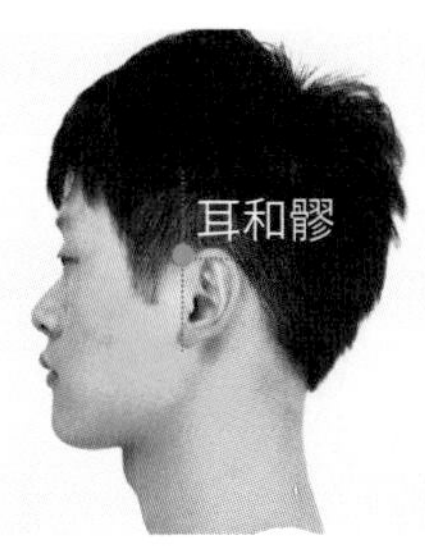

3 秒取穴

在頭側部，鬢髮後緣劃一條垂直線，耳廓根部劃一條水平線，兩條線的交點處即是。

絲竹空 TE23

功效 清熱消腫，散瘀止痛，息風明目。

主治 頭痛，齒痛，目眩，目赤腫痛，眼瞼瞤動（跳動），電光性眼炎，視力模糊，癲癇。

按摩 每天早晚用拇指指腹向內揉按絲竹空穴 1~3 分鐘。

精準定位

在臉部，眉梢凹陷中。

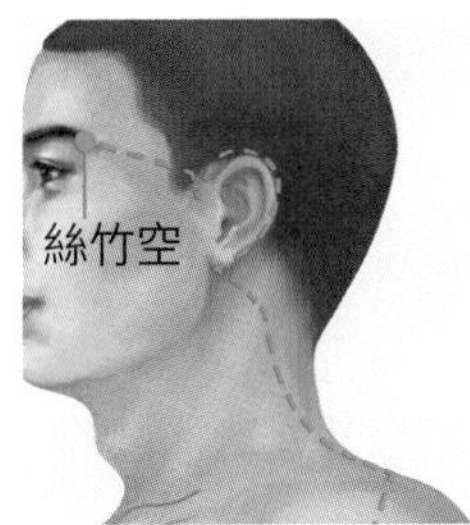

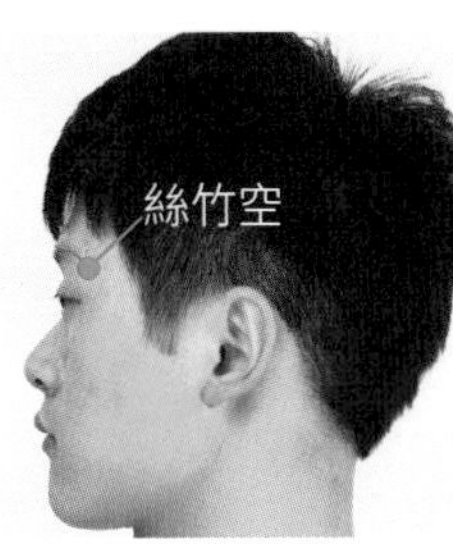

3 秒取穴

在臉部，眉毛外側緣眉梢的凹陷處。

第 12 章

足少陽膽經

足少陽膽經起於眼外角（瞳子髎穴），其經脈主要分為兩條路線。其中一條支脈靠近體表行走，並前後交錯循行於頭部兩側，繞過耳後方，行至肩部上方，再沿著胸腹的側部，一直循行至盆骨旁，循著大腿及小腿側部，再沿著腳面，直達足四趾尖。另一支脈則進入面頰內，通過頸項及胸部，直達於膽，下行出於小腹，與其他支脈聯繫。

足少陽膽經本經一側 44 個穴（左右兩側共 88 個穴），其中 15 個穴分布於下肢的外側面，29 個穴在臀、側胸、側頭部。首穴瞳子髎，末穴足竅陰。

主治病候

頭、目、耳、咽喉病，神志病，熱病，以及經脈循行部位的其他病症，例如：口苦、目眩、瘧疾、頭痛、頷痛、下肢外側痛、足外側痛、足外側發熱等症。

足少陽膽經

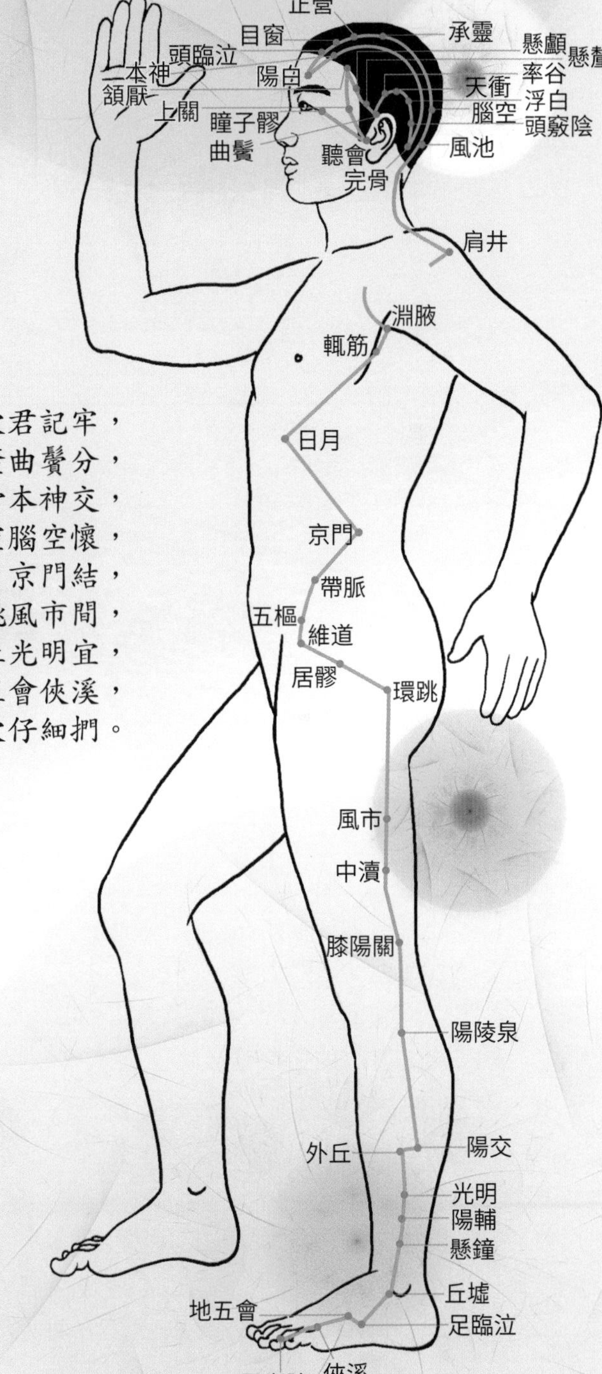

經穴歌訣

足少陽起瞳子髎，四十四穴君記牢，
聽會上關頷厭集，懸顱懸釐曲鬢分，
率谷天衝浮白次，竅陰完骨本神交，
陽白臨泣目窗開，正營承靈腦空懷，
風池肩井與淵腋，輒筋日月京門結，
帶脈五樞維道連，居髎環跳風市間，
中瀆陽關陽陵泉，陽交外丘光明宜，
陽輔懸鐘丘墟外，臨泣地五會俠溪，
四趾外端足竅陰，膽經經穴仔細捫。

瞳子髎（髎，音同「寮」。）GB1

功效 清熱消腫，散瘀止痛，祛風明目。

主治 頭痛眩暈，口眼歪斜，目痛，迎風流淚，視力模糊，三叉神經痛，青少年近視。

按摩 用兩拇指用力垂直揉按瞳子髎穴，每天早晚各揉按 1 次，每次 1~3 分鐘。

精準定位

在臉部，目外眥外側 0.5 寸凹陷中。

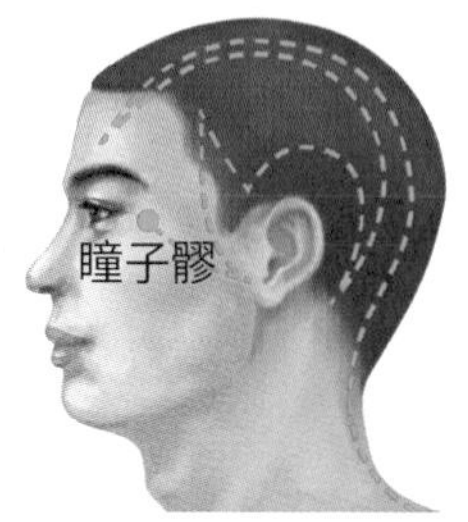

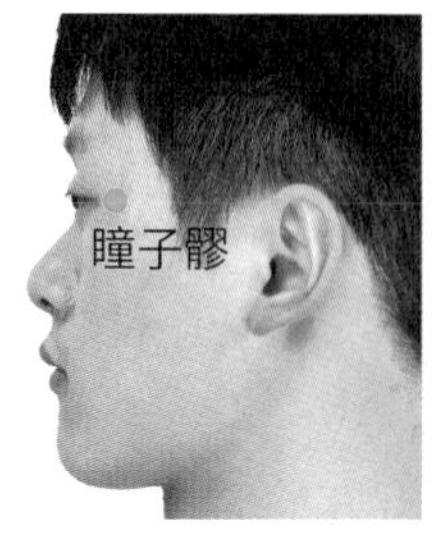

3 秒取穴

正坐，目外眥旁，眼眶外側緣處。

聽會 GB2

功效 開竅聰耳，清熱止痛，祛風通絡。

主治 頭痛眩暈，下頜關節炎，口眼歪斜，耳鳴，耳聾。

按摩 經常用中指指腹輕輕按摩聽會穴，每次 35 分鐘。

精準定位

在臉部，耳屏間切跡與下頜髁狀突之間的凹陷中。

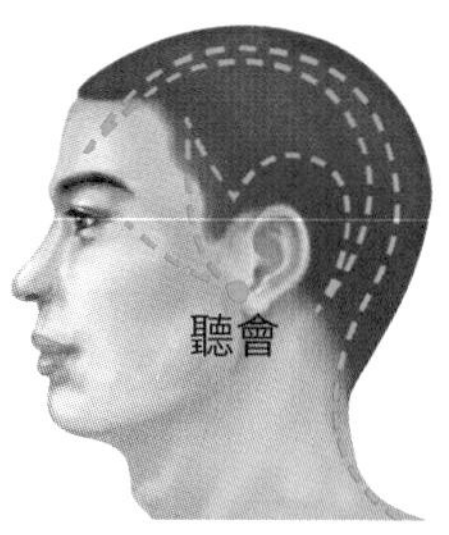

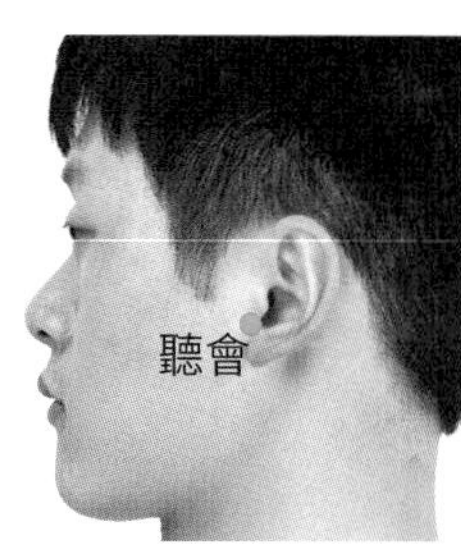

3 秒取穴

正坐，耳屏下緣前方，張口有凹陷處即是。

上關 GB3

功效 開竅聰耳，鎮肝息風，清熱瀉火。

主治 頭痛，眩暈，牙痛，口眼歪斜，耳鳴，耳聾。

按摩 經常用中指指腹輕輕按摩上關穴，每次 3~5 分鐘。

精準定位

在臉部，顴弓上緣中央的凹陷中。

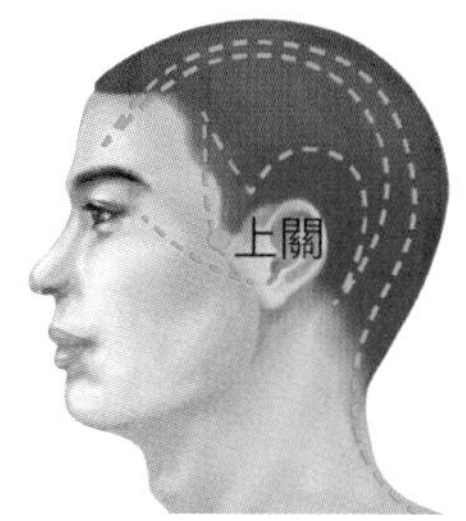

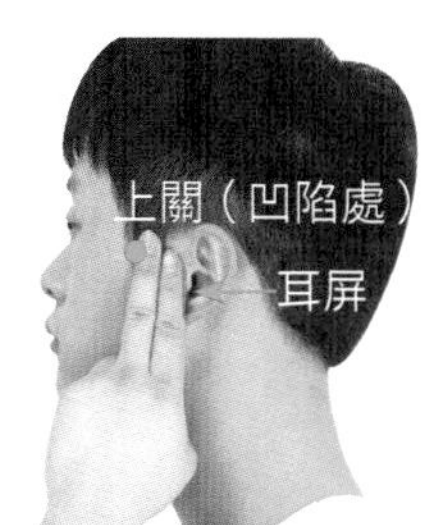

3 秒取穴

正坐，耳屏往前 2 橫指，耳前顴骨弓上側的凹陷處即是。

頷厭（頷，音同「汗」。）GB4

功效 清熱開竅，平肝息風，通絡止痛。
主治 頭痛，眩暈，偏頭痛，頸項痛，耳鳴，耳聾，癲癇。
按摩 經常用中指指腹輕輕按摩頷厭穴，每次 3~5 分鐘。

精準定位

頭部，從頭維穴（ST8）至曲鬢穴（GB7）的弧形連線的上四分之一與下四分之三的交點處。

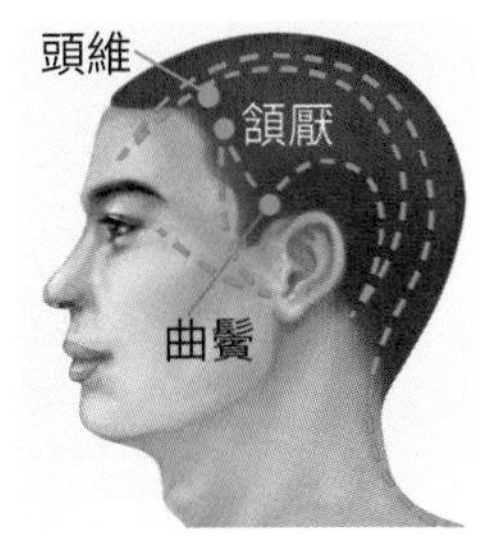

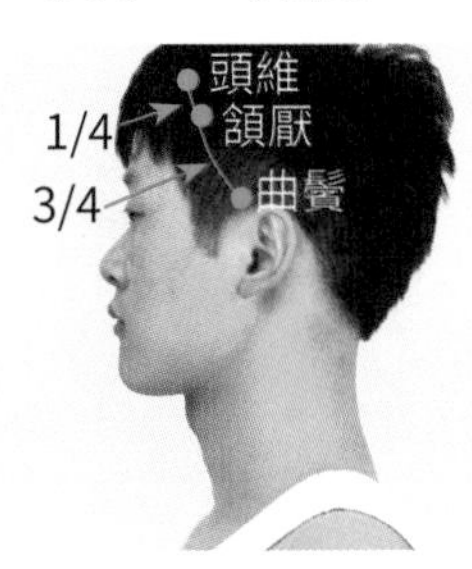

3 秒取穴

先找到頭維穴（見 46 頁）和曲鬢穴（見 144 頁），兩穴連線的上四分之一交點處即是。

懸顱 GB5

功效 清熱消腫，豁痰開竅，散瘀止痛。
主治 偏頭痛，目外眥紅腫，鼻炎，牙痛，身熱，神經衰弱。
按摩 將食指和中指置於懸顱穴上輕輕揉按，每天早晚各 1 次，每次 1~3 分鐘。

精準定位

在頭部，從頭維穴（ST8）至曲鬢穴（GB7）的弧形連線的中點處。

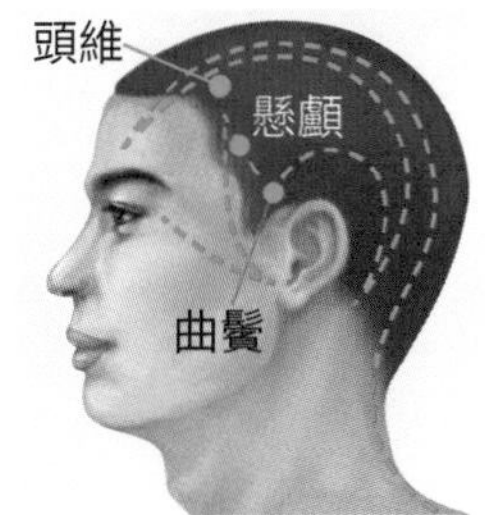

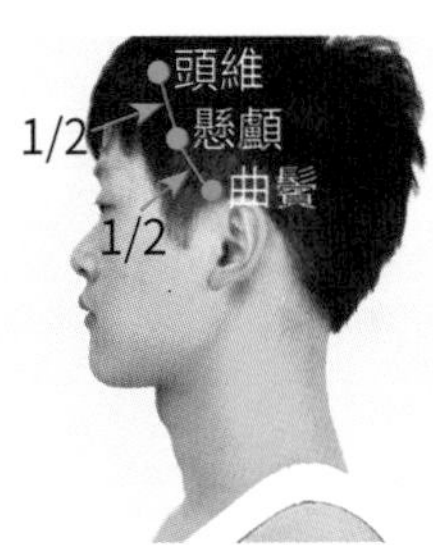

3 秒取穴

先找到頭維穴（見 46 頁）和曲鬢穴（見 144 頁），兩穴連線的中點處即是。

懸釐 GB6

功效 清熱消腫，散瘀止痛，鎮肝息風。
主治 耳鳴，牙痛，頭痛，眩暈，食慾不振，三叉神經痛。
按摩 用食指和中指置於懸釐穴上輕輕揉按，每次 1~3 分鐘。

精準定位

在頭部，從頭維穴（ST8）至曲鬢穴（GB7）的弧形連線的上四分之三與下四分之一的交點處。

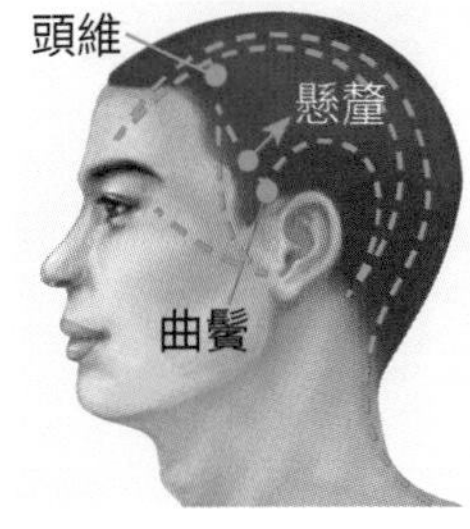

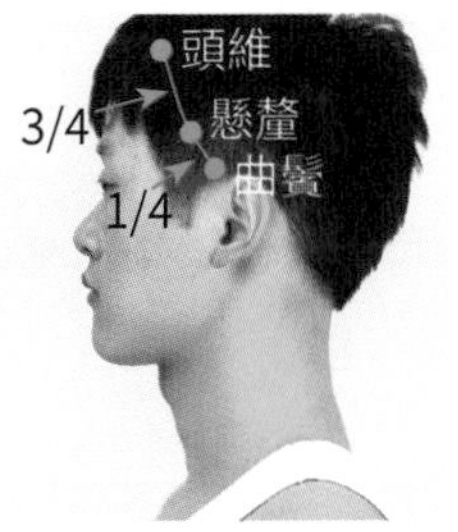

3 秒取穴

先找到頭維穴（見 46 頁）和曲鬢穴（見 144 頁），兩穴連線的下四分之一交點處即是。

曲鬢 GB7

功效 清熱止痛，活血通絡，化痰開竅。
主治 偏頭痛，牙痛，口眼歪斜，頸項強痛不得回顧，視網膜出血。
按摩 用中指指腹垂直揉按曲鬢穴，每次 1~3 分鐘。

精準定位

在頭部，耳前鬢角髮際後緣與耳尖水平線的交點處。

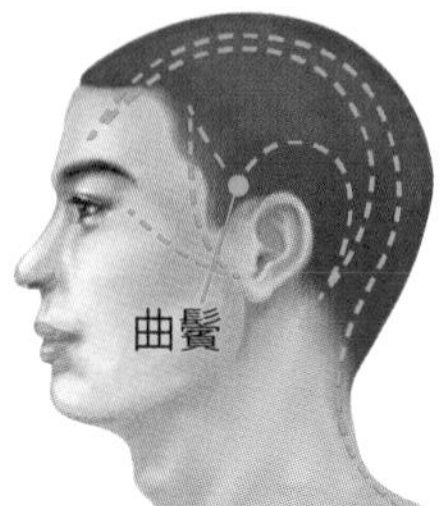

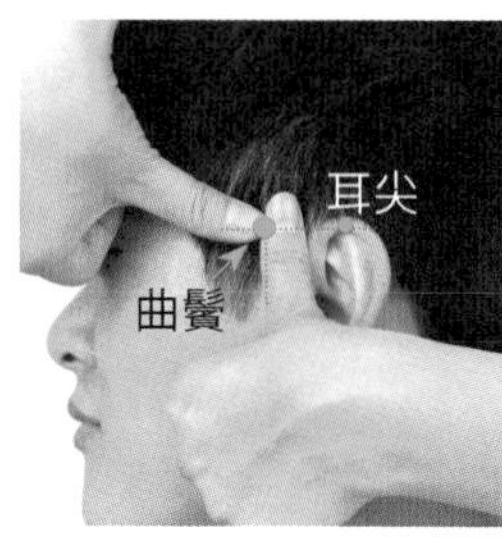

3 秒取穴

在耳前鬢角髮際後緣劃一條垂直線，與耳尖水平線的相交處即是。

率谷 GB8

功效 鎮肝息風，活血通絡，化痰開竅。
主治 偏頭痛，眩暈，三叉神經痛，小兒驚風，胃寒，嘔吐。
按摩 用中指指腹垂直揉按率谷穴，每次 1~3 分鐘。

精準定位

在頭部，耳尖直上入髮際 1.5 寸。

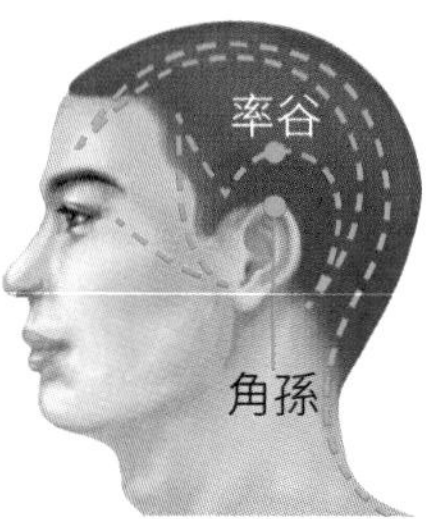

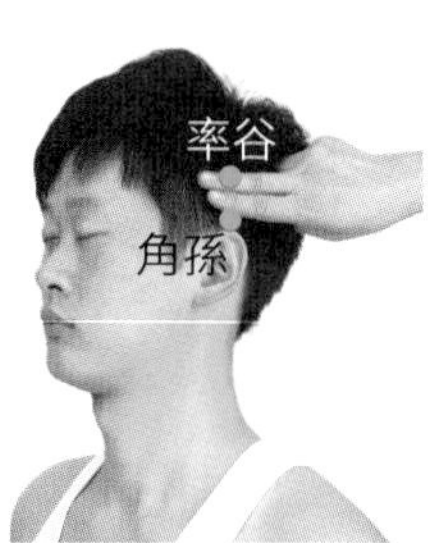

3 秒取穴

先找到角孫穴（見 138 頁），直上 2 橫指之處即是。

天衝 GB9

功效 清熱消腫，豁痰開竅，祛風止痛。
主治 頭痛，眩暈，耳鳴，癲癇，嘔吐，牙齦腫痛。
按摩 用中指指腹垂直揉按天衝穴，每次 1~3 分鐘。

精準定位

在頭部，耳根後緣直上，入髮際 2 寸。

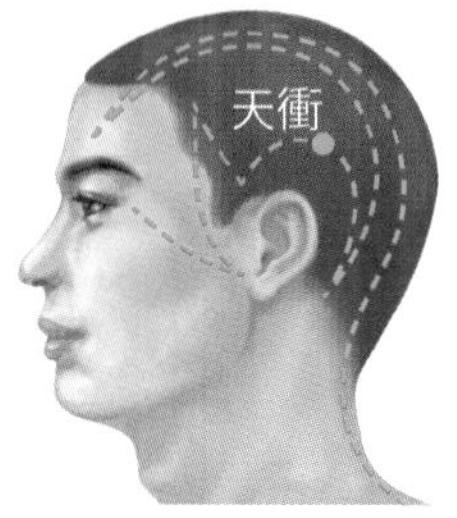

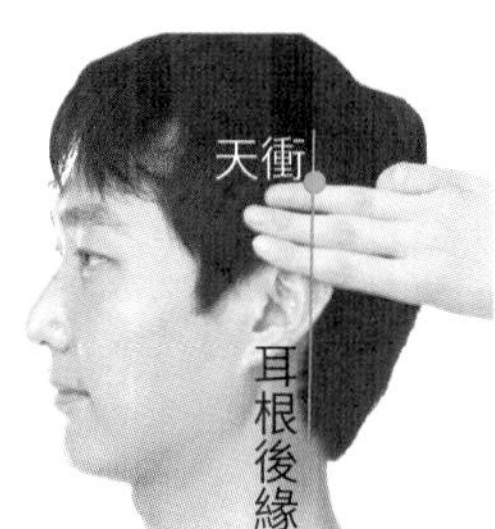

3 秒取穴

耳根後緣，直上入髮際 3 橫指之處即是。

浮白 GB10

功效 清肝瀉火，理氣散結，止痛開竅。
主治 頭痛，頸項強痛，胸痛，咳逆，耳聾，下肢癱瘓。
按摩 用中指指腹每天早晚各揉浮白穴 1~3 分鐘。

精準定位

在頭部，耳後乳突的後上方，天衝穴（GB9）與完骨穴（GB12）弧形連線的上三分之一與下三分之二交點處。

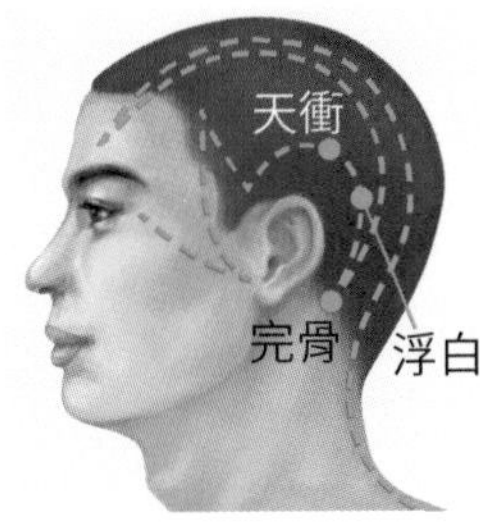

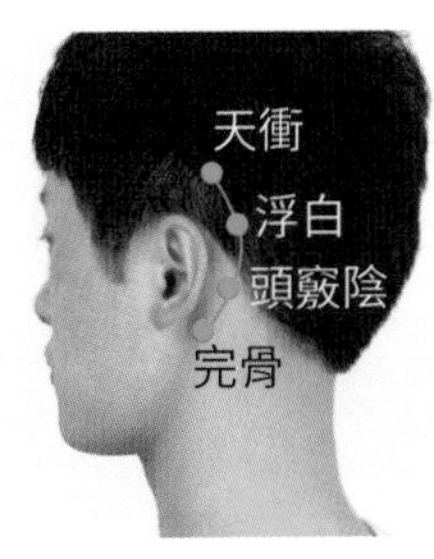

3 秒取穴

先找到天衝穴（見左頁）和完骨穴（見本頁），兩者弧形連線的上三分之一交點處即是。

頭竅陰 GB11

功效 清肝瀉火，聰耳開竅，通絡止痛。
主治 頭痛，目痛，癲癇，口眼歪斜，耳鳴，耳聾，齒痛，口苦。
按摩 每天早晚各揉按頭竅陰穴 1 次，每次 1~3 分鐘。

精準定位

在頭部，耳後乳突的後上方，天衝穴與完骨穴弧形連線的上三分之二與下三分之一交點處。

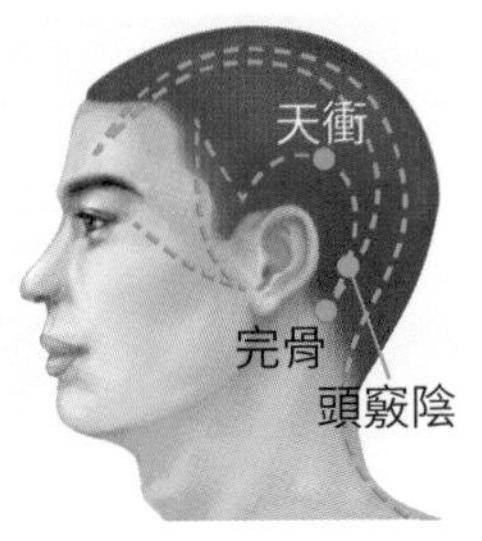

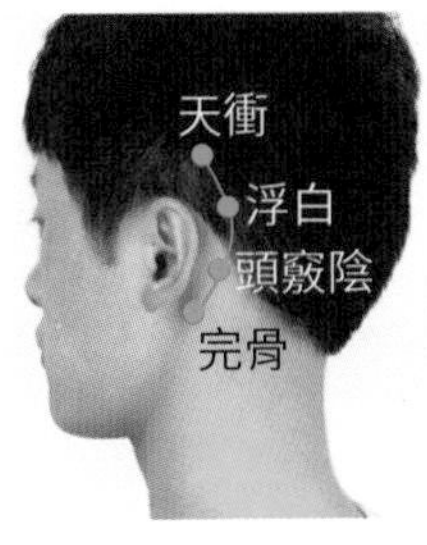

3 秒取穴

先找到天衝穴（見左頁）和完骨穴（見本頁），兩者弧形連線的下三分之一交點處即是。

完骨 GB12

功效 祛風通絡，祛邪寧神，平肝息風。
主治 頭痛，耳鳴，耳聾，失眠，失語，腮腺炎。
按摩 每天用拇指指腹揉按完骨穴，每次 1~3 分鐘。

精準定位

在頭部，耳後乳突後下方的凹陷中。

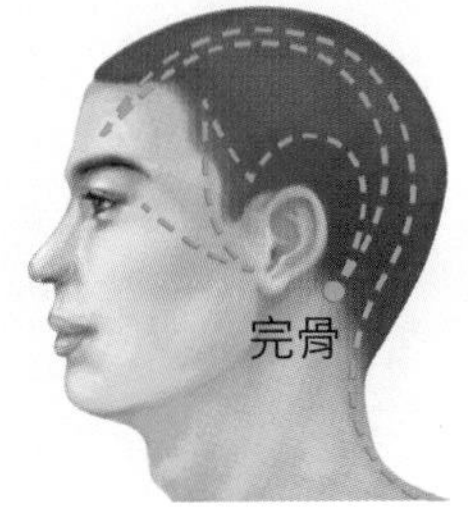

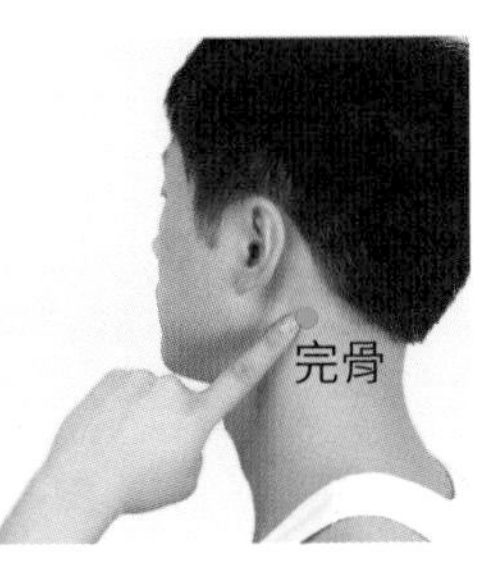

3 秒取穴

耳後下方，可摸到一明顯突起，其後下方的凹陷處即是。

本神 GB13

功效 平肝息風，化痰開竅，安神止痛。
主治 頭痛，眩暈，頸項強急，癲癇，中風，小兒驚風。
按摩 用中指指腹揉按本神穴，每天早晚各 1 次，每次 1~3 分鐘。

精準定位

在頭部，前髮際上方 0.5 寸，頭正中線旁開 3 寸。

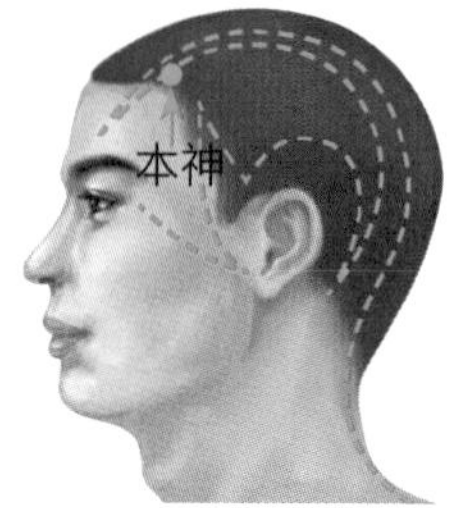

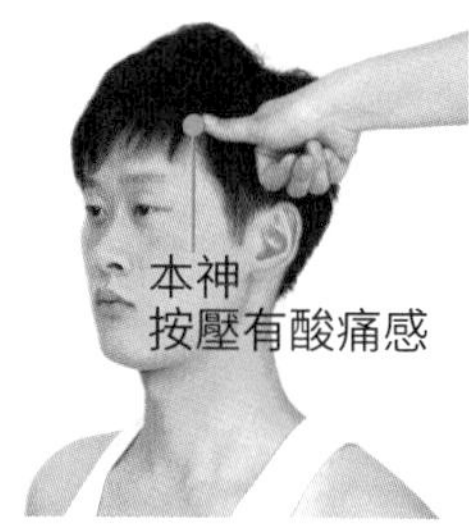

3 秒取穴

正坐，從外眼角直上入髮際半橫指，按壓有酸痛感之處即是。

陽白 GB14

功效 滋肝補腎，祛風化濕，清頭明目。
主治 頭痛，眩暈，頸項強急，眼紅腫疼痛，近視，夜盲症症，面癱。
按摩 將中指指腹置於陽白穴上，垂直揉按陽白穴，每次 1~3 分鐘。

精準定位

在頭部，眉毛上方 1 寸，瞳孔直上。

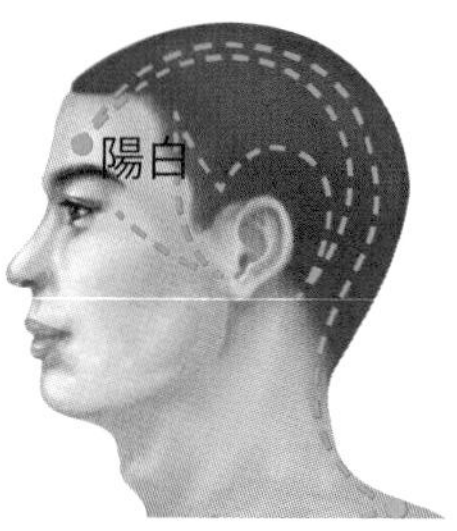

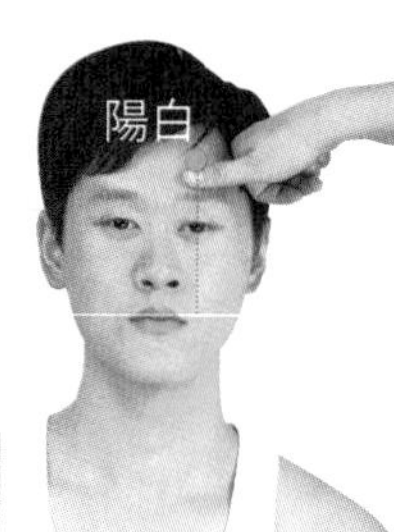

3 秒取穴

正坐，眼睛向前平視，自瞳孔直上 1 橫指之處即是。

頭臨泣 GB15

功效 祛風散寒，化濕通絡，鎮肝明目。
主治 頭痛，目眩，目赤腫痛，耳鳴，耳聾，鼻竇炎，中風。
按摩 每天早晚各揉按頭臨泣穴 1 次，每次 1~3 分鐘。

精準定位

在頭部，前髮際上方 0.5 寸，瞳孔直上。

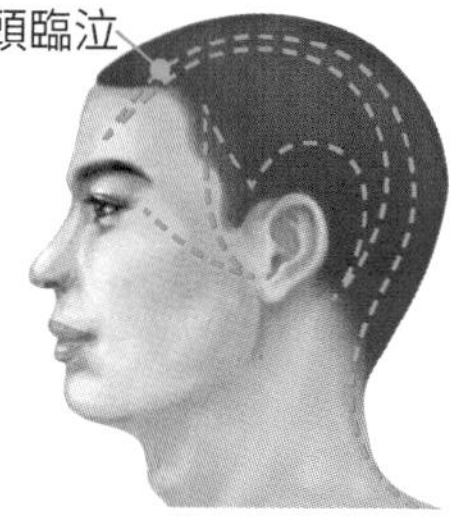

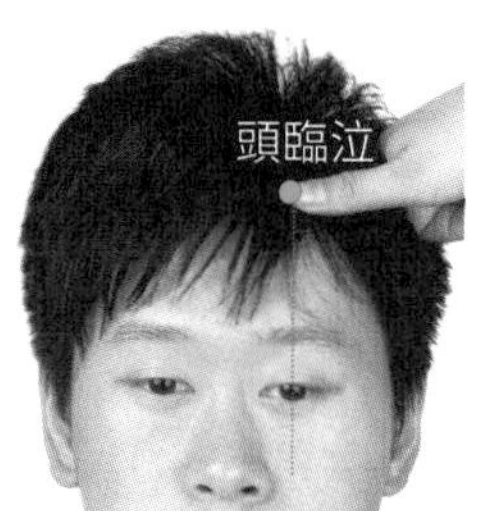

3 秒取穴

正坐，眼睛向前平視，自瞳孔直上，入髮際半橫指之處即是。

目窗 GB16

功效 清熱消腫，明目開竅，散瘀止痛。
主治 頭痛，頭暈，小兒驚風，白內障，面目浮腫，近視。
按摩 將中指指腹置於目窗穴上垂直揉按，每天早晚各 1 次，每次 1~3 分鐘。

精準定位

在頭部，前髮際上 1.5 寸，瞳孔直上。

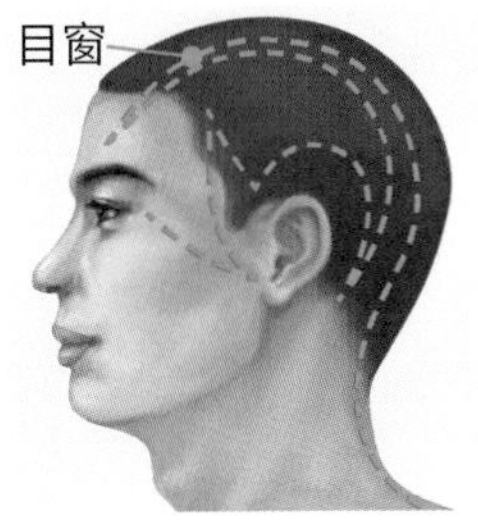

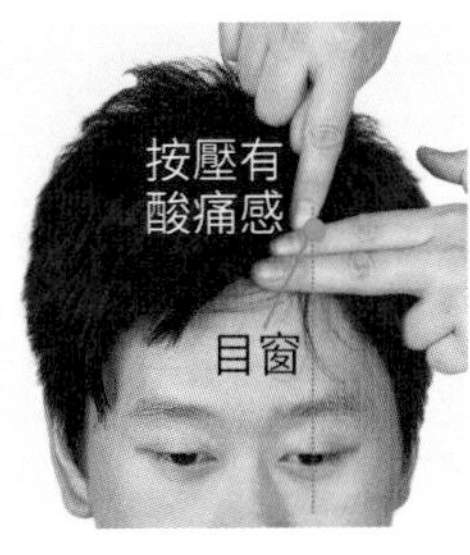

3 秒取穴

正坐，眼睛向前平視，自瞳孔直上，入髮際 2 橫指之處即是。

正營 GB17

功效 平肝潛陽，清熱消腫，滌痰通絡。
主治 頭痛，頭暈，面目浮腫，目赤腫痛，眩暈，嘔吐。
按摩 經常用中指指腹按壓正營穴，每次 1~3 分鐘。

精準定位

在頭部，前髮際上 2.5 寸，瞳孔直上。

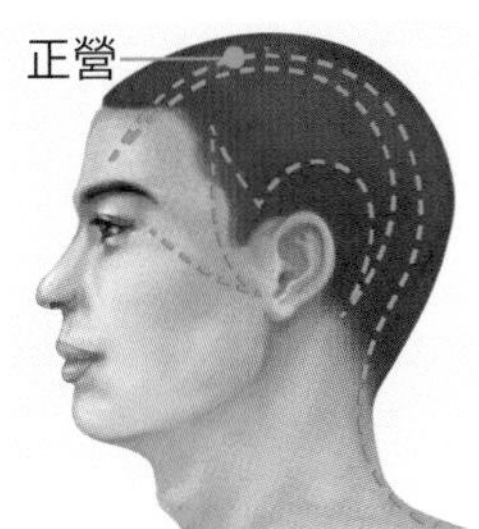

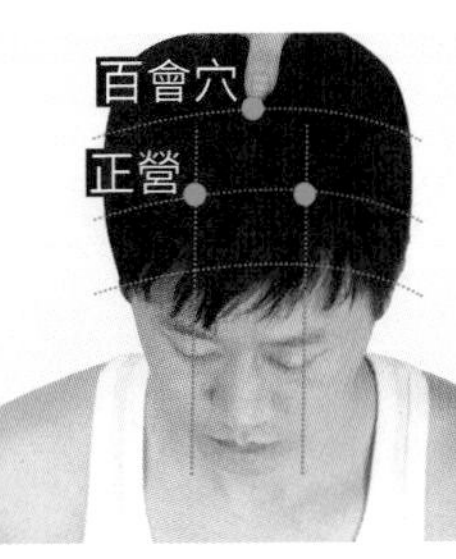

3 秒取穴

取前髮際到百會穴（見 184 頁）的中點劃一條水平線，再與瞳孔各劃一條垂直線，線的交點處即是。

承靈 GB18

功效 平肝潛陽，涼血止血，通絡止痛。
主治 頭痛，眩暈，目痛，風寒，鼻塞。
按摩 經常用中指指腹按壓承靈穴，每次 1~3 分鐘。

精準定位

在頭部，前髮際上 4 寸，瞳孔直上。

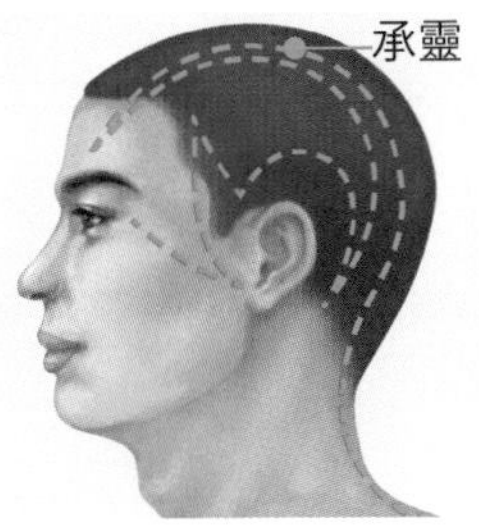

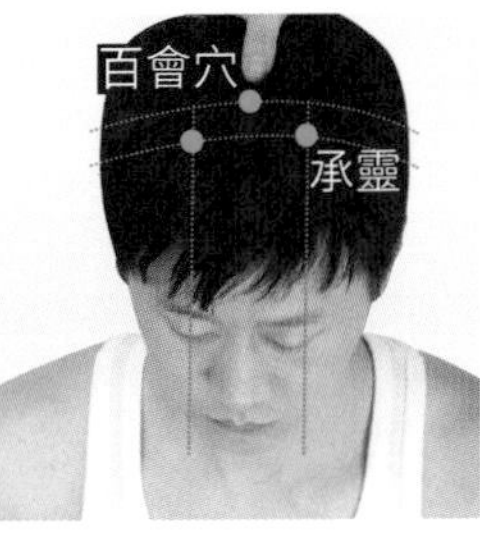

3 秒取穴

先找到百會穴（見 184 頁），向前 1 橫指劃一條水平線，再與瞳孔各劃一條垂直線，線的交點處即是。

腦空 GB19

功效 平肝息風，醒腦開竅，清熱止痛。
主治 頭痛，癲癇，眩暈，感冒身熱，頸強不得回顧，心悸。
按摩 經常用拇指指腹揉按腦空穴，每次 1~3 分鐘。

精準定位

在頭部，橫平於枕外隆凸的上緣，風池穴（GB20）直上。

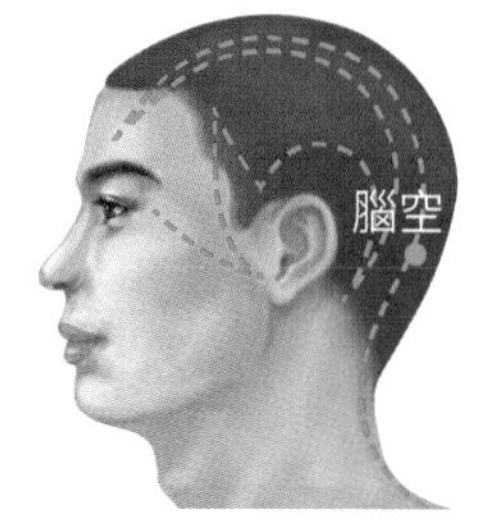

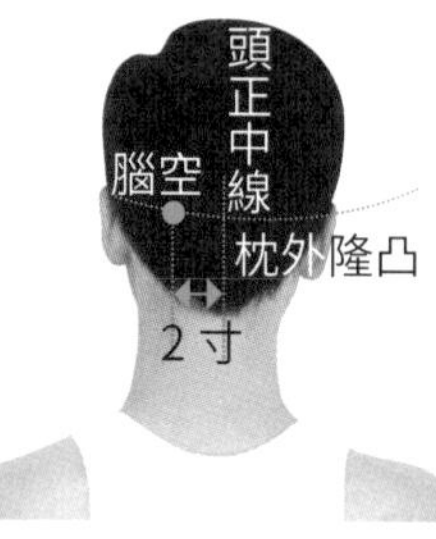

3 秒取穴

在後腦勺摸到隆起的最高骨，劃一條水平線，此線與頭正中線的交點旁開 3 橫指之處即是。

風池 GB20

功效 平肝潛陽，宣肺通竅，消腫祛邪。
主治 外感發熱，頭痛，失眠，耳鳴，耳聾，落枕，肩周炎，頸椎病，蕁麻疹，小兒發熱。
按摩 以雙手拇指指腹由下往上揉按風池穴，以有酸脹感為宜。

精準定位

在頸後區，枕骨之下，胸鎖乳突肌上端與斜方肌上端之間的凹陷中。

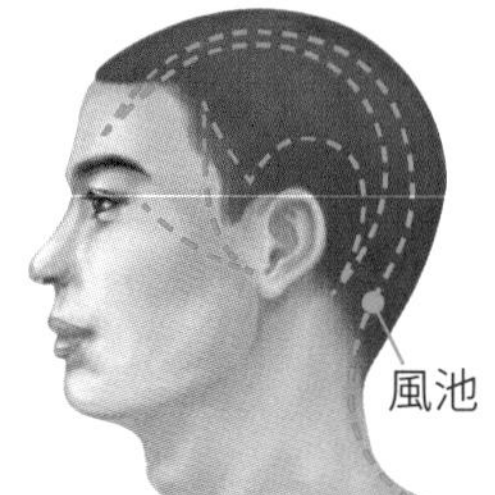

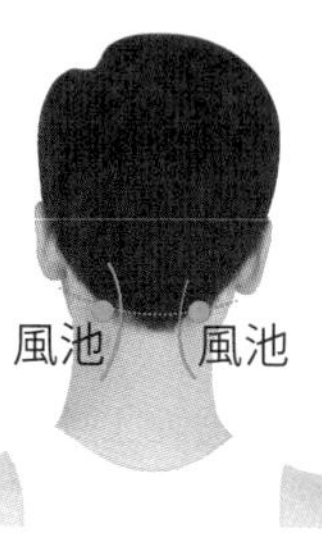

3 秒取穴

正坐，後頭骨下兩條大筋外緣的陷窩中，與耳垂齊平處即是。

肩井 GB21

功效 祛風止痛，清熱解毒，軟堅散結。
主治 肩臂疼痛，更年期症候群，膽結石，情志抑鬱，頸椎病，肩周炎，乳房脹痛，落枕。
按摩 每天早晚用中指指腹揉肩井穴 3 分鐘，長期持續。

精準定位

在肩胛區，第七頸椎棘突與肩峰最外側點之連線的中點。

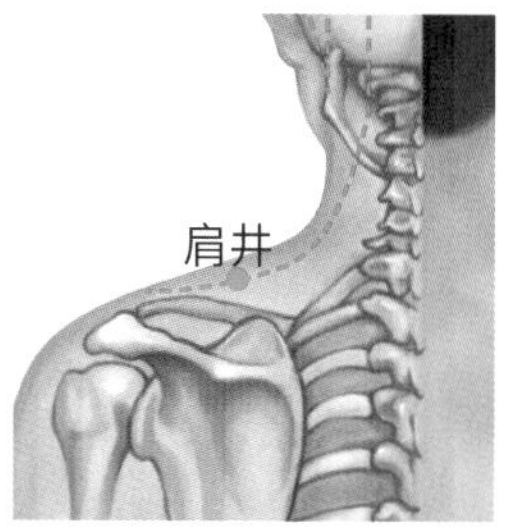

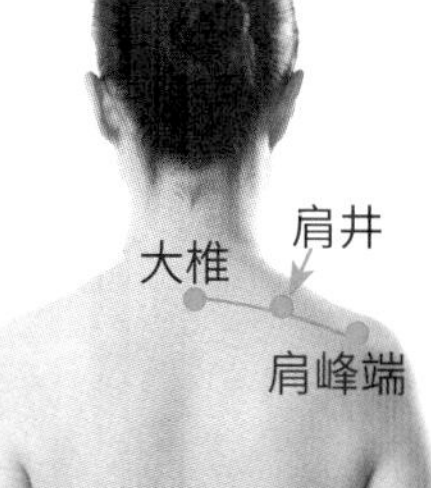

3 秒取穴

先找到大椎穴（見 182 頁），再找到鎖骨肩峰端，兩者連線的中點即是。

淵腋 GB22

功效 寬胸理氣，消腫止痛，散寒除濕。
主治 胸滿，胸脅痛，腋下腫，臂痛不得舉，胸膜炎，肋間神經痛。
按摩 經常用食指或中指點按淵腋穴，每次 3~5 分鐘。

精準定位

在胸外側區，第四肋間隙中，在腋中線上。

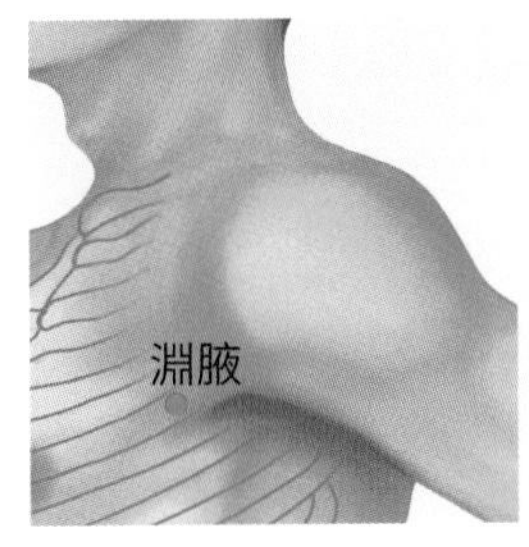

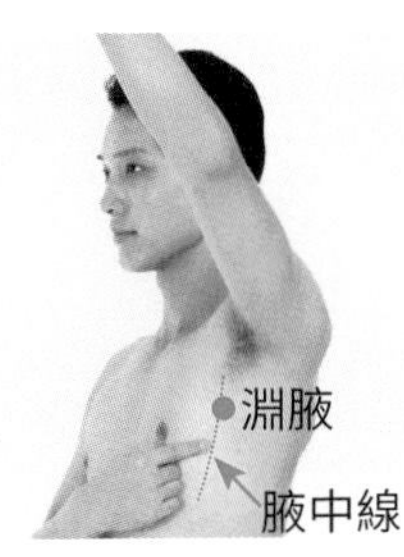

3 秒取穴

正坐舉臂，在腋中線上，第四肋間隙中即是。

輒筋 GB23

功效 理氣止痛，宣肺平喘，和胃止嘔。
主治 胸脅痛，腋下腫，咳嗽，氣喘，嘔吐，胸膜炎，肋間神經痛。
按摩 每天用食指指腹按揉輒筋穴，每次 1~3 分鐘。

精準定位

在胸外側區，第四肋間隙中，腋中線前 1 寸。

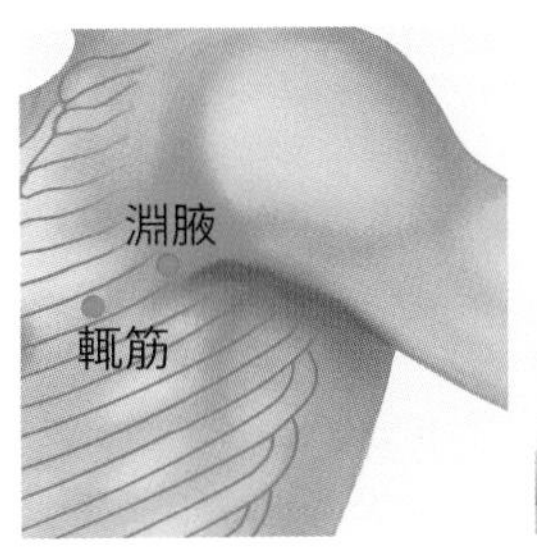

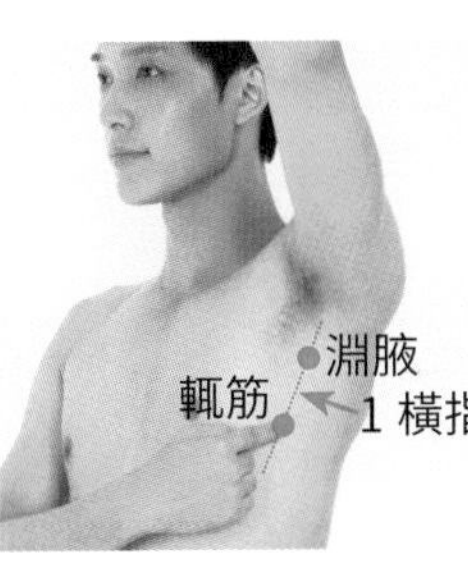

3 秒取穴

正坐舉臂，從淵腋穴（見本頁）向前下量 1 橫指之處即是。

日月 GB24

功效 降逆止嘔，疏肝理氣，利膽退黃。
主治 黃疸，急性、慢性肝炎，膽囊炎，呃逆，反胃吞酸，胃十二指腸潰瘍，膈肌痙攣，肋間神經痛，情志抑鬱。
按摩 每天用食指稍用力按壓日月穴，每次 3~5 分鐘。

精準定位

在胸部，第七肋間隙，前正中線旁開 4 寸。

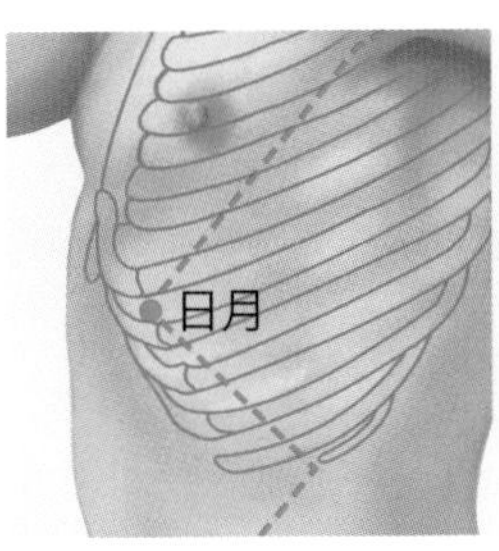

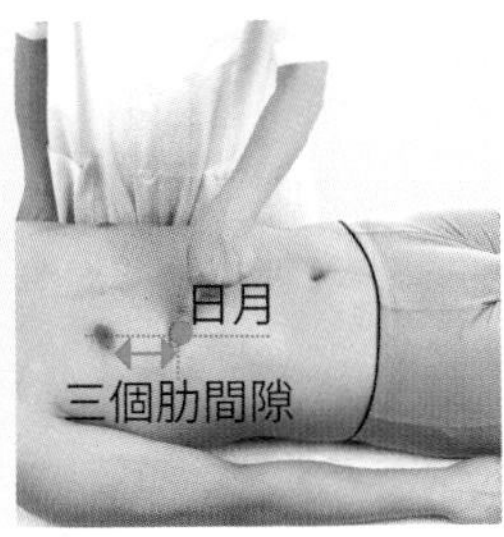

3 秒取穴

正坐或仰臥，自乳頭垂直向下推三個肋間隙，按壓有酸脹處即是。

京門 GB25

功效 補脾益腎，利濕退腫，理氣止痛。
主治 脅肋痛，腹脹，腰脊痛，小便不利，尿黃，腎炎。
按摩 用拇指指腹按揉京門穴，每次 1~3 分鐘。

精準定位

在上腹部，第十二肋骨遊離端（前端）下際。

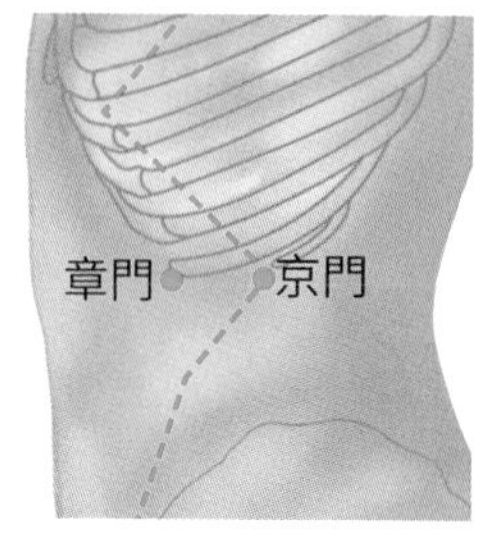

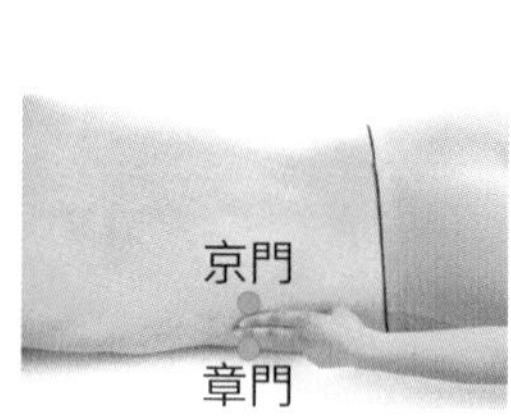

3 秒取穴

先找到章門穴（見 164 頁），其後 2 橫指之處即是。

帶脈 GB26

功效 溫經散寒，緩急止痛，固攝帶脈（腰腹部的橫向脈絡）。
主治 子宮脫垂，月經不調，赤白帶下病，經閉（停經），痛經，不孕。
按摩 經常用中指指腹按揉帶脈穴，每次 1~3 分鐘。

精準定位

在側腹部，第十一肋骨遊離端（前端）垂直線與肚臍水平線的交點上。

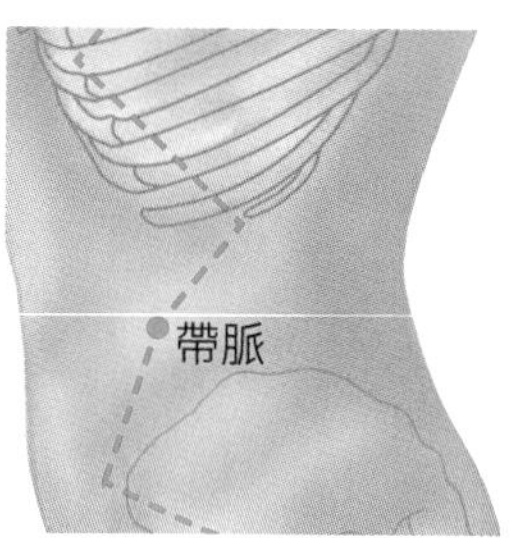

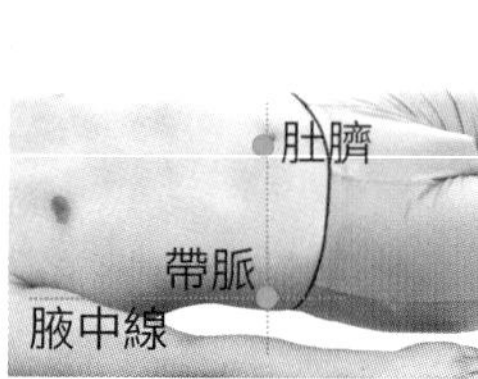

3 秒取穴

腋中線與肚臍水平線相交處即是。

五樞 GB27

功效 補脾益腎，調經止帶，溫陽通便。
主治 陰道炎，月經不調，赤白帶下病，子宮內膜炎，睪丸炎。
按摩 經常用中指指腹按揉五樞穴，每次 1~3 分鐘。

精準定位

在下腹部，橫平於臍下 3 寸，髂前上棘內側。

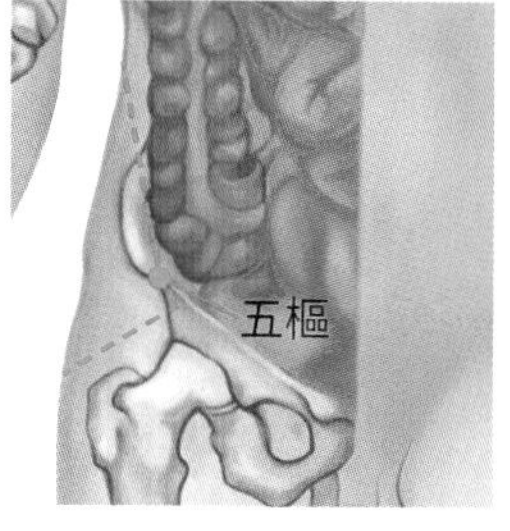

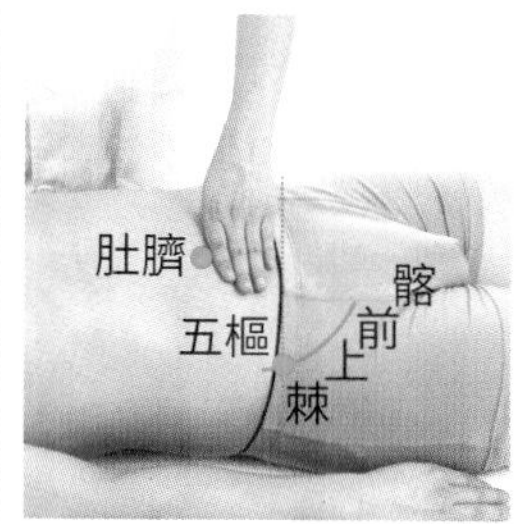

3 秒取穴

從肚臍向下 4 橫指處劃一條水平線，與髂前上棘相交內側處即是。

維道 GB28

功效 溫經散寒，緩急止痛，補脾益腎。

主治 月經不調，赤白帶下病，腎炎，盆腔炎，附件炎（輸卵管卵巢炎），子宮脫垂。

按摩 以兩手拇指自上向下推摩維道穴，每次左右各按摩 1~3 分鐘。

精準定位

在下腹部，髂前上棘內下方。

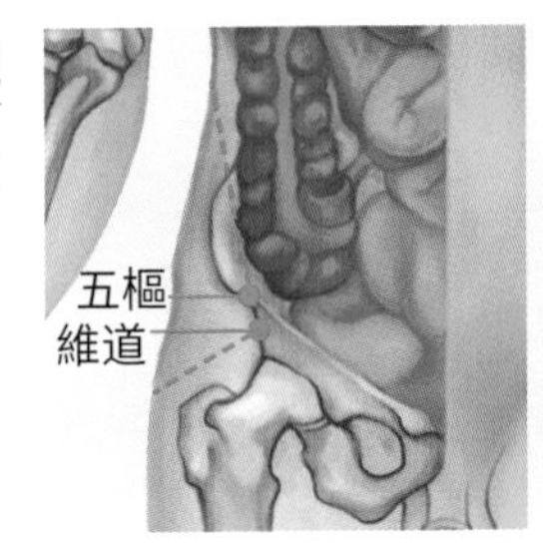

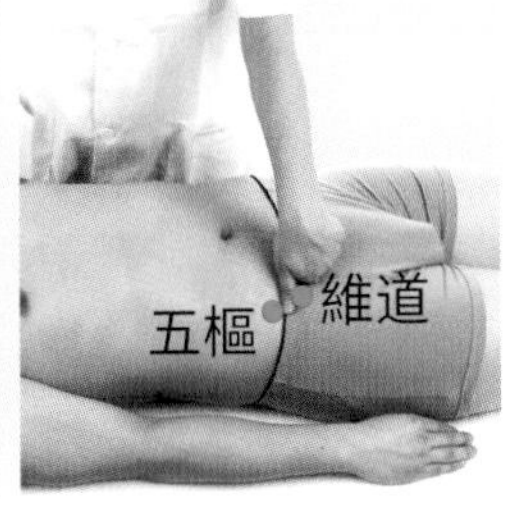

3 秒取穴

先找到五樞穴（見左頁），其前下半橫指之處即是。

居髎（髎，音同「寮」。）GB29

功效 溫經散寒，除濕止痛，通經活絡。

主治 腰腿痛，疝氣，月經不調，白帶過多，腎炎，膀胱炎。

按摩 以兩手拇指自上向下推摩居髎穴，每次左右各按摩 1~3 分鐘。

精準定位

在臀區，髂前上棘與股骨大轉子最高點連線的中點處。

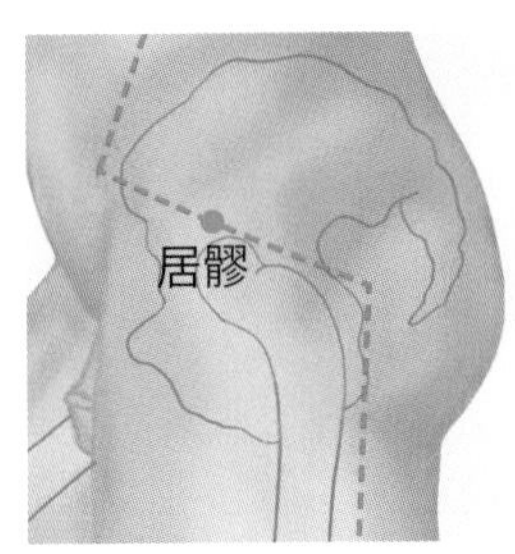

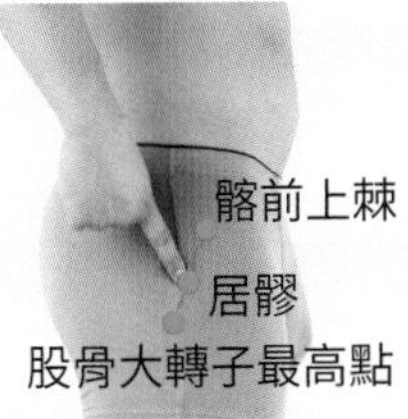

3 秒取穴

股骨大轉子是髖部最隆起處，髂前上棘與股骨大轉子連線的中點即是。

環跳 GB30

功效 補益腎氣，除濕止痛，強健腰膝。

主治 腰胯疼痛，腰腿痛，坐骨神經痛，膝踝腫痛，蕁麻疹，半身不遂，感冒。

按摩 經常用中指指腹揉按環跳穴，每次 1~3 分鐘。

精準定位

在臀區，股骨大轉子最高點與骶管裂孔連線上的外三分之一與三分之二的交點處。

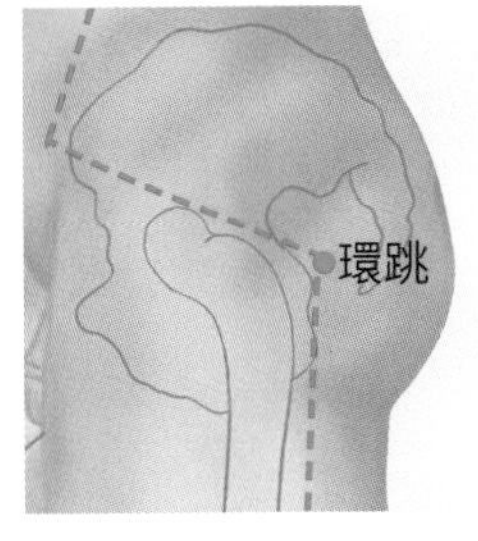

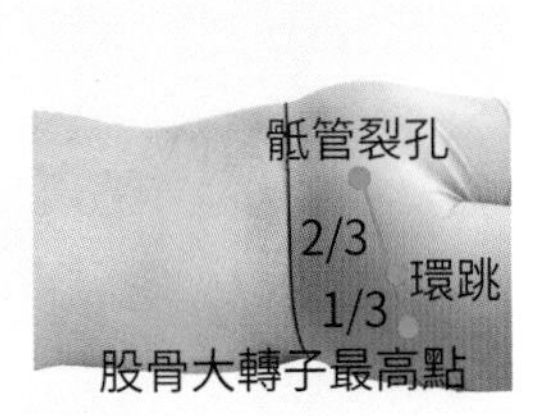

3 秒取穴

股骨大轉子最高點與骶管裂孔劃一條直線，外三分之一交點處即是。

風市 GB31

功效 祛風散寒，除濕止痛，補益腎氣。

主治 眩暈，中風，半身不遂，腰腿痛，蕁麻疹，神經性皮炎。

按摩 經常用中指指腹揉按風市穴，每次 1~3 分鐘。

精準定位

在股部，膕橫紋上方 7 寸，髂脛束後緣。

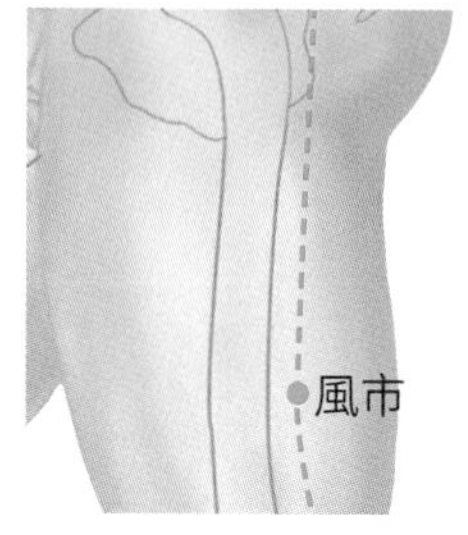

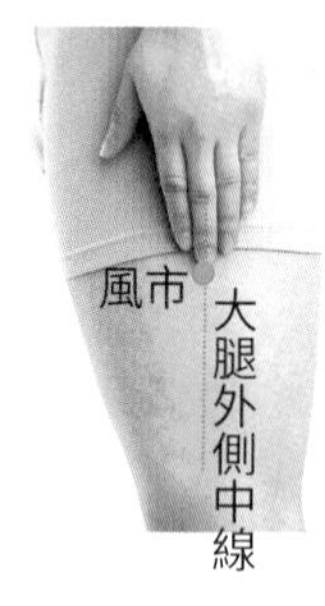

3 秒取穴

直立垂手指，手掌併攏伸直，中指指尖處即是。

中瀆 GB32

功效 溫經散寒，祛風通絡，除濕止痛。

主治 下肢麻痺痙攣，半身不遂，坐骨神經痛，膝關節炎。

按摩 每天持續敲打中瀆穴，每次 3~5 分鐘。

精準定位

在股部，膕橫紋上方 5 寸，髂脛束後緣。

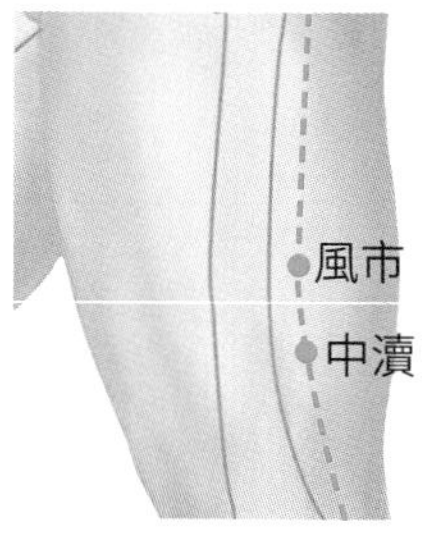

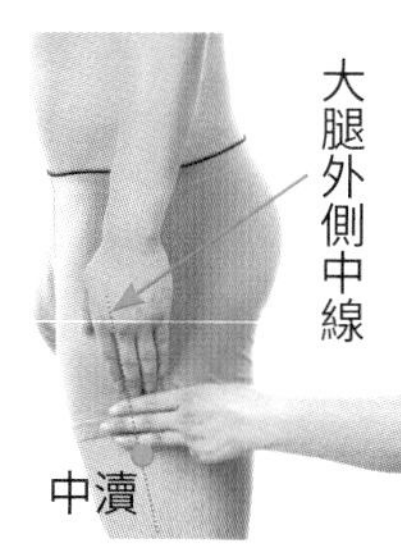

3 秒取穴

先找到風市穴（見本頁），直下 3 橫指之處即是。

膝陽關 GB33

功效 溫經散寒，祛風除濕，通經活絡。

主治 膝關節腫痛，小腿麻木，坐骨神經痛。

按摩 經常用中指指腹揉按膝陽關穴，每次 1~3 分鐘。

精準定位

在膝部，股骨外上髁後上緣，股二頭肌腱與髂脛束之間的凹陷中。

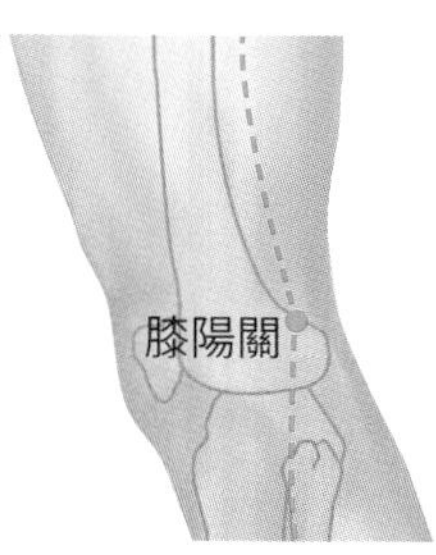

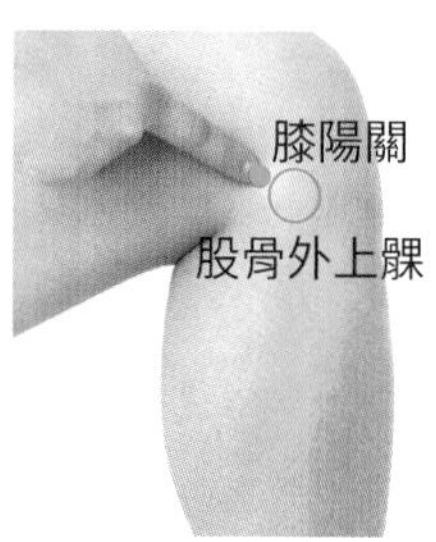

3 秒取穴

屈膝 90 度，膝上外側有一高骨，其上方有一凹陷處即是。

陽陵泉 GB34

功效 疏肝理氣，和胃止嘔，補益腎氣。

主治 頭痛，耳鳴，黃疸，膽結石，膝腫痛，腰扭傷，腿抽筋，坐骨神經痛，白癜風（白斑），乳房脹痛。

按摩 經常用拇指指腹按揉陽陵泉穴，每次 1~3 分鐘。

精準定位

在小腿外側，腓骨小頭前下方的凹陷中。

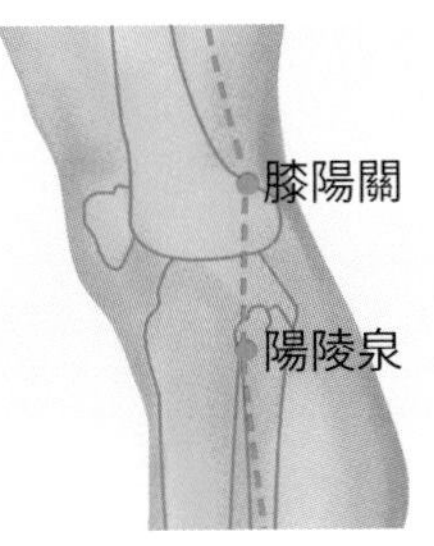

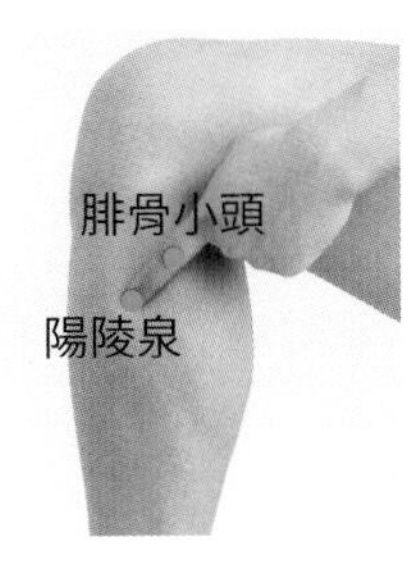

3 秒取穴

屈膝 90 度，膝關節外下方，腓骨小頭前下方凹陷處即是。

陽交 GB35

功效 寬胸理氣，通經活絡，安定神志。

主治 膝痛，臉部浮腫，坐骨神經痛，癲癇。

按摩 用拇指指腹揉按陽交穴，每次揉按 1~3 分鐘。

精準定位

在小腿外側，外踝尖上方 7 寸，腓骨後緣。

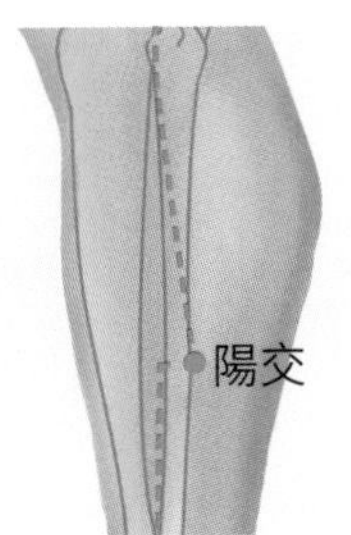

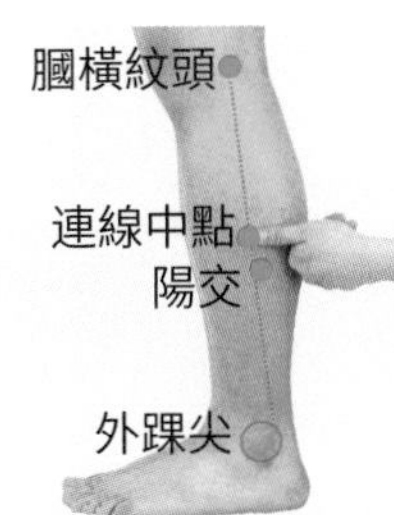

3 秒取穴

膕橫紋頭與外踝尖的連線，其中點向下 1 橫指，腓骨後緣處即是。

外丘 GB36

功效 祛風通絡，疏肝理氣，化痰開竅。

主治 癲癇，腹痛，頸項痛，腳氣病，小腿三頭肌痙攣。

按摩 採取指壓帶揉動的方式按揉外丘穴，每次約 3 分鐘。

精準定位

在小腿外側，外踝尖上方 7 寸，腓骨前緣。

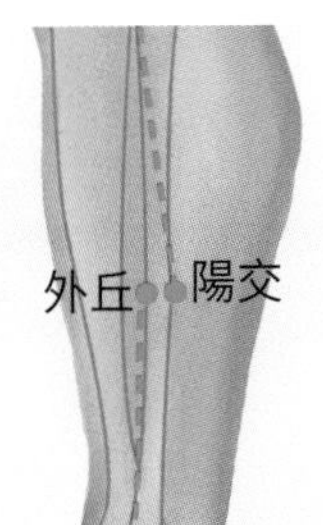

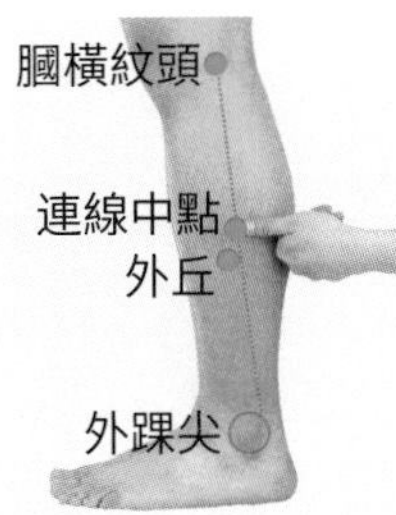

3 秒取穴

膕橫紋頭與外踝尖的連線，其中點向下 1 橫指，腓骨前緣處即是。

光明 GB37

功效 疏肝補脾，行氣止痛，通經活絡。

主治 目赤腫痛，視物不明，熱病汗不出，腓腸肌痙攣，偏頭痛，精神病。

按摩 用中指指腹垂直按壓光明穴，每日早晚各揉按 1 次，每次 1~3 分鐘。

精準定位

在小腿外側，外踝尖上方 5 寸，腓骨前緣。

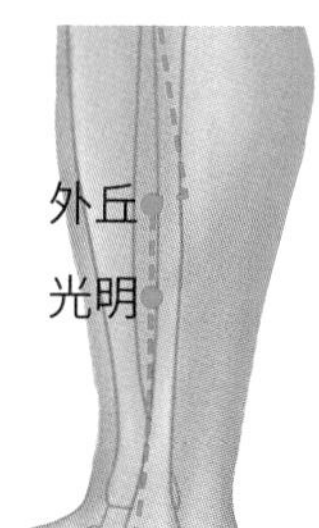

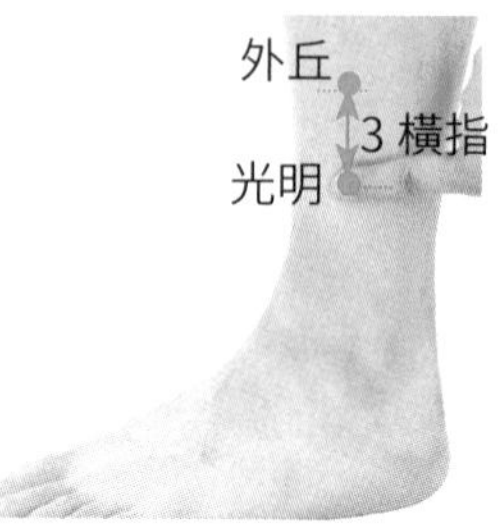

3 秒取穴

在外丘穴（見 153 頁）下方 3 橫指，腓骨前緣即是。

陽輔 GB38

功效 溫經散寒，清熱利咽，疏肝散結。

主治 胸脅痛，下肢外側痛，坐骨神經痛，鎖骨上窩腫痛，膝下浮腫。

按摩 用食指或中指按揉陽輔穴，每次 3~5 分鐘。

精準定位

在小腿外側，外踝尖上方 4 寸，腓骨前緣。

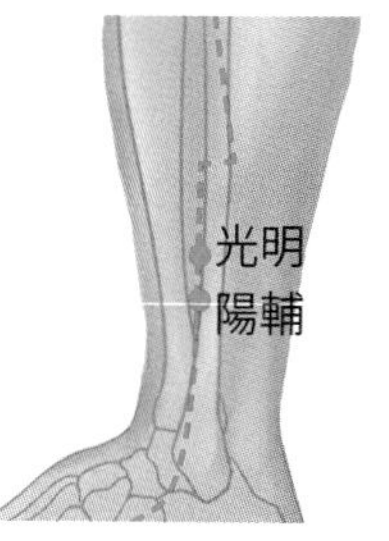

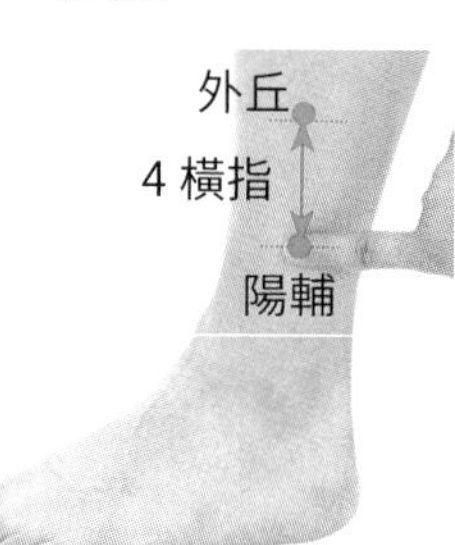

3 秒取穴

在外丘穴（見 153 頁）下方 4 橫指，腓骨前緣即是。

懸鐘 GB39

功效 利咽消腫，化瘀止血，平肝息風，疏肝益腎。

主治 頸項僵硬，半身不遂，腰扭傷，落枕，頭暈，失眠，耳鳴，高血壓。

按摩 用中指指腹按揉懸鐘穴，每次 15 分鐘，以有酸脹感為宜。

精準定位

在小腿外側，外踝尖上方 3 寸，腓骨前緣。

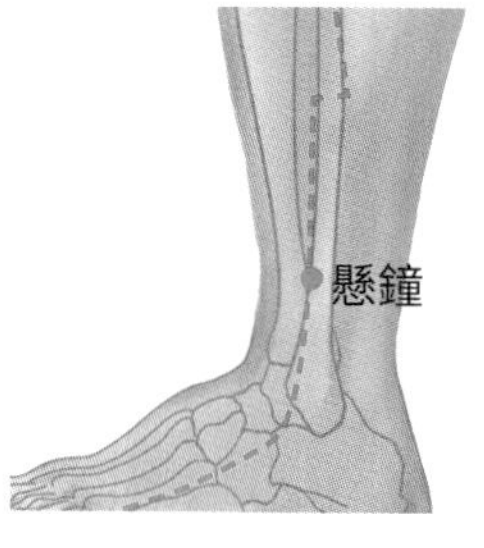

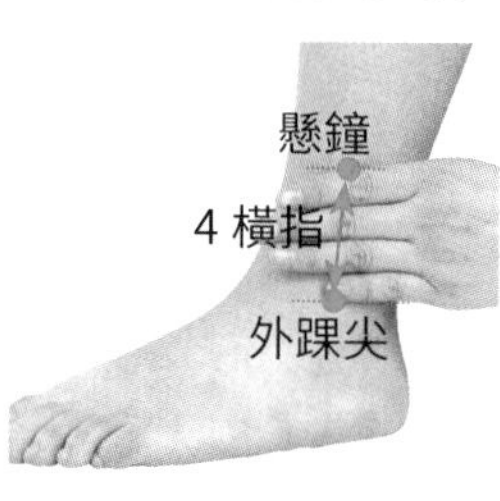

3 秒取穴

外踝尖直上 4 橫指處，腓骨前緣處即是。

丘墟 GB40

功效 通經活絡，疏肝理氣，健脾利濕。
主治 胸脅痛，髖關節疼痛，下肢痿痛，坐骨神經痛，腰胯痛，膽囊炎，膽絞痛。
按摩 用拇指指腹按壓丘墟穴，可以每天早上按揉 200 下。

精準定位

在腳踝區，外踝的前下方，伸趾長肌腱外側的凹陷中。

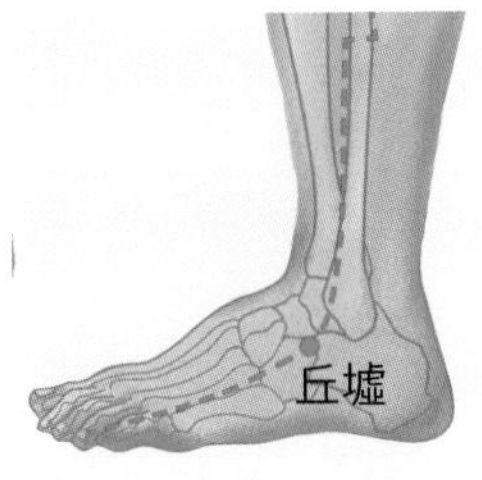

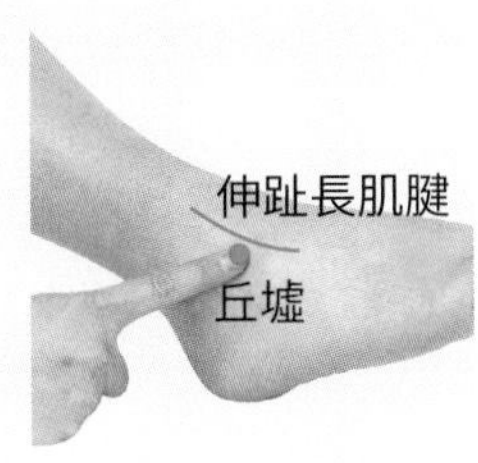

3 秒取穴

腳掌用力背伸，足背可見明顯伸趾長肌腱，其外側、足外踝前下方的凹陷處即是。

足臨泣 GB41

功效 清熱消腫，補脾益腎，疏肝理氣。
主治 頭痛，目眩，目赤腫痛，齒痛，咽喉腫痛，耳聾，乳腺炎，白帶過多，腋下腫，脅肋痛。
按摩 用拇指指腹揉按足臨泣穴，以有酸脹、微痛的感覺為宜。

精準定位

在足背，第四、第五蹠骨底結合部的前方，第五伸趾長肌腱外側的凹陷中。

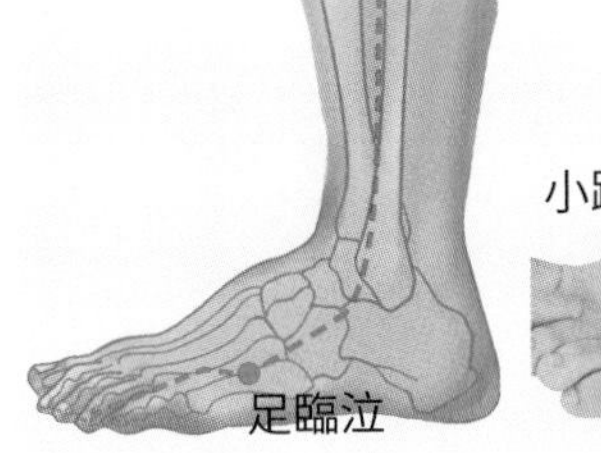

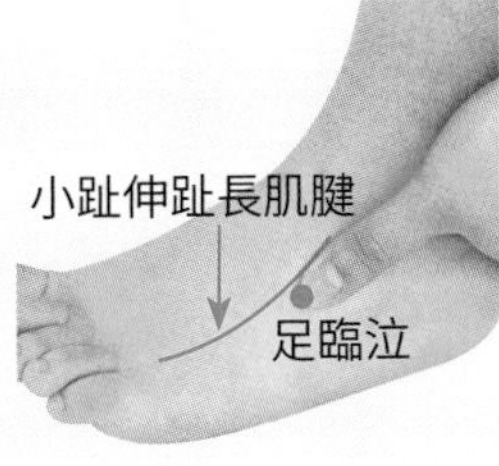

3 秒取穴

坐位，小趾向上蹺起，小趾伸趾長肌腱外側的凹陷中，按壓有酸脹感之處即是。

地五會 GB42

功效 清熱解毒，疏肝消腫，行氣止痛，凝血止血。
主治 頭痛目眩，目赤腫痛，咽喉腫痛，腋下腫痛，耳聾，內傷吐血。
按摩 經常用拇指指腹按揉地五會穴，每次 3~5 分鐘。

精準定位

在足背，第四、第五蹠骨間，第四蹠趾關節近端的凹陷中。

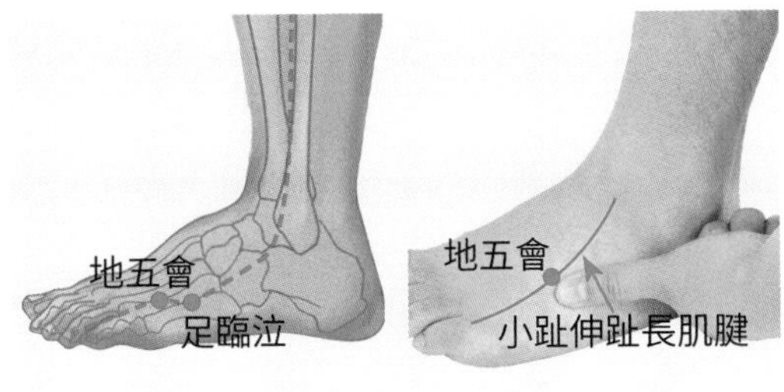

3 秒取穴

坐位，小趾向上蹺起，小趾伸趾長肌腱內側緣處即是。

俠溪 GB43

功效 清熱消腫，散瘀行氣，疏肝止痛。

主治 頭痛，耳鳴，耳聾，目痛，頰腫，肋間神經痛，乳腺炎，高血壓。

按摩 經常用拇指指腹按揉俠溪穴，每次 1~3 分鐘。

精準定位

在足背，第四、第五趾間，趾蹼緣後方的赤白肉際處。

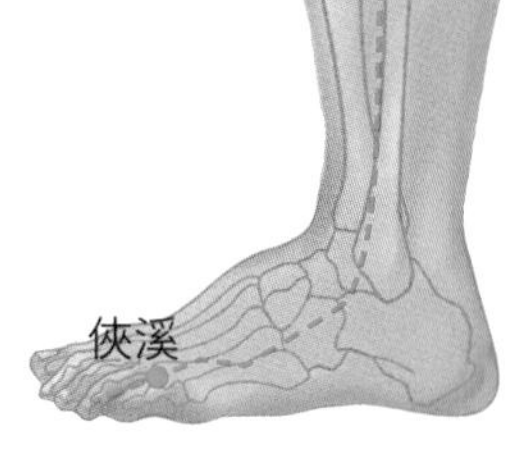

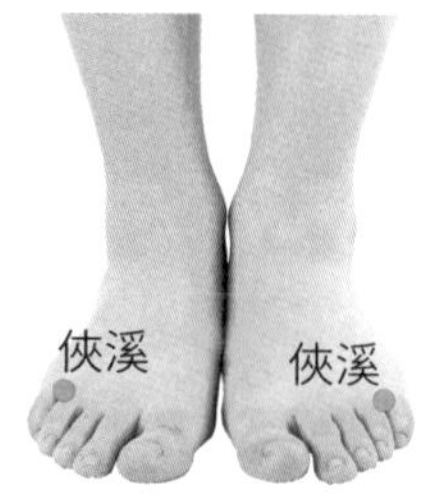

3 秒取穴

坐位，在足背部第四、第五兩趾之間連接處的縫紋頭處即是。

足竅陰 GB44

功效 清熱消腫，散瘀行氣，疏肝止痛。

主治 頭痛，耳鳴，耳聾，目痛，頰腫，肋間神經痛，乳腺炎，高血壓。

按摩 經常用拇指指腹按揉足竅陰穴，每次 1~3 分鐘。

精準定位

在足趾，第四趾末節外側，趾甲根角側旁開 0.1 指寸。

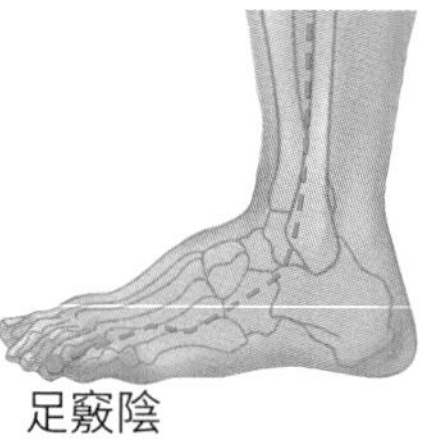

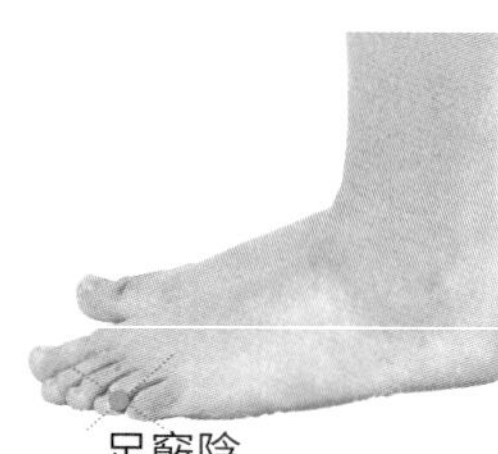

3 秒取穴

坐位，第四趾趾甲外側緣與下緣各劃一條直線，兩條線的交點處即是。

第 13 章

足厥陰肝經

足厥陰肝經起於足大趾的外側端（大敦穴），並沿著足背，再經過內踝，一直向上循行於小腿及大腿的內側，直至股部內側。再繞過陰部，進入小腹，在腹部向上走行，在胸脅部與肝及膽連接。經絡繼續上行，在體內深處沿著喉嚨，與眼部聯繫，後出於前額，直達頭之巔頂。肝經其中一個支脈在體內深處從眼部向內走，下行至面頰部，並在唇的內部環繞行走。另一支脈則從肝開始，在體內深處通過橫膈膜，向上流注於肺，最後與肺經相連接，並完成十二經脈的循環。

足厥陰肝經一側 14 個穴位（左右共 28 個穴位），其中 12 個分布於下肢，2 個位於胸腹部。首穴大敦，末穴期門。聯繫的臟腑和器官有胃、肝、膽、目、肺，所以能夠治療這些臟器和器官所在部位的疾病。

主治病候

肝病，婦科、前陰病，以及經脈循行部位的其他病症，例如：腰痛、胸滿、呃逆、遺尿、小便不利、疝氣、小腹痛等症。

足 厥 陰 肝 經

經穴歌訣

一十四穴足厥陰，
大敦行間太衝尋，
中封蠡溝中都近，
膝關曲泉陰包臨，
五里陰廉急脈尋，
章門仰望見期門。

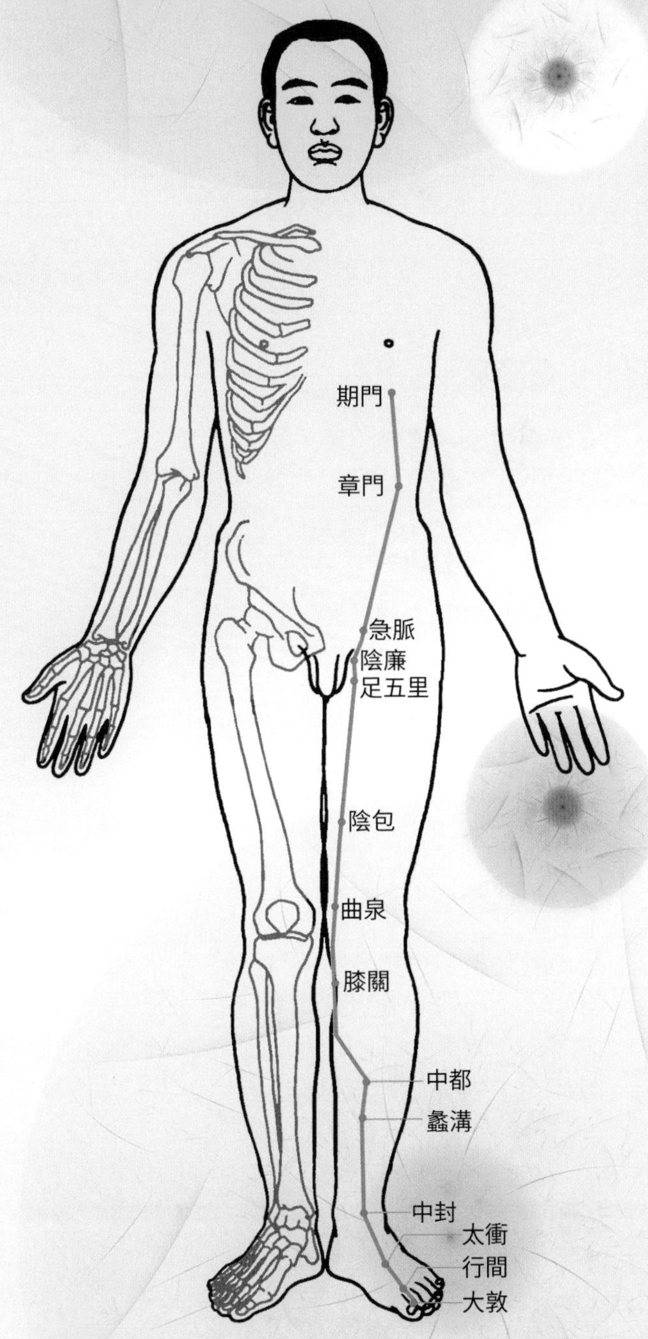

大敦 LR1

功效 健脾益脾，溫經散寒，溫腎固攝。

主治 經閉（停經），子宮脫垂，月經不調，崩漏（功能性子宮出血），遺尿，睪丸炎。

按摩 經常用拇指指腹揉按大敦穴，每次左右各按 3~5 分鐘。

精準定位

在足趾，大腳趾末節外側，趾甲根角側旁開 0.1 寸（指寸）。

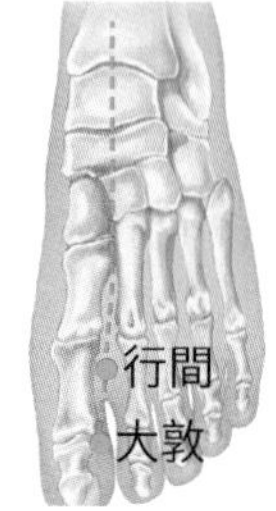

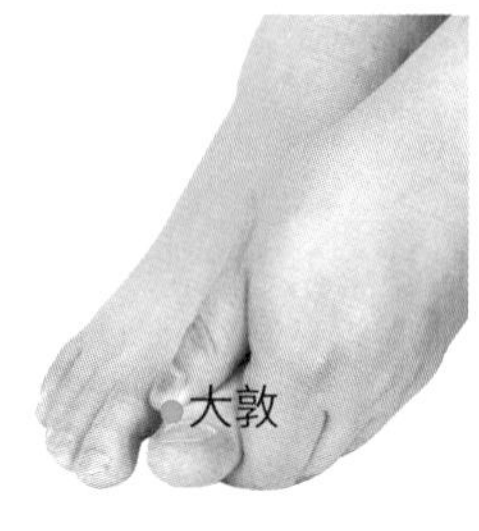

3 秒取穴

坐位，大腳趾趾甲的外側緣與下緣各劃一條直線，兩條線的交點處即是。

行間 LR2

功效 溫經散寒，清熱消腫，緩急止痛。

主治 頭痛，眩暈，耳鳴，耳聾，失眠，陽痿，痛經，月經過多，高血壓。

按摩 一邊用中指指腹強壓行間穴，一邊吐氣，有輕微的疼痛感，如此重複，按壓 2~3 分鐘。

精準定位

在足背，第一、第二趾間，趾蹼緣後方赤白肉際處。

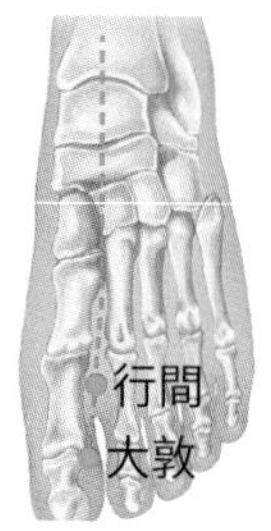

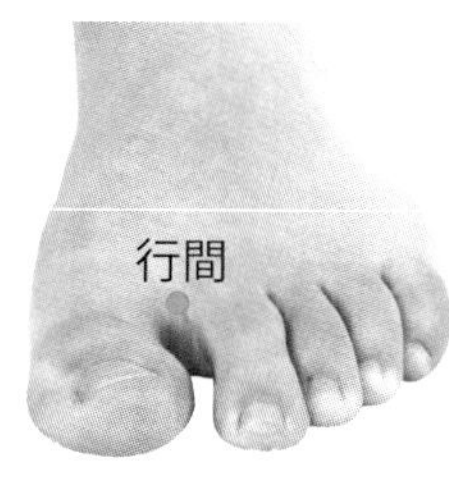

3 秒取穴

坐位，在足背部第一、第二趾之間，兩者連接處的縫紋頭處即是。

太衝 LR3

功效 疏肝理氣，清熱消腫，祛風除濕。

主治 頭痛，失眠，嘔吐，月經不調，痛經，口眼歪斜，小兒驚風，癲癇，膽囊炎，膽結石。

按摩 用左手拇指指腹揉撚右太衝穴，以有酸脹感為宜，1 分鐘後再換右手拇指指腹揉撚左太衝穴。

精準定位

在足背，第一、第二蹠骨間，蹠骨底結合部前方的凹陷中，或觸及動脈搏動。

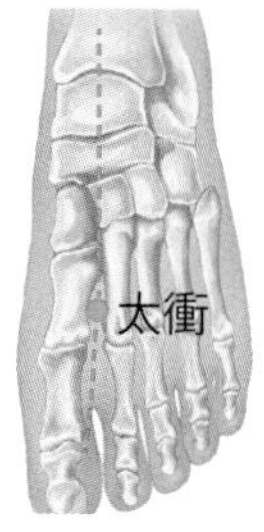

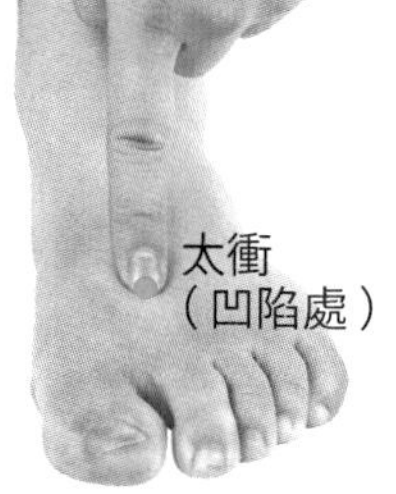

3 秒取穴

足背，沿第一、第二趾間橫紋往足背上推，可觸及一凹陷處即是。

中封 LR4

功效 溫經散寒，緩急止痛，補脾益腎。

主治 內踝腫痛，腰足冷痛，腹脹，遺精，肝炎。

按摩 常用拇指指腹揉按中封穴，每次左右足各揉按 3~5 分鐘，有酸、脹、痛的感覺為宜。

精準定位

在腳踝區，內踝前方，脛骨前肌腱與伸拇長肌腱之間的凹陷處。

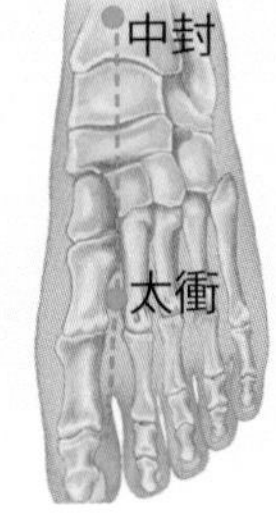

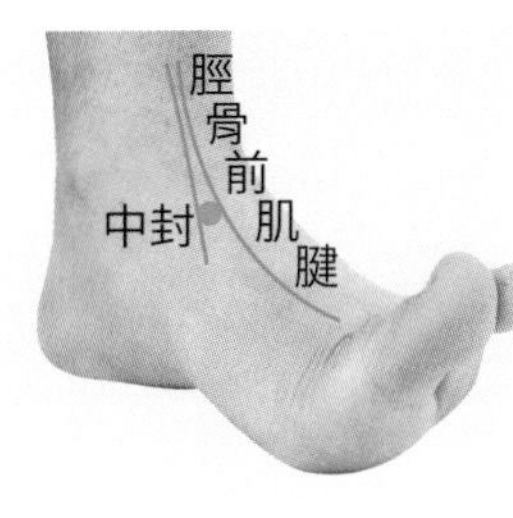

3 秒取穴

坐位，大腳趾上蹺，足背內側可見兩條大筋，兩者之間的凹陷處即是。

蠡溝（蠡，音同「梨」。）LR5

功效 溫腎助陽，溫經散寒，疏肝理氣。

主治 疝氣，遺尿，小便不利，月經不調，赤白帶下病，盆腔炎，內踝腫痛。

按摩 常用拇指指腹揉按蠡溝穴，每次 1~3 分鐘。

精準定位

在小腿內側，內踝尖上方 5 寸，脛骨內側面的中央。

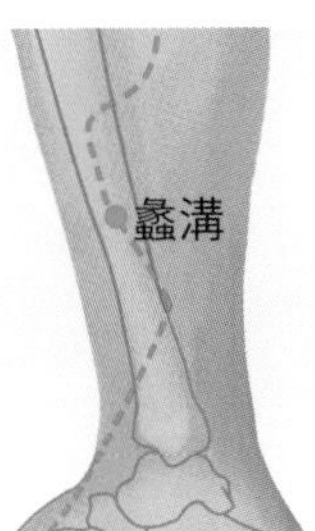

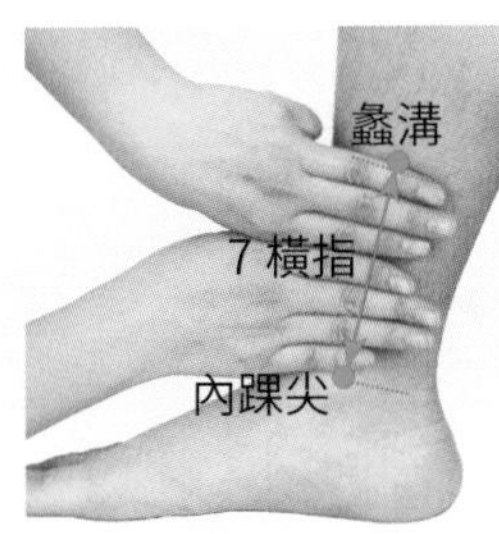

3 秒取穴

坐位，內踝尖垂直向上 7 橫指，脛骨內側的凹陷處即是。

中都 LR6

功效 溫經散寒，緩急止痛，補益脾腎。

主治 疝氣，痢疾，小腹疼痛，遺精，崩漏（功能性子宮出血），惡露不盡。

按摩 經常用拇指指腹揉按中都穴，每次 1~3 分鐘。

精準定位

在小腿內側，內踝尖上方 7 寸，脛骨內側面的中央。

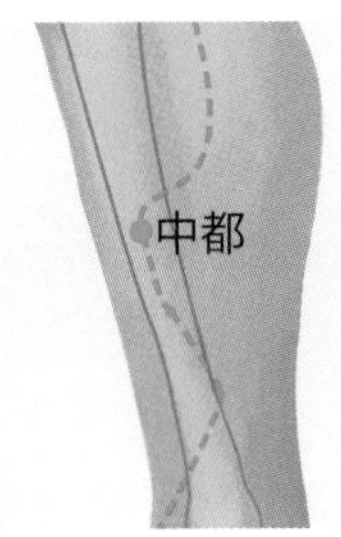

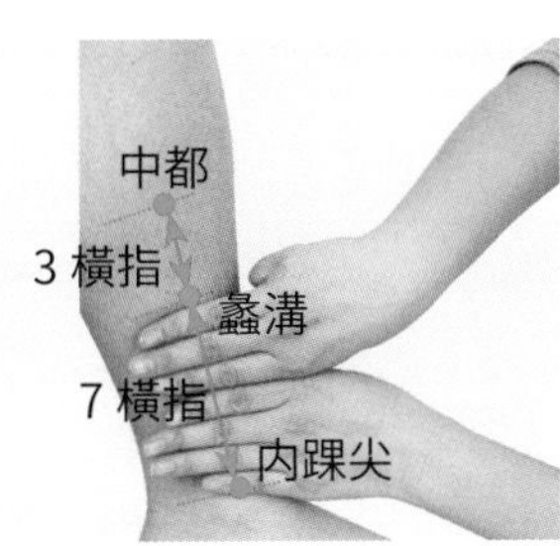

3 秒取穴

先找到蠡溝穴（見本頁），再向上 3 橫指即是。

膝關 LR7

功效 溫經散寒，祛風通絡，除濕止痛。

主治 膝關節腫痛，關節炎，痛風。

按摩 用拇指和食指的指腹拿捏膝關穴，每次 3~5 分鐘。

精準定位

在膝部，脛骨內側髁的下方，陰陵泉穴（SP9）後方 1 寸。

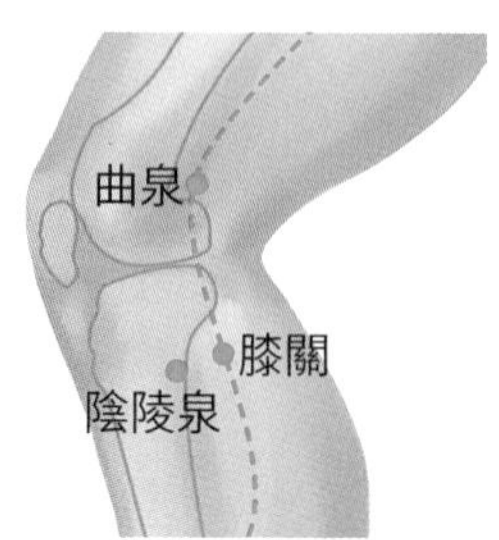

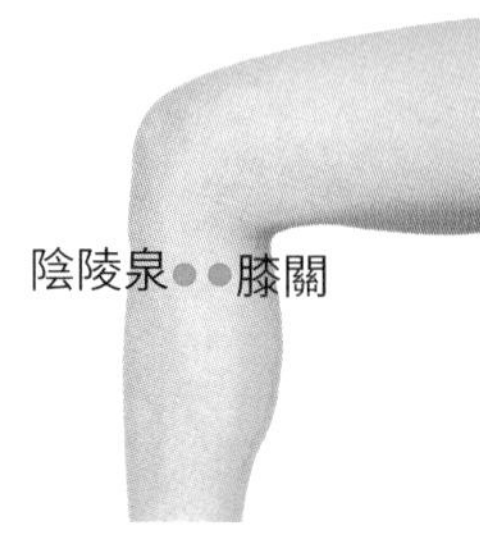

3 秒取穴

先找到陰陵泉穴（見 64 頁），向後 1 橫指，可觸及一凹陷處即是。

曲泉 LR8

功效 滋精固澀，理氣止痛，交通心腎。

主治 月經不調，子宮脫垂，陽痿，遺精，精神病，前列腺炎，腎炎。

按摩 可經常用手指敲擊曲泉穴，每次 1~3 分鐘。

精準定位

在膝部，膕橫紋內側端，半腱肌肌腱內緣的凹陷中。

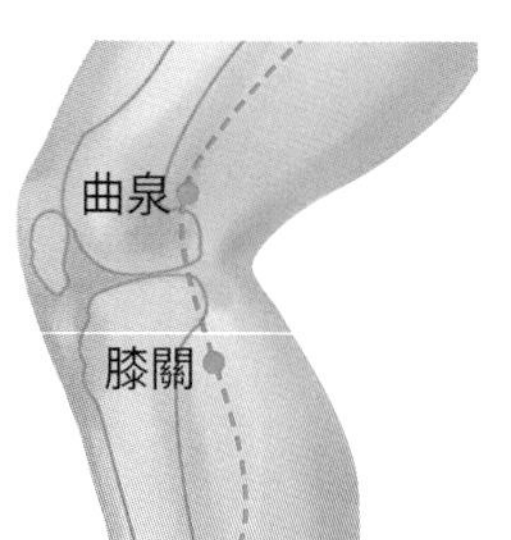

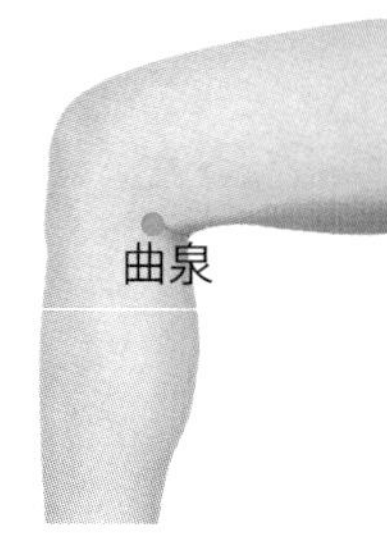

3 秒取穴

膝內側，屈膝時可見膝關節內側面橫紋端，其橫紋頭的凹陷處即是。

陰包 LR9

功效 調補肝腎，補益腎氣，溫經止痛。

主治 月經不調，腰骶痛，小便難，遺尿等。

按摩 經常用拇指指腹輕揉陰包穴，每次 1~3 分鐘。

精準定位

在股前區，髕底上方 4 寸，股內肌與縫匠肌之間。

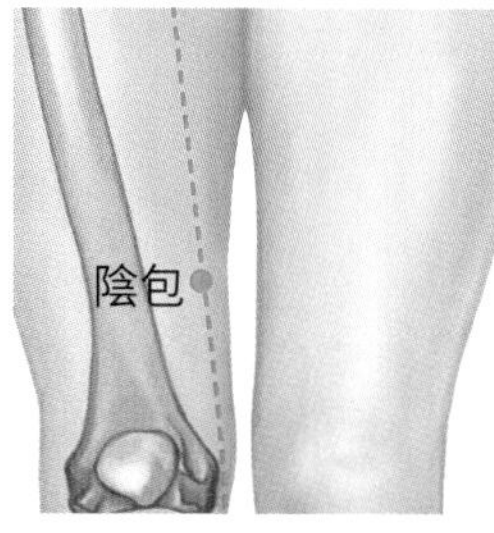

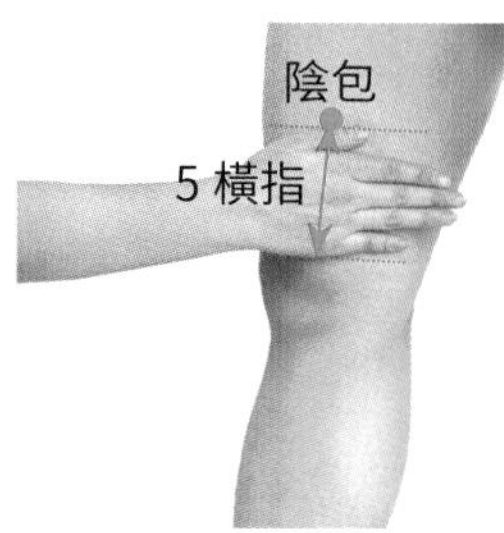

3 秒取穴

大腿內側，膝蓋內側上端，直上 5 橫指之處即是。

足五里 LR10

功效 補益腎氣，固攝胞宮，消腫散結。
主治 腹脹，小便不利，遺尿，陰囊濕癢。
按摩 經常用食指指腹按揉足五里穴，每次 1~3 分鐘。

精準定位

在股前區，氣衝穴(ST30)直下 3 寸，動脈搏動處。

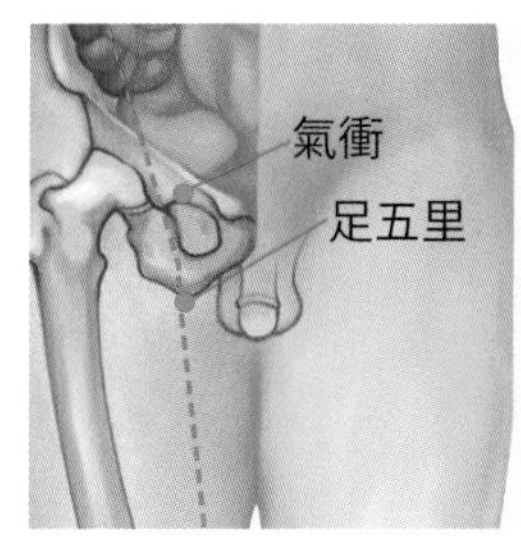

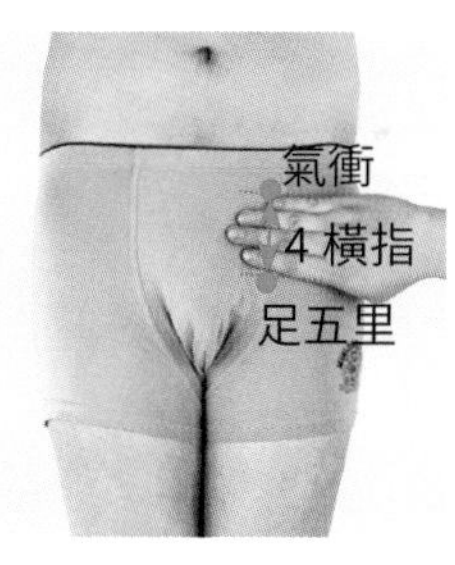

3 秒取穴

先找到氣衝穴（見 53 頁），直下 4 橫指之處即是。

陰廉 LR11

功效 和血調經，溫經散寒，理氣止痛。
主治 月經不調，赤白帶下病，小腹疼痛。
按摩 四指併攏，用中指指腹置陰廉穴上，兩側同時揉按 3~5 分鐘。

精準定位

在股前區，氣衝穴(ST30)直下 2 寸。

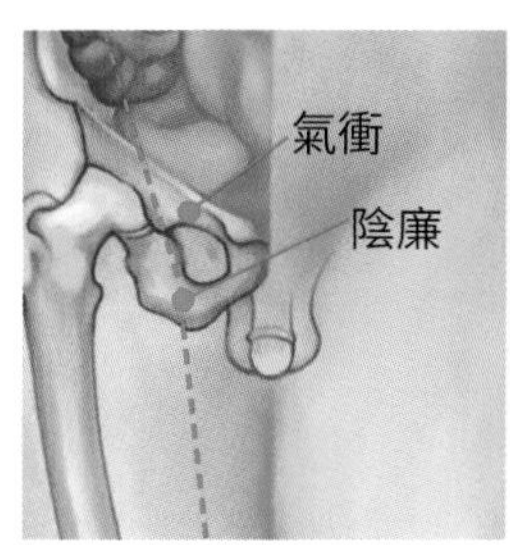

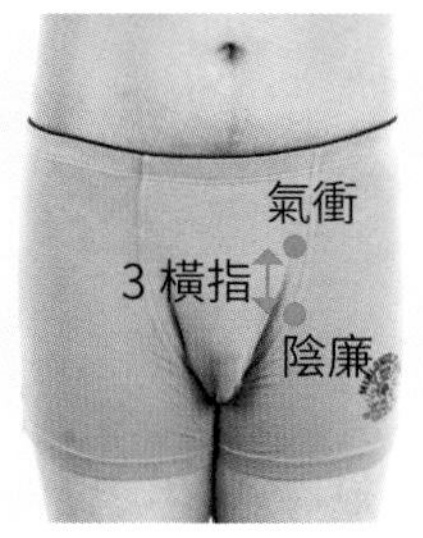

3 秒取穴

在大腿內側，先找到氣衝穴（見 53 頁），直下 3 橫指之處即是。

急脈 LR12

功效 理氣止痛，溫經散寒，補脾益腎。
主治 小腹疼痛，疝氣，陰莖痛，股內側部疼痛等。
按摩 經常用中指指腹輕揉急脈穴，每次左右各按 1~3 分鐘。

精準定位

在腹股溝區，橫平於恥骨聯合上緣，前正中線旁開 2.5 寸處。

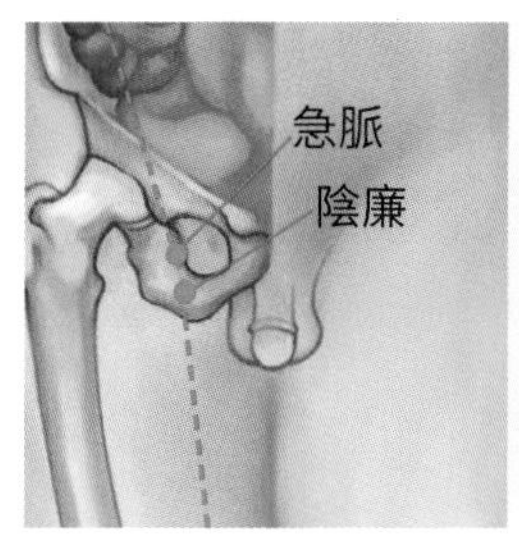

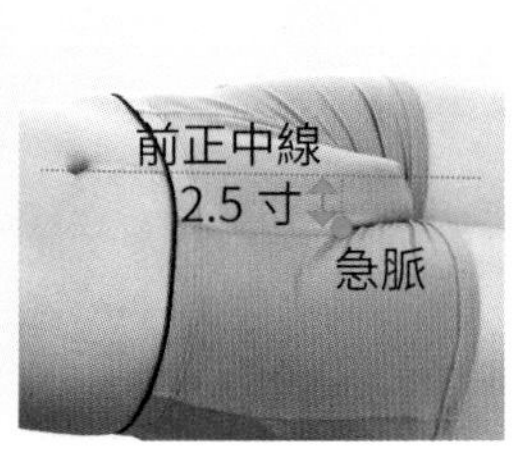

3 秒取穴

腹股溝動脈搏動處，正中線旁開約 2.5 寸處即是。

章門 LR13

功效 溫運脾陽，溫經散寒，理氣散結。
主治 腹脹，腹痛，黃疸，胸脅痛，高血壓，糖尿病，嘔吐，呃逆，泄瀉。
按摩 用拇指指腹輕柔地按摩章門穴，每次持續 3~5 分鐘。

精準定位

在側腹部，第十一肋遊離端（前端）的下際。

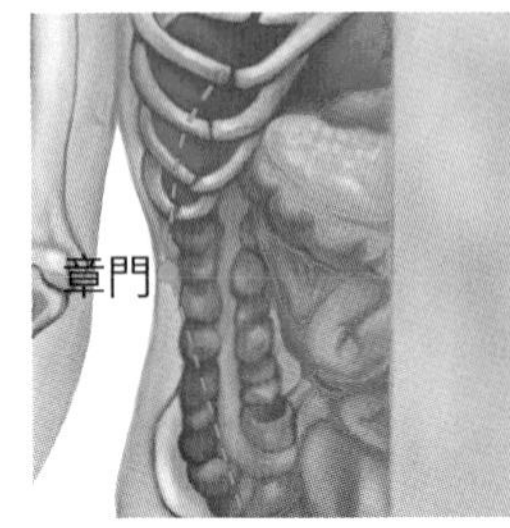

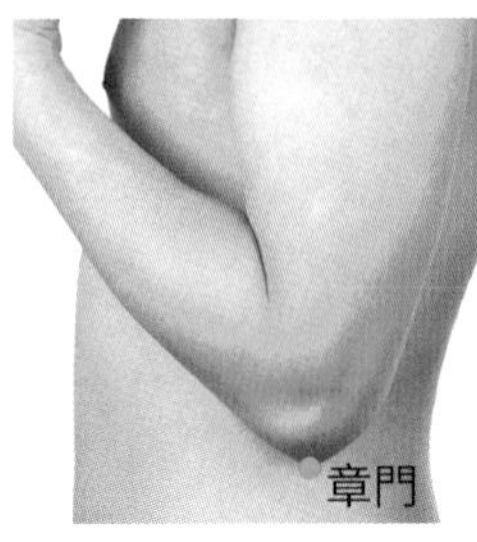

3 秒取穴

正坐，屈肘合腋，肘尖所指處，按壓有酸脹感之處即是。

期門 LR14

功效 寬胸理氣，行氣止痛，降逆止嘔。
主治 胸脅痛，嘔吐，呃逆，乳房脹痛，肝炎，情志抑鬱。
按摩 以手指指面或指節向下按壓期門穴，並做圓圈形按摩，每次 3~5 分鐘。

精準定位

在胸部，第六肋間隙，前正中線旁開 4 寸。

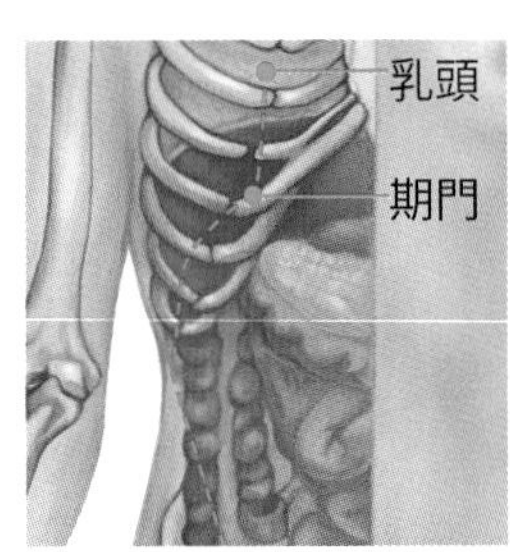

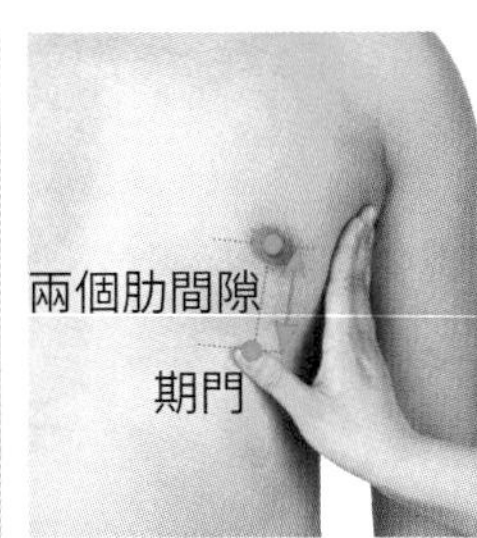

3 秒取穴

正坐或仰臥，自乳頭垂直向下推兩個肋間隙，按壓有酸脹感之處即是。

第14章

任脈

任脈，起於胞中，下出會陰，經陰阜，沿腹部和胸部正中線上行，至咽喉，上行至下頷部，環繞口唇，沿面頰，分行至目眶下（承泣穴）。

任脈一名一穴，共計24個穴位，分布於面部、頸部、胸部和腹部的前正中線上。聯繫的臟腑和器官有胞中、咽喉、唇口、目，主治神經系統、呼吸系統、消化系統、泌尿生殖系統的疾病，以及本經所經過部位的病症。

主治病候

腹、胸、頸、頭面的局部病症和相應的內臟、器官疾病，如腹脹、腸鳴、泄瀉、失眠、健忘、嘔吐、心悸、胸痛、喉痺、咽腫等病症。

任脈

經穴歌訣

任脈中行二十四，
會陰潛伏二陰間，
曲骨之上中極在，
關元石門氣海邊，
陰交神闕水分處，
下脘建里中脘前，
上脘巨闕連鳩尾，
中庭膻中玉堂連，
紫宮華蓋循璇璣，
天突廉泉承漿端。

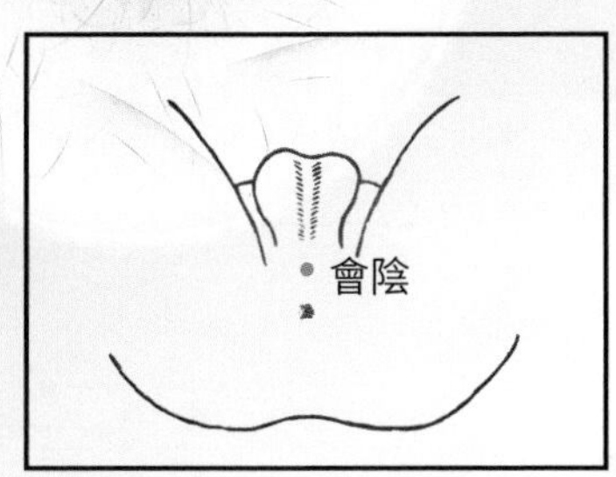

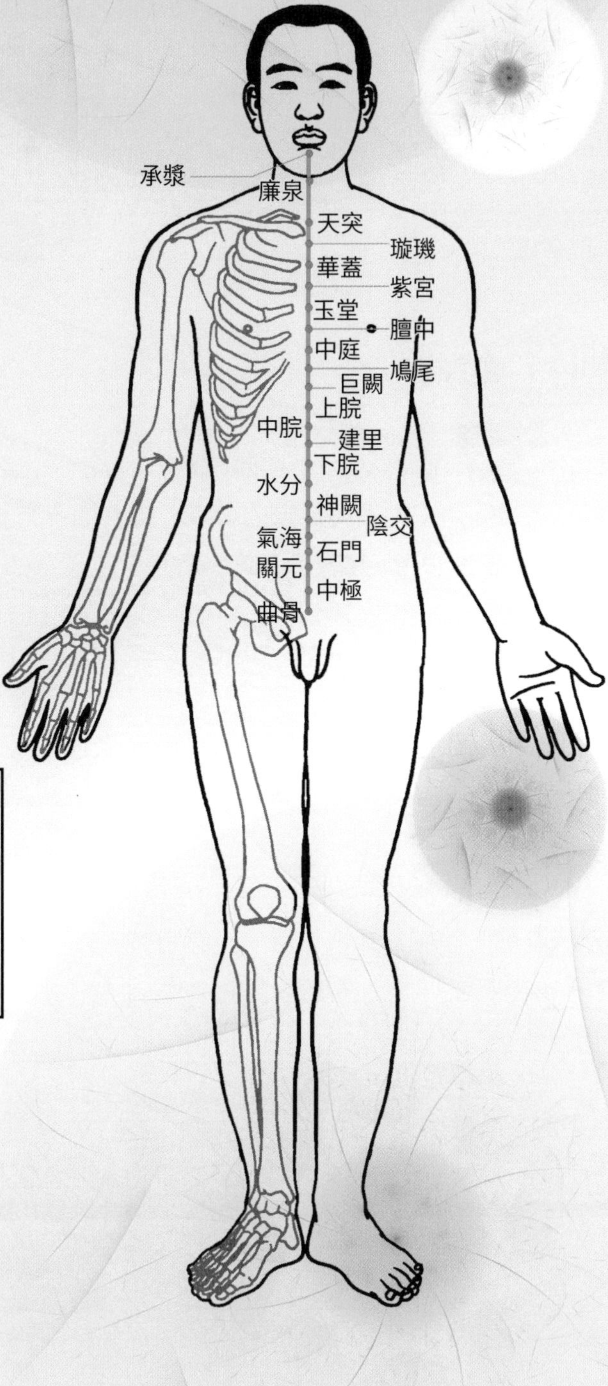

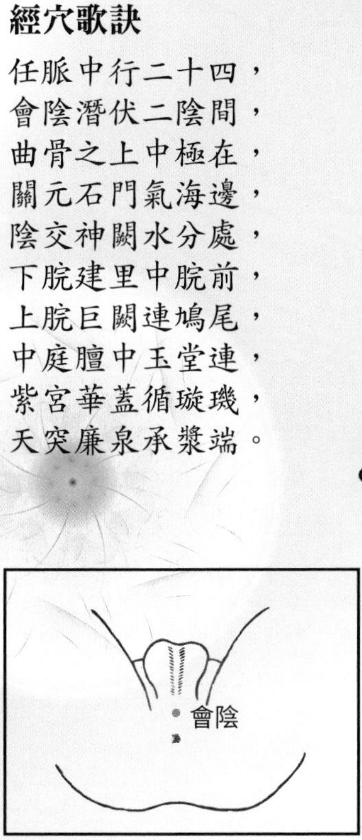

會陰 CV1

功效 調神鎮驚，調經止帶，溫腎壯陽。

主治 陰道炎，小便難，便祕，經閉（停經），子宮脫垂，溺水窒息，產後昏迷不醒。

按摩 用中指指腹揉按會陰穴 1~3 分鐘，以有酸脹的感覺為宜。

精準定位

在會陰區，男性在陰囊根部與肛門連線的中點，女性在大陰唇後與肛門連線的中點。

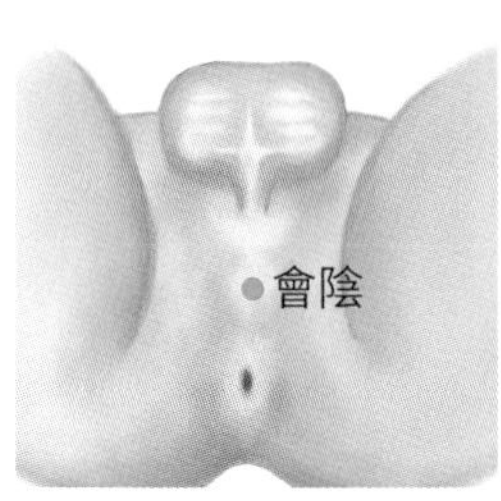

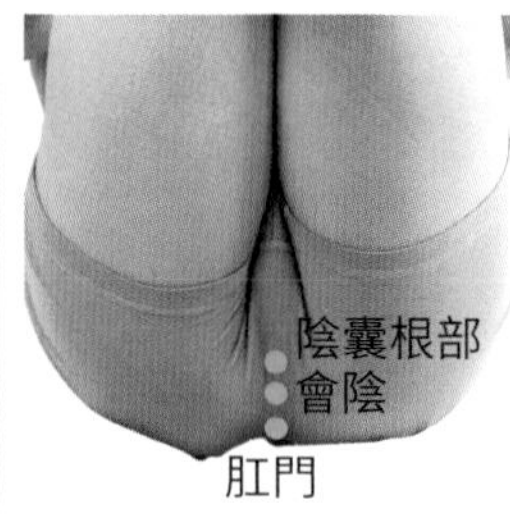

3 秒取穴

仰臥屈膝，在會陰部，取二陰連線的中點即是。

曲骨 CV2

功效 調經止帶，溫腎壯陽，通利小便。

主治 遺精，陽痿，月經不調，痛經，遺尿，小腹脹滿。

按摩 每天用中指指腹揉按曲骨穴，每次 3~5 分鐘。

精準定位

在下腹部，恥骨聯合上緣，前正中線上。

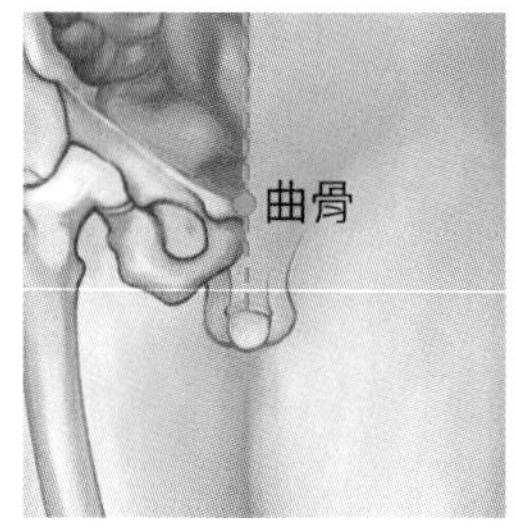

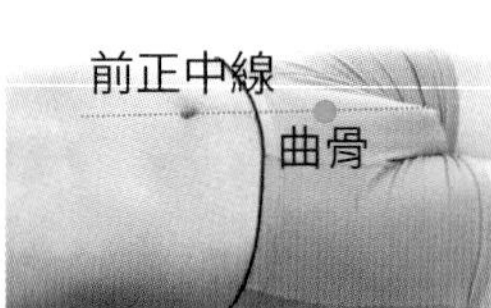

3 秒取穴

在下腹部，正中線上，從下腹部往下摸到一橫著走行的骨性標記的上緣即是。

中極 CV3

功效 補中益氣，澀精止遺，調經止帶。

主治 遺精，陰痛，陰癢，月經不調，痛經，子宮肌瘤，水腫，膀胱炎，夜尿症。

按摩 用中指指腹揉按中極穴，每次揉按 1~3 分鐘。

精準定位

在下腹部，臍中下方 4 寸，前正中線上。

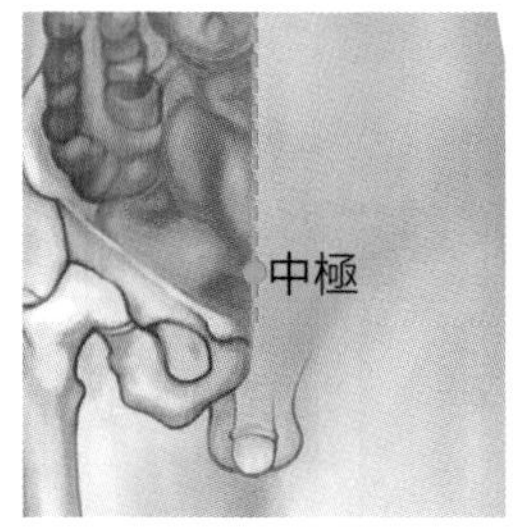

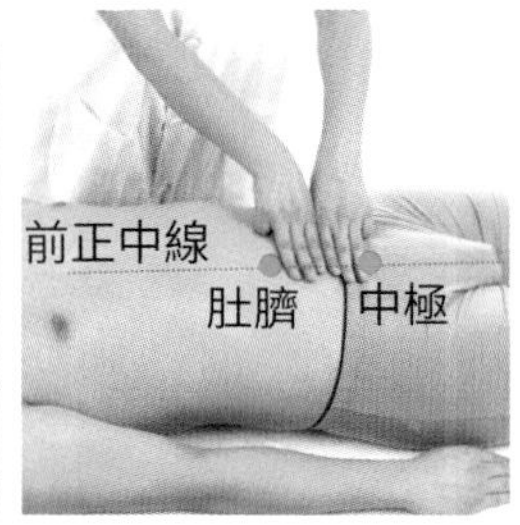

3 秒取穴

在下腹部正中線上，肚臍中央向下兩個 3 橫指之處即是。

關元 CV4

功效 補中益氣，溫腎壯陽，澀精止遺，調經止帶。
主治 疝氣，陽痿，遺精，痛經，閉經，子宮肌瘤，糖尿病。
按摩 先將手掌溫熱，敷在關元穴上，再以中指指壓關元，每次 3~5 分鐘。

精準定位

在下腹部，臍中下方 3 寸，前正中線上。

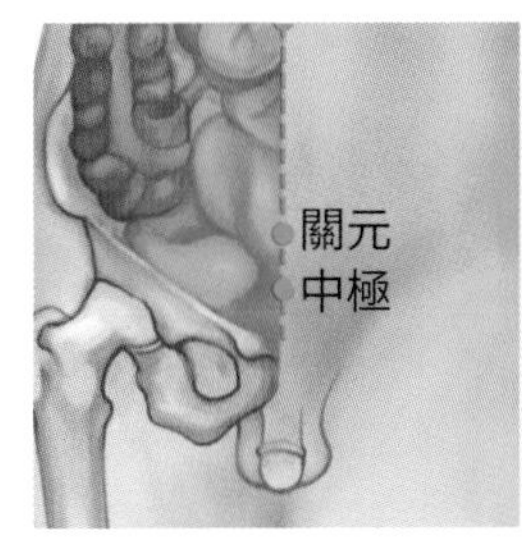

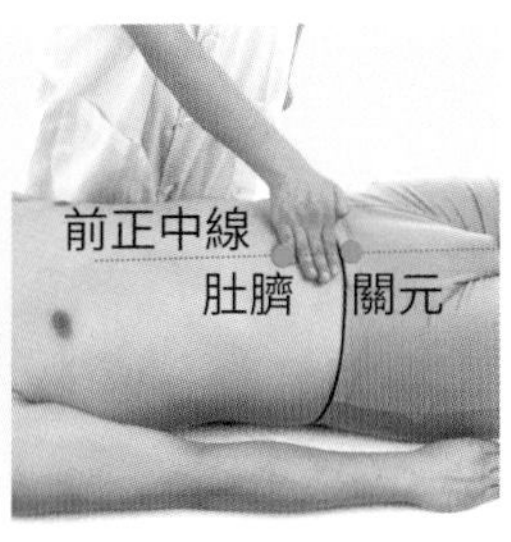

3 秒取穴

在下腹部，正中線上，肚臍中央向下 4 橫指之處即是。

石門 CV5

功效 澀精止遺，調經止帶，溫腎壯陽。
主治 經閉（停經），疝氣，腹瀉，小腹絞痛，水腫，小便不利。
按摩 對女性而言，石門穴不太適合指壓，可經常用熱毛巾熱敷石門。

精準定位

在下腹部，臍中下方 2 寸，前正中線上。

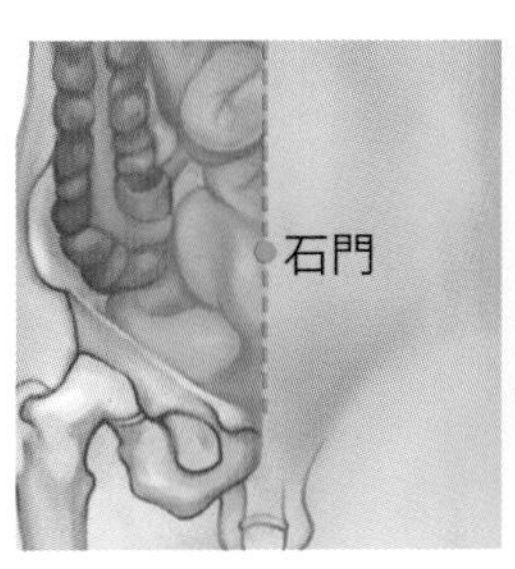

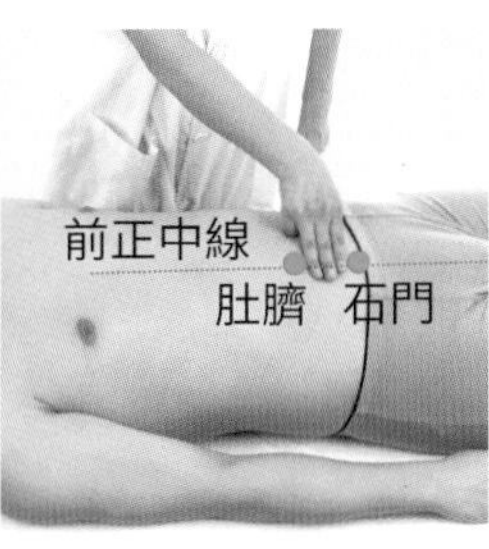

3 秒取穴

在下腹部，正中線上，肚臍中央向下 3 橫指之處即是。

氣海 CV6

功效 補中益氣，澀精止遺，調經止帶，溫腎壯陽。
主治 陽痿，遺精，遺尿，閉經，月經不調，子宮肌瘤，疝氣，小腹疼痛。
按摩 以食指指腹按摩腹部氣海穴，至有熱感為止。

精準定位

在下腹部，臍中下方 1.5 寸，前正中線上。

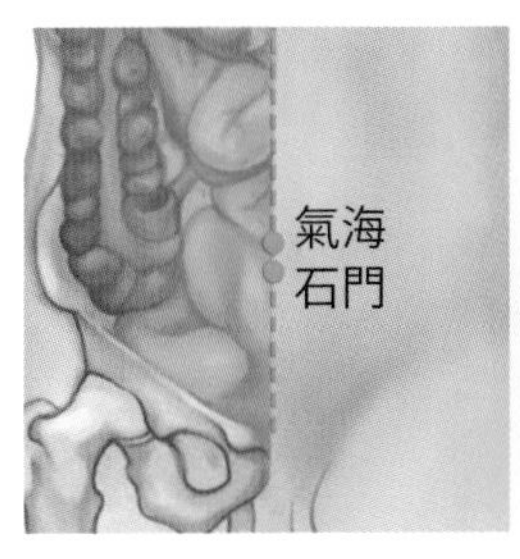

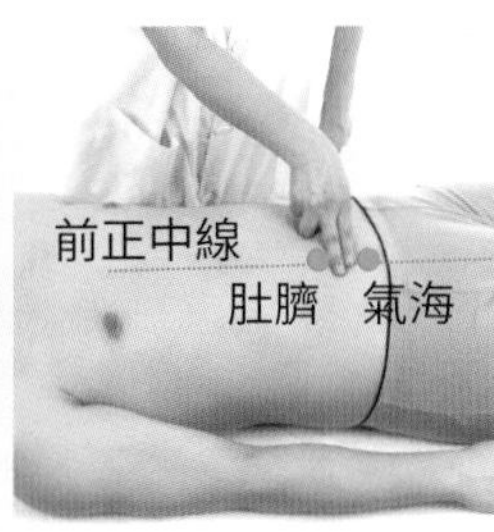

3 秒取穴

在下腹部，正中線上，肚臍中央向下 2 橫指之處即是。

陰交 CV7

功效 調經止帶，溫腎壯陽，溫中散寒。

主治 臍下絞痛，陰部多汗濕癢，月經不調，崩漏（功能性子宮出血），帶下病。

按摩 經常用中指指腹揉按陰交穴，每次 1~3 分鐘。

精準定位

在下腹部，臍中下方 1 寸，前正中線上。

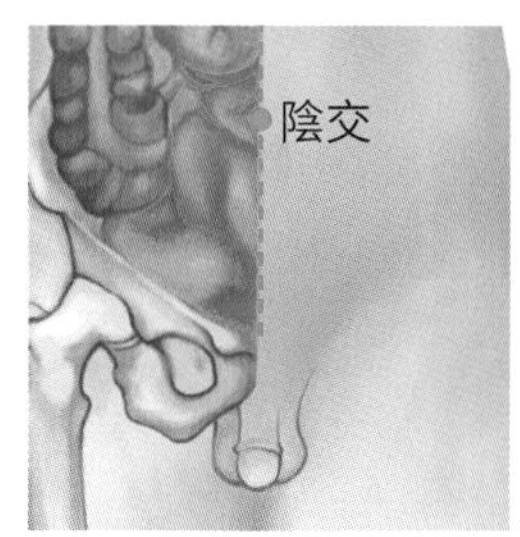

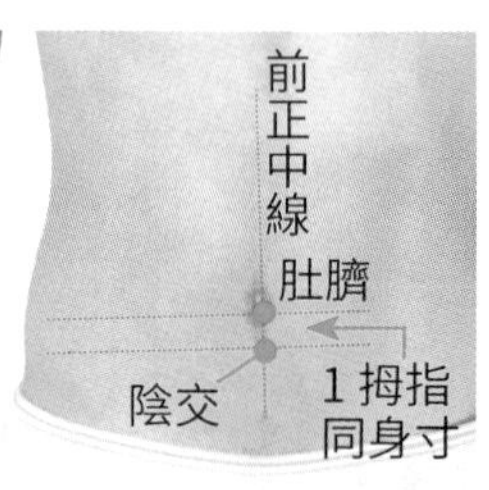

3 秒取穴

在下腹部，正中線上，肚臍中央向下 1 拇指同身寸處即是。

神闕 CV8

功效 補中益氣，固脫止瀉，通經活絡。

主治 中風虛脫，四肢厥冷，月經不調，崩漏（功能性子宮出血），遺精，不孕，小便不禁。

按摩 經常用手掌摩揉神闕穴，每次 3~5 分鐘。

精準定位

在腹部臍區，臍中央。

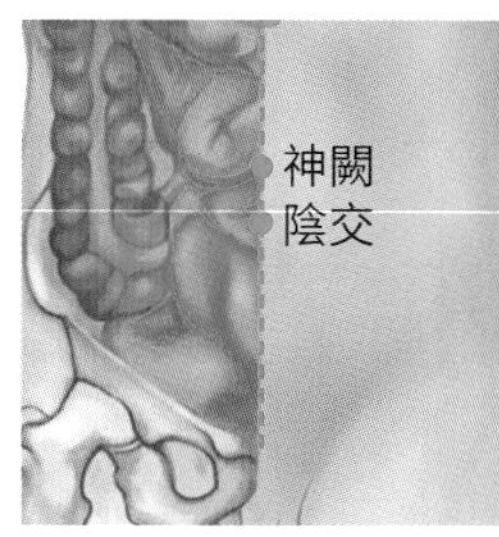

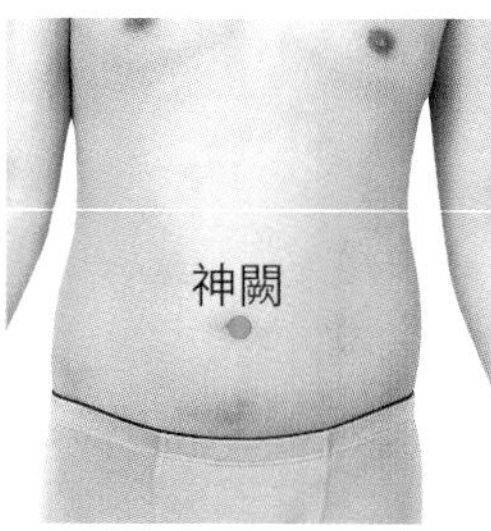

3 秒取穴

在下腹部，肚臍中央即是。

水分 CV9

功效 理氣止痛，通利小便，降逆止嘔。

主治 水腫，泄瀉，腹痛，腹痛繞臍，腸鳴。

按摩 常用食指指腹按摩水分穴，每次 1~3 分鐘。

精準定位

在上腹部，臍中上方 1 寸，前正中線上。

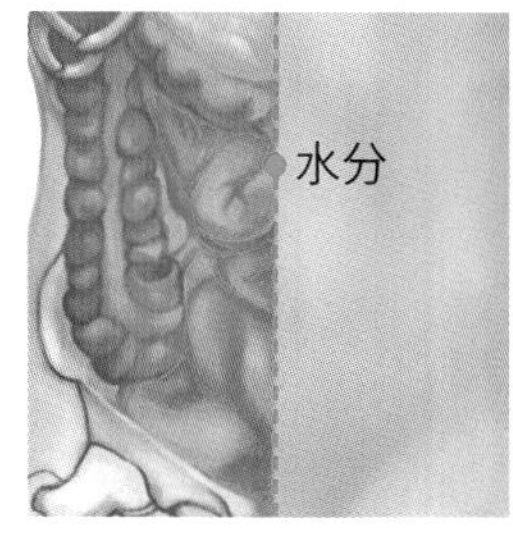

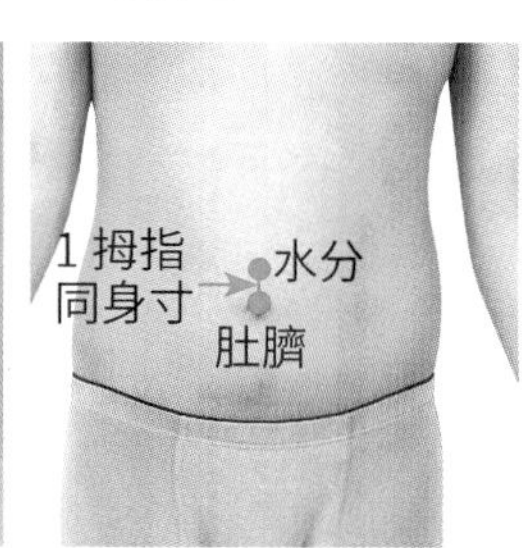

3 秒取穴

在上腹部，正中線上，肚臍中央向上 1 拇指同身寸處即是。

下脘 CV10

功效 理氣止痛，健脾消食，消脹止嘔。
主治 腹痛，腹脹，胃痙攣，嘔吐，呃逆，泄瀉。
按摩 經常用中指指腹揉按下脘穴，每次 50~100 下。

精準定位

在上腹部，臍中上方 2 寸，前正中線上。

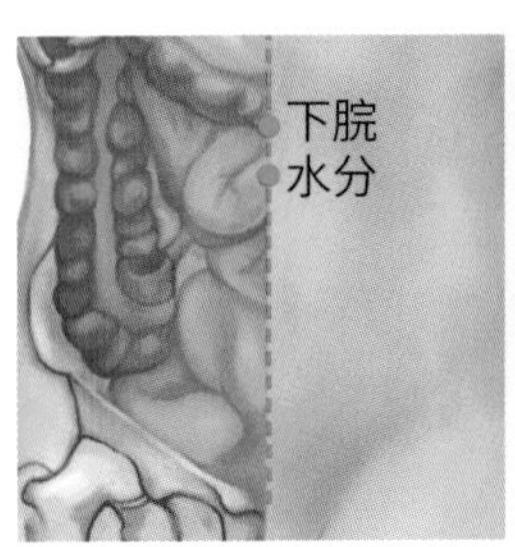

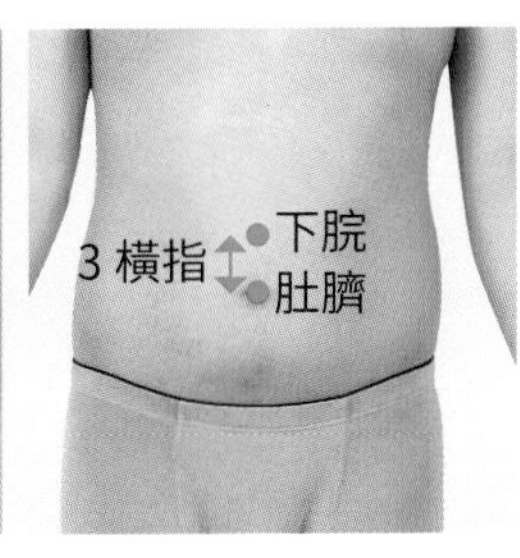

3 秒取穴

在上腹部，正中線上，肚臍中央向上 3 橫指之處即是。

建里 CV11

功效 健脾滲濕，和胃止痛，安神定志。
主治 胃脘疼痛，嘔吐，食慾不振，腹痛，水腫。
按摩 平時多用拇指沿著建里穴的位置旋轉按摩，每次 3~5 分鐘。

精準定位

在上腹部，臍中上方 3 寸，前正中線上。

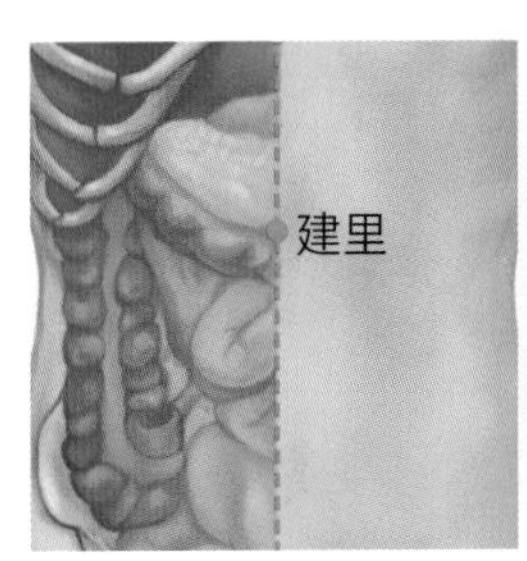

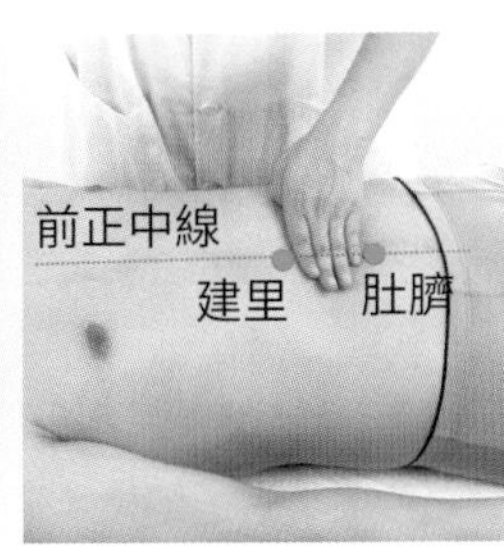

3 秒取穴

在上腹部，正中線上，肚臍中央向上 4 橫指之處即是。

中脘 CV12

功效 和胃健脾，降逆止嘔，清熱利濕，安神定志。
主治 腹痛，腹脹，泄瀉，急性胃腸炎，頑固性胃炎，胃脘疼痛，嘔吐，呃逆，失眠。
按摩 經常用中指指腹揉按中脘穴，每次 3~5 分鐘。

精準定位

在上腹部，臍中上方 4 寸，前正中線上。

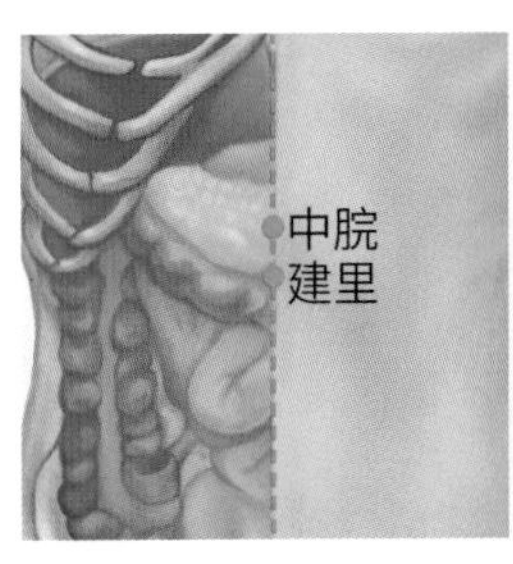

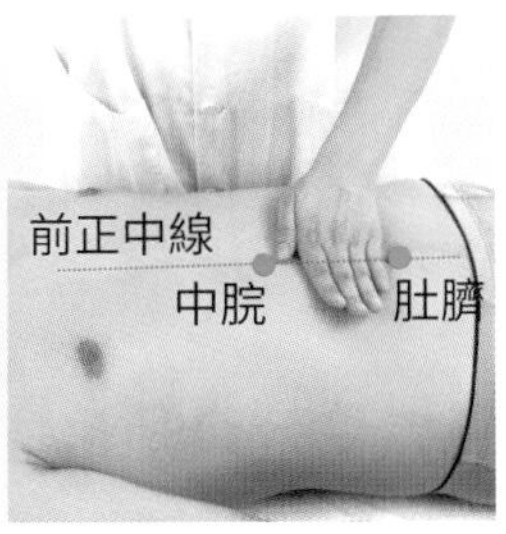

3 秒取穴

在上腹部，正中線上，肚臍往上 5 橫指之處即是。

上脘 CV13

功效 降逆止嘔，和胃止痛，安神定志。

主治 胃脘疼痛，嘔吐，呃逆，痢疾。

按摩 用拇指指腹揉按上脘穴，每次 3~5 分鐘。

精準定位

在上腹部，臍中上方 5 寸，前正中線上。

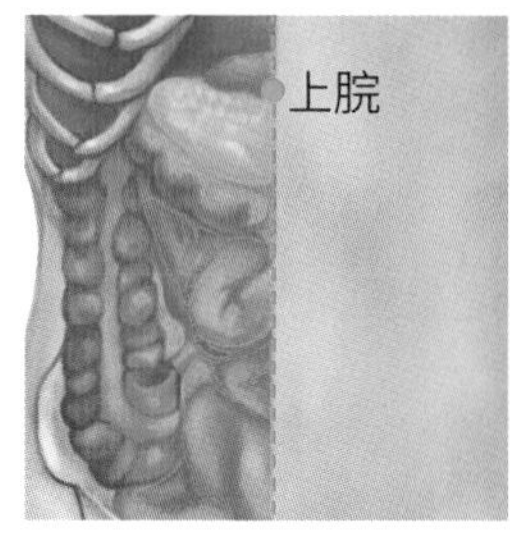

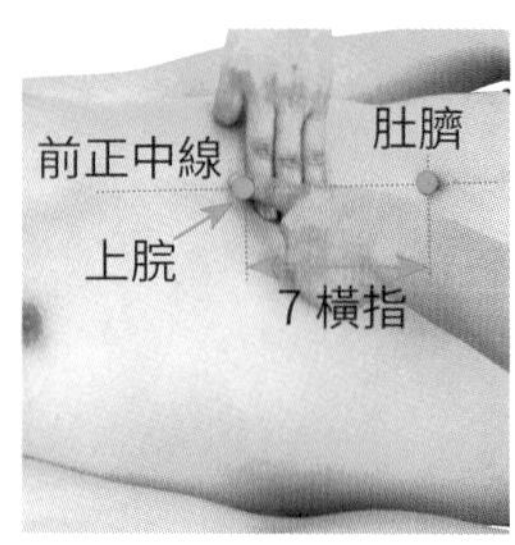

3 秒取穴

在上腹部，正中線上，肚臍中央向上 7 橫指之處即是。

巨闕 CV14

功效 益心安神，定悸止驚，開竅醒神。

主治 胸痛，心痛，胃痛，腹脹，急性胃腸炎，健忘，腳氣病。

按摩 經常用中指指腹揉按巨闕穴，每次 3~5 分鐘。

精準定位

在上腹部，臍中上方 6 寸，前正中線上。

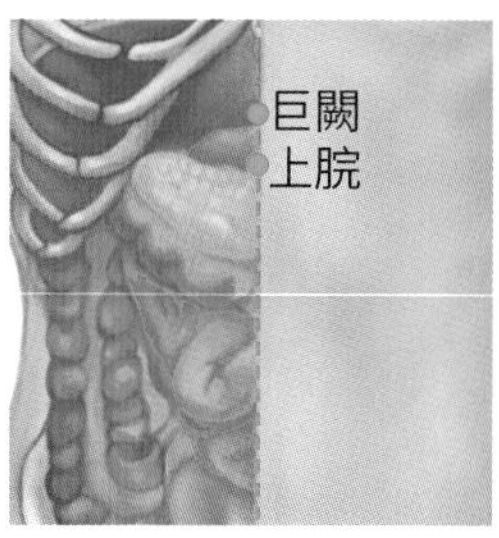

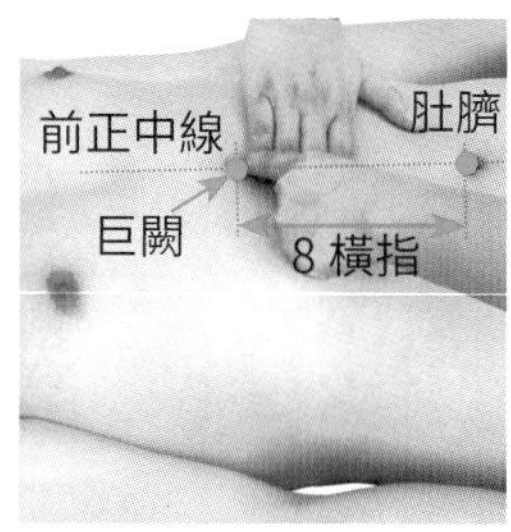

3 秒取穴

在上腹部，正中線上，肚臍中央向上 8 橫指之處即是。

鳩尾 CV15

功效 寬胸止痛，定喘止嘔，開竅醒神。

主治 胸痛，呃逆，咽喉腫痛，偏頭痛，哮喘，胃脘疼痛。

按摩 四指併攏，力度適中地叩擊鳩尾穴，每次 1~3 分鐘。

精準定位

在上腹部，劍胸聯合部下方 1 寸，前正中線上。

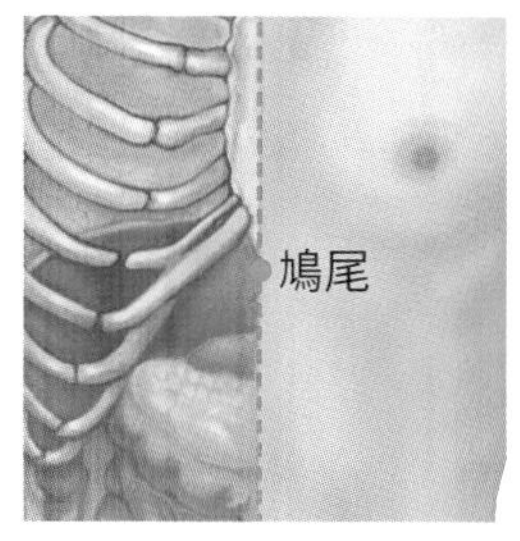

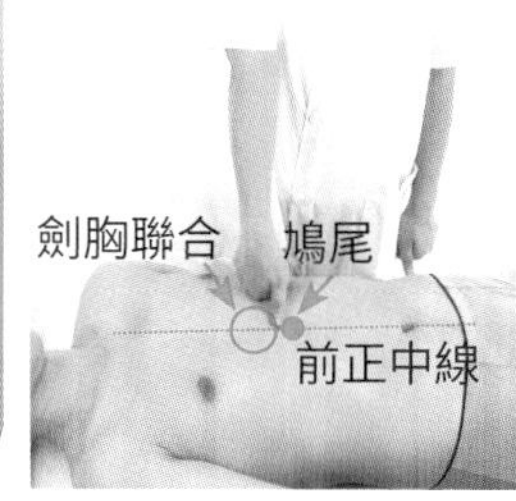

3 秒取穴

從劍胸聯合部沿前正中線直下 1 橫指之處即是。

中庭 CV16

功效 寬胸止痛，降逆止嘔，開竅醒神。
主治 心痛，胸滿，呃逆，嘔吐，小兒吐乳。
按摩 經常用中指指腹揉按中庭穴，每次 1~3 分鐘。

精準定位

在胸部，劍胸聯合中點處，前正中線上。

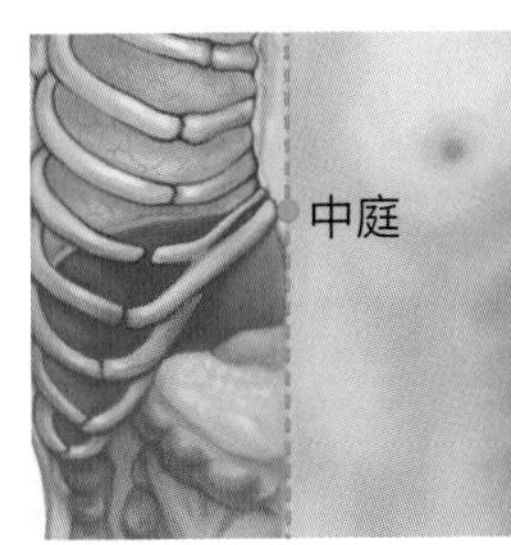

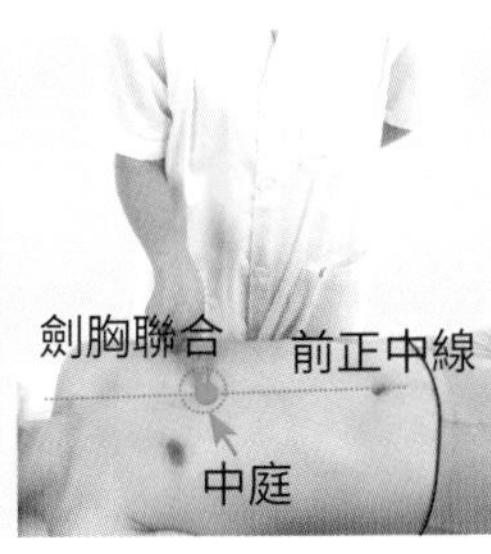

3 秒取穴

胸部前正中線上，劍胸聯合部的凹陷處即是。

膻中 CV17

功效 止咳平喘，安心定悸，降逆止嘔，理氣止痛。
主治 胸脅痛，氣短，咳喘，乳汁不足，小兒咳嗽，心悸，更年期症候群，暈車，嘔吐。
按摩 經常用拇指指腹揉按膻中穴，每次 3~5 分鐘。

精準定位

在胸部，橫平於第四肋間隙，前正中線上。

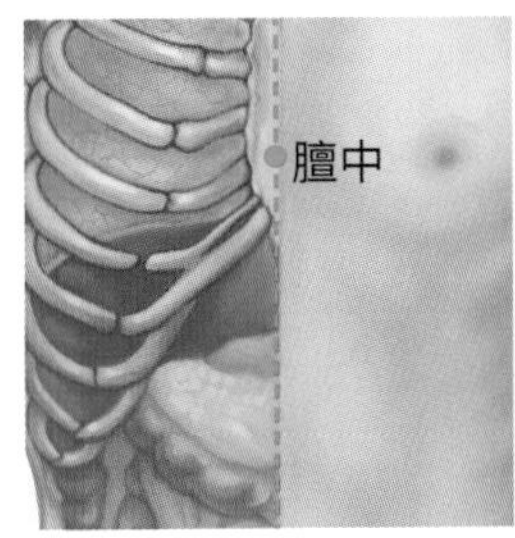

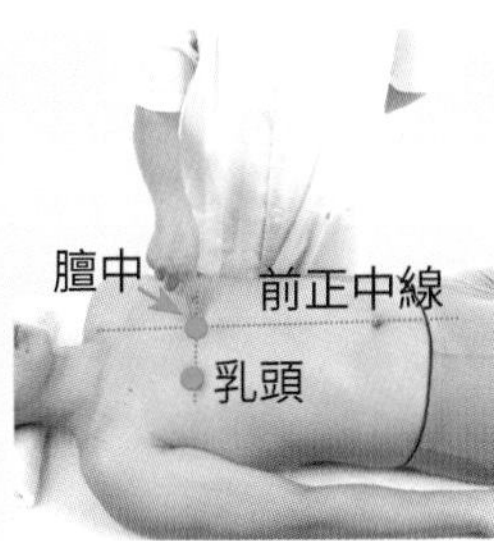

3 秒取穴

仰臥位，由鎖骨往下數，橫平於第四肋間，兩乳頭的中點，前正中線上。

玉堂 CV18

功效 止咳平喘，寬胸止痛，降逆止嘔。
主治 咳嗽，胸痛，嘔吐，哮喘，胸悶喘息。
按摩 經常用中指指腹揉按玉堂穴，每次 1~3 分鐘。

精準定位

在胸部，橫平於第三肋間隙，前正中線上。

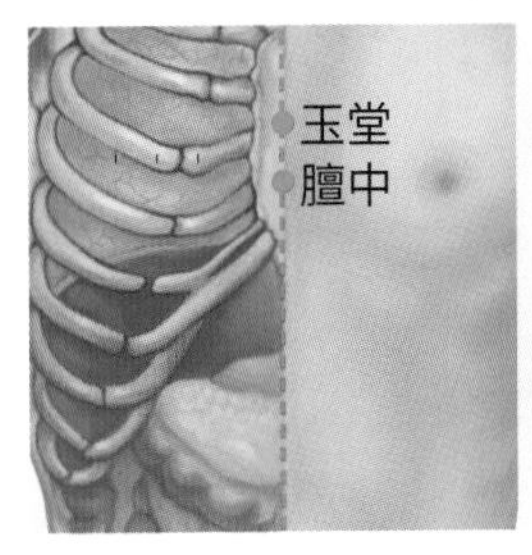

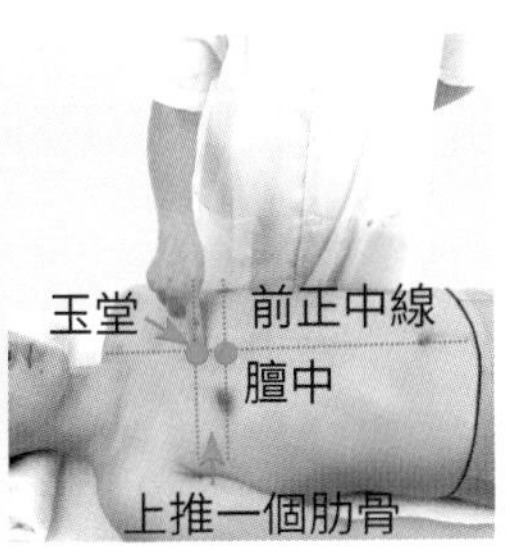

3 秒取穴

先找到膻中穴，沿前正中線往上推一個肋骨，按壓有酸痛處即是。

紫宮 CV19

功效 寬胸止痛，止咳平喘，安神定志。

主治 咳嗽，氣喘，胸痛，食慾不振，心煩。

按摩 用拇指指腹從上往下推摩紫宮穴，每次 3~5 分鐘。

精準定位

在胸部，橫平於第二肋間隙，前正中線上。

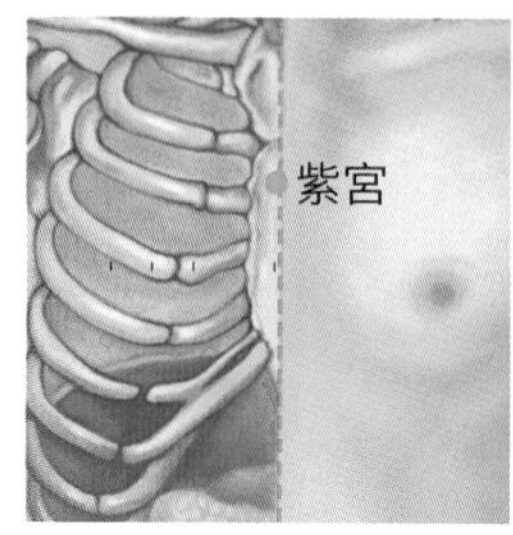

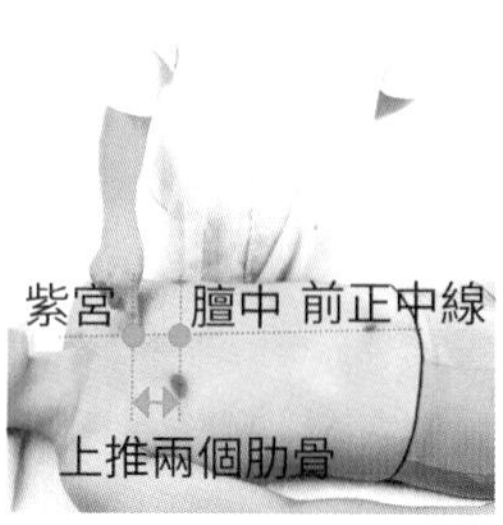

3 秒取穴

先找到膻中穴，沿前正中線往上推兩個肋骨，按壓有酸痛處即是。

華蓋 CV20

功效 寬胸止痛，止咳平喘，安神定志。

主治 咳嗽，氣喘，咽喉腫痛，肋間神經痛，胸痛。

按摩 用兩手中指指腹相互交疊，用力按壓華蓋穴，每次 3~5 分鐘。

精準定位

在胸部，橫平於第一肋間隙，前正中線上。

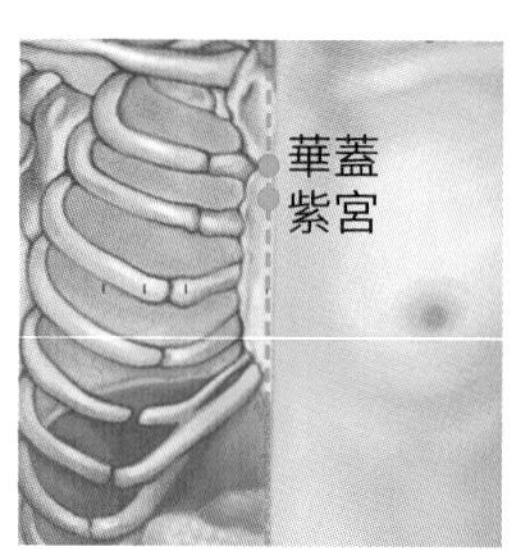

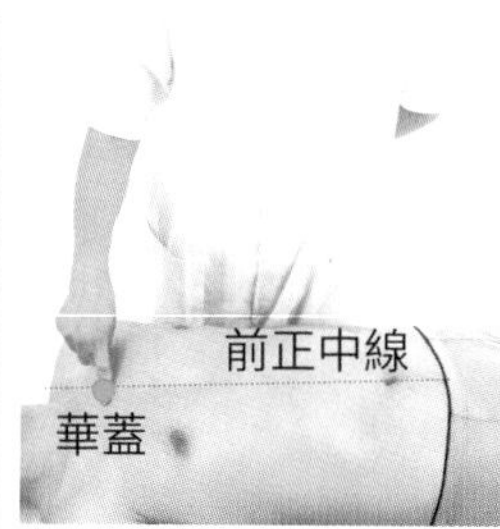

3 秒取穴

仰臥位，由鎖骨往下數，橫平於第一肋間隙，在前正中線上即是。

璇璣 CV21

功效 止咳平喘，寬胸止痛，清熱利咽。

主治 咳嗽，氣喘，胃痛，胸痛，咽喉腫痛。

按摩 用拇指指腹直接點壓璇璣穴，有酸、脹、麻感覺時為宜，每次 3~5 分鐘。

精準定位

在胸部，胸骨上窩下方 1 寸，前正中線上。

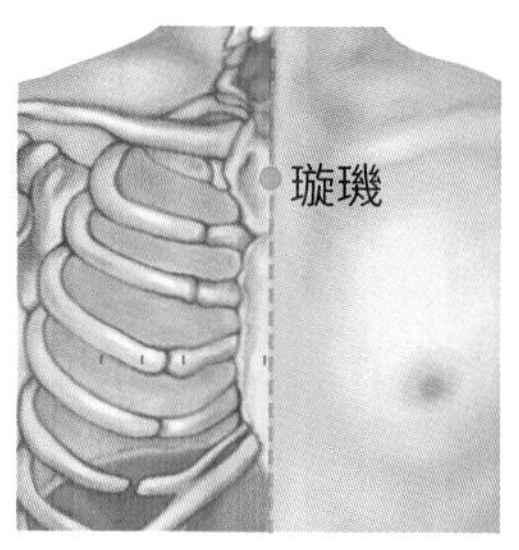

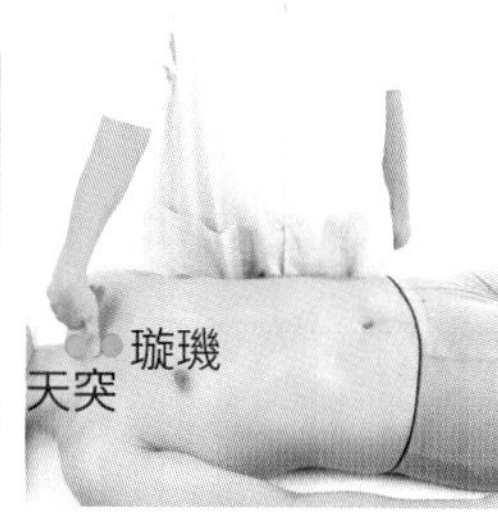

3 秒取穴

仰臥，從天突穴（見右頁）沿前正中線向下 1 拇指同身寸處即是。

天突 CV22

功效 止咳平喘，清熱利咽，降逆下氣。
主治 哮喘，咳嗽，咯吐膿血，嘔吐，咽喉腫痛。
按摩 常用中指指腹慢慢地按壓天突穴，每次 1~2 分鐘。

精準定位

在頸前區，胸骨上窩中央，前正中線上。

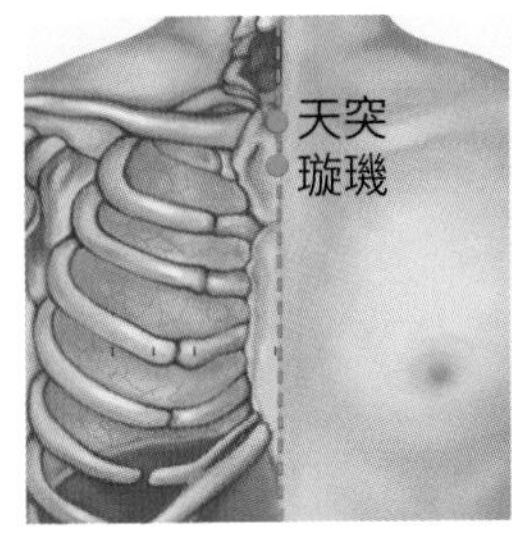

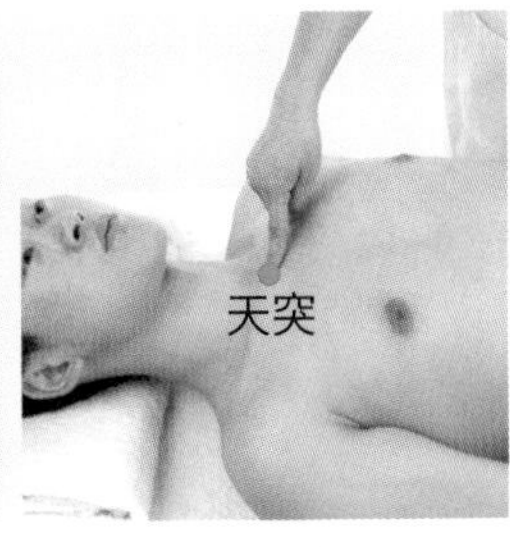

3 秒取穴

仰臥，由喉結直下可摸到一凹窩，中央處即是。

廉泉 CV23

功效 利喉舒舌，消腫止痛。
主治 舌下腫痛，舌強不語，咳嗽，哮喘，口舌生瘡。
按摩 用拇指指腹點揉廉泉穴，用力要輕且均勻，反覆進行 3~5 分鐘。

精準定位

在頸前區，喉結上方，舌骨上緣的凹陷中，前正中線上。

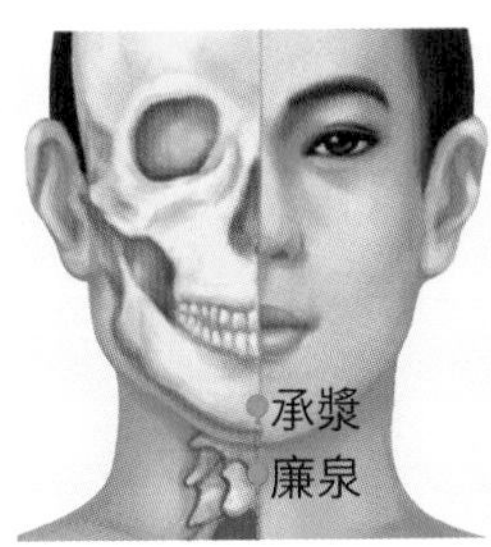

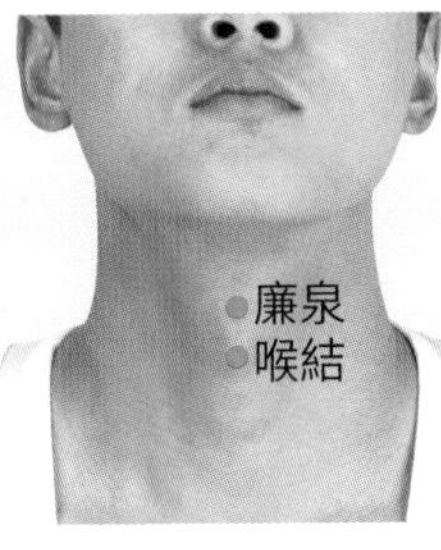

3 秒取穴

仰頭，從下巴沿頸前正中線往下推，在喉結上方可觸及舌骨體，上緣中點處即是。

承漿 CV24

功效 通經活絡，疏風瀉火，清熱利咽。針刺麻醉要穴之一。
主治 中風昏迷，癲癇，口眼歪斜，流涎，牙關緊閉。
按摩 經常用食指指腹揉按承漿穴，每次 1~3 分鐘。

精準定位

在臉部，頦唇溝的正中凹陷處。

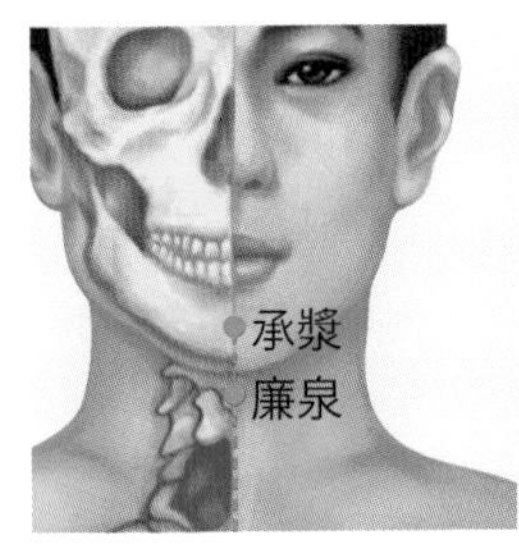

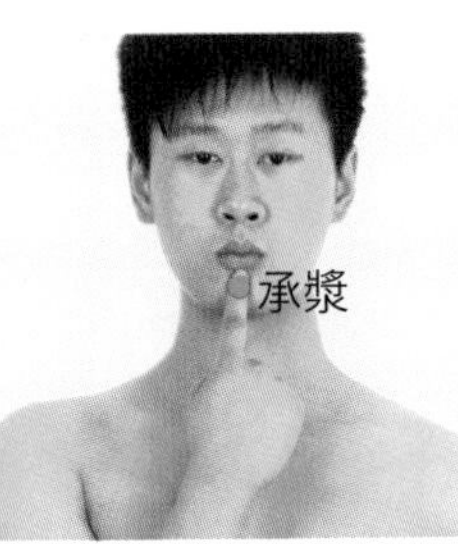

3 秒取穴

正坐，頦唇溝的正中按壓有凹陷處即是。

第 15 章

督脈

督脈，起於小腹內，下出會陰，沿脊柱裡面上行，至項後風府穴處進入顱內，聯絡腦，並由項沿頭部正中線，經頭頂、額部、鼻部、上唇，到上唇繫帶處。

督脈共 28 個穴，分布在頭、面、項、背、腰、骶部後正中線上。首穴長強，末穴齦交。

主治病候

頭腦、五官、脊髓及四肢的病症，例如頭痛、項強、頭重、腦轉、耳鳴、眩暈、眼花、嗜睡、癲狂（精神錯亂）、腰脊強痛、俯仰不利、抽搐、麻木及中風不語等。

（＊小提醒：督脈的背部穴位正好在脊椎上，請注意力道，以輕柔和緩為佳，切勿用力按摩。）

督　脈

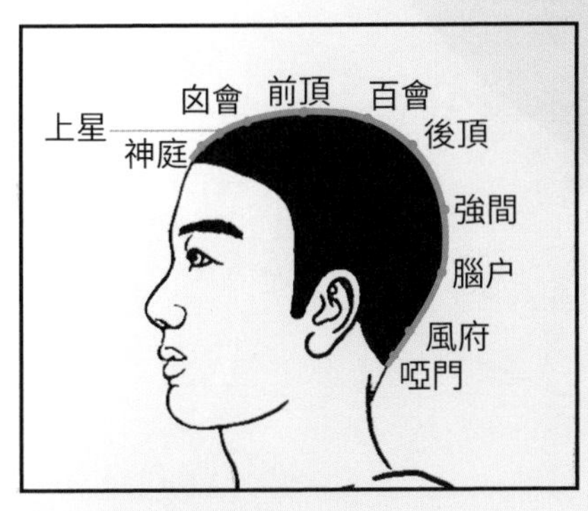

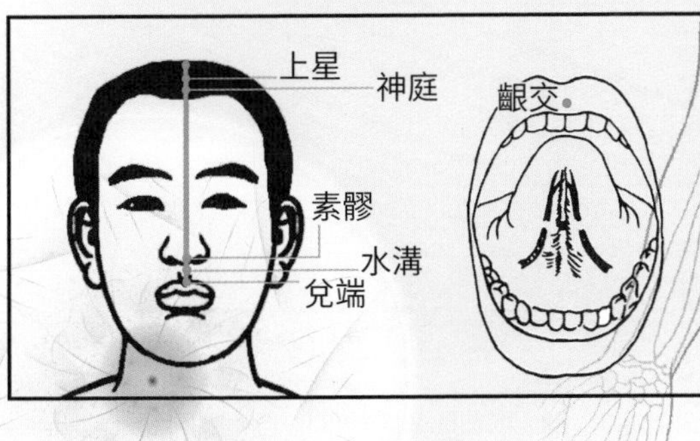

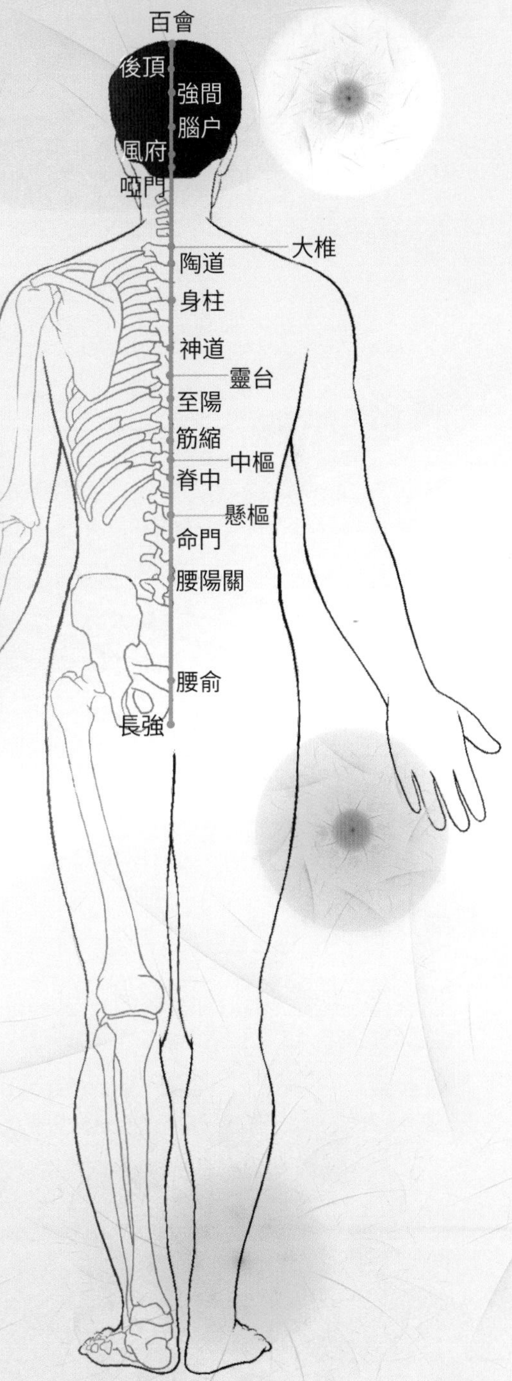

經穴歌訣

督脈行於背中央，
二十八穴始長強，
腰俞陽關入命門，
懸樞脊中中樞長，
筋縮至陽歸靈台，
神道身柱陶道開，
大椎啞門連風府，
腦戶強間後頂排，
百會前頂通囟會，
上星神庭素髎對，
水溝兌端在唇上，
齦交上齒縫內完。

長強 GV1

功效 調理大腸，通淋止痛，安神止痙。

主治 泄瀉，便祕，便血，痔瘡，脫肛，女陰癢，白帶過多，陰囊濕疹。

按摩 每天晚上睡覺前，趴在床上，將雙手搓熱，用手順著腰椎尾骨往下搓，搓 100 下，以長強穴所在處有熱感為宜。

精準定位

在會陰區，尾骨下方，尾骨端與肛門連線的中點處。

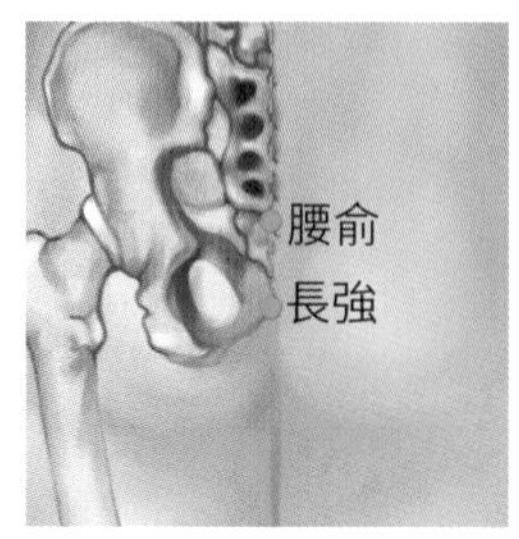

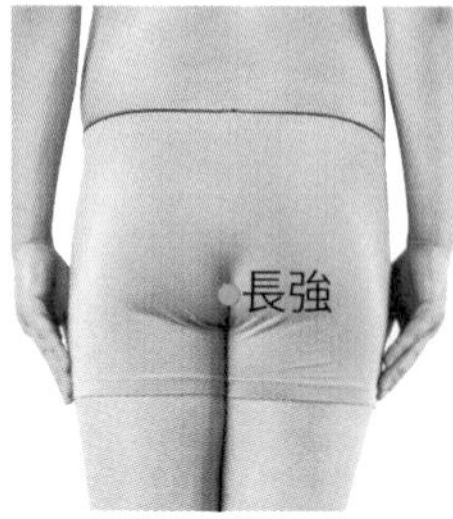

3 秒取穴

在尾骨端下，尾骨端與肛門連線的中點處即是。

腰俞 GV2

功效 調經養血，散寒除濕，強腰止痛，安神定志。

主治 泄瀉，便祕，便血，痔瘡，尾骶痛，月經不調。

按摩 經常用中指指腹揉按腰俞穴，每次 1~3 分鐘。

精準定位

在骶區，正對骶管裂孔，後正中線上。

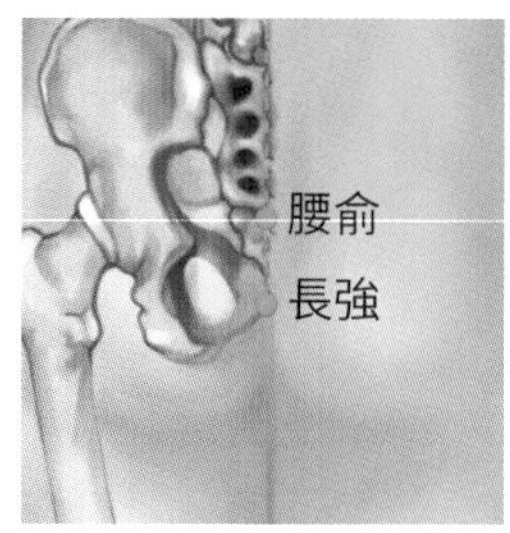

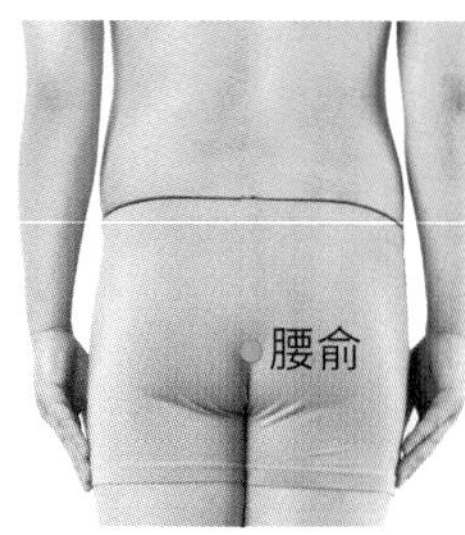

3 秒取穴

後正中線上，順著脊柱向下，正對骶管裂孔處即是。

腰陽關 GV3

功效 溫腎壯陽，調經養血，止痛活絡，祛寒除濕。

主治 腰骶痛，坐骨神經痛，遺精，陽痿，月經不調。

按摩 左手或右手握拳，以食指掌指關節突起部置於腰陽關穴上，揉按 3~5 分鐘。

精準定位

在脊柱區，第四腰椎棘突下的凹陷中，後正中線上。

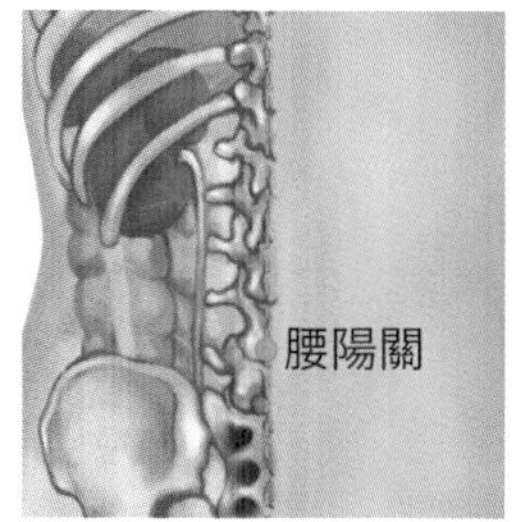

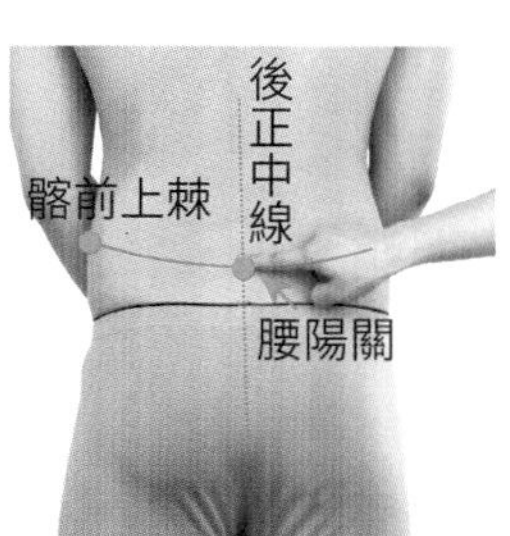

3 秒取穴

兩側髂前上棘的連線與脊柱的交點處，可觸及一凹陷即是。

命門 GV4

功效 補腎壯陽，調經止帶，止痛活絡。
主治 遺精，陽痿，前列腺炎，不孕，小便不利，泄瀉，腰脊強痛。
按摩 常用兩手掌來回搓命門穴，直至暖烘烘的。

精準定位

在脊柱區，第二腰椎棘突下的凹陷中，後正中線上。

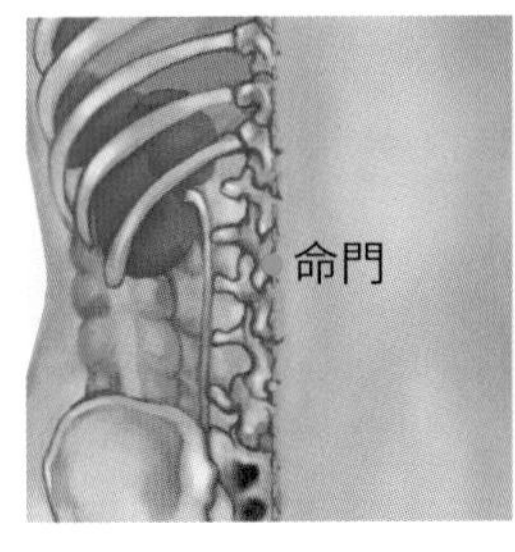

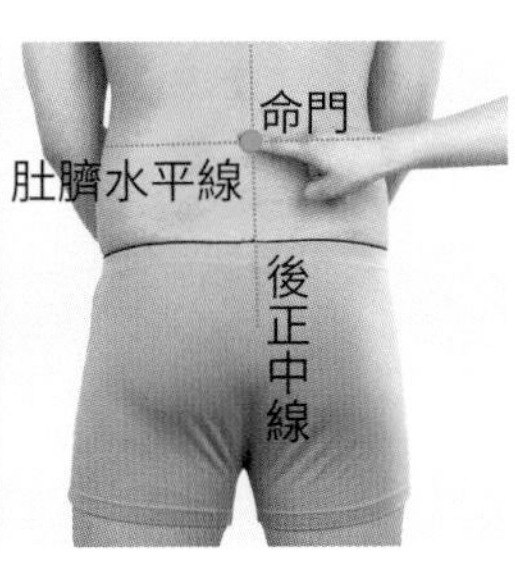

3 秒取穴

肚臍水平線與後正中線的交點，按壓有凹陷處即是。

懸樞 GV5

功效 緩急止痛，健脾止瀉，通經活絡。
主治 腹痛，腹脹，消化不良，泄瀉，腰脊強痛。
按摩 經常用中指指腹揉按懸樞穴，每次 1~3 分鐘。

精準定位

在脊柱區，第一腰椎棘突下的凹陷中，後正中線上。

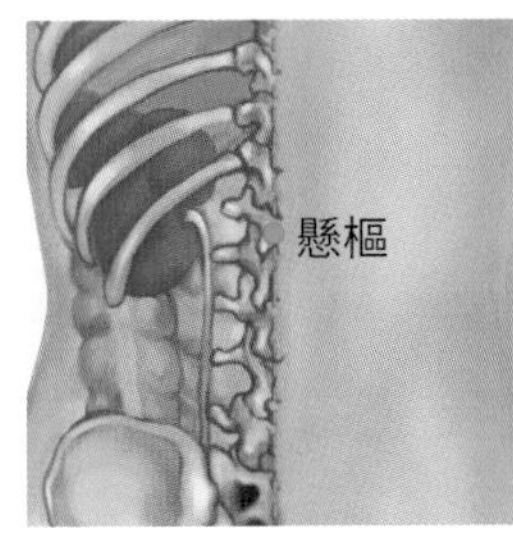

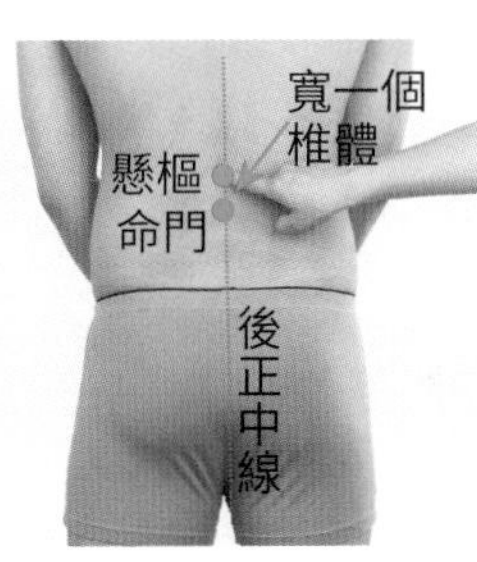

3 秒取穴

從命門穴（見本頁）沿後正中線往上推一個椎體，下緣凹陷處即是。

脊中 GV6

功效 清熱利濕，提肛消痔，強腰止痛，寧神健脾。
主治 腹瀉，反胃，吐血，痢疾，痔瘡，脫肛，小兒疳積（面黃肌瘦、虛弱）。
按摩 採俯臥姿勢，雙腳稍微分開，用手指揉按脊中穴，每次 3~5 分鐘。

精準定位

在脊柱區，第十一胸椎棘突下的凹陷中，後正中線上。

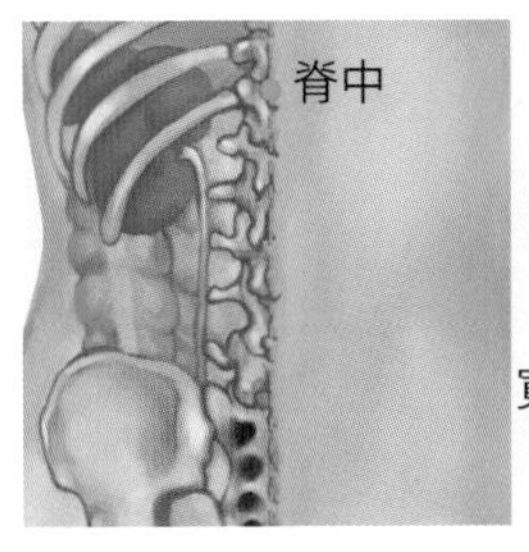

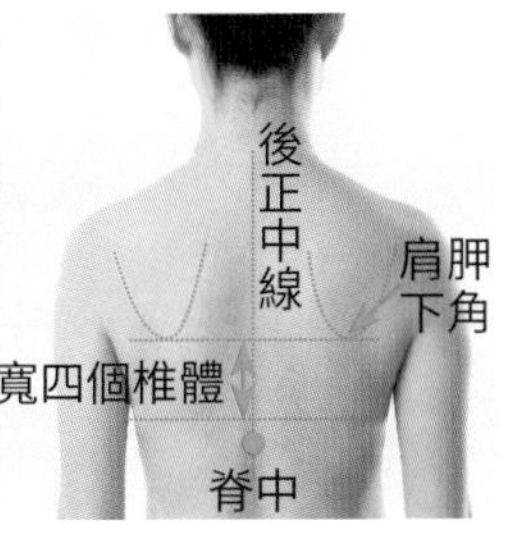

3 秒取穴

兩側肩胛下角的連線與後正中線的相交處，向下推四個椎體，其下緣的凹陷處即是。

中樞 GV7

功效 降逆止痛，清熱祛黃，強腰止痛。

主治 嘔吐，腹滿，胃痛，食慾不振，黃疸，腰背痛。

按摩 常用按摩槌以敲打的方式刺激中樞穴，每次 3~5 分鐘。

精準定位

在脊柱區，第十胸椎棘突下的凹陷中，後正中線上。

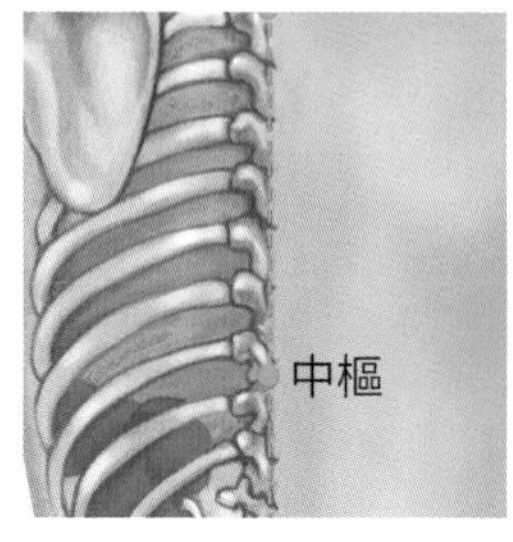

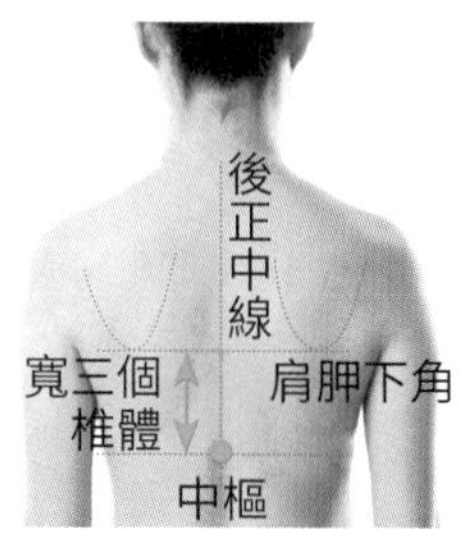

3 秒取穴

兩側肩胛下角的連線與後正中線的相交處，往下推三個椎體，其下緣的凹陷處即是。

筋縮 GV8

功效 安神定志，平肝息風，通經活絡。

主治 抽搐，脊背強直，筋攣拘急（緊縮，屈伸不利），癲癇，胃痛。

按摩 常用按摩槌以敲打的方式刺激筋縮穴，每次 3~5 分鐘。

精準定位

在脊柱區，第九胸椎棘突下的凹陷中，後正中線上。

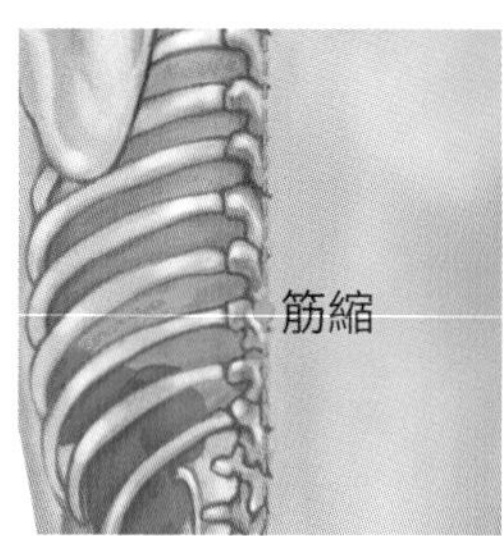

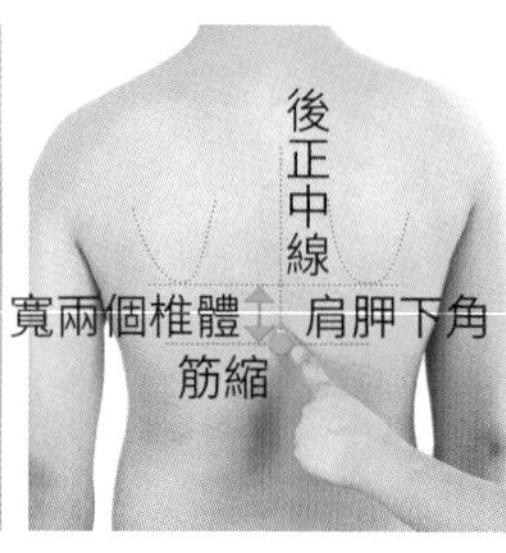

3 秒取穴

兩側肩胛下角的連線與後正中線的相交處，往下推兩個椎體，其下緣的凹陷處即是。

至陽 GV9

功效 止咳平喘，清熱祛黃，寬胸利膈。

主治 胃脘疼痛，黃疸，咳嗽，心悸，腰背疼痛，脊背強直。

按摩 常用按摩槌以敲打的方式刺激至陽穴，每次 3 ～ 5 分鐘為宜。

精準定位

在脊柱區，第七胸椎棘突下的凹陷中，後正中線上。

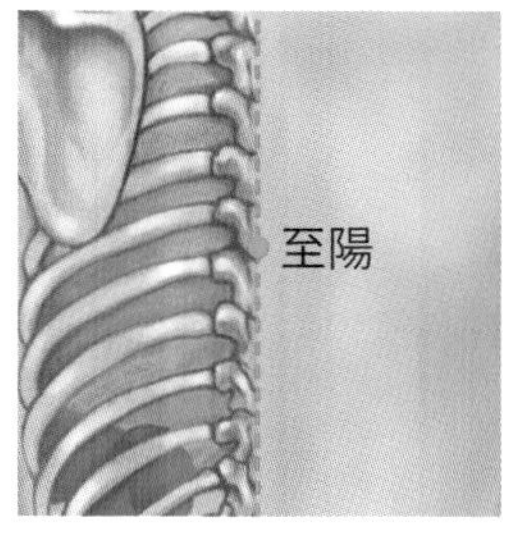

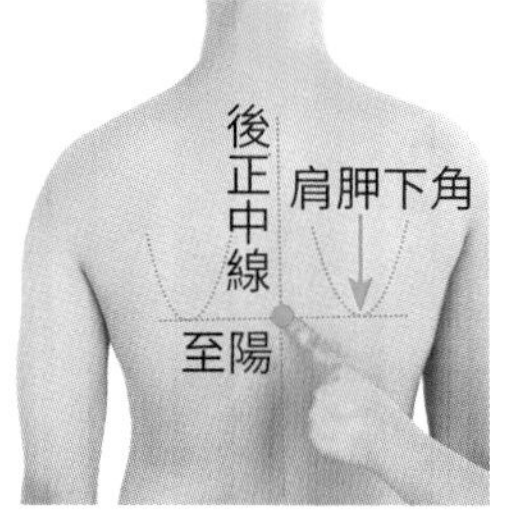

3 秒取穴

兩側肩胛下角的連線與後正中線相交處的椎體，其下緣的凹陷處即是。

靈台 GV10

功效 止咳平喘，清熱止痛，通經活絡。

主治 咳嗽，氣喘，頸項僵硬，背痛。

按摩 經常使用按摩槌在靈台穴處輕輕敲打，每次 3~5 分鐘。

精準定位

在脊柱區，第六胸椎棘突下的凹陷中，後正中線上。

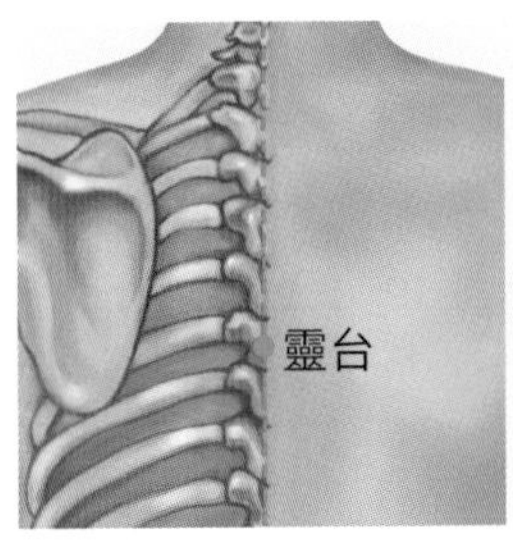

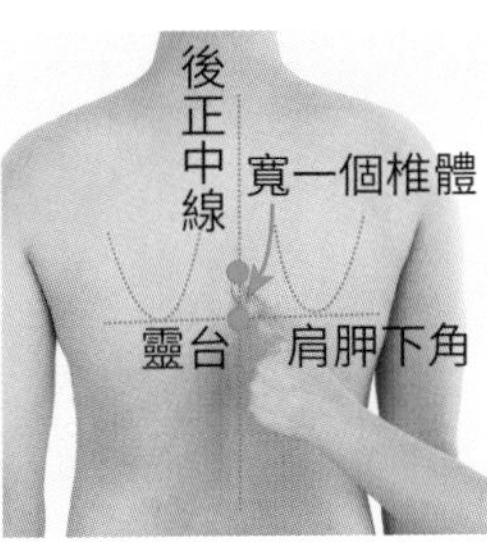

3 秒取穴

兩側肩胛下角的連線與後正中線的相交處，往上推一個椎體，其下緣的凹陷處即是。

神道 GV11

功效 寧心安神，清熱解毒，止咳止痛。

主治 失眠，健忘，肩背痛，小兒驚風，咳嗽，神經衰弱。

按摩 用雙手中指指腹互相交疊，用力揉按神道穴 3~5 分鐘。

精準定位

在脊柱區，第五胸椎棘突下的凹陷中，後正中線上。

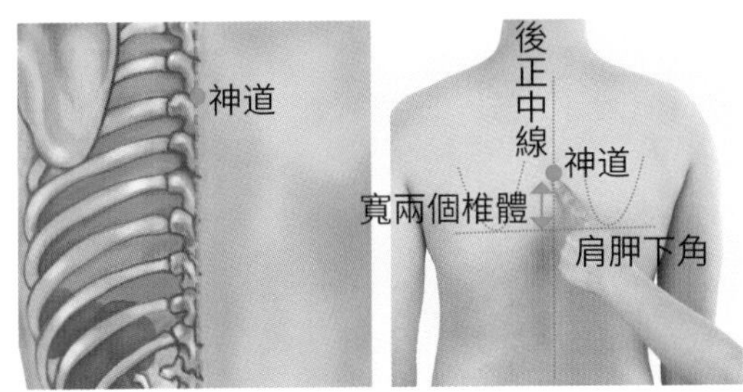

3 秒取穴

兩側肩胛下角的連線與後正中線的相交處，往上推兩個椎體，其下緣的凹陷處即是。

身柱 GV12

功效 止咳平喘，安神定志，宣肺止痛。

主治 咳嗽，氣喘，腰脊強痛，神經衰弱。

按摩 用中指指尖揉按身柱穴，有刺痛的感覺，每次揉按 3~5 分鐘。

精準定位

在脊柱區，第三胸椎棘突下的凹陷中，後正中線上。

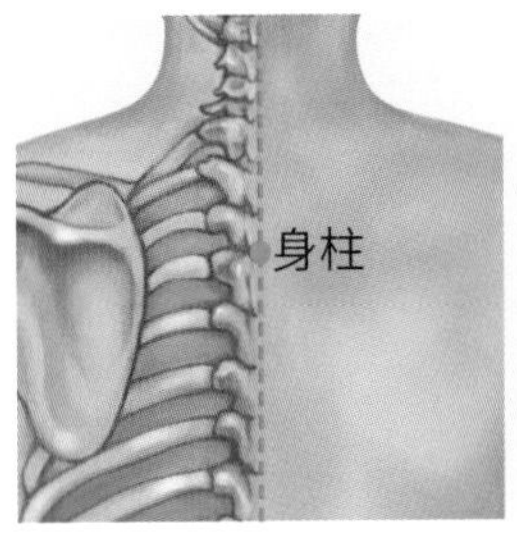

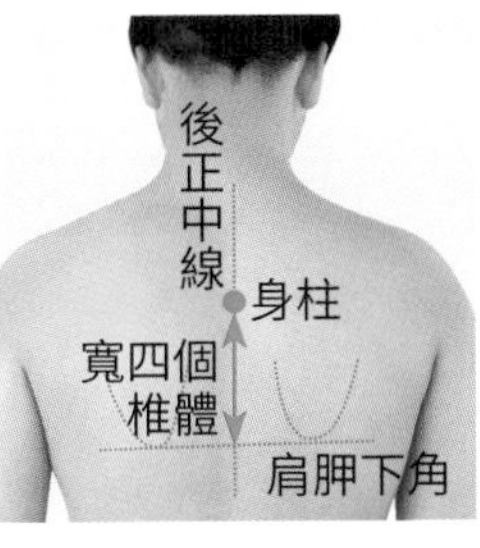

3 秒取穴

兩側肩胛下角的連線與後正中線的相交處，往上推四個椎體，其下緣的凹陷處即是。

陶道 GV13

功效 清熱消腫，安神定志，柔筋止痛。
主治 惡寒發熱，頭痛，目眩，小兒麻痺後遺症，經閉（停經），蕁麻疹，精神病。
按摩 常用拇指指腹按摩陶道穴，每次 1~3 分鐘。

精準定位

在脊柱區，第一胸椎棘突下的凹陷中，後正中線上。

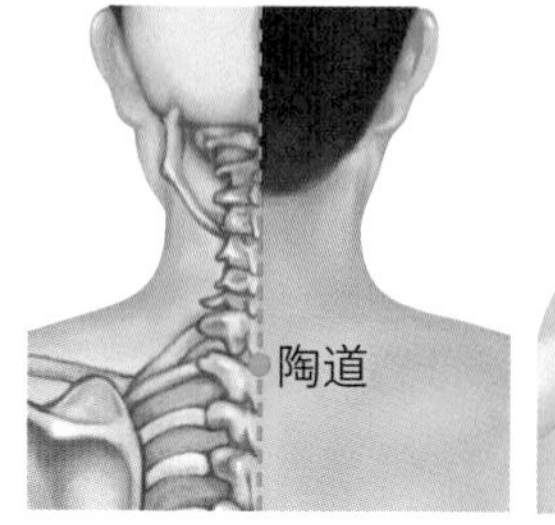

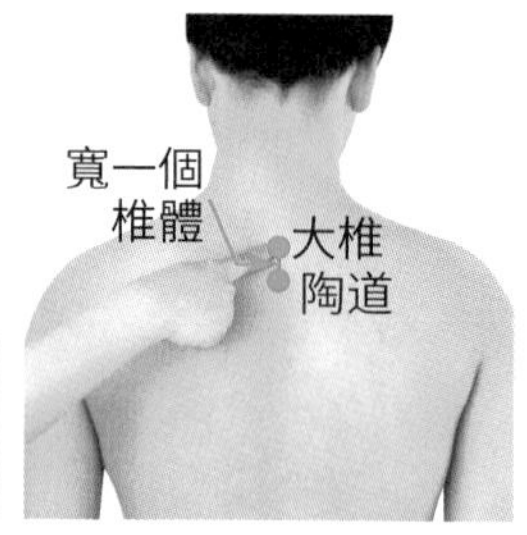

3 秒取穴

低頭，頸背交界椎骨高突處垂直向下推一個椎體，其下緣的凹陷處即是。

大椎 GV14

功效 清熱息風，止咳平喘，通經活絡。
主治 感冒，外感發熱，頭項強痛，肩背痛，頸椎病，痤瘡，風疹，咳嗽喘急，小兒驚風。
按摩 常用拇指指腹按摩大椎穴，每次 1~3 分鐘。

精準定位

在脊柱區，第七頸椎棘突下的凹陷中，後正中線上。

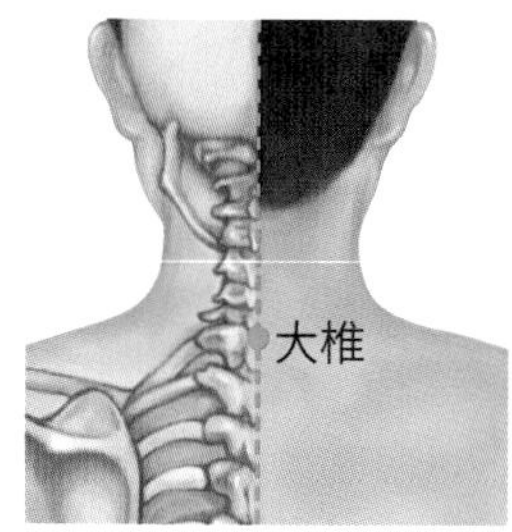

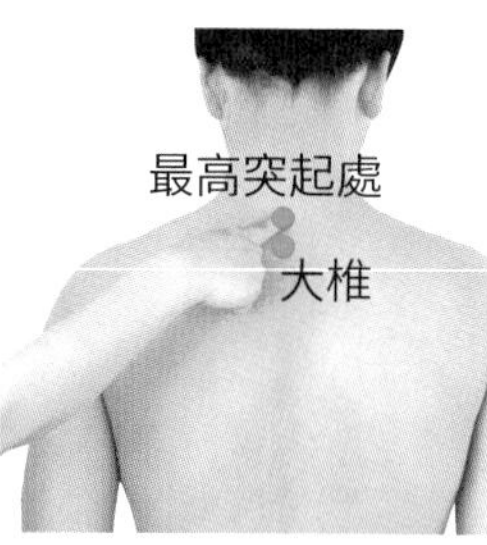

3 秒取穴

低頭，頸背交界椎骨高突處的椎體，其下緣的凹陷處即是。

啞門 GV15

功效 通舌開竅，安神定志，散風息風。
主治 聲音嘶啞，舌緩不語，重舌（舌下腫脹），失語，精神分裂症，大腦發育不全。
按摩 用拇指指腹點按啞門穴，每次 1~3 分鐘。啞門穴很特殊，若按摩方法不對，不但治不了病，反而會導致失聲，所以按摩時要謹慎。

精準定位

在頸後區，第二頸椎棘突上際的凹陷中，後正中線上。

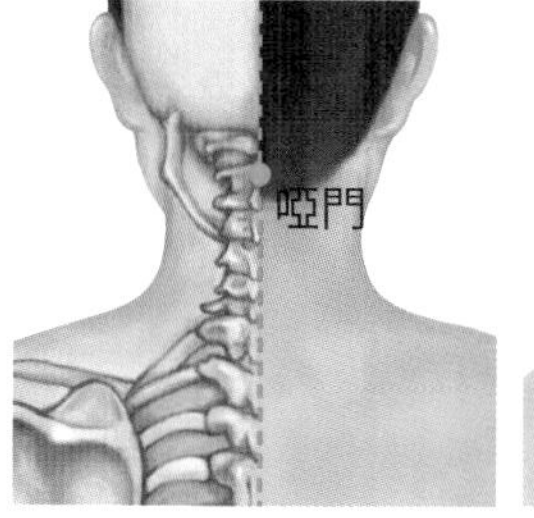

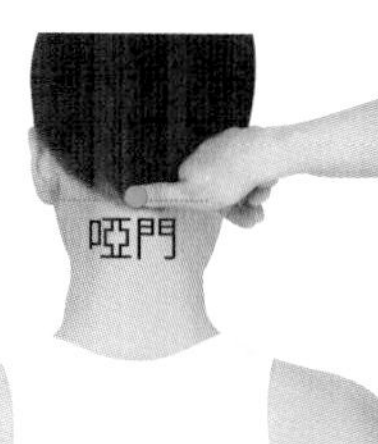

3 秒取穴

沿脊柱向上，入後髮際上半橫指之處即是。

風府 GV16

功效 平肝息風，清熱消腫，清音利嗓。
主治 感冒，頸項強痛，眩暈，鼻塞，咽喉腫痛，失音，中風。
按摩 用指腹揉按風府穴，有酸痛、脹麻的感覺，每次揉按 1~3 分鐘。

精準定位

在頸後區，枕外隆突直下，兩側斜方肌之間的凹陷中。

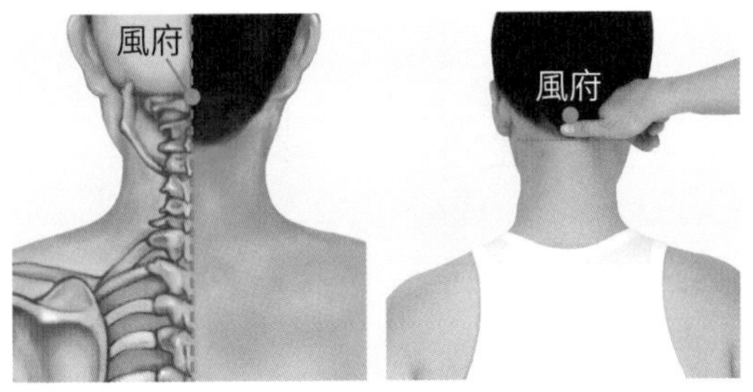

3 秒取穴

沿脊柱向上，入後髮際上 1 橫指之處即是。

腦戶 GV17

功效 息風止痛，柔筋開嗓，開竅醒神。
主治 癲癇，眩暈，頭重，頭痛，頸項僵硬。
按摩 經常用拇指指腹揉按腦戶穴，每次 1~3 分鐘。

精準定位

在頭部，枕外隆突上緣的凹陷中。

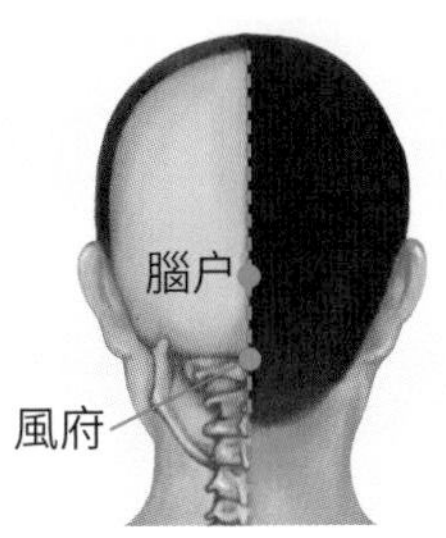

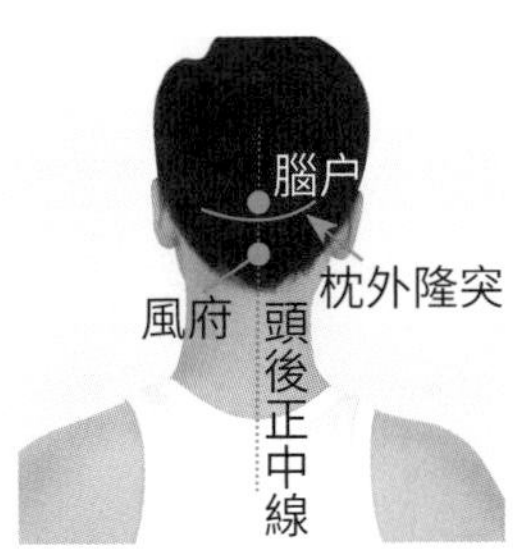

3 秒取穴

先找到風府穴（見本頁），直上約 2 橫指，按到一突起骨性標記上緣的凹陷處即是。

強間 GV18

功效 平肝息風，柔筋止痛，開竅醒神。
主治 頭痛，頸項強不得回顧，目眩，口角歪斜，癲癇。
按摩 用中指指腹揉按強間穴，有酸痛、脹麻的感覺，每次 1~3 分鐘。

精準定位

在頭部，後髮際正中直上 4 寸。

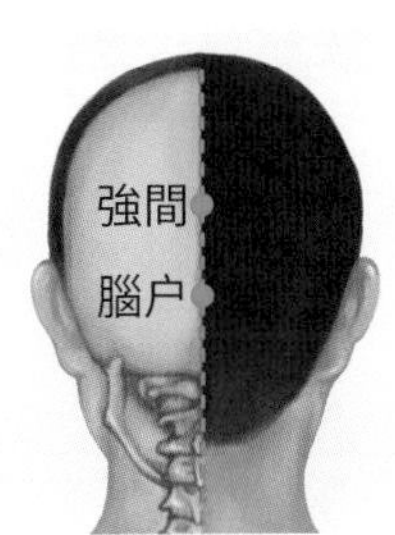

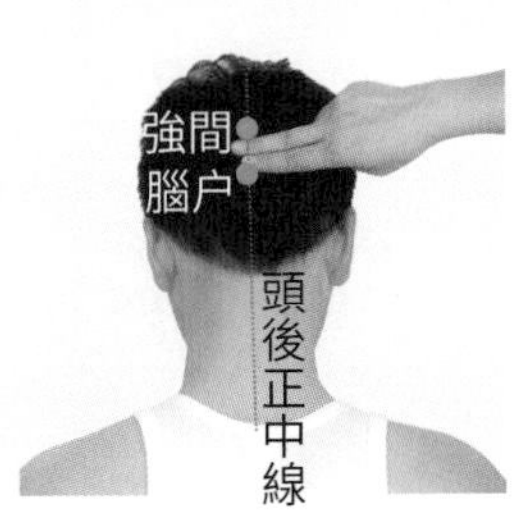

3 秒取穴

先找到腦戶穴（見本頁），直上 2 橫指之處即是。

後頂 GV19

功效 平肝息風，柔筋止痛，開竅醒神。
主治 頸項僵硬，頭痛，眩暈，心煩，失眠，癲癇。
按摩 經常用中指指腹揉按後頂穴，每次 1~3 分鐘。

精準定位

在頭部，後髮際正中直上 5.5 寸。

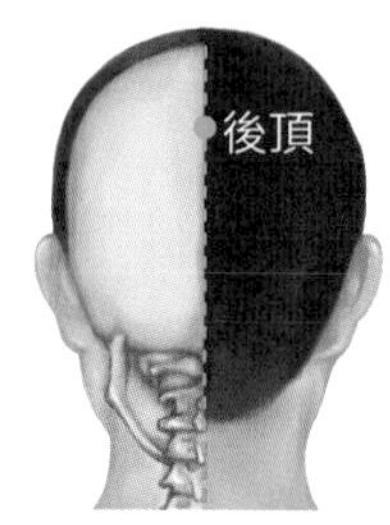

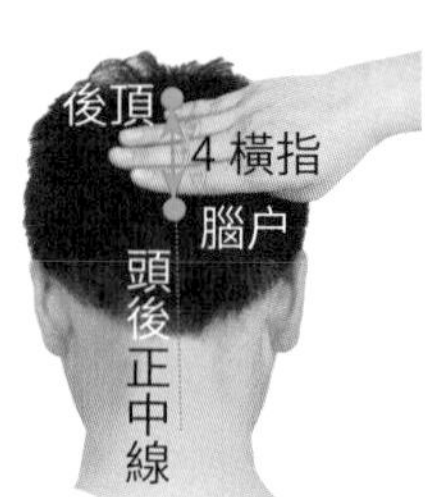

3 秒取穴

先找到腦戶穴（見 183 頁），直上 4 橫指之處即是。

百會 GV20

功效 平肝息風，補腦安神，補中益氣。
主治 中風，驚悸，頭痛，頭暈，失眠，健忘，耳鳴，眩暈，低血壓，脫肛，痔瘡。
按摩 用手掌按摩頭頂中央的百會穴，每次按順時針方向和逆時針方向各按摩 50 圈，每日 2~3 次。

精準定位

在頭部，前髮際正中直上 5 寸。

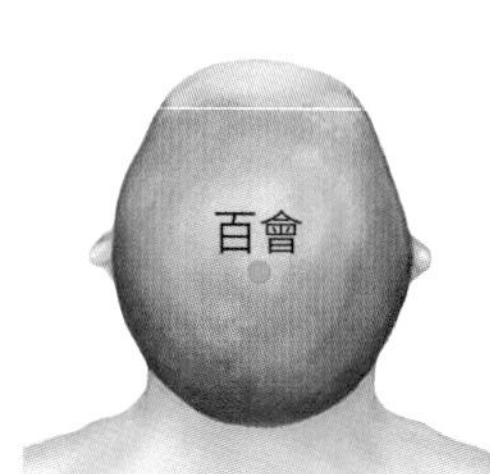

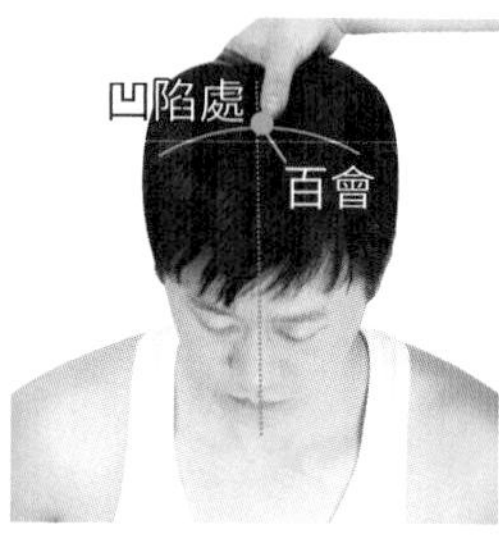

3 秒取穴

正坐，兩耳尖的連線與頭正中線的相交處，按壓有凹陷處即是。

前頂 GV21

功效 平肝息風，開竅醒腦，清熱通絡。
主治 癲癇，小兒驚風，頭痛，頭暈，腦血管意外所致的半身不遂。
按摩 用雙手中指交疊用力向下按揉前頂穴 3~5 分鐘，以有酸脹的感覺為宜。

精準定位

在頭部，前髮際正中直上 3.5 寸。

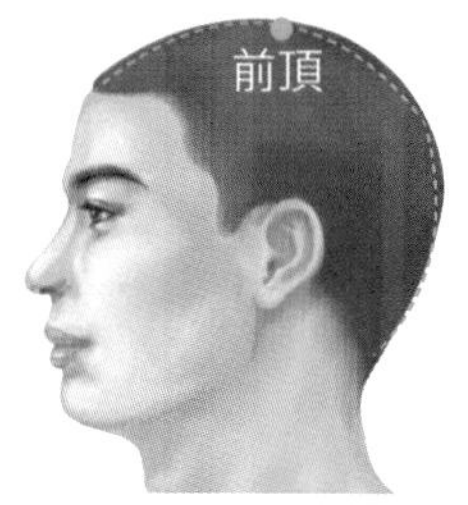

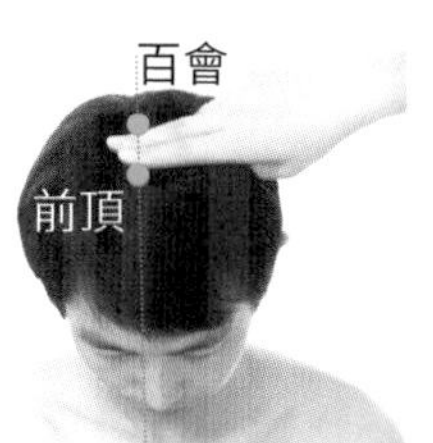

3 秒取穴

正坐，由百會穴（見本頁）往前 2 橫指之處即是。

囟會 GV22

功效 平肝息風，開竅醒腦，清熱通絡。
主治 頭痛，目眩，心悸，面腫，鼻塞。
按摩 經常用中指指腹揉按囟會穴，每次 1~3 分鐘。

精準定位

在頭部，前髮際正中直上 2 寸。

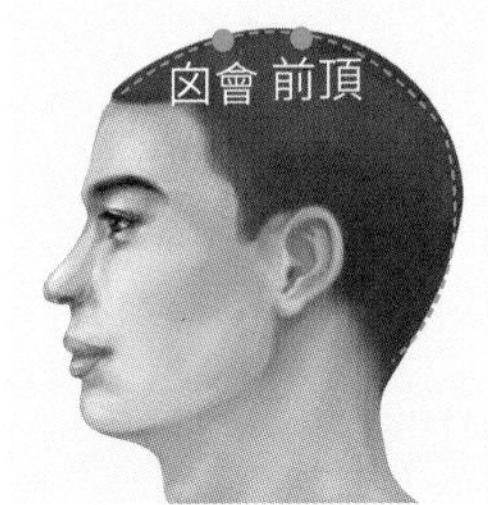

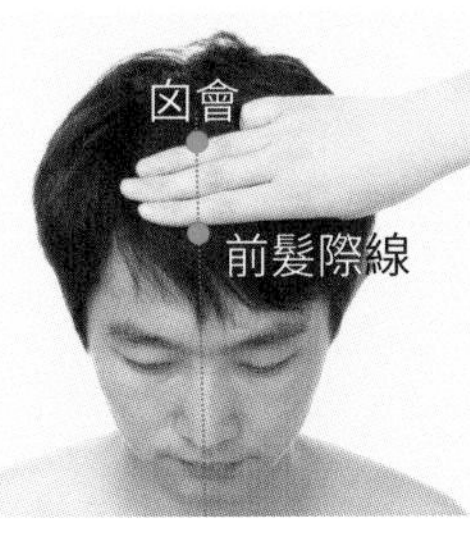

3 秒取穴

正坐，從前髮際正中直上 3 橫指之處即是。

上星 GV23

功效 清熱通絡，平肝息風，開竅醒腦。
主治 頭痛，眩暈，目赤腫痛，鼻衄（鼻出血），鼻痛。
按摩 用拇指指腹垂直向下按壓上星穴，每次 1~3 分鐘。

精準定位

在頭部，前髮際正中直上 1 寸。

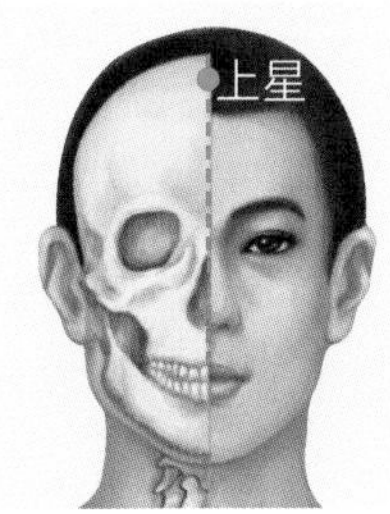

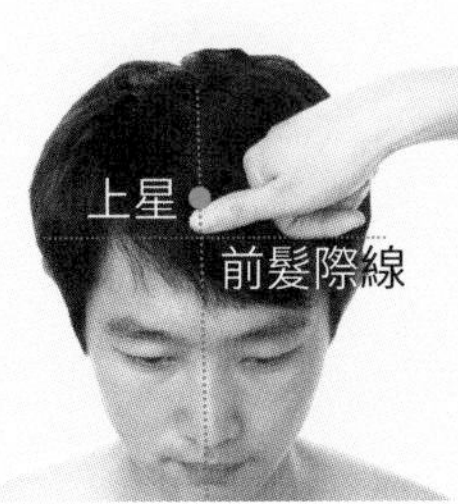

3 秒取穴

正坐，從前髮際正中直上 1 橫指之處即是。

神庭 GV24

功效 清熱通絡，開竅醒腦，安神補腦。
主治 失眠，頭暈，目眩，鼻塞，流淚，目赤腫痛。
按摩 睡前經常用拇指指腹揉按神庭穴，每次 1~3 分鐘。

精準定位

在頭部，前髮際正中直上 0.5 寸。

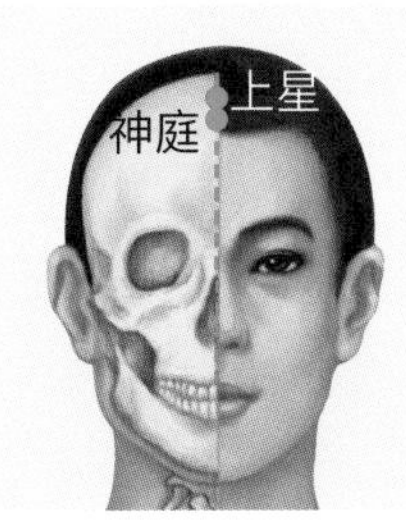

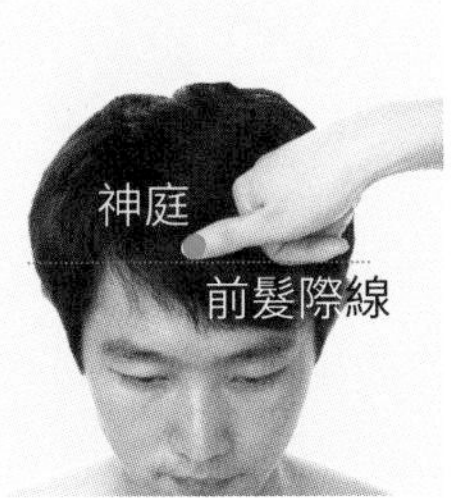

3 秒取穴

正坐，從前髮際正中直上半橫指，大拇指指甲中點處即是。

素髎（髎，音同「寮」。）GV25

功效 宣通鼻竅，鎮驚安神，除濕降濁。

主治 驚厥，昏迷，新生兒窒息，鼻塞，低血壓，小兒驚風。

按摩 經常用中指指腹揉按素髎穴，每次 1~3 分鐘。

精準定位

在臉部，鼻尖的正中央。

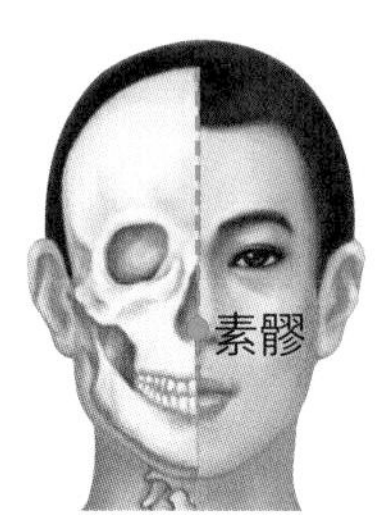

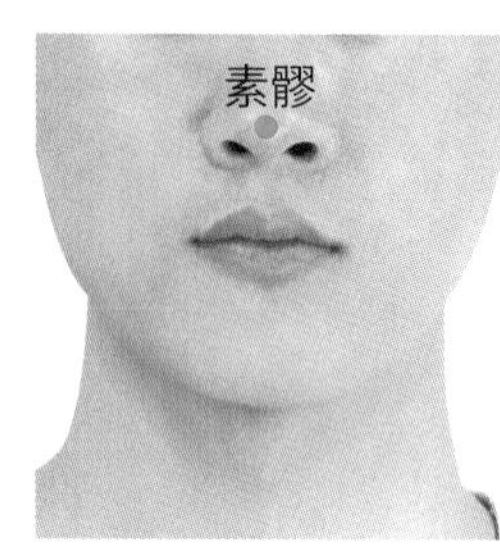

3 秒取穴

正坐或仰臥，臉部鼻尖正中央即是。

水溝 GV26

功效 鎮驚安神，強腰止痛，清熱醒腦。

主治 昏迷，暈厥，中暑，齒痛，面腫，鼻塞，腰脊強痛，挫閃腰痛。

按摩 經常用食指指腹揉按水溝穴，每次 1~3 分鐘。

精準定位

在臉部，人中溝的上三分之一與下三分之二的交點處。

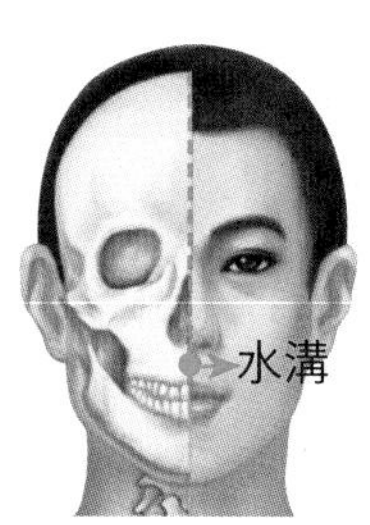

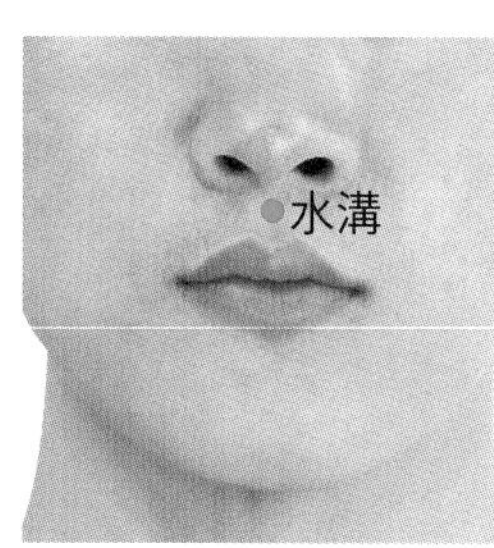

3 秒取穴

仰臥，臉部人中溝上三分之一交點處即是。

兌端 GV27

功效 消腫止痛，祛風通絡，開竅醒神。

主治 昏迷，癲癇，齒齦痛，鼻塞等症。為急救穴之一。

按摩 常用食指指腹揉按兌端穴，每次 1~3 分鐘。

精準定位

在臉部，上唇結節的中點。

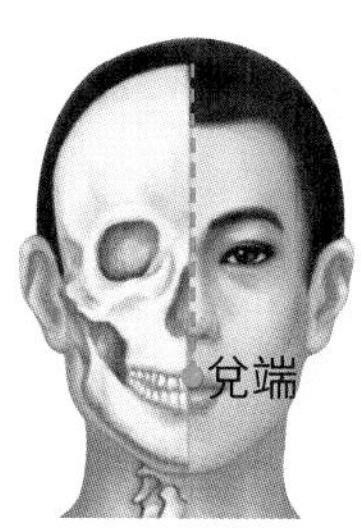

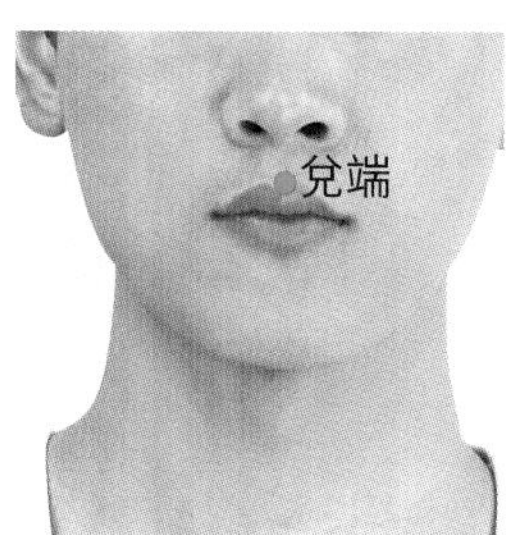

3 秒取穴

臉部人中溝下端的皮膚與上唇的交界處即是。

齦交 GV28

功效 清熱消腫，安神醒腦，通經活絡。

主治 小兒面瘡，口臭，鼻塞，鼻息肉，癲狂（精神錯亂），心煩。

按摩 齦交在口中，不好按摩，可以每天用舌頭往上唇內側頂，即可刺激到齦交穴。

精準定位

在上唇內，上唇繫帶與上牙齦的交點。

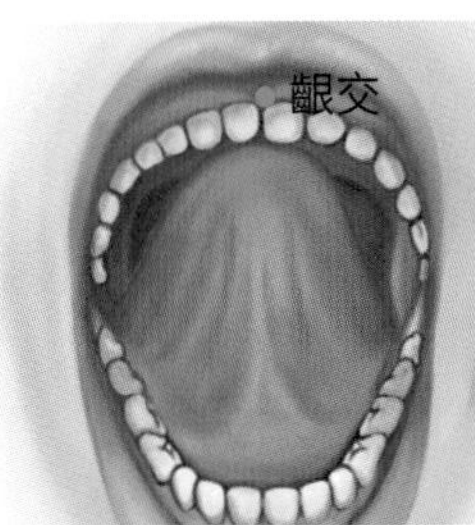

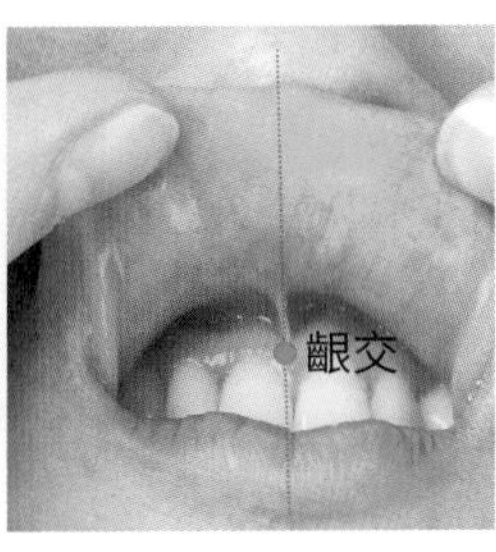

3 秒取穴

在唇內的正中線上，上唇繫帶與上牙齦相接處即是。

印堂 GV29

功效 息風止痛，清熱止血，通經活絡。

主治 失眠，健忘，癲癇，頭痛，眩暈，鼻衄（鼻出血），鼻竇炎，目赤腫痛，三叉神經痛等。

按摩 經常用食指或中指點按印堂穴，每次 100 下。

精準定位

在頭部，兩眉毛內側端中間的凹陷中。

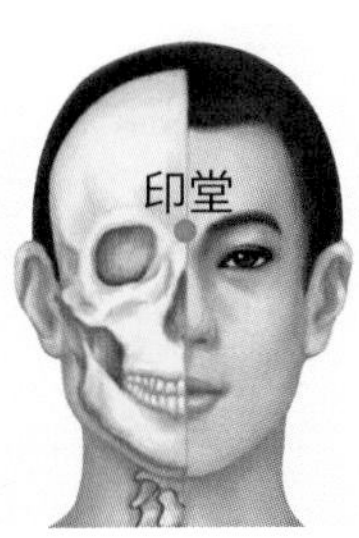

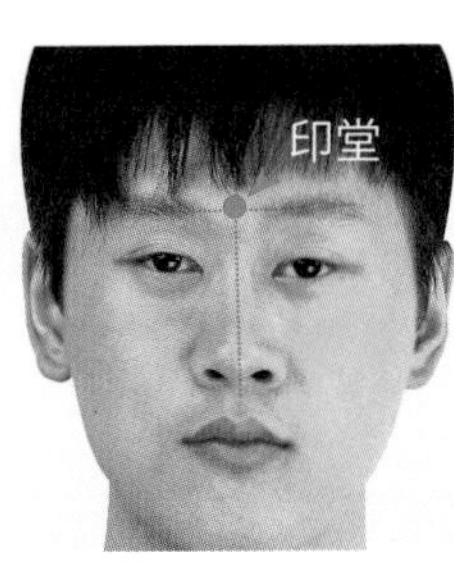

3 秒取穴

兩眉毛內側端連線的中點處即是。

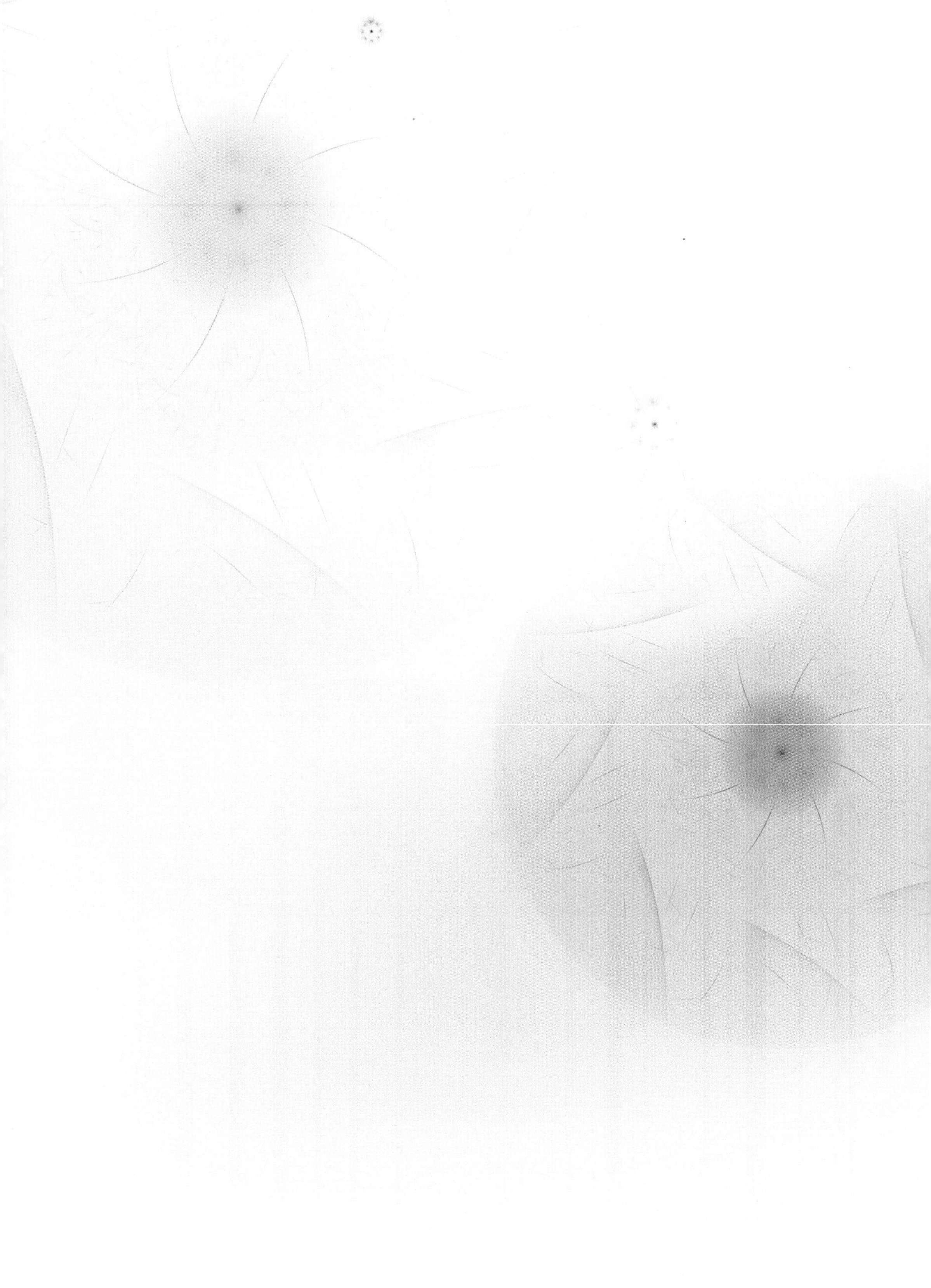

第 16 章

經外奇穴

經外奇穴是指在十四經穴之外，具有固定名稱、位置和主治作用的腧穴（即穴位），簡稱奇穴。「奇」是相對於「常」而言的，即以十四經經穴為常。奇穴是指既有定名，又有定位，臨床用之有效，但尚未納入十四經系統的腧穴。這類腧穴在《黃帝內經》、《備急千金要方》等書中都有記載。雖然經外奇穴的分布比較分散，但與經絡仍有密切聯繫，其中少數腧穴已補充到十四經經穴中。

四神聰 EX-HN1

功效 息風止痛，安神補腦，明目開竅。
主治 失眠，健忘，癲癇，頭痛，眩暈，腦積水，大腦發育不全。
按摩 常用食指或中指按摩四神聰穴，每次 1~3 分鐘。

精準定位

在頭部，百會穴（GV20）前、後、左、右各旁開 1 寸，共四穴。

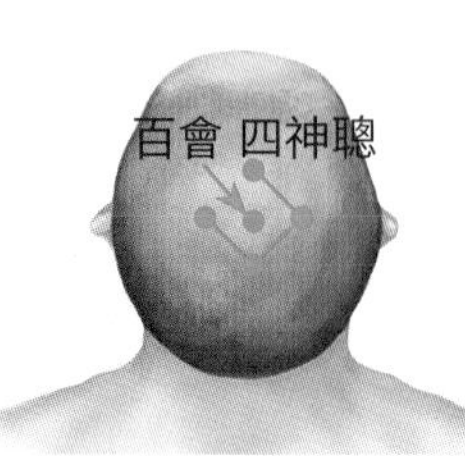

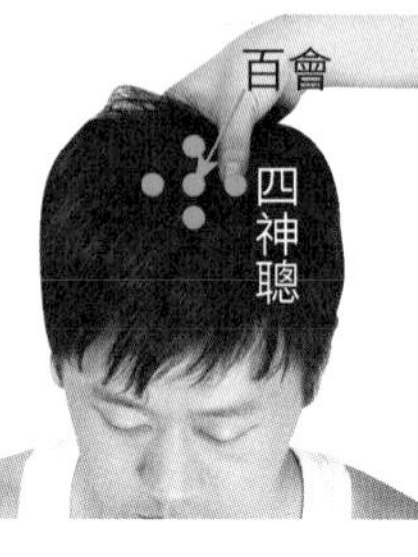

3 秒取穴

先找百會穴（見 184 頁），其前後左右各 1 橫指之處即是，共四穴。

當陽 EX-HN2

功效 疏風止痛，清頭明目，安神補腦。
主治 失眠，健忘，癲癇，頭痛，眩暈。
按摩 以拇指指腹按壓當陽穴，每次左右各 1~3 分鐘。

精準定位

在頭部，瞳孔直上，前髮際上方 1 寸。

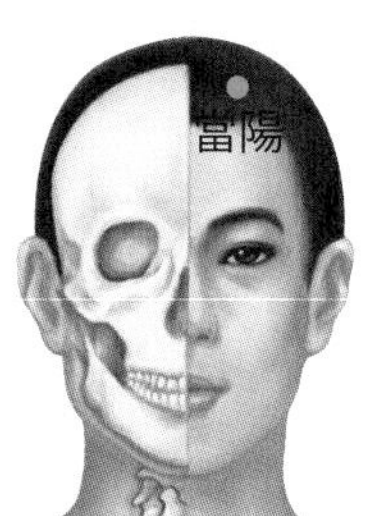

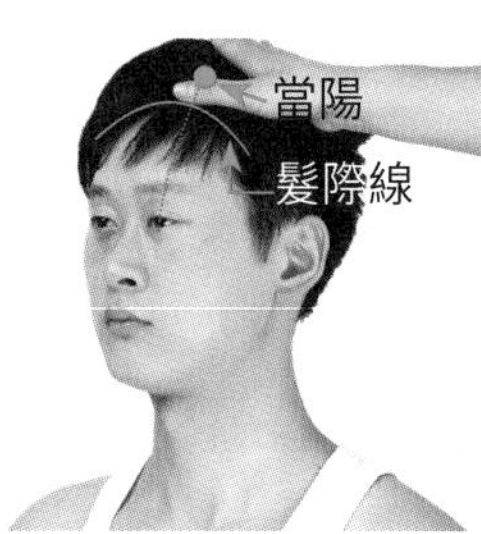

3 秒取穴

直視前方，沿瞳孔垂直向上，自髮際直上 1 橫指之處即是。

註：印堂 EX-HN3，現改為 GV29，見 187 頁。

魚腰 EX-HN4

功效 清熱消腫，散瘀止痛，疏經提肌。
主治 眼瞼瞤動（跳動），口眼歪斜，眼瞼下垂，鼻衄（鼻出血），目赤腫痛，視力模糊，三叉神經痛等。
按摩 常用中指指腹揉按魚腰穴，每次 1~3 分鐘。

精準定位

在額部，瞳孔直上，眉毛中間。

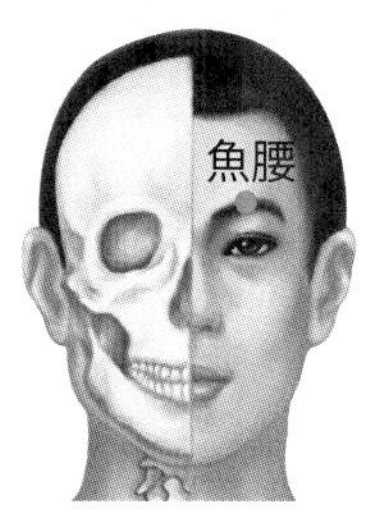

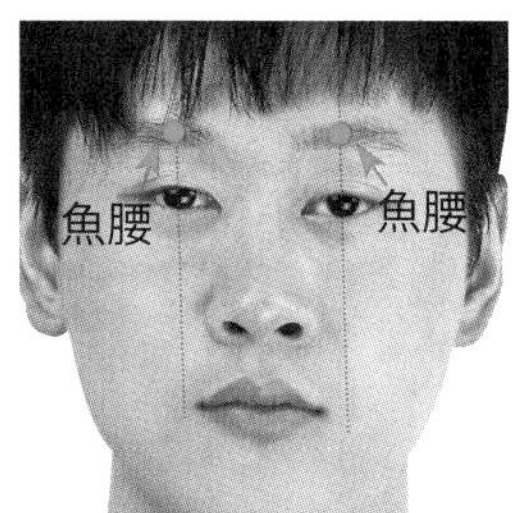

3 秒取穴

直視前方，從瞳孔直上眉毛中即是。

太陽 EX-HN5

功效 解除疲勞，振奮精神，止痛醒腦。

主治 失眠，健忘，癲癇，偏頭痛，頭痛，眩暈，鼻衄（鼻出血），目赤腫痛，三叉神經痛，面癱。

按摩 每天臨睡前及早晨醒時，可用雙手中指指腹揉按太陽穴 1~3 分鐘。

精準定位

在頭部，眉梢與目外眥之間，向後約1橫指的凹陷中。

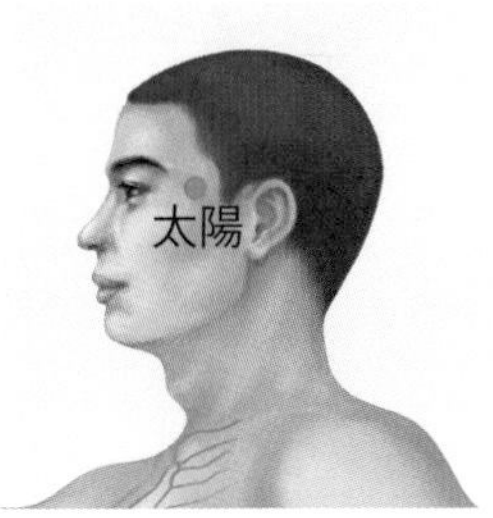

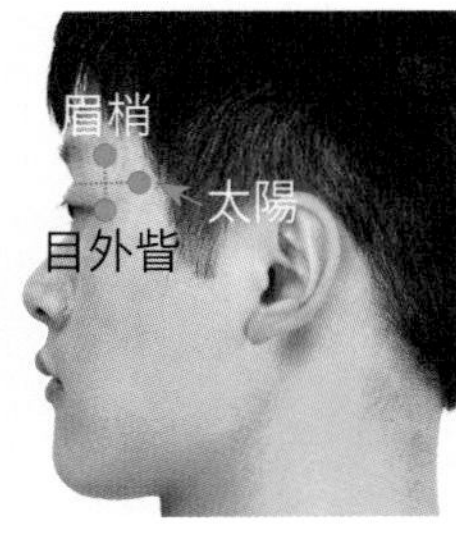

3 秒取穴

眉梢與目外眥連線的中點向後 1 橫指，觸及一凹陷處即是。

耳尖 EX-HN6

功效 清熱祛風，解痙止痛，通經活絡。

主治 急性結膜炎，麥粒腫，沙眼，頭痛，咽喉炎，高熱。

按摩 經常用中指指腹輕輕按摩耳尖穴，每次 3~5 分鐘。

精準定位

在耳區，外耳輪的最高點。

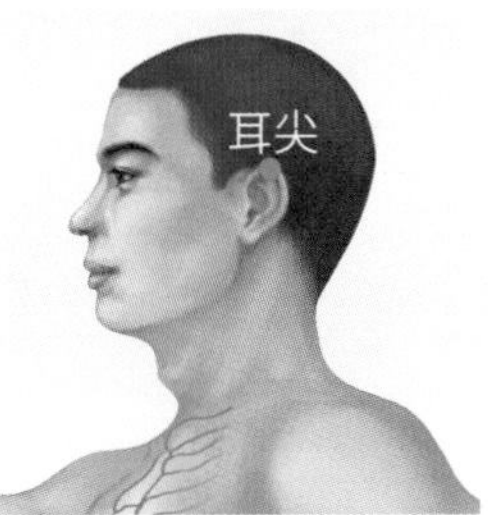

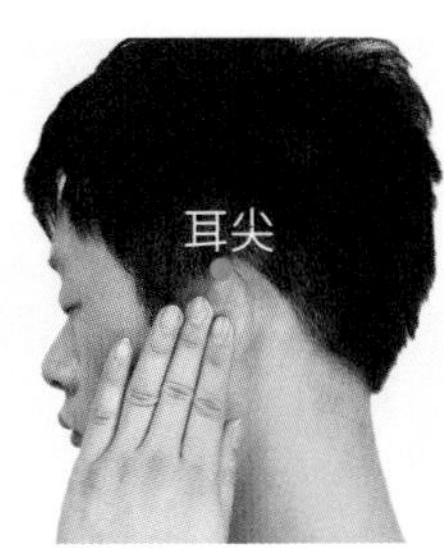

3 秒取穴

將耳廓折向前方，耳廓上方尖端處即是。

球後 EX-HN7

功效 明目。

主治 視神經炎，青光眼，內斜視，青少年近視等各種眼病。

按摩 經常用食指指腹輕輕揉按球後穴，每天早晚各揉按 1 次，每次 1~3 分鐘。

精準定位

在臉部，眶下緣外四分之一與內四分之三交界處。

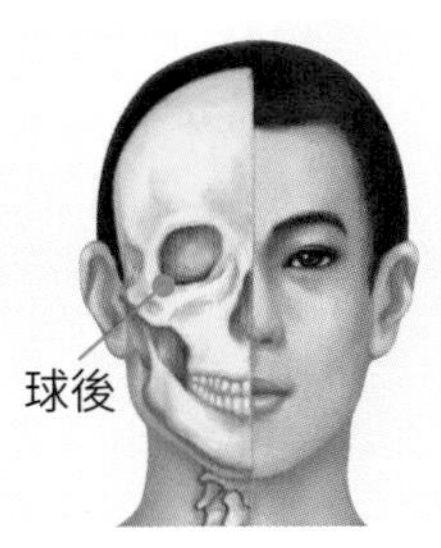

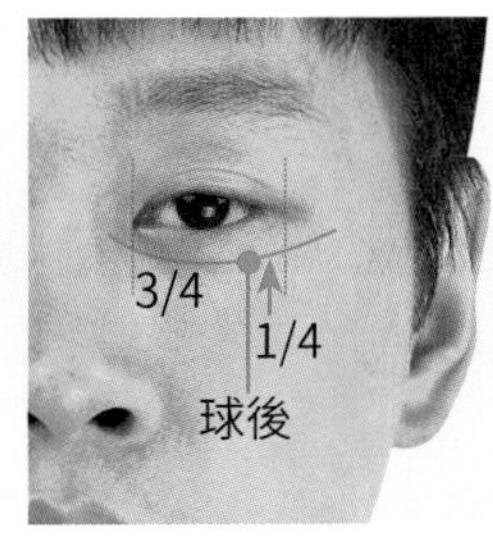

3 秒取穴

把眼眶下緣分成四等分，外四分之一交點處即是。

上迎香 EX-HN8

功效 清熱祛風，通竅止痛，通經活絡。
主治 過敏性鼻炎，鼻竇炎，鼻出血，嗅覺減退，頭痛，面癱。
按摩 經常用中指指腹揉按上迎香穴，每次 1~3 分鐘。

精準定位

在臉部，鼻翼軟骨與鼻甲的交界處，靠近鼻唇溝上端處。

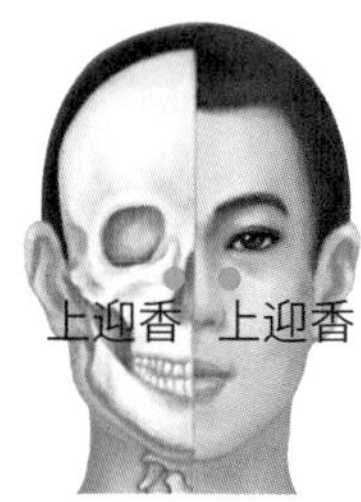

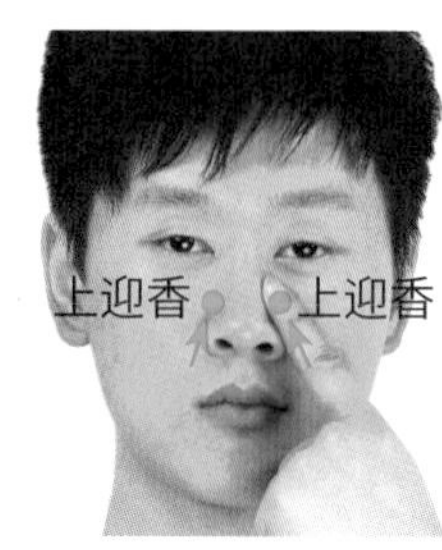

3 秒取穴

沿鼻側鼻唇溝往上推，上端盡頭的凹陷處即是。

內迎香 EX-HN9

功效 開竅醒神，清熱瀉火。
主治 頭痛，眩暈，目赤腫痛，鼻炎，咽喉炎，中暑。
按摩 每天用食指指腹從外部間接按摩內迎香穴，每次 1~3 分鐘。

精準定位

在鼻孔內，鼻翼軟骨與鼻甲交界的黏膜處。

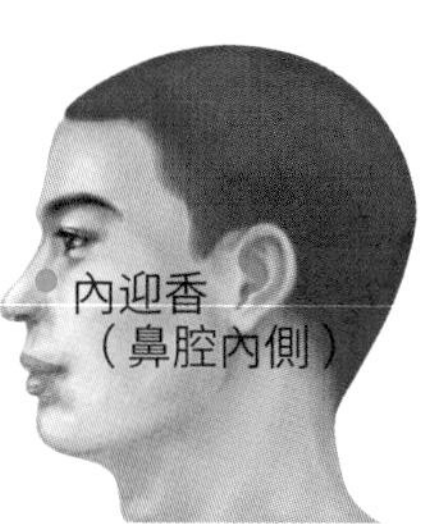

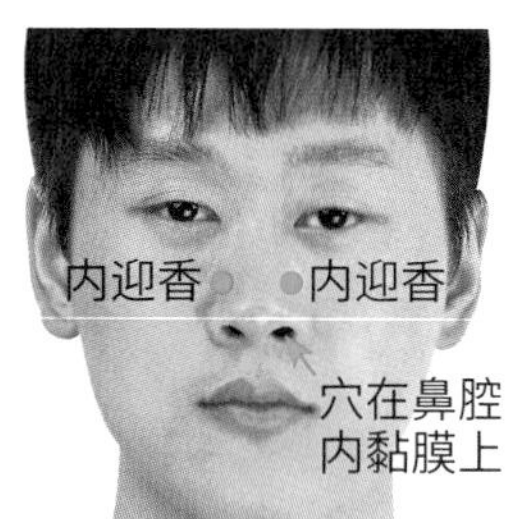

3 秒取穴

正坐，在鼻孔內，與上迎香相對處的黏膜上。

聚泉 EX-HN10

功效 清散風熱，祛邪開竅，生津止渴。
主治 咳嗽，哮喘，糖尿病，中風失語。
按摩 聚泉穴在口中，不方便按摩，可用三棱針點刺出血。

精準定位

在口腔內，舌面正中縫的中點處。

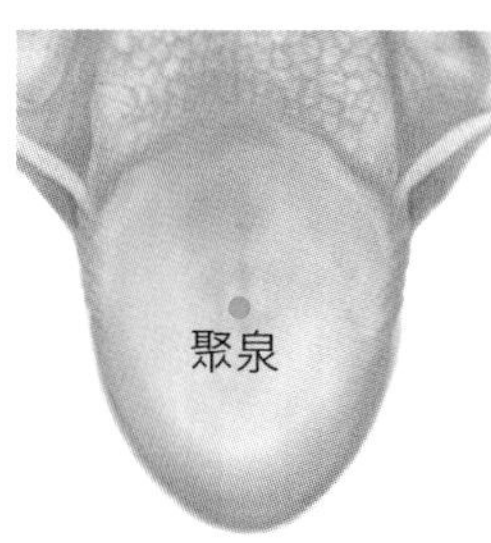

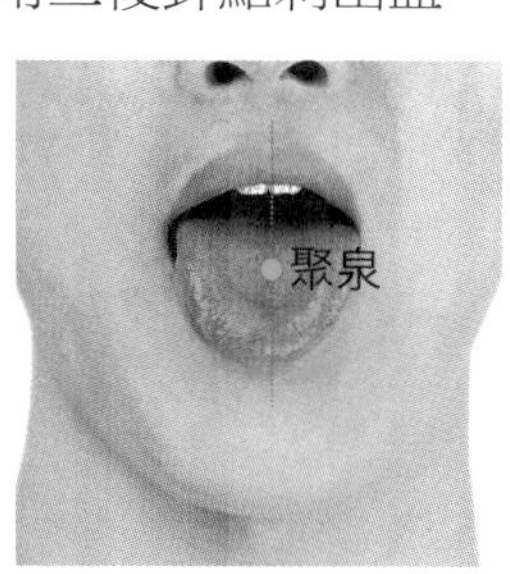

3 秒取穴

正坐，張口伸舌。在舌正中縫的中點處即是。

海泉 EX-HN11

功效 清散風熱，祛邪開竅，生津止渴。
主治 口舌生瘡，嘔吐，腹瀉，高熱神昏，咽喉炎，糖尿病。
按摩 海泉穴在口中，不方便按摩，可用三棱針點刺出血。

精準定位

在口腔內，舌下繫帶中點處。

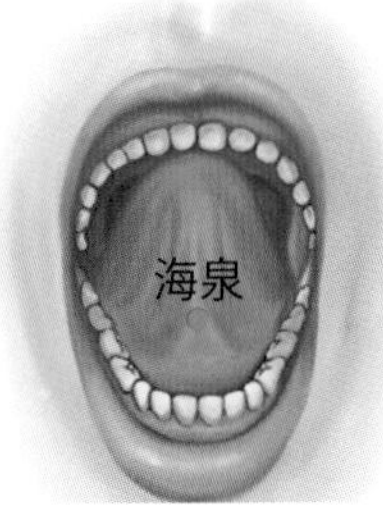

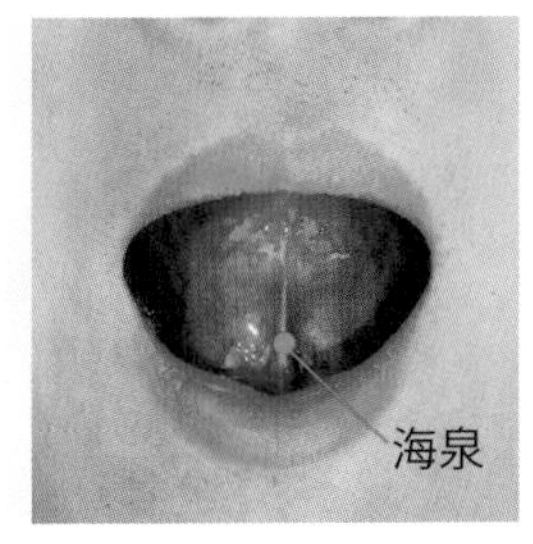

3 秒取穴

正坐，張口，舌轉捲向後方，舌下繫帶中點處即是。

金津 EX-HN12

功效 軟舌消腫，清散風熱，祛邪開竅，生津止渴。
主治 口腔炎，咽喉炎，扁桃體炎，中風失語，嘔吐，腹瀉。
按摩 金津穴在口中，不方便按摩，可用三棱針點刺出血。

精準定位

在口腔內，舌下繫帶左側的靜脈上。

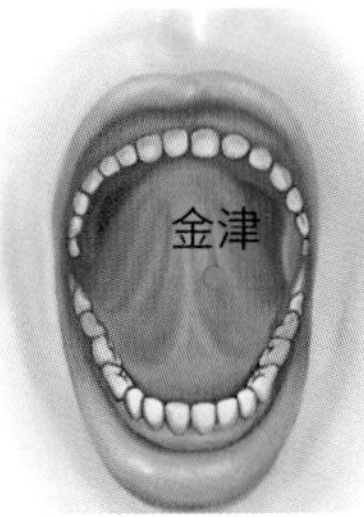

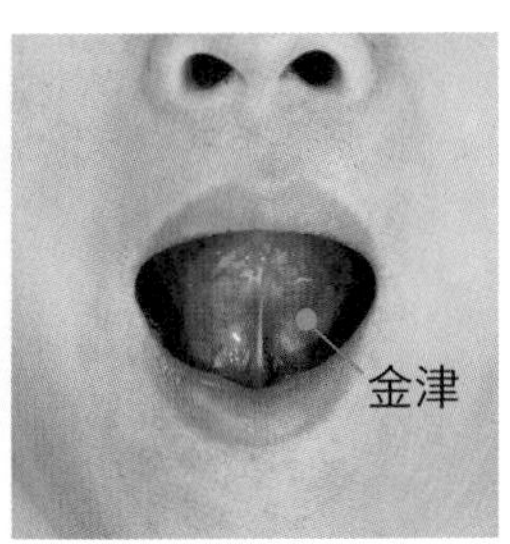

3 秒取穴

伸出舌頭，舌底面，繫帶左側的靜脈上即是。

玉液 EX-HN13

功效 軟舌消腫，清散風熱，祛邪開竅，生津止渴。
主治 口腔炎，咽喉炎，扁桃體炎，中風失語，嘔吐，腹瀉。
按摩 玉液穴在口中，不方便按摩，可用三棱針點刺出血。

精準定位

在口腔內，舌下繫帶右側的靜脈上。

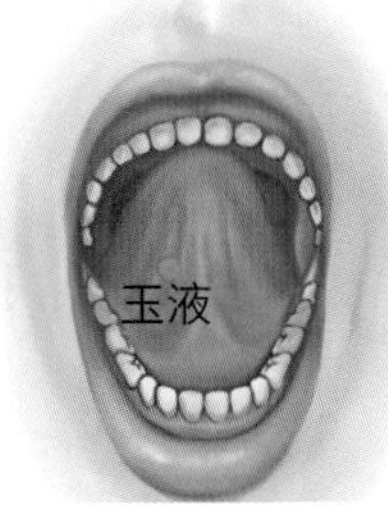

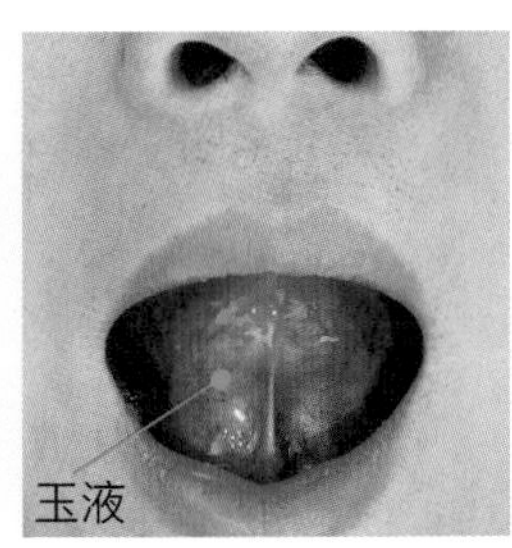

3 秒取穴

伸出舌頭，舌底面，繫帶右側的靜脈上即是。

翳明 EX-HN14

功效 息風止痛，祛邪開竅，安神明目。
主治 遠視，近視，白內障，青光眼，耳鳴，頭痛，眩暈，失眠，精神病。
按摩 每天持續早晚用雙手拇指按摩翳明穴，每次 1~3 分鐘。

精準定位

在項部，翳風穴(TE17)後方1寸。

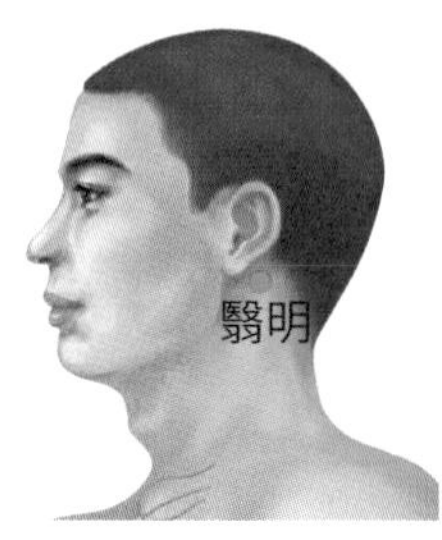

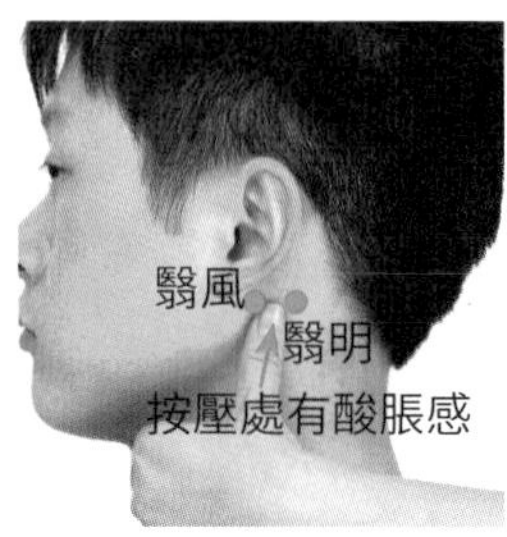

3 秒取穴

將耳垂向後按，正對耳垂邊緣凹陷處，向後 1 橫指之處即是。

頸百勞 EX-HN15

功效 滋補肺陰，息風止痛，舒筋活絡。
主治 支氣管炎，支氣管哮喘，肺結核，頸椎病，盜汗。
按摩 經常用中指指腹揉按頸百勞穴，每次 1~3 分鐘。

精準定位

在頸部，第七頸椎棘突直上 2 寸，後正中線旁開 1 寸。

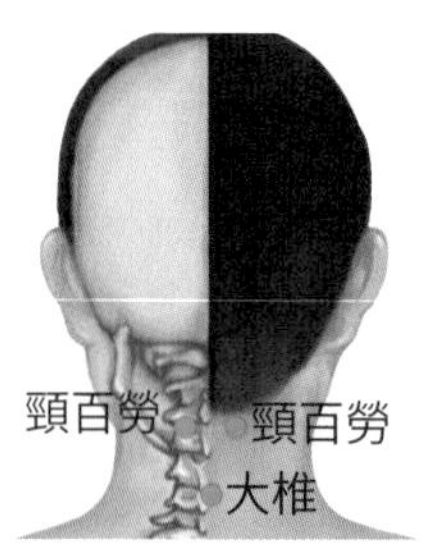

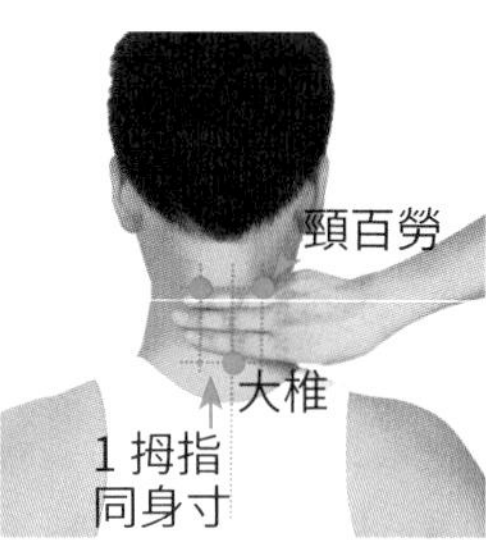

3 秒取穴

低頭，頸背交界椎骨高突處椎體，直上 3 橫指，再旁開 1 拇指同身寸處即是。

子宮 EX-CA1

功效 調經理氣，升提下陷。
主治 月經不調，痛經，子宮脫垂，子宮內膜炎，盆腔炎，膀胱炎，闌尾炎。
按摩 經常用中指指腹揉按子宮穴，每次 1~3 分鐘。

精準定位

在下腹部，臍中下方 4 寸，前正中線旁開 3 寸。

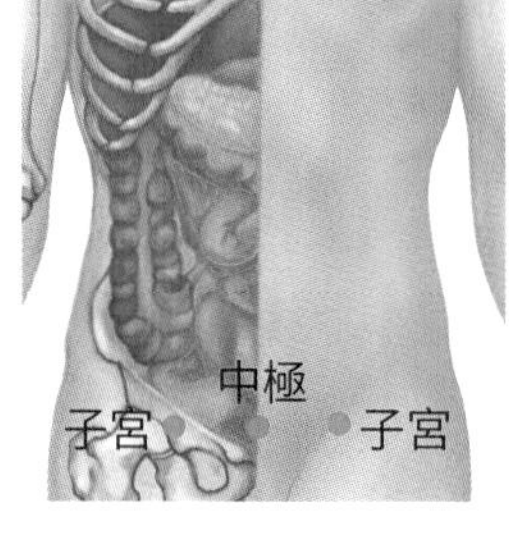

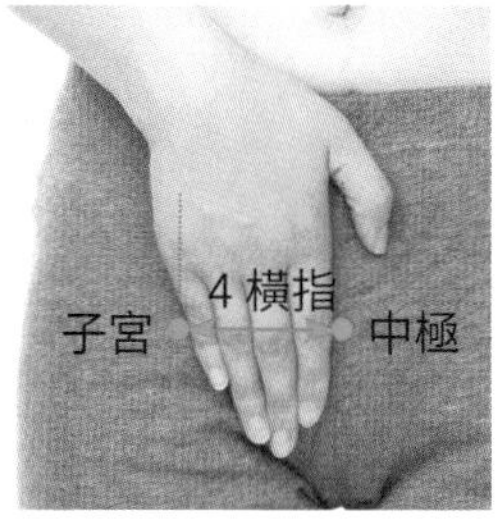

3 秒取穴

先取中極穴（見 168 頁），旁開 4 橫指之處即是。

胸腹部

定喘 EX-B1

功效 消喘止咳，息風止痛，舒筋活絡。
主治 支氣管炎，支氣管哮喘，百日咳，蕁麻疹，肩背軟組織疾患，落枕。
按摩 每天持續按摩定喘穴，每次 2~3 分鐘。

精準定位

在脊柱區，橫平於第七頸椎棘突下，後正中線旁開 0.5 寸。

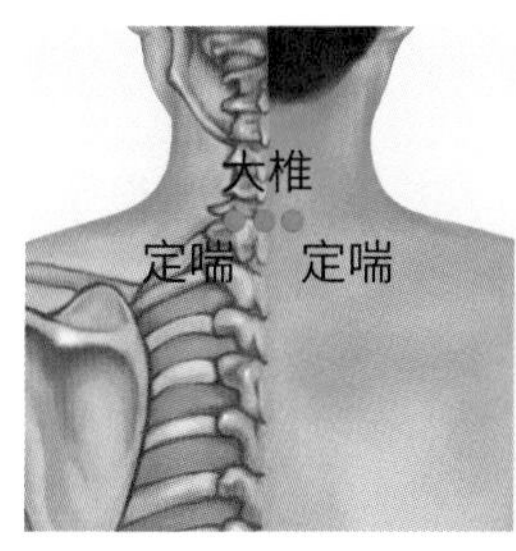

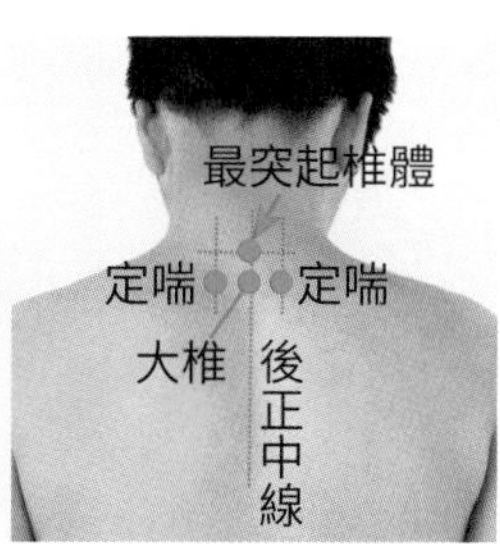

3 秒取穴

低頭，頸背交界椎骨高突處椎體下緣，旁開半橫指之處即是。

夾脊 EX-B2

功效 調理臟腑，息風止痛，舒筋活絡。
主治 心、肺、上肢疾患，胃腸疾患，腰、腹、下肢疾患。
按摩 平時晚上睡覺前，可用手掌從上往下推揉夾脊穴，每次 3~5 分鐘。

精準定位

在脊柱區，第一胸椎至第五腰椎棘突下的兩側，後正中線旁開 0.5 寸，一側 17 穴。

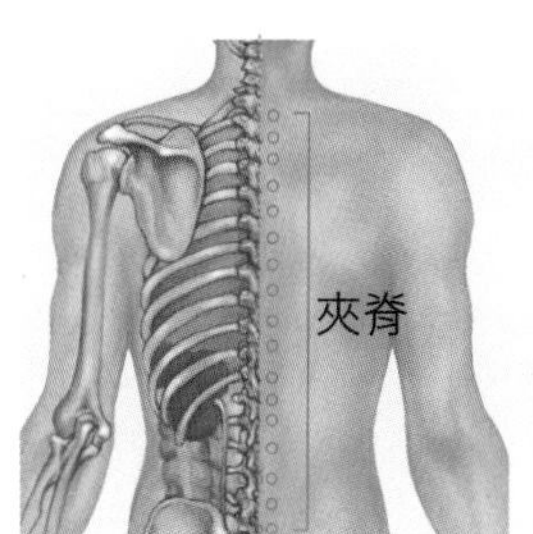

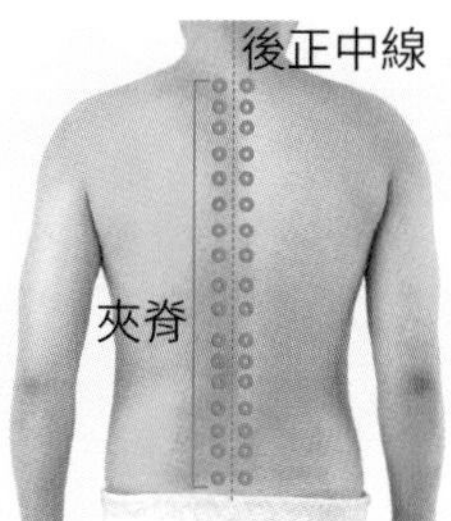

3 秒取穴

低頭，頸背交界椎骨高突處椎體，往下推共有 17 個椎體，旁開半橫指之處即是。

胃脘下俞 EX-B3

功效 益胃生津，息風止痛，舒筋健脾。
主治 胃炎，胰腺炎，支氣管炎，胸膜炎，肋間神經痛。
按摩 經常利用按摩槌以敲打的方式刺激胃脘下俞穴，每次 3~5 分鐘。

精準定位

在脊柱區，橫平於第八胸椎棘突下，後正中線旁開 1.5 寸。

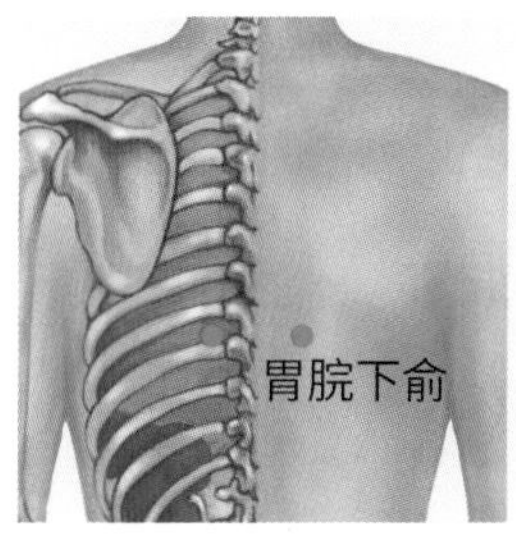

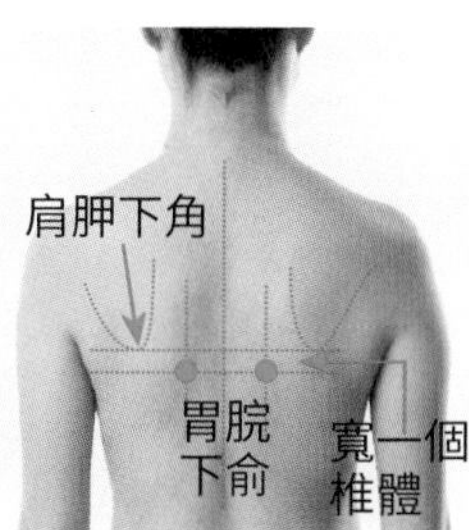

3 秒取穴

兩側肩胛下角的連線與後正中線的相交處，往下推一個椎體，其下緣旁開 2 橫指之處即是。

痞根 EX-B4

功效 消痞止痛，健脾和胃，息風止痛。
主治 胃痙攣，胃炎，胃擴張，肝炎，肝脾腫大，腎下垂，腰肌勞損。
按摩 經常利用按摩槌以敲打的方式刺激痞根穴，每次 3~5 分鐘。

精準定位

在腰區，橫平於第一腰椎棘突下，後正中線旁開 3.5 寸。

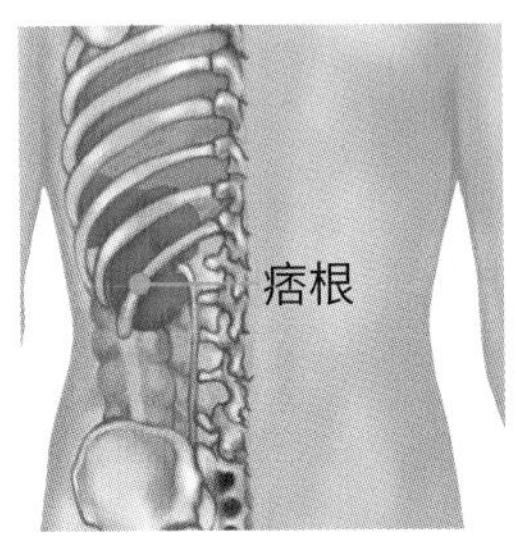

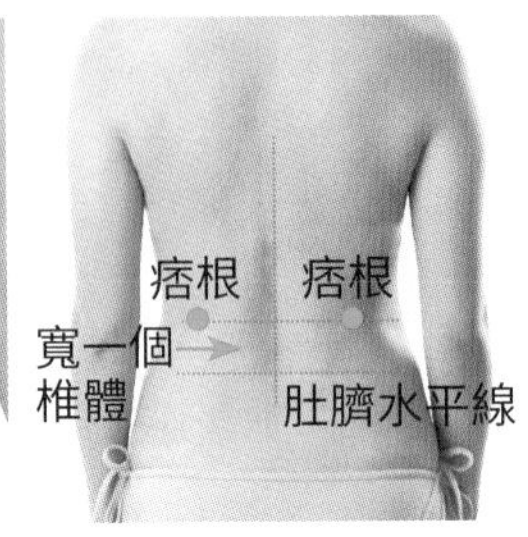

3 秒取穴

肚臍水平線與後正中線的交點，往上推一個椎體，在其棘突下，旁開 3.5 寸之處即是。

下極俞 EX-B5

功效 強腰健腎，安神定志，止痛，通便。
主治 腎炎，遺尿，腸炎，腰肌勞損，陽痿，遺精。
按摩 每天用按摩槌敲打下極俞穴，每次 3~5 分鐘。

精準定位

在腰區，第三腰椎棘突下。

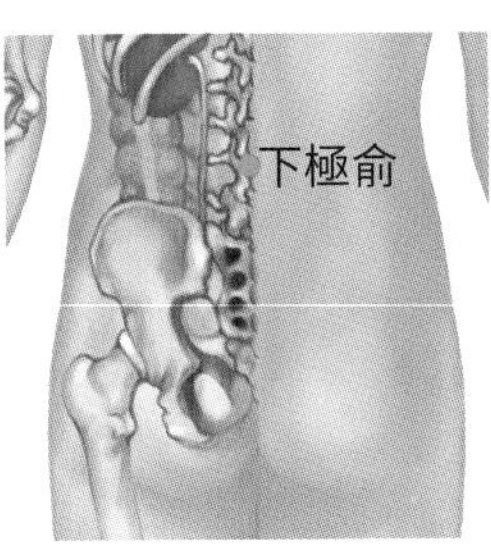

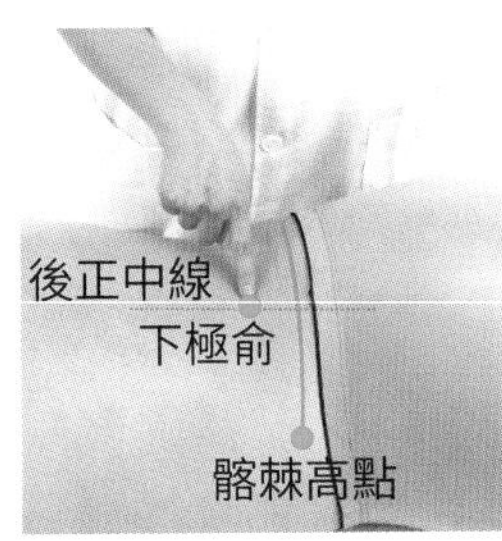

3 秒取穴

兩側髂棘高點的連線與脊柱的交點，往上推一個椎體，其下緣的凹陷處即是。

腰宜 EX-B6

功效 強腰健腎，安神定志，止痛，通便。
主治 睪丸炎，遺尿，腎炎，腰肌勞損，腰椎間盤突出。
按摩 經常用中指指腹揉按腰宜穴，每次 1~3 分鐘。

精準定位

在腰區，橫平於第四腰椎棘突下，後正中線旁開 3 寸。

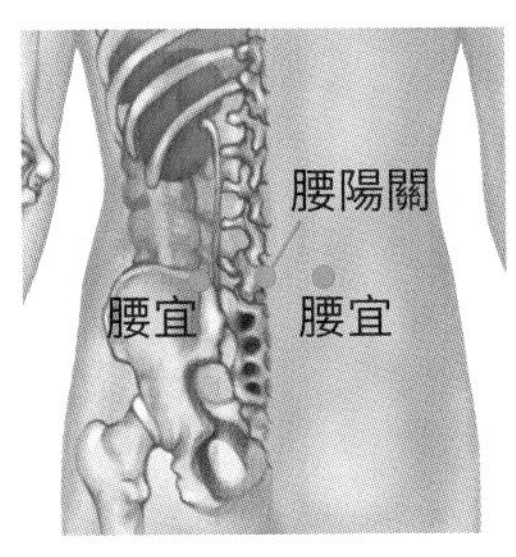

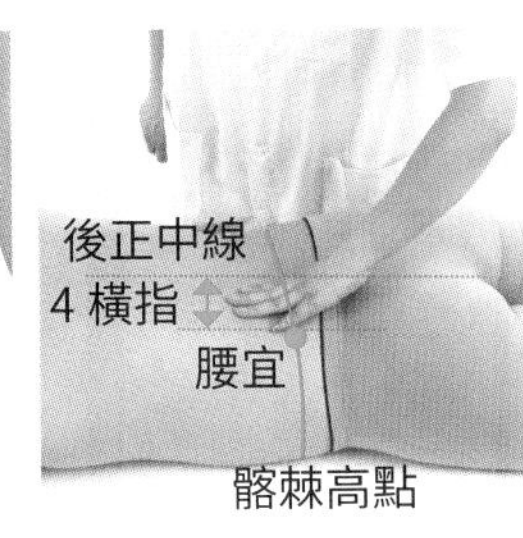

3 秒取穴

俯臥，兩側髂棘高點的連線與脊柱的交點，旁開 4 橫指的凹陷處即是。

腰眼 EX-B7

功效 調經止帶，通經止痛，強腰健胃。
主治 睪丸炎，遺尿，腎炎，腰肌勞損，月經不調。
按摩 經常用中指指腹揉按腰眼穴，每次 1~3 分鐘。

精準定位

在腰區，橫平於第四腰椎棘突下，後正中線旁開約 3.5 寸的凹陷中。

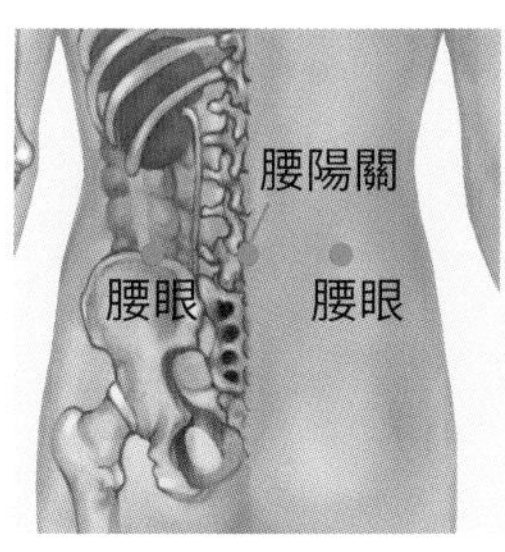

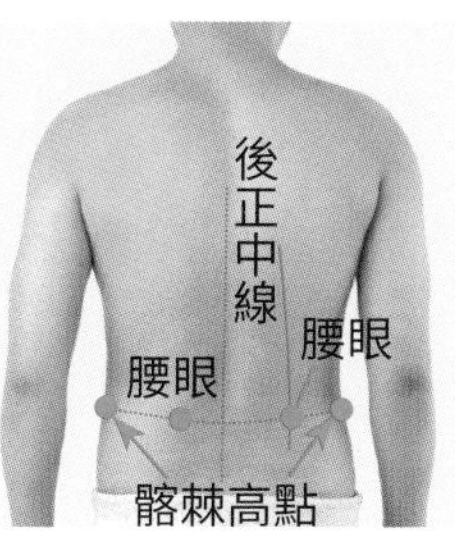

3 秒取穴

俯臥，兩側髂棘高點的連線與脊柱的交點，旁開 3.5 寸之處即是。

十七椎 EX-B8

功效 溫經通絡，溫腎壯陽，調經止血。
主治 月經不調，痛經，痔瘡，坐骨神經痛，腰骶疼痛。
按摩 經常用中指指腹揉按十七椎穴，每次 3~5 分鐘。

精準定位

在腰區，第五腰椎棘突下的凹陷中。

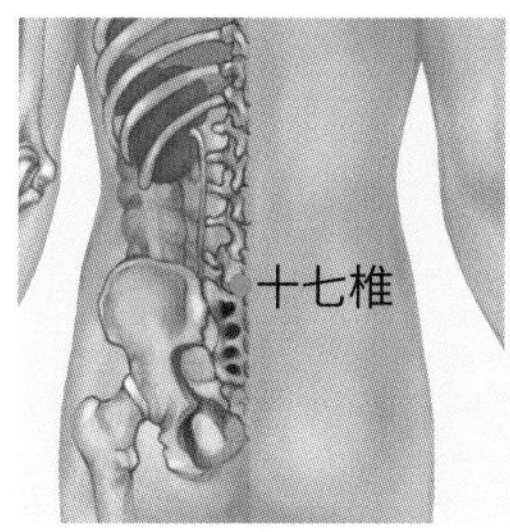

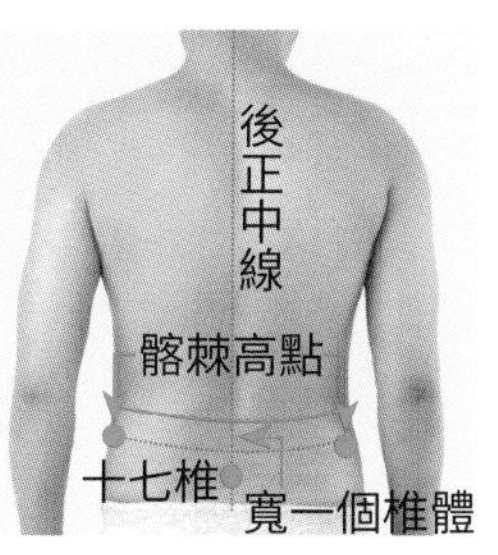

3 秒取穴

兩側髂棘高點的連線與脊柱的交點，往下推 1 個椎體，棘突下即是。

腰奇 EX-B9

功效 強腰健腎，安神定志，止痛通便。
主治 失眠，頭痛，便祕。
按摩 每天用中指指腹按壓腰奇穴，每次左右各 1~3 分鐘。

精準定位

在骶區，尾骨端直上 2 寸，骶角之間的凹陷中。

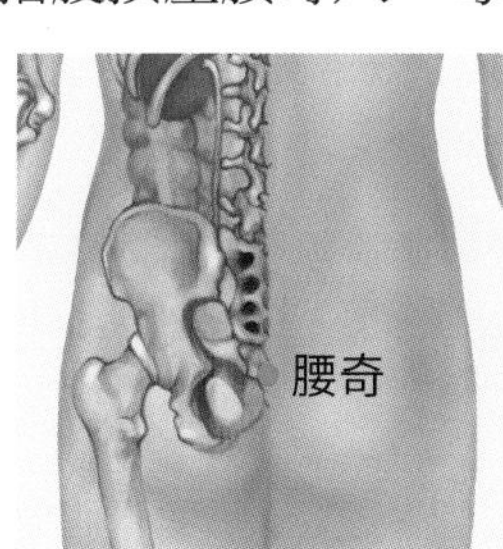

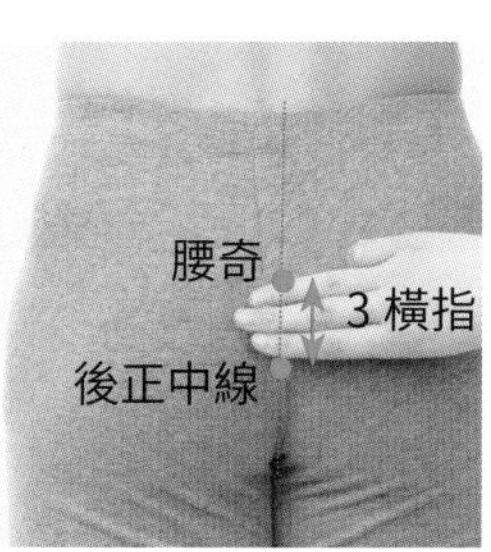

3 秒取穴

順著脊柱向下觸摸，尾骨端直上 3 橫指的凹陷處即是。

肘尖 EX-UE1

功效 軟堅散結。
主治 頸部淋巴結結核，瘡瘍。
按摩 經常用食指指腹揉按肘尖，每次 1~3 分鐘。

精準定位

屈肘，摸到肘關節的最尖端處，即為肘尖穴。

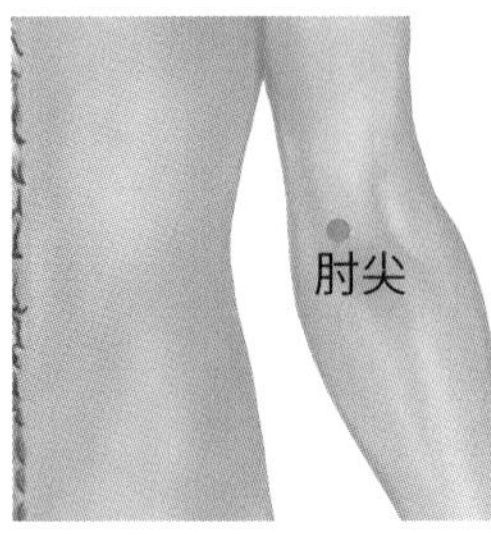

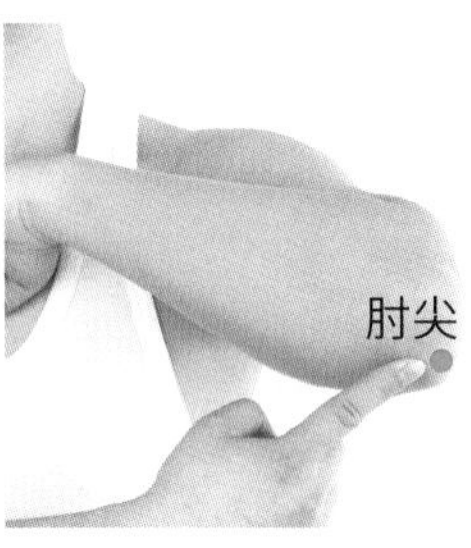

3 秒取穴

在肘後區，屈肘，尺骨鷹嘴的尖端。

二白 EX-UE2

功效 提肛消痔，局部止痛。
主治 前臂神經痛，胸脅痛，脫肛，痔瘡。
按摩 每天用拇指指腹按壓二白穴，每次 1~3 分鐘。

精準定位

在前臂內側區，腕掌側遠端橫紋上 4 寸，橈側腕屈肌腱兩側，一肢兩穴。

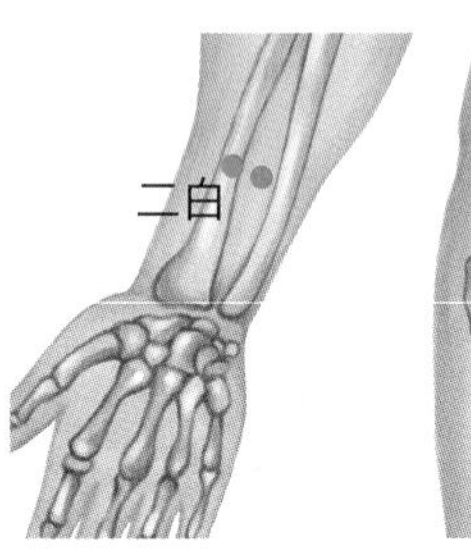

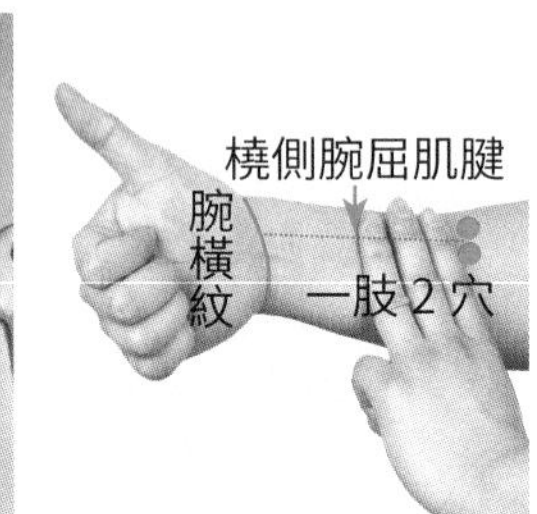

3 秒取穴

握拳，大拇指側一筋凸起，腕橫紋直上兩個 3 橫指處與筋交點兩側即是。

中泉 EX-UE3

功效 降逆止嘔，舒胸止痛，通經活絡。
主治 支氣管炎，支氣管哮喘，胃炎，腸炎。
按摩 經常用中指指腹揉按中泉穴，每次 1~3 分鐘。

精準定位

在前臂外側區，腕背側遠端橫紋上，指總伸肌腱橈側的凹陷中。

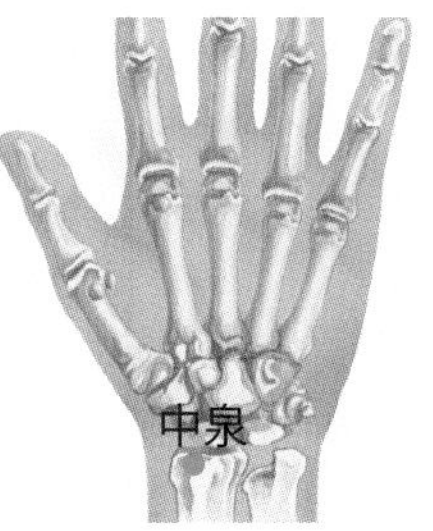

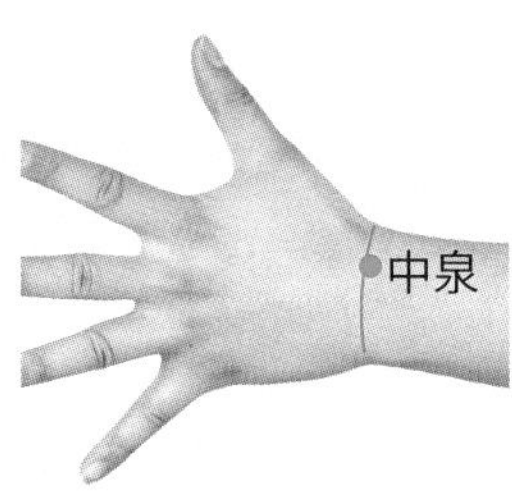

3 秒取穴

手用力撐開，總伸肌腱與腕背橫紋的交點，靠大拇指側的凹陷處即是。

中魁 EX-UE4

功效 降逆消食，舒胸止嘔，通經活絡。
主治 反胃，嘔吐，急性胃炎，賁門梗阻，鼻衄（鼻出血）。
按摩 經常用拇指和中指拿捏按中魁穴，每次 1~3 分鐘。

精準定位

在手指，中指的背面，近側指間關節的中點處。

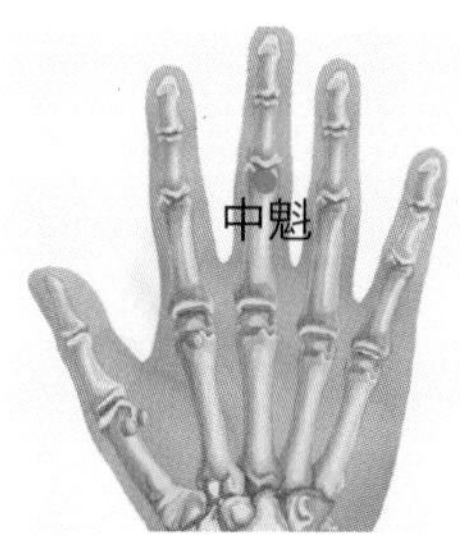

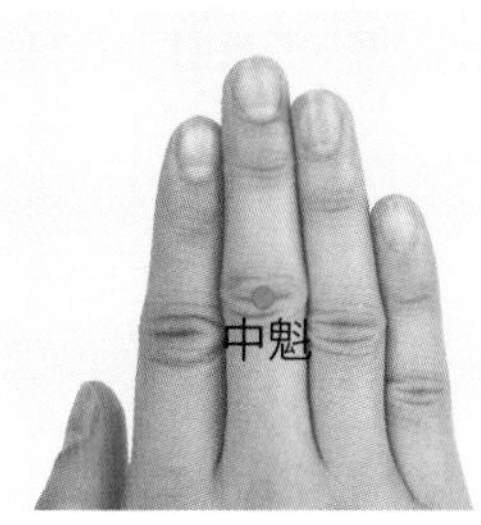

3 秒取穴

中指背側近端的指間關節中點處即是。

大骨空 EX-UE5

功效 退翳明目。
主治 目痛，結膜炎，角膜炎，白內障，鼻出血，急性胃腸炎，吐瀉。
按摩 經常拿捏按大骨空穴，每次 3~5 分鐘。

精準定位

在手指，大拇指的背面，指間關節的中點處。

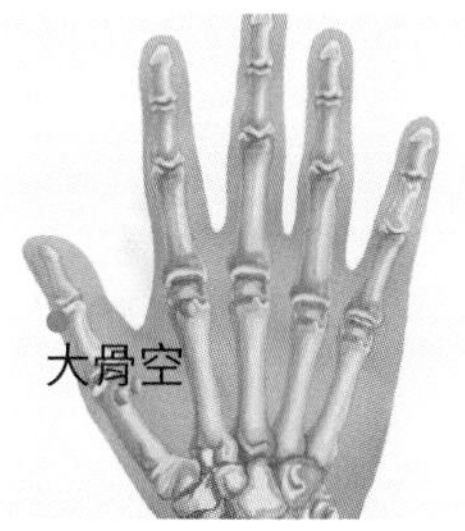

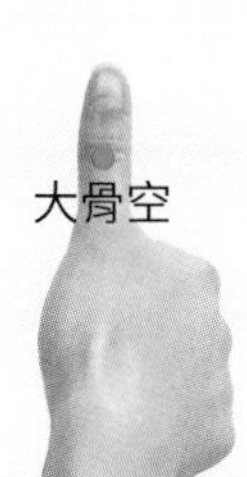

3 秒取穴

抬臂俯掌，大拇指指關節背側橫紋的中點處即是。

小骨空 EX-UE6

功效 明目止痛。
主治 目赤腫痛，咽喉腫痛，掌指關節痛。
按摩 經常拿捏按小骨空穴，每次 3~5 分鐘。

精準定位

在手指，小指的背面，近側指間關節的中點處。

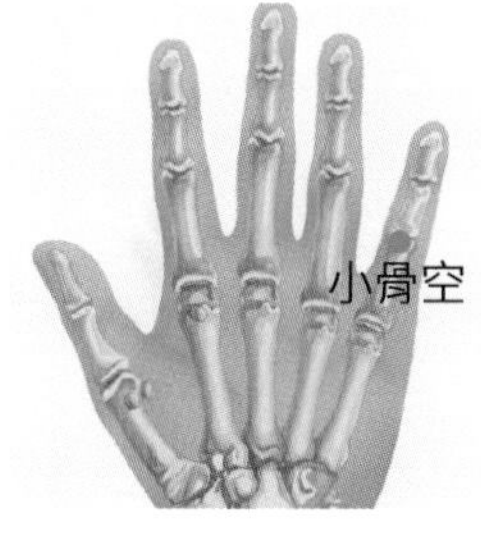

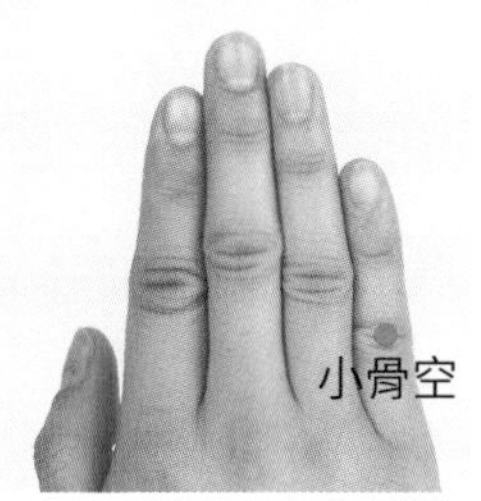

3 秒取穴

小指背側近端指間關節橫紋的中點處即是。

腰痛點 EX-UE7

功效 舒筋止痛，活血化瘀。
主治 急性腰扭傷，頭痛，目眩，耳鳴，氣喘。
按摩 經常用拇指和中指拿捏按腰痛點穴，每次 1~3 分鐘。

精準定位

在手背，第二、第三掌骨，以及第四、第五掌骨間，腕背側遠端橫紋與掌指關節中點處。

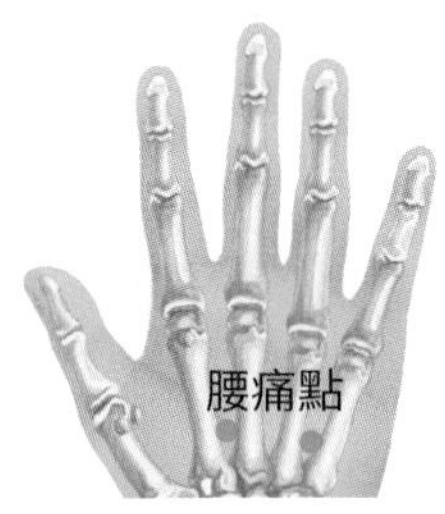

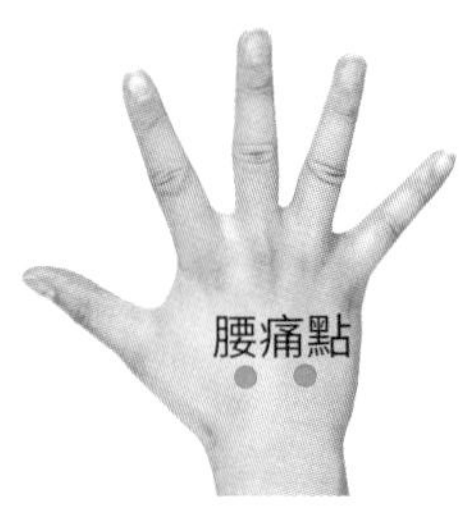

3 秒取穴

手背第二、第三掌骨間，以及第四、第五掌骨間，掌背中點的凹陷處即是。

外勞宮 EX-UE8

功效 舒筋活絡，活血化瘀，祛風止痛。
主治 頸椎病，落枕，偏頭痛，咽喉炎，口腔潰瘍，手背痛。
按摩 經常用拇指和中指拿捏按外勞宮穴，每次 1~3 分鐘。

精準定位

在手背，第二、第三掌骨間，掌指關節後 0.5 指寸的凹陷中。

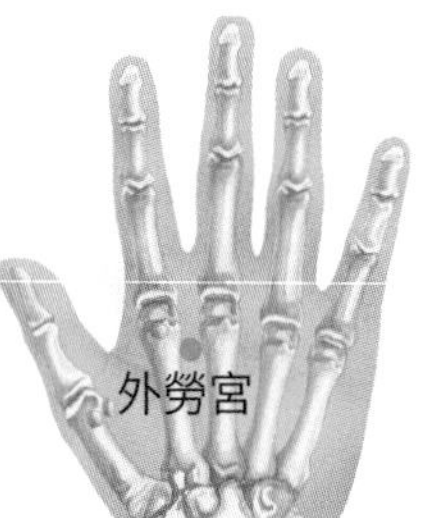

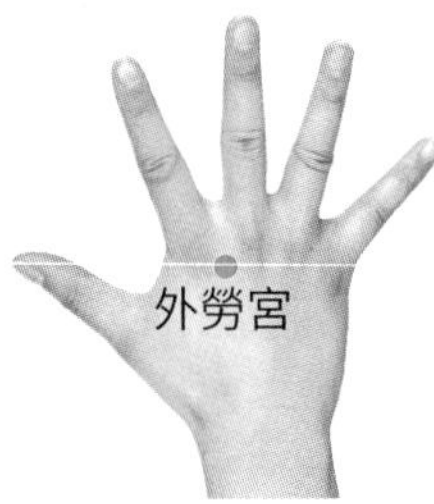

3 秒取穴

手背第二、第三掌骨間，從掌指關節向後半橫指之處即是。

八邪 EX-UE9

功效 祛風通絡，清熱止痛，消腫止痛。
主治 手指拘攣（難以屈伸），手指麻木，頭痛，咽喉疼痛。
按摩 經常用手指指腹點揉八邪穴，每次 1~3 分鐘。

精準定位

在手背，第一至第五指間，指蹼緣後方赤白肉際處，左右共八穴。

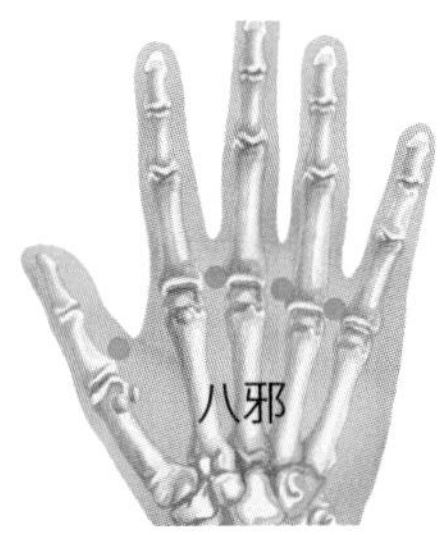

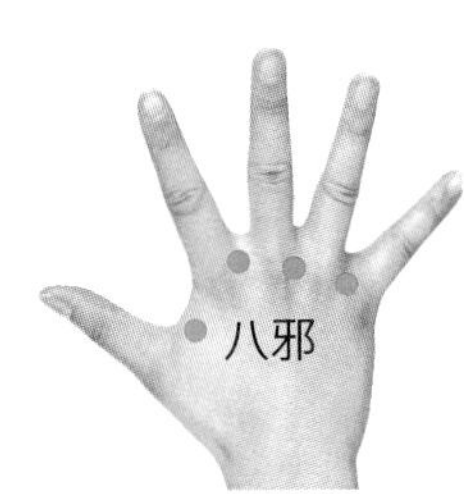

3 秒取穴

手背，第一至第五指間，兩手指根部之間，皮膚顏色深淺交界處即是。

四縫 EX-UE10

功效 消食導滯，止咳平喘，祛痰化積。
主治 百日咳，哮喘，小兒消化不良，腸蛔蟲病。
按摩 經常用拇指和中指拿捏按孩子的四縫穴，每次 1~3 分鐘。

精準定位

在手指，第二至第五指掌面的近側指間關節橫紋的中央，一手四穴。

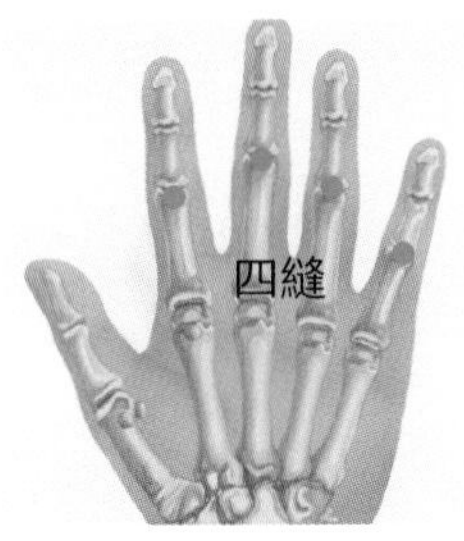

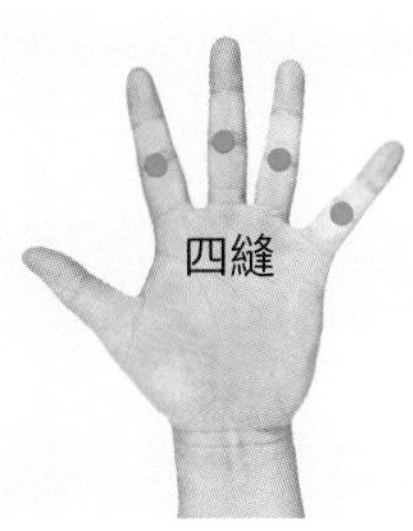

3 秒取穴

手掌側，第二至第五指近端指間關節的中點即是。

十宣 EX-UE11

功效 清熱止痛，通竅定志，舒筋活絡。
主治 外感發熱，昏迷，休克，急性咽喉炎，急性胃腸炎，扁桃體炎，高血壓。
按摩 讓兩手十指相對，一起活動手指，即可刺激十宣穴。

精準定位

在手指，十指尖端，距指甲遊離緣 0.1 指寸，左右共十穴。

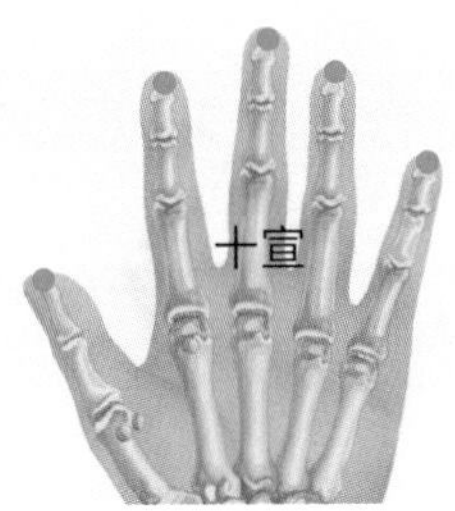

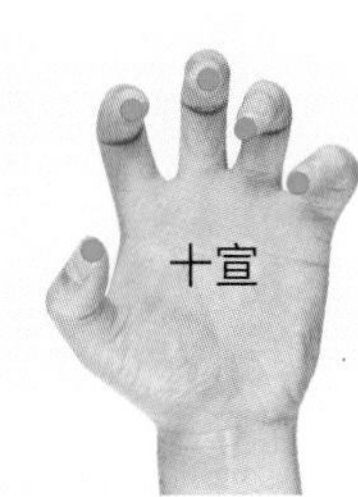

3 秒取穴

十指微屈，手十指尖端，指甲遊離緣的尖端處即是。

髖骨 EX-LE1

功效 活血止痛，通利關節，舒筋活絡。
主治 腿痛，膝關節炎。
按摩 經常用拇指指腹揉按髖骨穴，每次 1~3 分鐘。

精準定位

在股前區，當梁丘穴（ST34）兩旁各1.5寸，一肢兩穴。

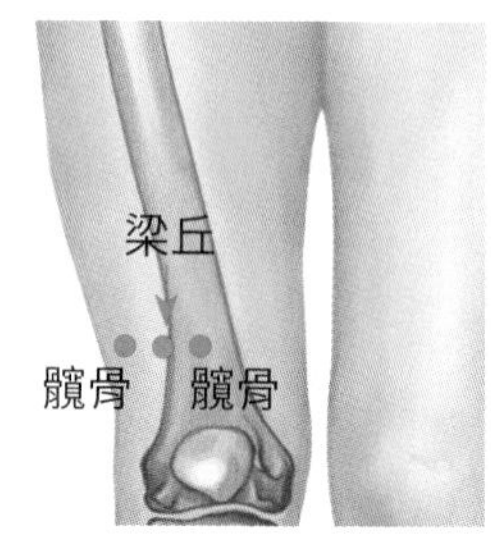

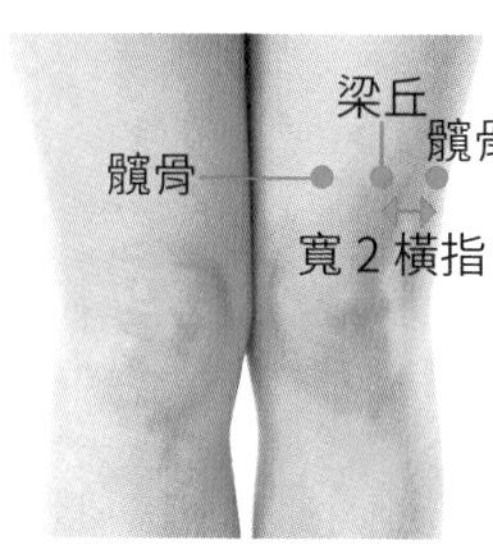

3 秒取穴

先在髖骨外上緣上 3 橫指之處取梁丘穴（見 55 頁），在梁丘兩側各 2 橫指之處即是。

鶴頂 EX-LE2

功效 活血止痛，通利關節，舒筋活絡。
主治 膝關節痛，下肢無力，腦血管病後遺症。
按摩 經常用拇指指腹揉按鶴頂穴，每次 1~3 分鐘。

精準定位

在膝前區，髕底中點的上方凹陷處。

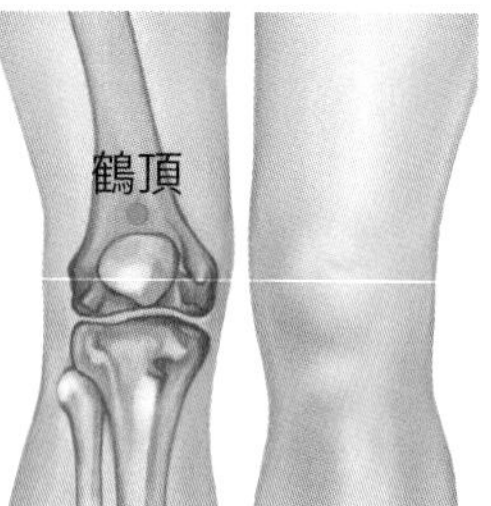

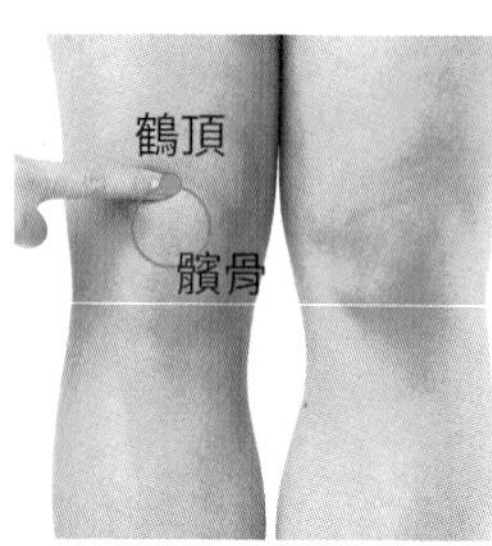

3 秒取穴

膝部正中骨頭上緣正中的凹陷處即是。

百蟲窩 EX-LE3

功效 祛風止癢。
主治 蕁麻疹，風疹，皮膚癢，濕疹，蛔蟲病。
按摩 每天早晚用拇指指尖按揉百蟲窩穴，每次 1~3 分鐘。

精準定位

在股前區，髕底內側端上方 3 寸。

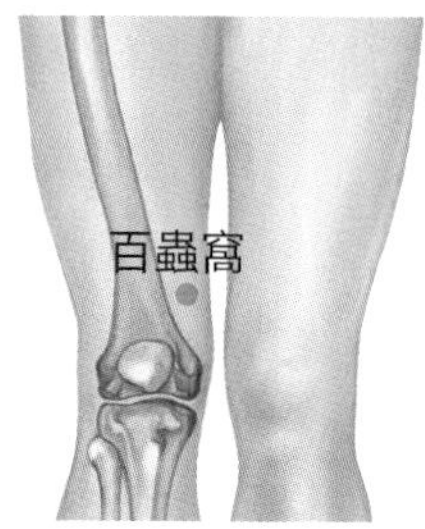

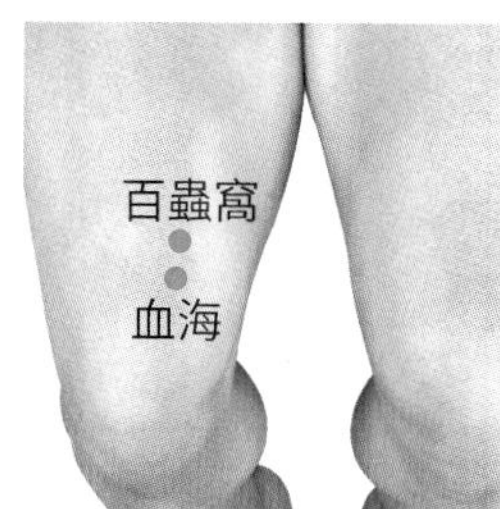

3 秒取穴

屈膝，血海穴（見 65 頁）上方 1 橫指之處即是。

內膝眼 EX-LE4

功效 祛風除濕，舒筋利節，活絡止痛。
主治 各種原因所致的膝關節炎，髕骨軟化症。
按摩 經常用拇指指腹揉按內膝眼穴，每次 1~3 分鐘。

精準定位

在膝部，髕韌帶內側凹陷處的中央。

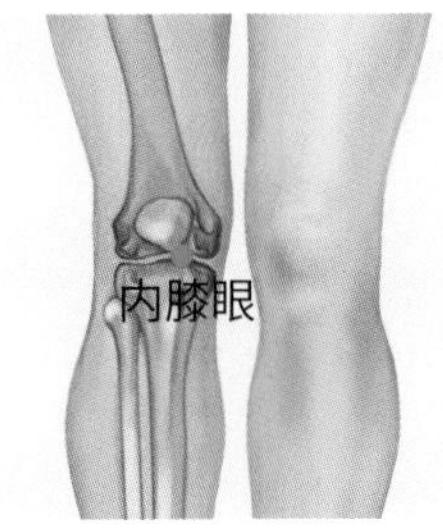

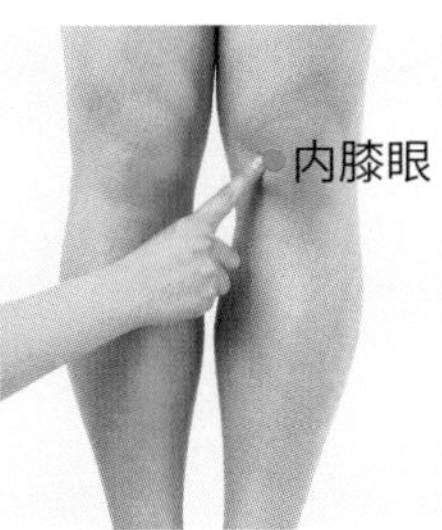

3 秒取穴

坐位，微伸膝關節，膝蓋下內側的凹窩處即是。

膝眼 EX-LE5

功效 活絡止痛，舒筋利節，去腳氣。
主治 各種原因引起的下肢無力、膝關節病，腳氣病。
按摩 經常用拇指指腹揉按膝眼穴，每次 1~3 分鐘。

精準定位

在髕韌帶兩側凹陷處。在內側的稱「內膝眼」，在外側的稱「外膝眼」。

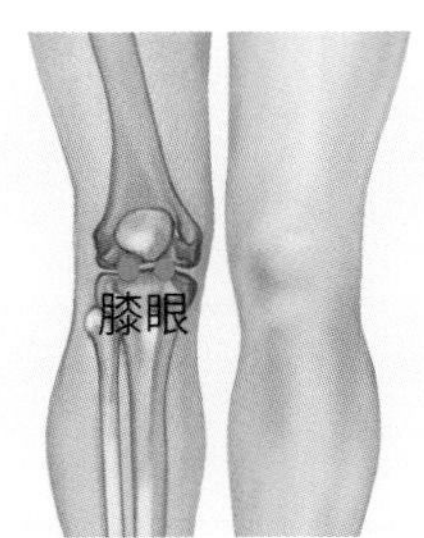

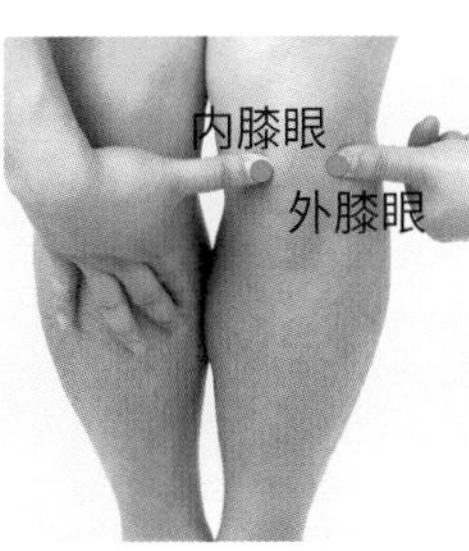

3 秒取穴

坐位，微伸膝關節，膝蓋下左右兩個凹窩處即是。

膽囊 EX-LE6

功效 消炎止痛，消石驅蟲，通經活絡。
主治 急性、慢性膽囊炎，膽石症，膽絞痛，下肢癱瘓。
按摩 經常用中指指腹揉按膽囊穴，每次 1~3 分鐘。

精準定位

在小腿外側，陽陵泉穴（GB34）直下 2 寸。

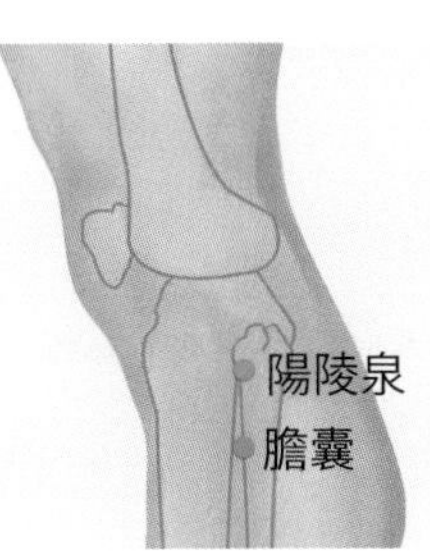

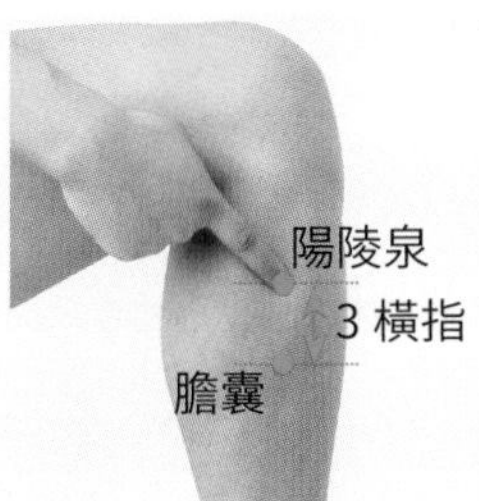

3 秒取穴

小腿外側上部，陽陵泉穴（見 153 頁）直下 3 橫指之處即是。

闌尾 EX-LE7

功效 消炎止痛，消積散食，通經活絡。

主治 急性、慢性闌尾炎，胃炎，消化不良。

按摩 經常用拇指指腹按揉闌尾穴，每次 1~3 分鐘。

精準定位

在小腿外側，髕韌帶外側凹陷下方 5 寸，脛骨前脊外 1 橫指。

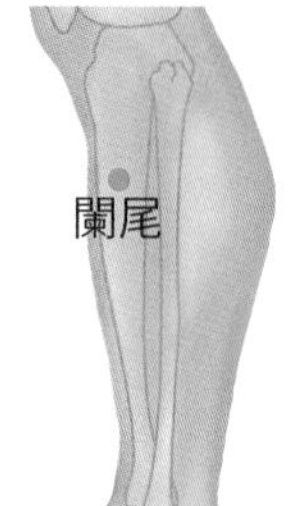

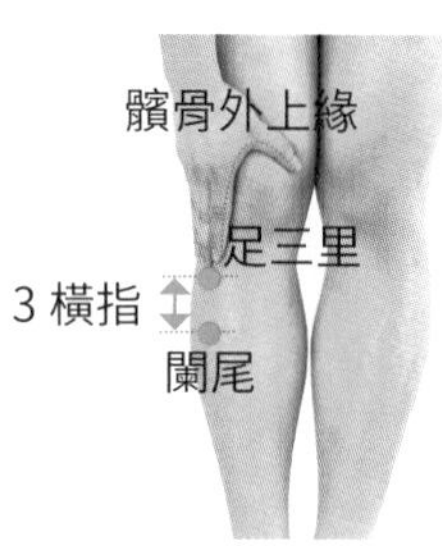

3 秒取穴

足三里穴（見 55 頁）向下 3 橫指之處即是。

內踝尖 EX-LE8

功效 活絡止痛，舒筋利節，舒筋活絡。

主治 下牙痛，腓腸肌痙攣。

按摩 經常用拇指指腹揉按內踝尖穴，每次 1~3 分鐘。

精準定位

踝區，內踝尖的凸起處。

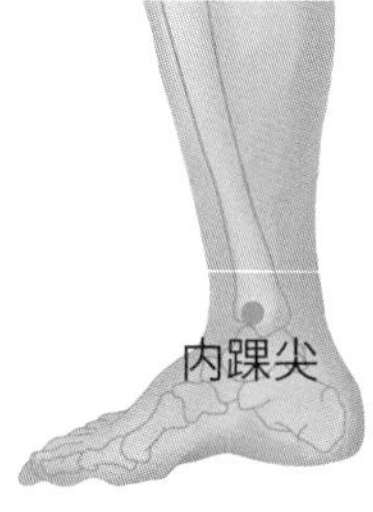

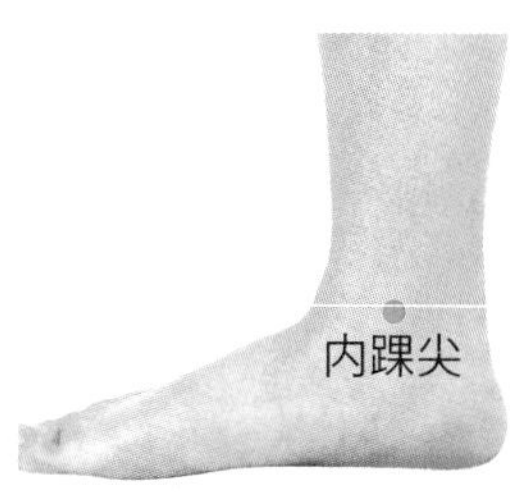

3 秒取穴

正坐，垂足，內踝之最高點處即是。

外踝尖 EX-LE9

功效 活絡止痛，舒筋利節。

主治 牙痛，腓腸肌痙攣，寒熱腳氣。

按摩 經常用拇指指腹揉按外踝尖穴，每次 1~3 分鐘。

精準定位

在踝區，外踝的凸起處。

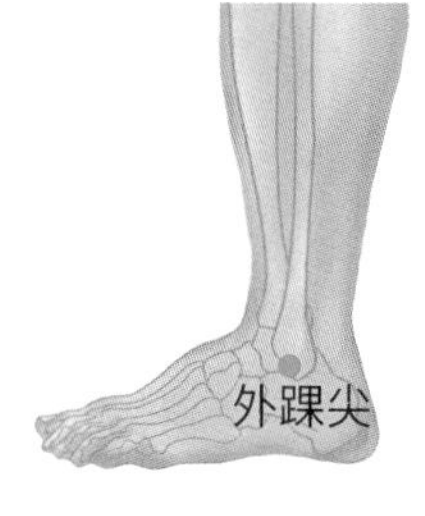

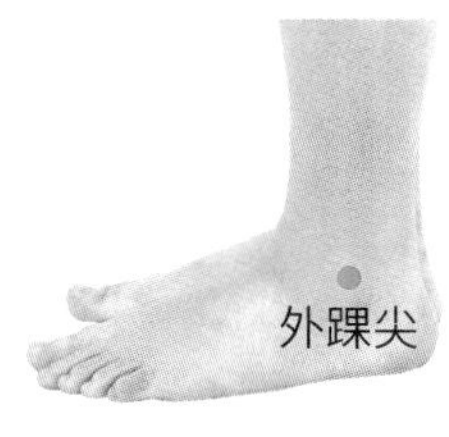

3 秒取穴

正坐，垂足，外踝之最高點處即是。

八風 EX-LE10

功效 消腫止痛，清熱解毒，去腳氣。
主治 頭痛，牙痛，胃痛，足背腫痛，趾痛，月經不調。
按摩 經常用手指點揉八風穴，每次 1~3 分鐘。

精準定位

在足背，第一至第五趾間，趾蹼緣後方赤白肉際處，左右共八穴。

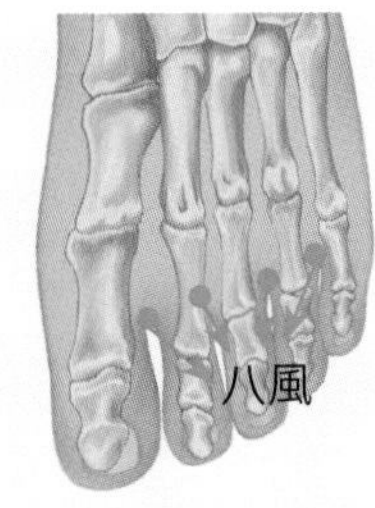

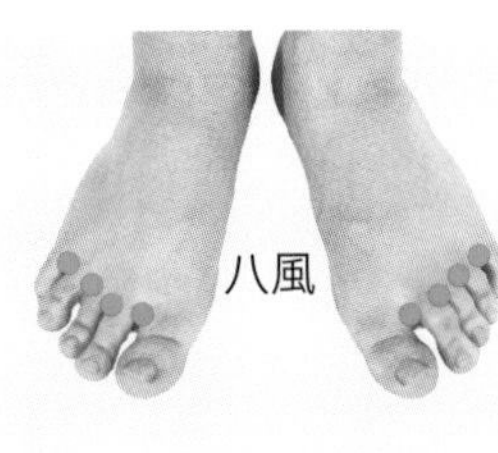

3 秒取穴

足部五趾的各趾間縫紋頭的盡處即是，一側四穴。

獨陰 EX-LE11

功效 息風止痛，調理衝任（衝脈和任脈），調經止帶。
主治 疝氣，心絞痛，嘔吐，月經不調。
按摩 經常用拇指和中指拿捏獨陰穴，以有酸脹的感覺為宜，每次 3~5 分鐘。

精準定位

在足底，第二趾的蹠側遠端趾間關節的中點。

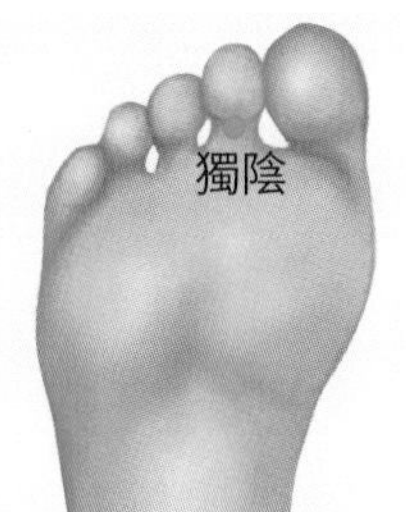

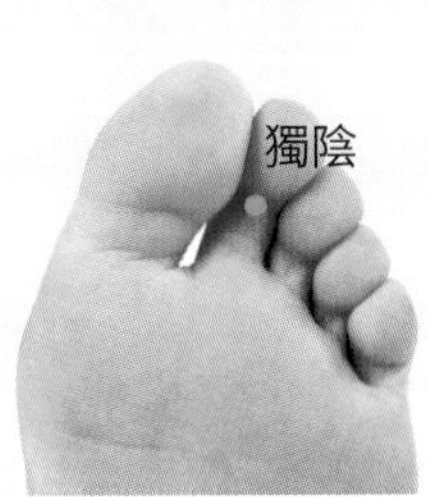

3 秒取穴

仰足，第二足趾掌面遠端趾關節橫紋的中點處即是。

氣端 EX-LE12

功效 活絡止痛，舒筋利節，通竅開絡。
主治 足背腫痛，足趾麻木，腦血管意外急救，腦充血。
按摩 晚上睡覺前，可用拇指和中指拿捏足部氣端穴，每次 3~5 分鐘。

精準定位

正坐，垂足，足十趾尖端趾甲遊離尖端即是。

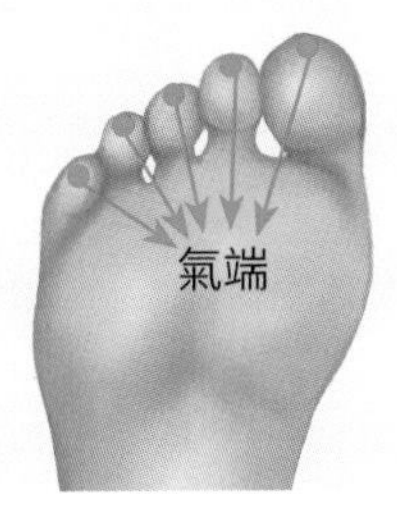

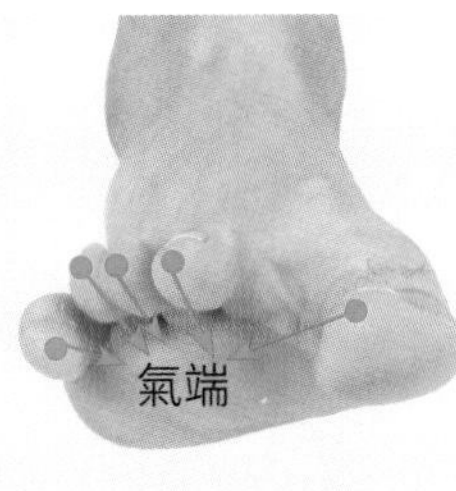

3 秒取穴

在足趾，五趾端的中央，距趾甲遊離緣 0.1 指寸，左右共十穴。

附錄 1

穴位索引（依部位分類）

頭面頸部

手陽明大腸經

主治頭面、五官、咽喉病、熱病等。

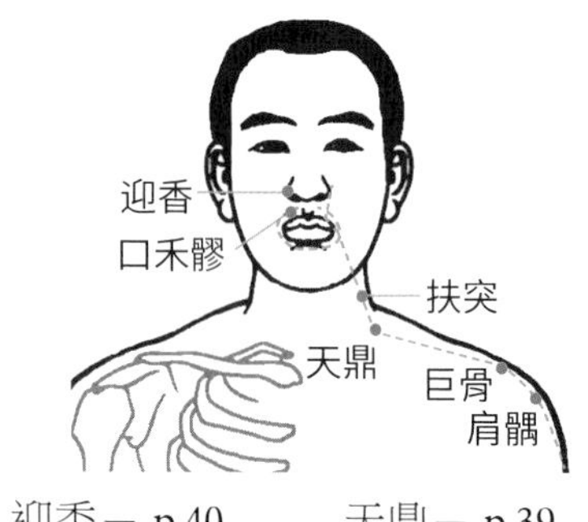

足陽明胃經

主治胃腸病，頭面、目、鼻、口、齒痛，神志病等。

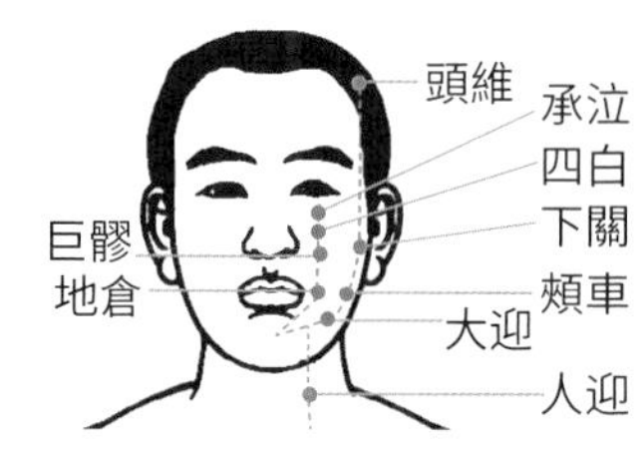

手太陽小腸經

主治頭、項、耳、目、咽喉病，熱病，神經病等。

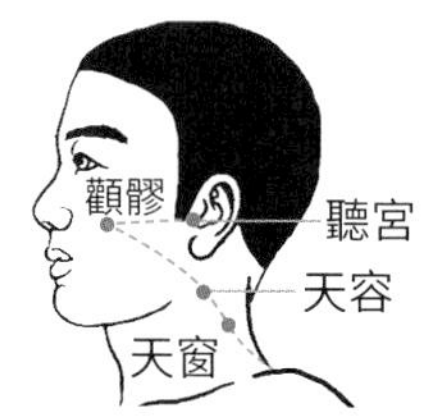

足太陽膀胱經

主治頭、項、目、背、腰、下肢病症，神志病等。

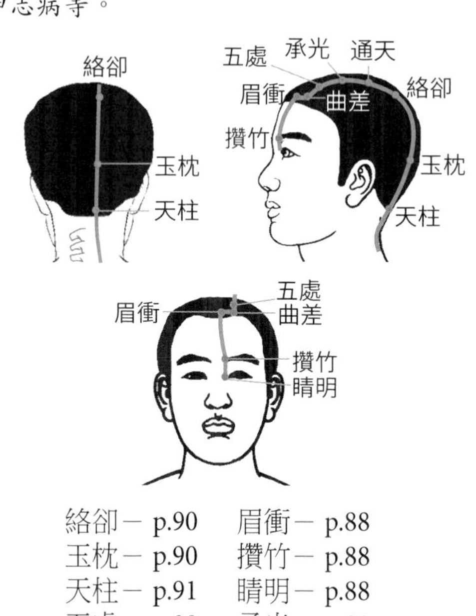

頭面頸部

手少陽三焦經

主治頭、耳、目、胸脅、咽喉病，熱病等。

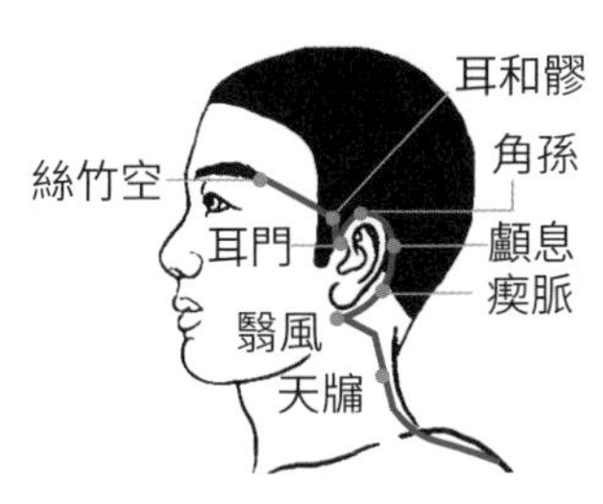

足少陽膽經

主治頭、目、耳、咽喉病，神志病，熱病等。

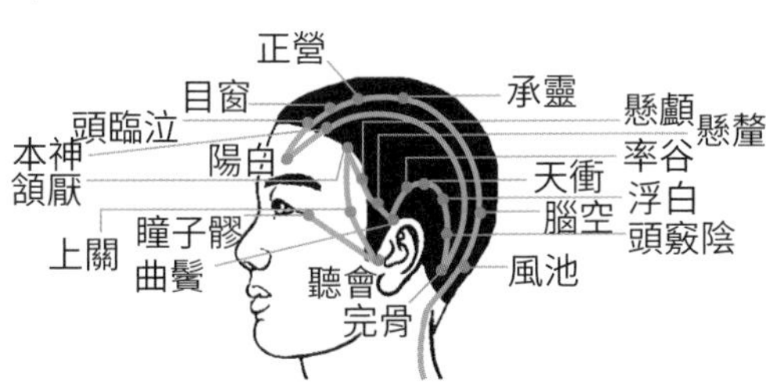

督脈

主治頭腦、五官、脊髓及四肢的病症。

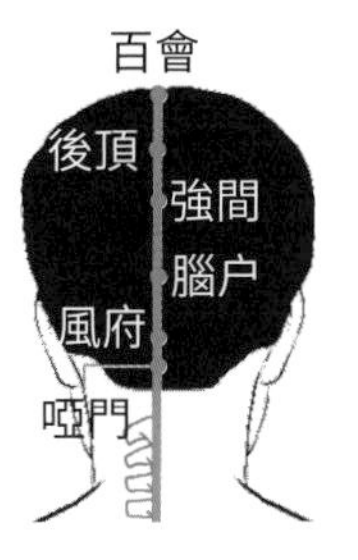

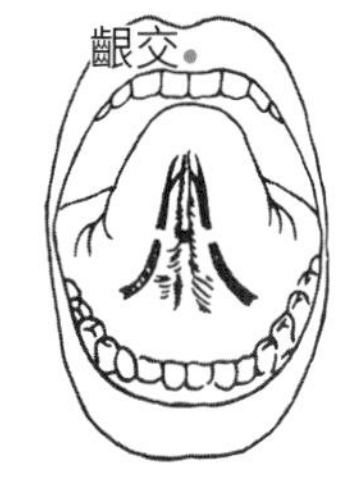

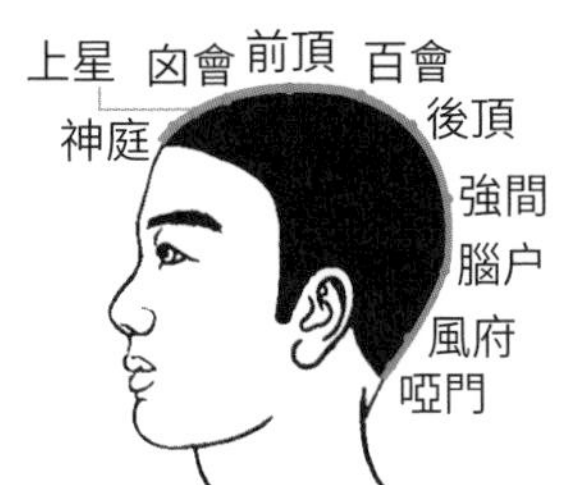

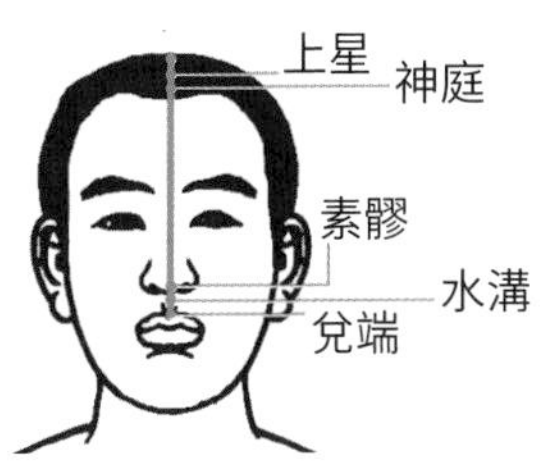

頭面頸部

任脈

主治腹、胸、頸、頭面的局部病症和相應的內臟器官疾病。

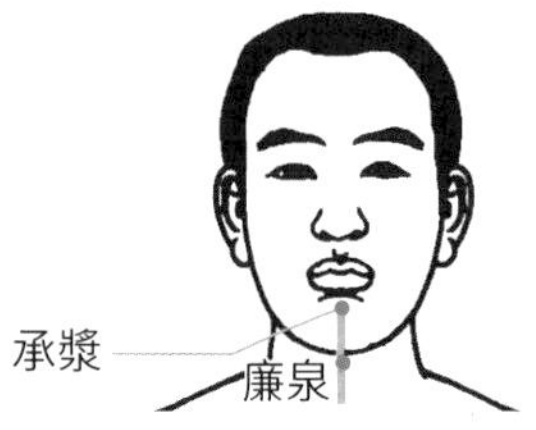

經外奇穴

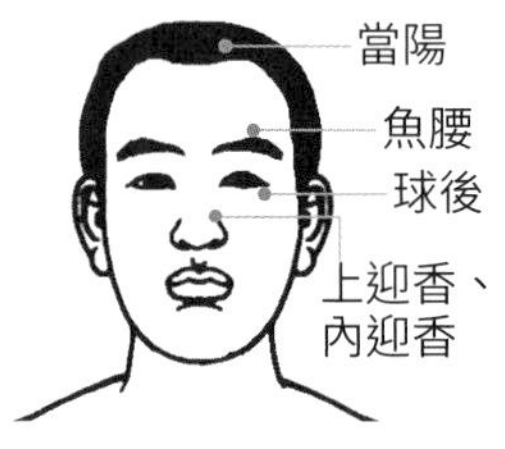

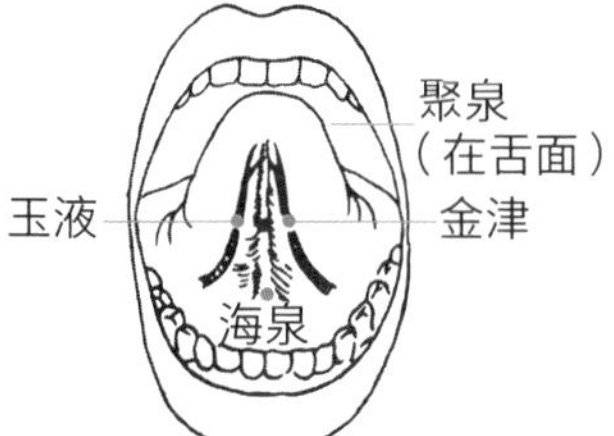

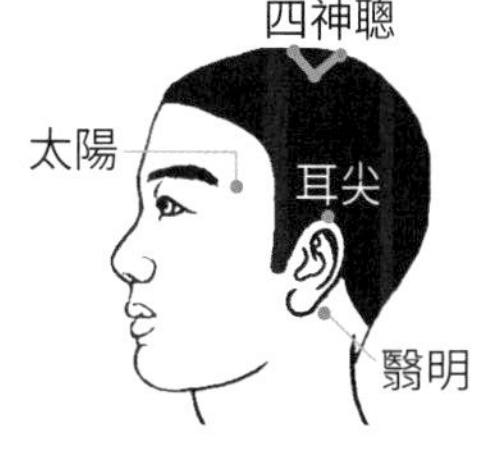

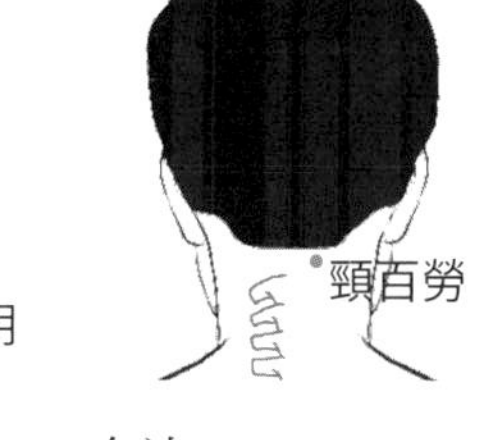

胸腹部

足陽明胃經

主治胃腸病，頭面、目、鼻、口、齒痛，神志病等。

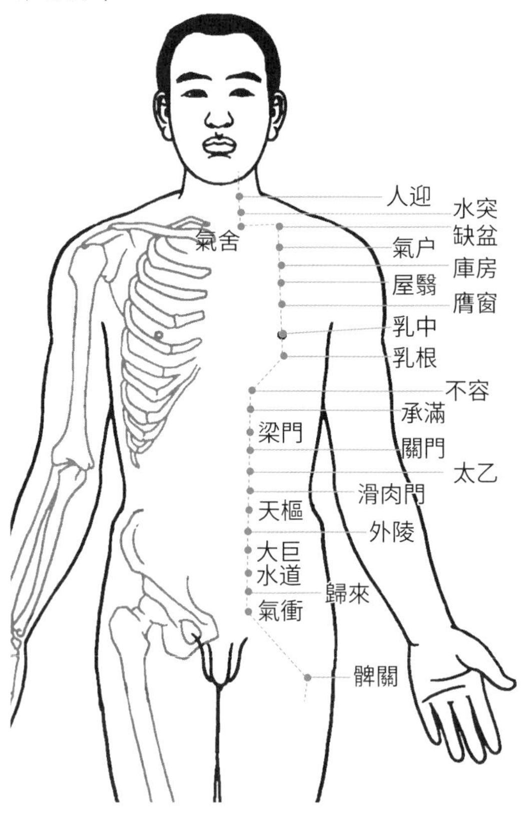

胸腹部

足太陰脾經

主治胃病、婦科、前陰病等。

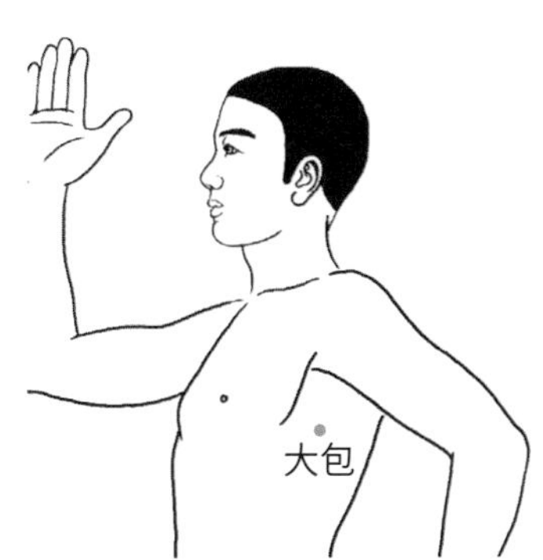

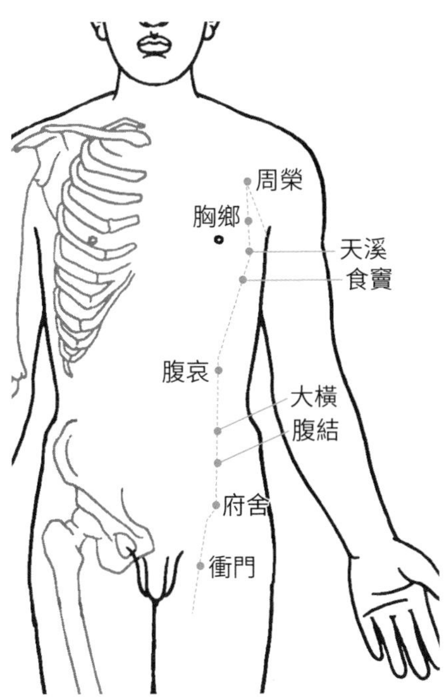

手少陰心經

主治心、胸、神志病等。

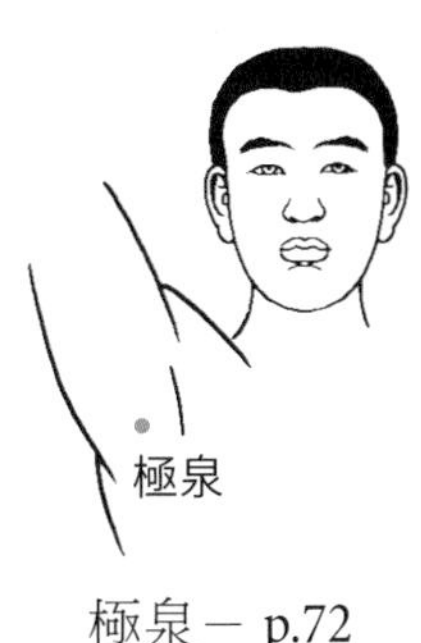

足少陰腎經

主治婦科病，前陰病，腎、肺、咽喉病等。

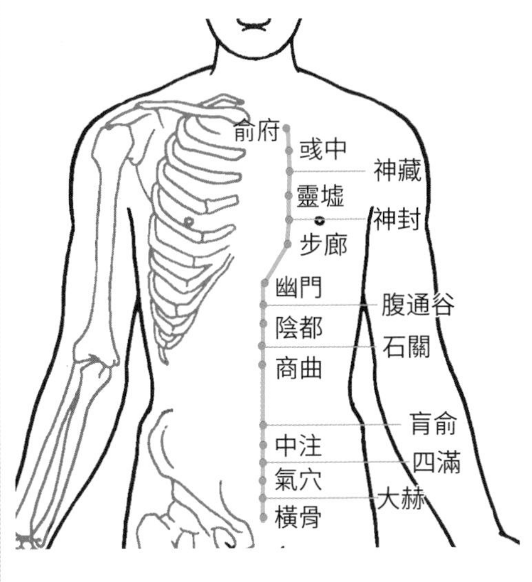

手厥陰心包經

主治心、胸、胃、神志病等。

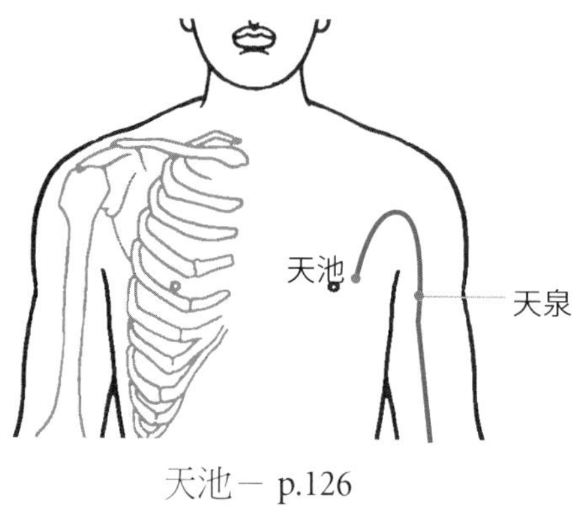

天池－ p.126
天泉－ p.126

足厥陰肝經

主治肝病，婦科、前陰病等。

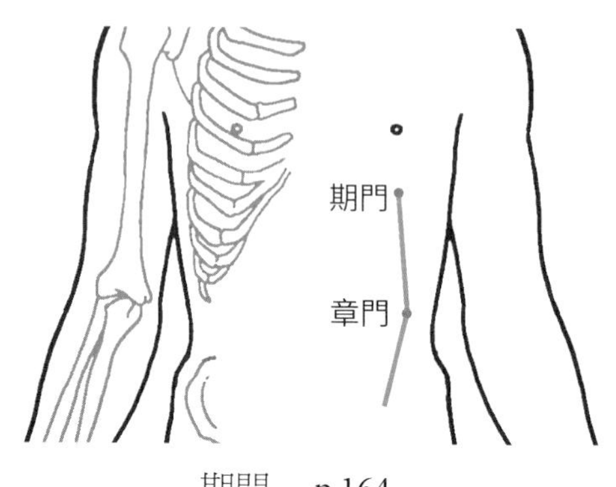

期門－ p.164
章門－ p.164

足少陽膽經

主治頭、目、耳、咽喉病，神志病，熱病等。

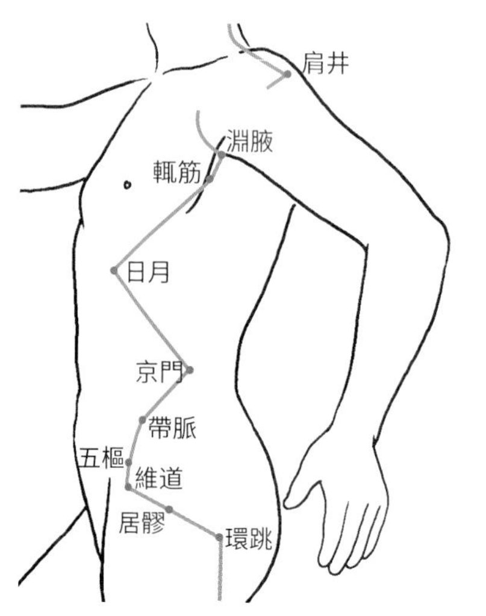

肩井－ p.148
淵腋－ p.149
輒筋－ p.149
日月－ p.149
京門－ p.150
帶脈－ p.150
五樞－ p.150
維道－ p.151
居髎－ p.151
環跳－ p.151

胸腹部

任脈

主治腹、胸、頸、頭面的局部病症和相應的內臟器官疾病。

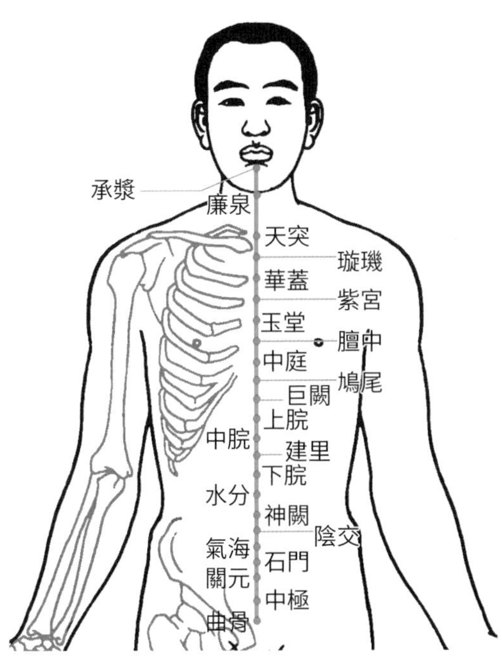

經外奇穴

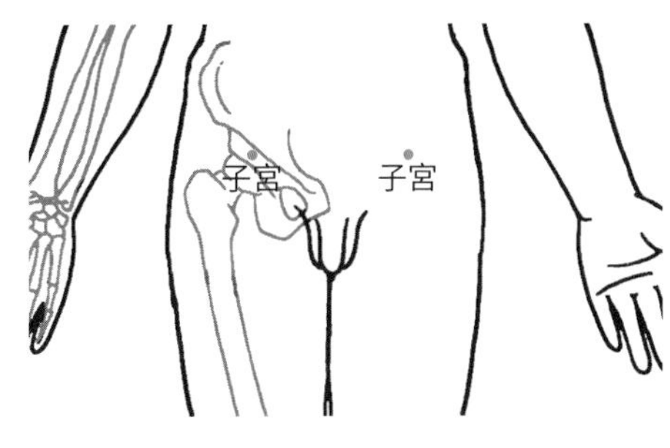

背部

手太陽小腸經

主治頭、項、耳、目、咽喉病，熱病，神經病等。

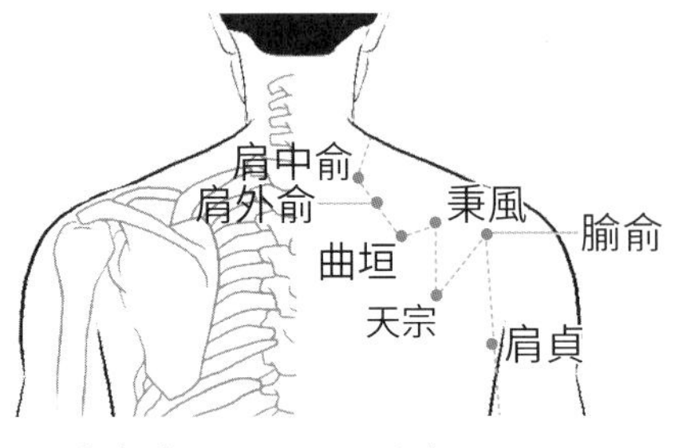

足太陽膀胱經

主治頭、項、目、背、腰、下肢病症，神志病等。

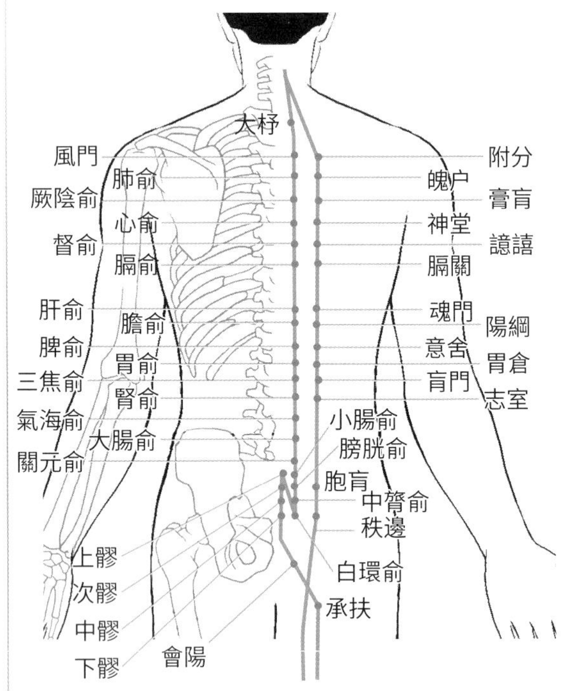

背部

手少陽三焦經

主治頭、耳、目、胸脅、咽喉病，熱病等。

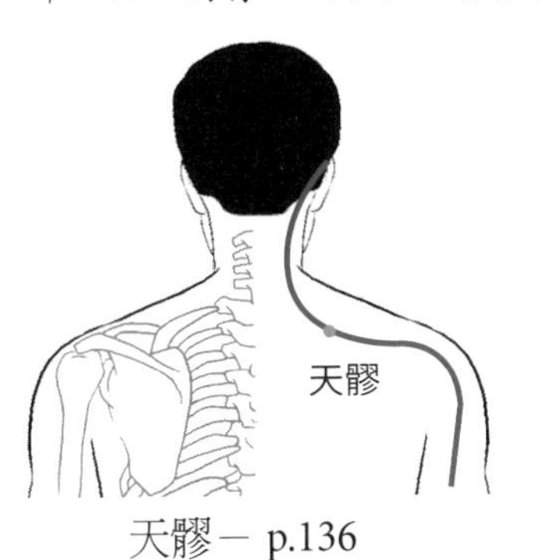

天髎－ p.136

督脈

主治頭腦、五官、脊髓及四肢的病症。

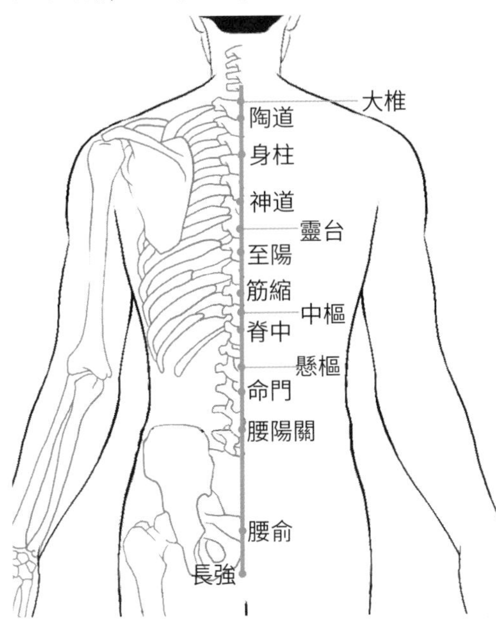

大椎－ p.182
陶道－ p.182
身柱－ p.181
神道－ p.181
靈台－ p.181
至陽－ p.180
筋縮－ p.180
中樞－ p.180
脊中－ p.179
懸樞－ p.179
命門－ p.179
腰陽關－ p.178
腰俞－ p.178
長強－ p.178

經外奇穴

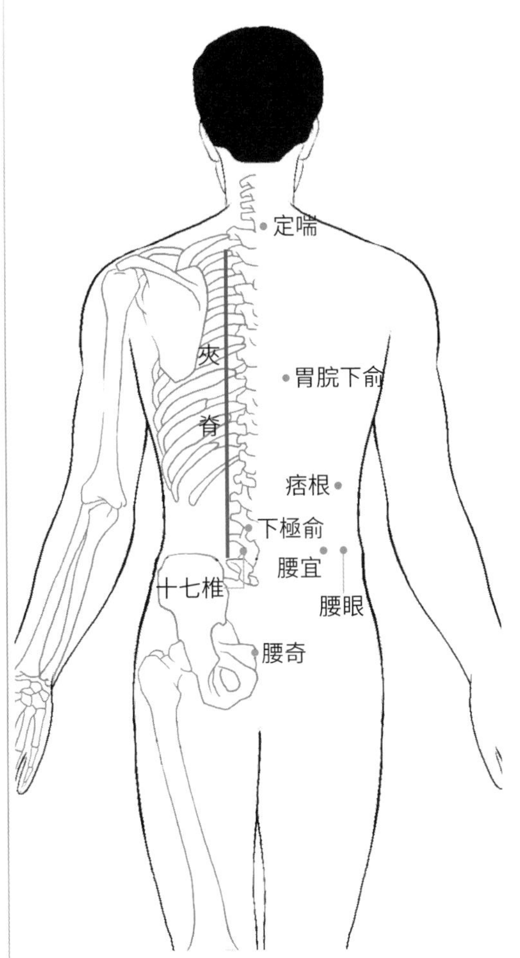

定喘－ p.195
夾脊－ p.195
胃脘下俞－ p.195
痞根－ p.196
下極俞－ p.196
腰宜－ p.196
腰眼－ p.197
十七椎－ p.197
腰奇－ p.197

手部

手太陰肺經

主治喉、胸、肺病等。

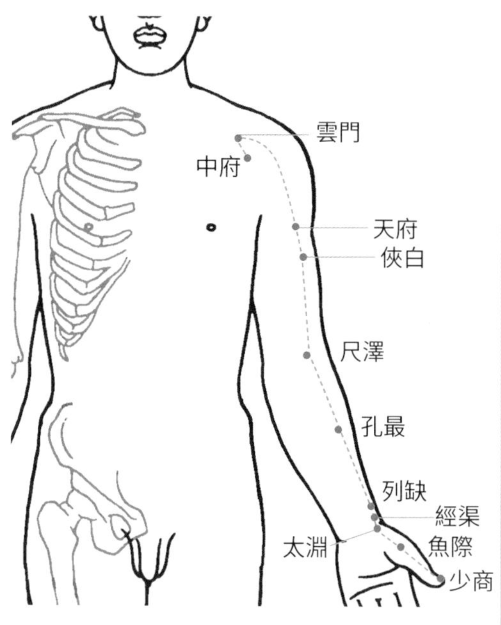

手陽明大腸經

主治頭面、五官、咽喉病、熱病等。

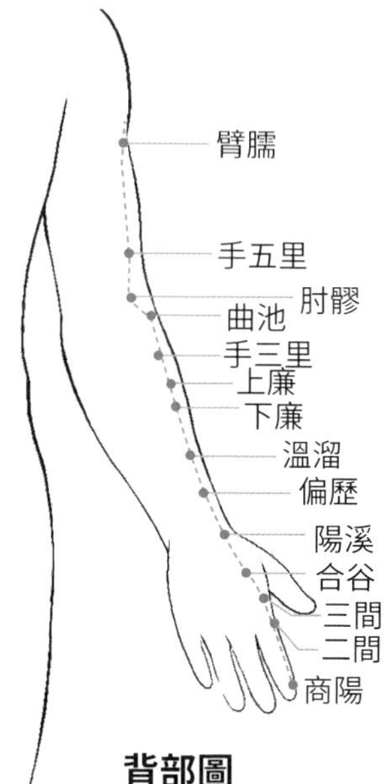

背部圖

手部

手少陰心經

主治心、胸、神志病等。

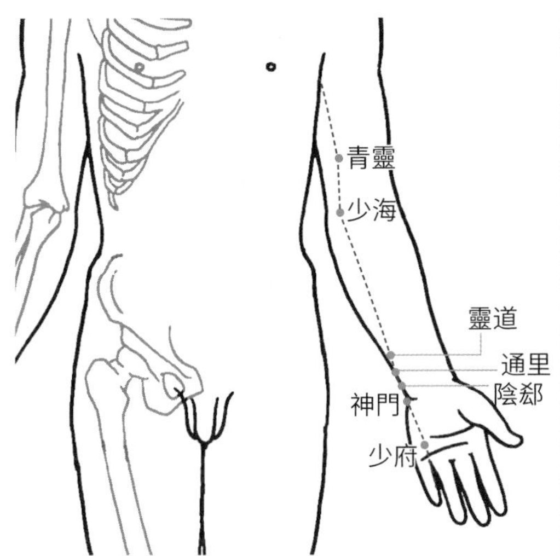

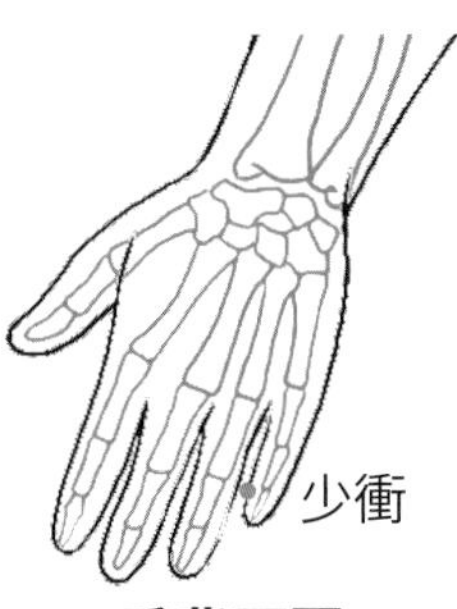

手背面圖

手太陽小腸經

主治頭、項、耳、目、咽喉病，熱病，神經病等。

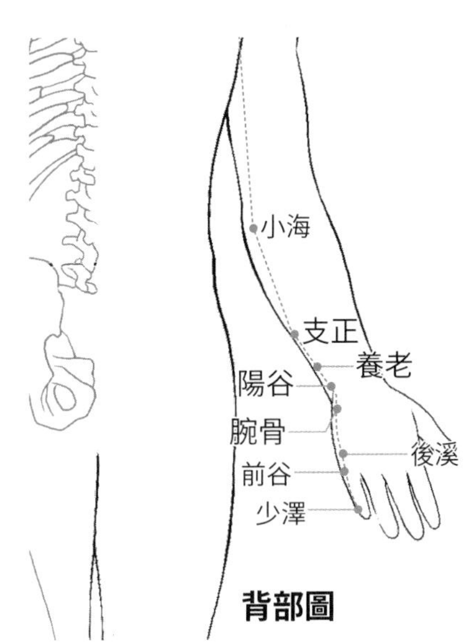

背部圖

手部

手厥陰心包經

主治心、胸、胃、神志病等。

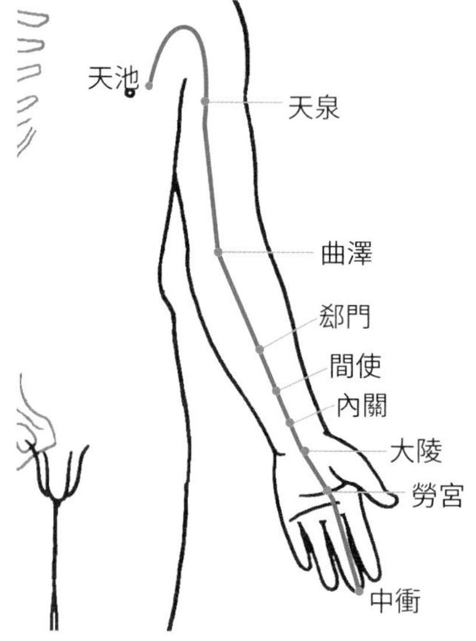

天池－ p.126
天泉－ p.126
曲澤－ p.126
郄門－ p.127
間使－ p.127
內關－ p.128
大陵－ p.128
勞宮－ p.129
中衝－ p.129

手少陽三焦經

主治頭、耳、目、胸脅、咽喉病，熱病等。

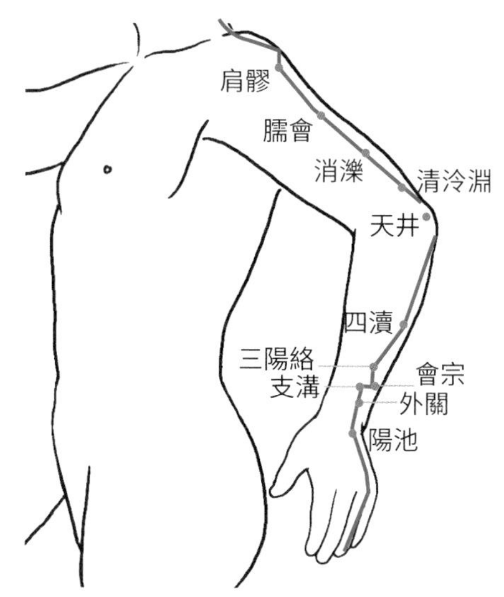

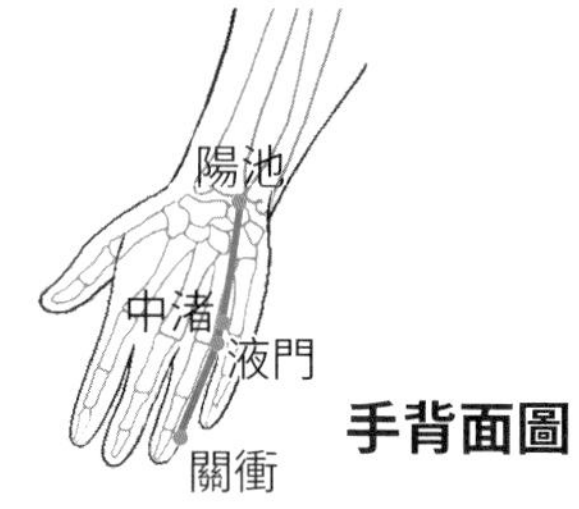

手背面圖

肩髎－ p.136
臑會－ p.136
消濼－ p.135
清冷淵－ p.135
天井－ p.135
四瀆－ p.134
三陽絡－ p.134
會宗－ p.134
支溝－ p.133
外關－ p.133
陽池－ p.133
中渚－ p.132
液門－ p.132
關衝－ p.132

手部

經外奇穴

臀腿部

足陽明胃經

主治胃腸病，頭面、目、鼻、口、齒痛，神志病等。

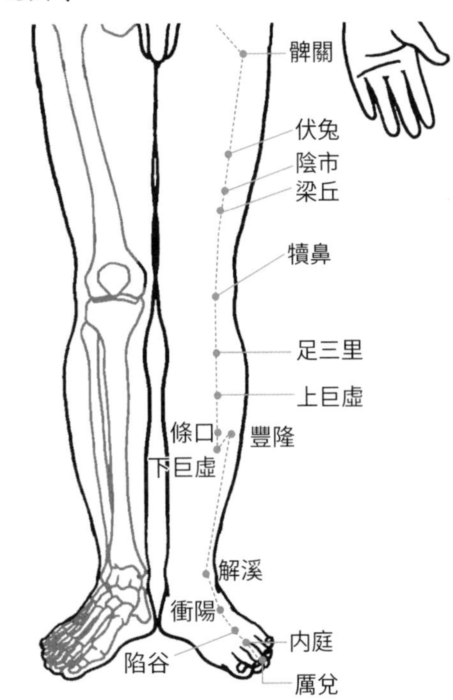

足太陰脾經

主治胃病、婦科、前陰病等。

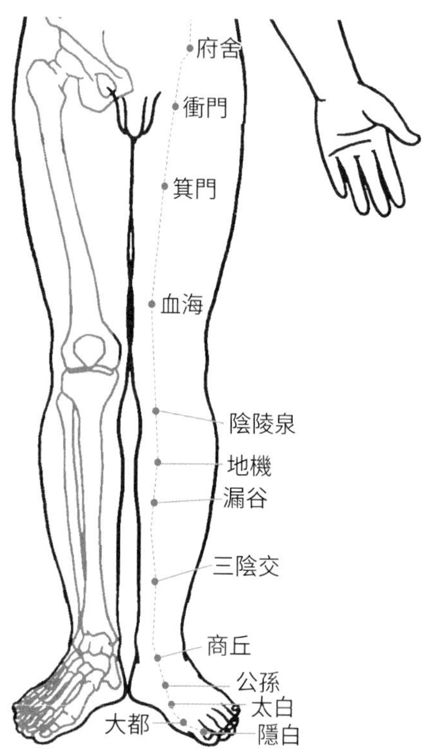

足太陽膀胱經

主治頭、項、目、背、腰、下肢病症，神志病等。

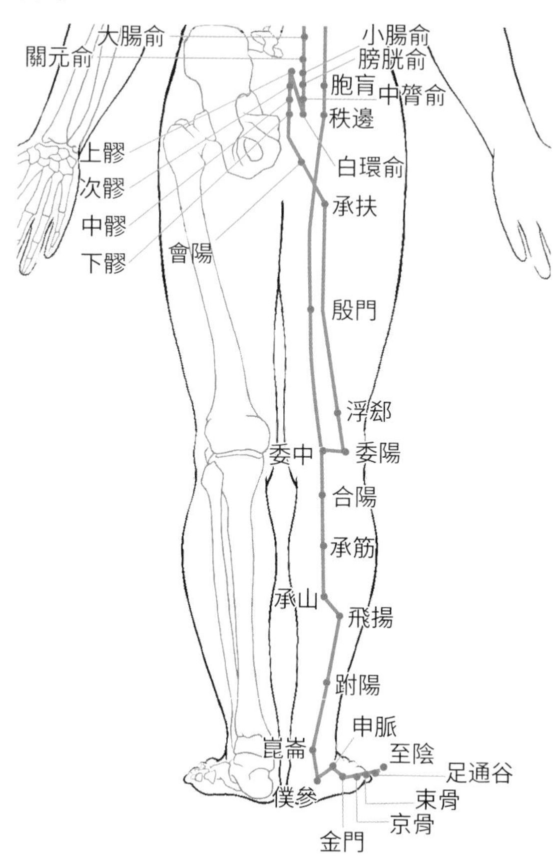

臀腿部

足少陰腎經

主治婦科病，前陰病，腎、肺、咽喉病等。

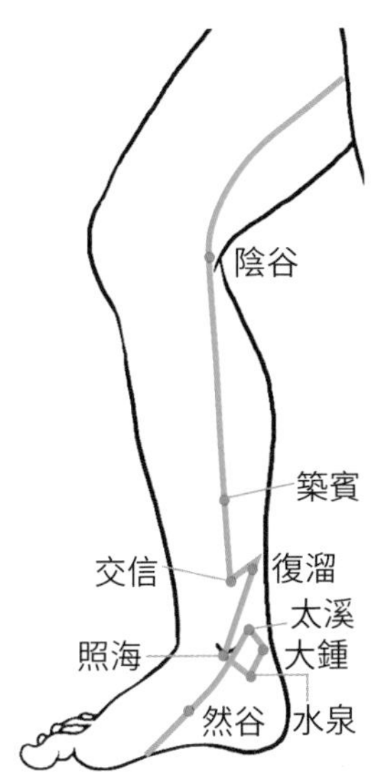

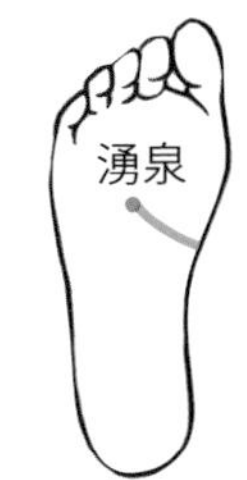

足少陽膽經

主治頭、目、耳、咽喉病，神志病，熱病等。

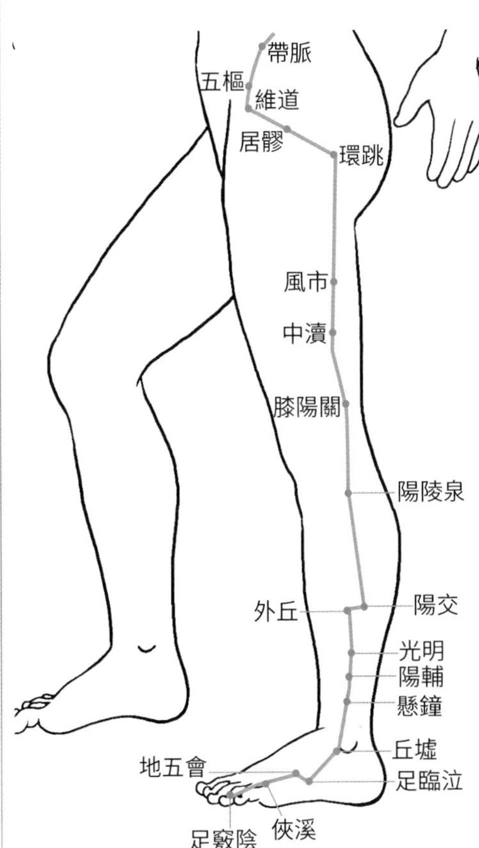

足厥陰肝經

主治肝病，婦科、前陰病等。

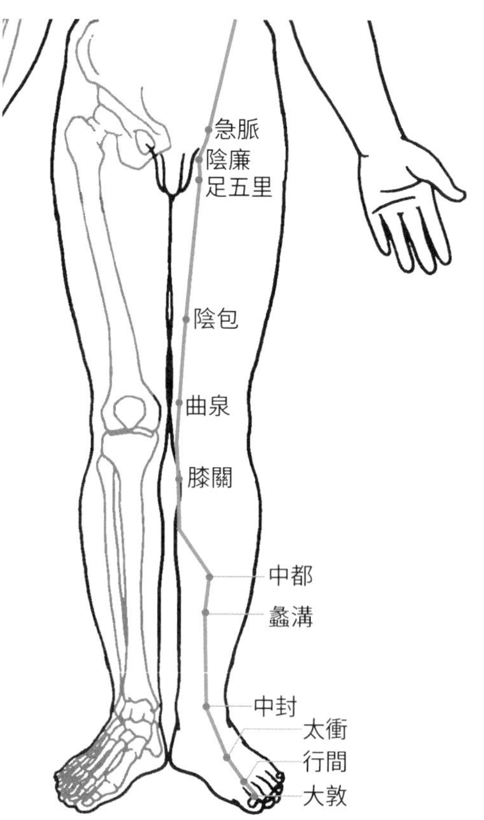

急脈－ p.163
陰廉－ p.163
足五里－ p.163
陰包－ p.162
曲泉－ p.162
膝關－ p.162
中都－ p.161
蠡溝－ p.161
中封－ p.161
太衝－ p.160
行間－ p.160
大敦－ p.160

任脈

主治腹、胸、頸、頭面的局部病症和相應的內臟器官疾病。

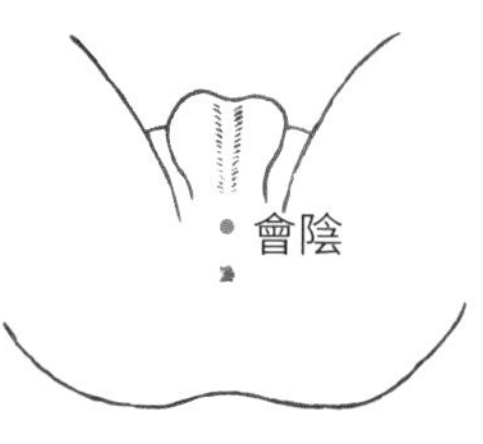

會陰－ p.168

督脈

主治頭腦、五官、脊髓及四肢的病症。

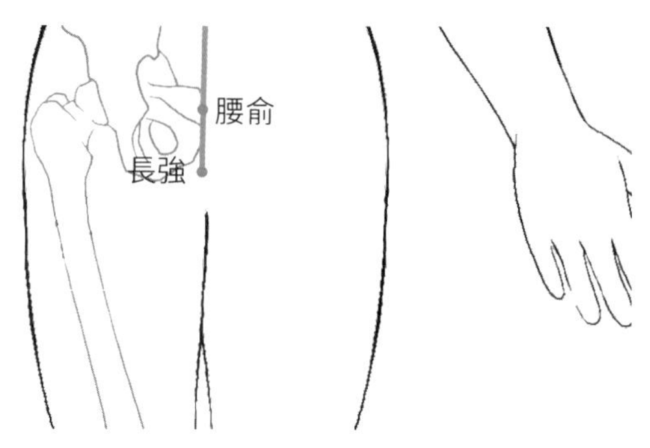

腰俞－ p.178
長強－ p.178

臀腿部

經外奇穴

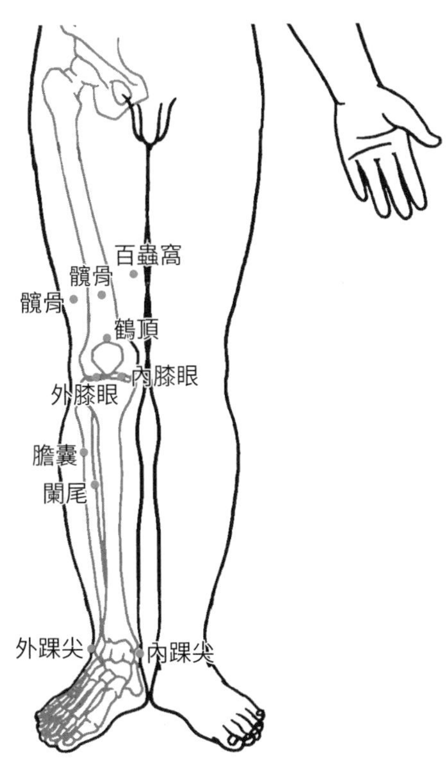

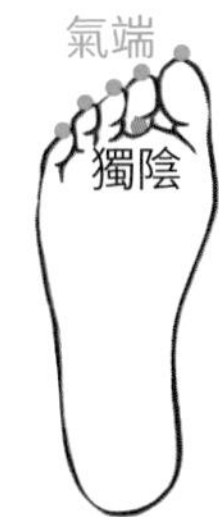

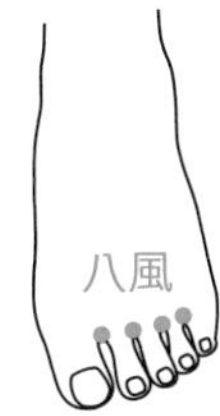

附錄 2
功效索引

7 劃

8 劃

9 劃

12 劃

13 劃

14 劃

15 劃

16 劃

17 劃

18 劃以上

附錄 3
主治症狀索引

（說明：為方便查找，本索引將主治症狀粗略依「內科類」及「骨傷痠痛類」分類後，再依筆劃順序排列。）

• 內科類 •

2 劃

3 劃

4 劃

5 劃

6劃

7劃

8劃

9劃

10 劃

11 劃

12劃

13 劃

17 劃以上

‧骨傷痠痛類‧

3 劃

4 劃

5 劃

8 劃

9 劃

10 劃

11 劃

12 劃

13 劃

14 劃

15 劃

16 劃

17 劃以上

附錄 4

穴位索引（按筆劃順序）

5劃

6劃

7劃

8劃

9劃

10劃

11劃

12劃

附錄 5

常見病症選穴速查表

（說明：以下大致依病症部位，從頭部往下排列。）

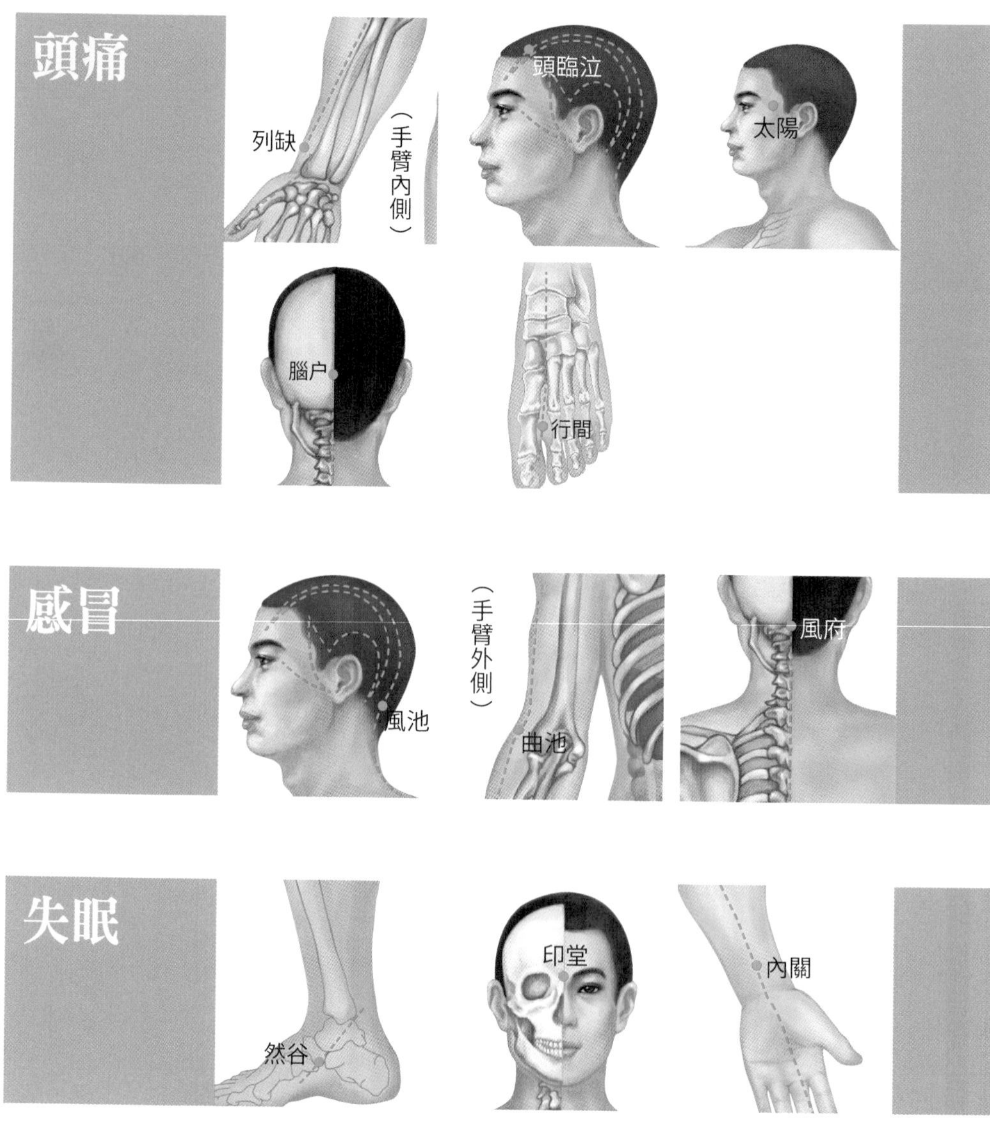

口腔潰瘍

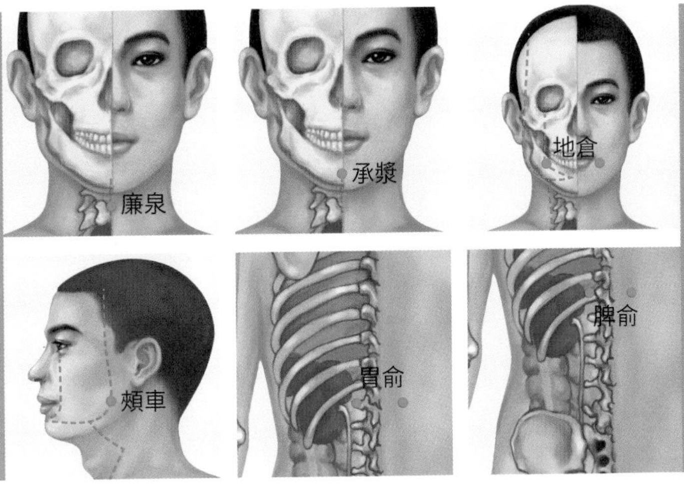

牙痛

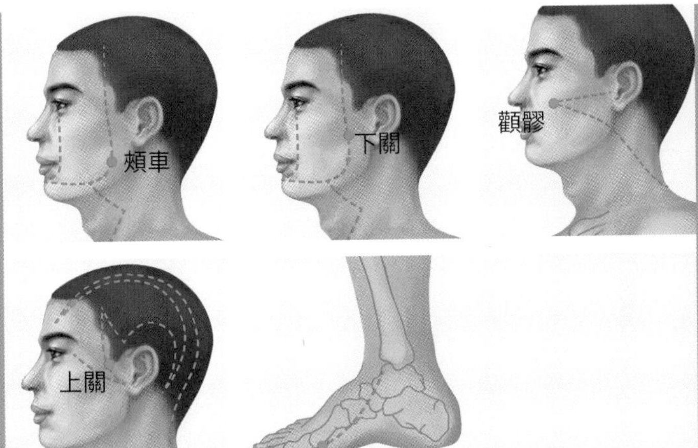

頸椎病

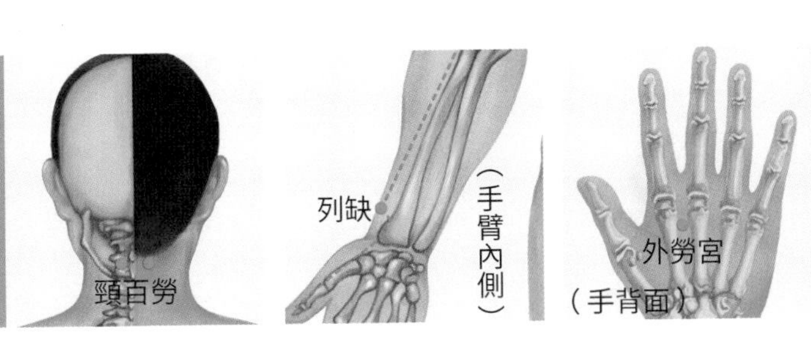

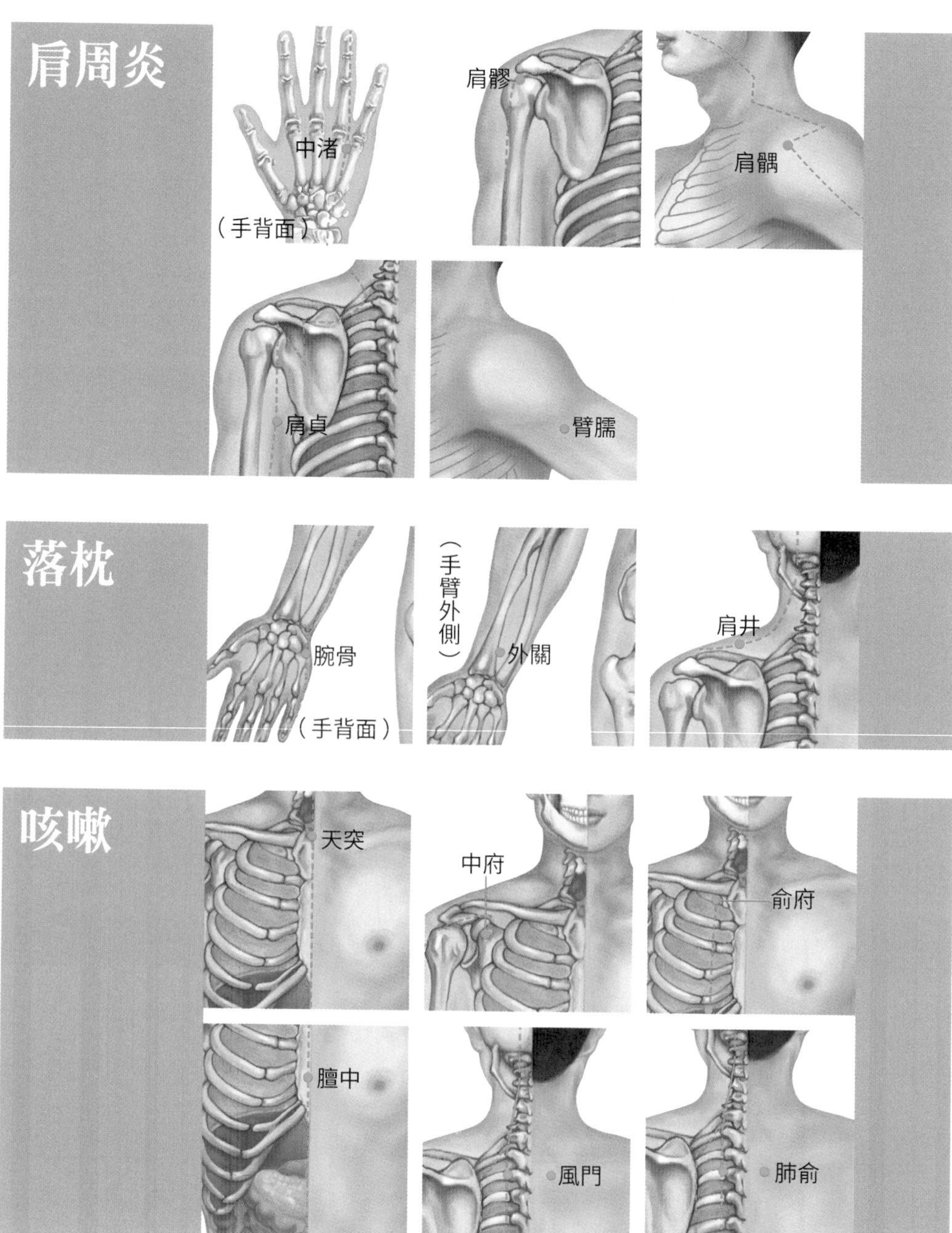
肩周炎
中渚
（手背面）
肩髎
肩髃
肩貞
臂臑
落枕
腕骨
（手背面）
（手臂外側）
外關
肩井
咳嗽
天突
中府
俞府
膻中
風門
肺俞

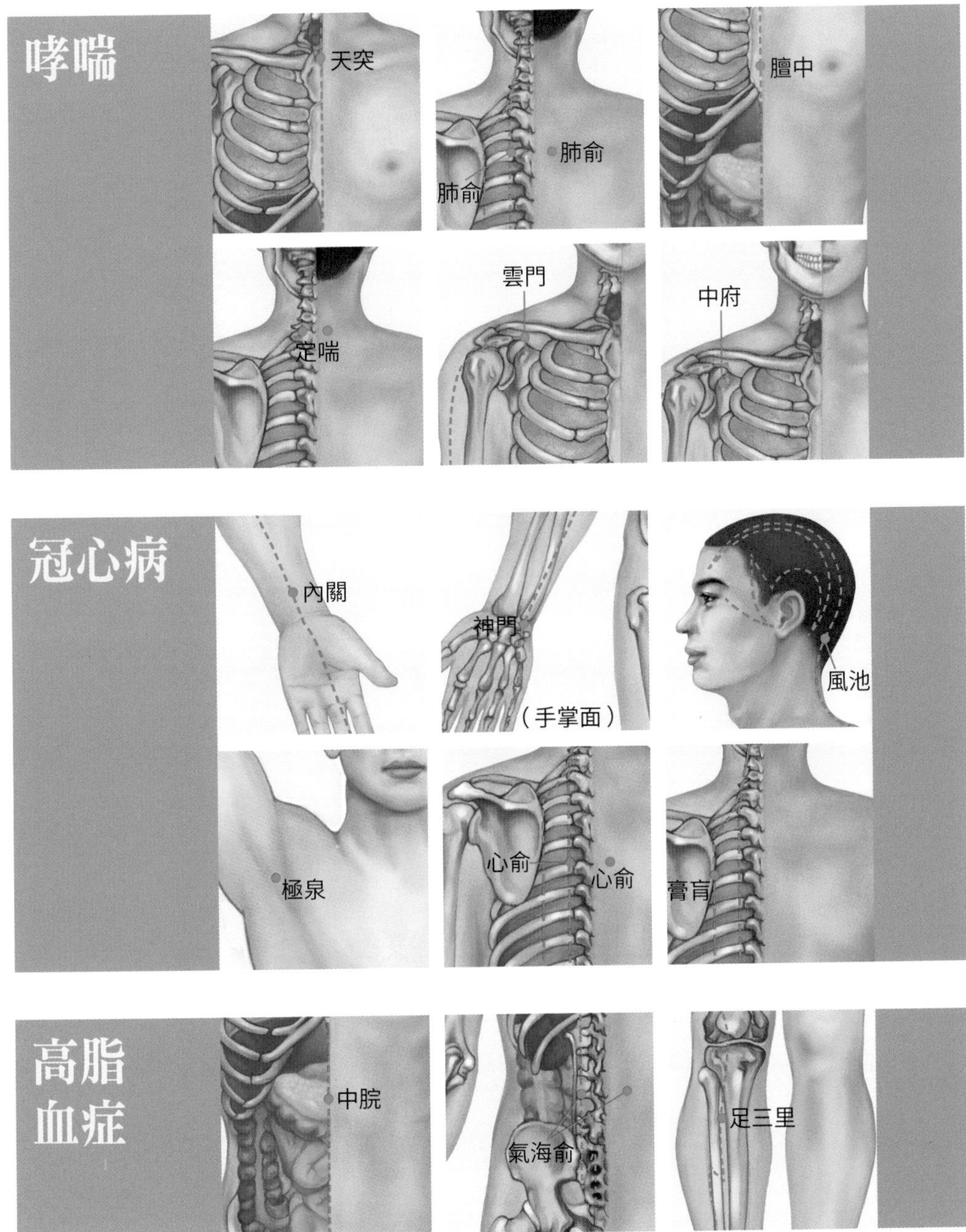
哮喘
天突
肺俞
肺俞
膻中
定喘
雲門
中府
冠心病
內關
神門
（手掌面）
風池
極泉
心俞
心俞
膏肓
高脂血症
中脘
氣海俞
足三里

高血壓

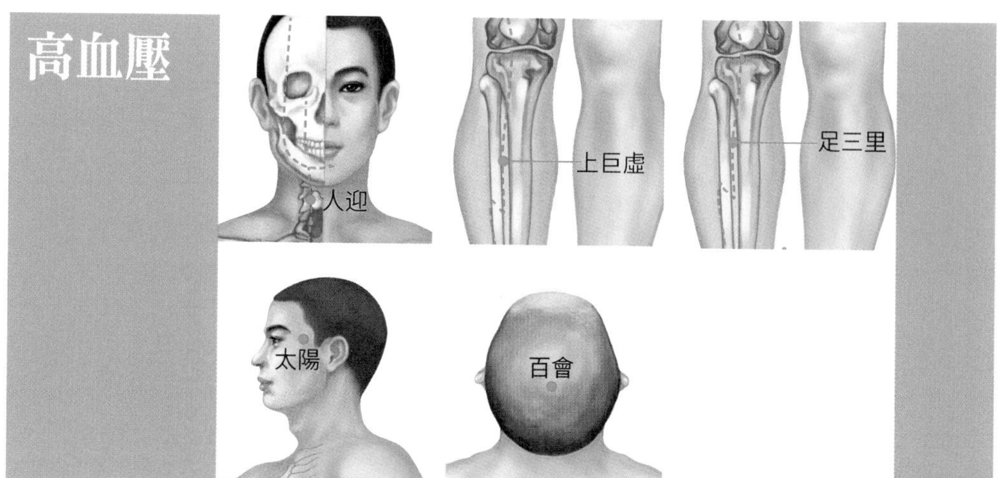

低血壓

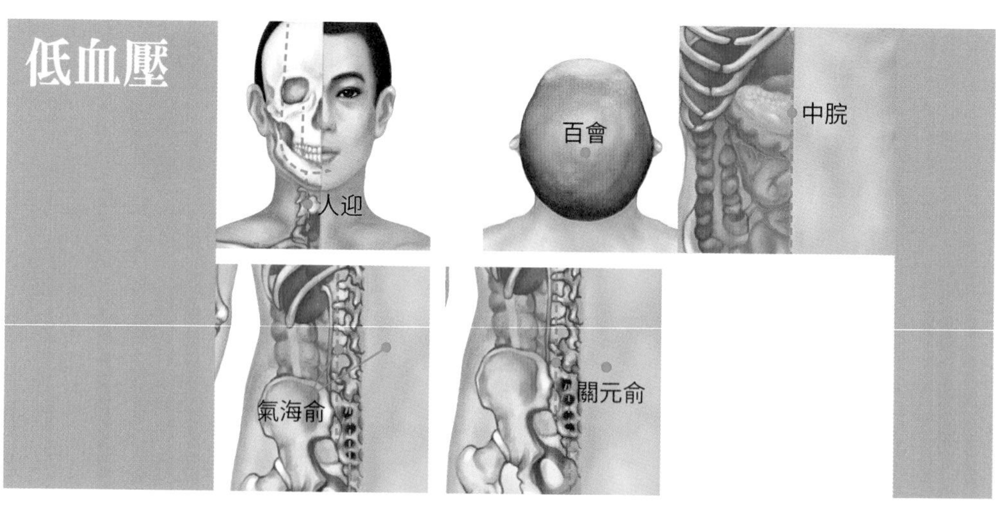

糖尿病

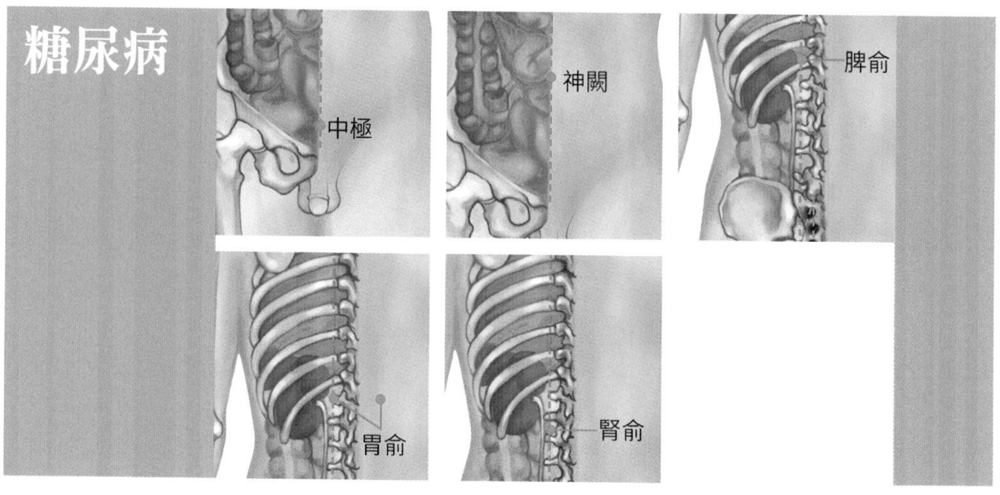

慢性胃炎

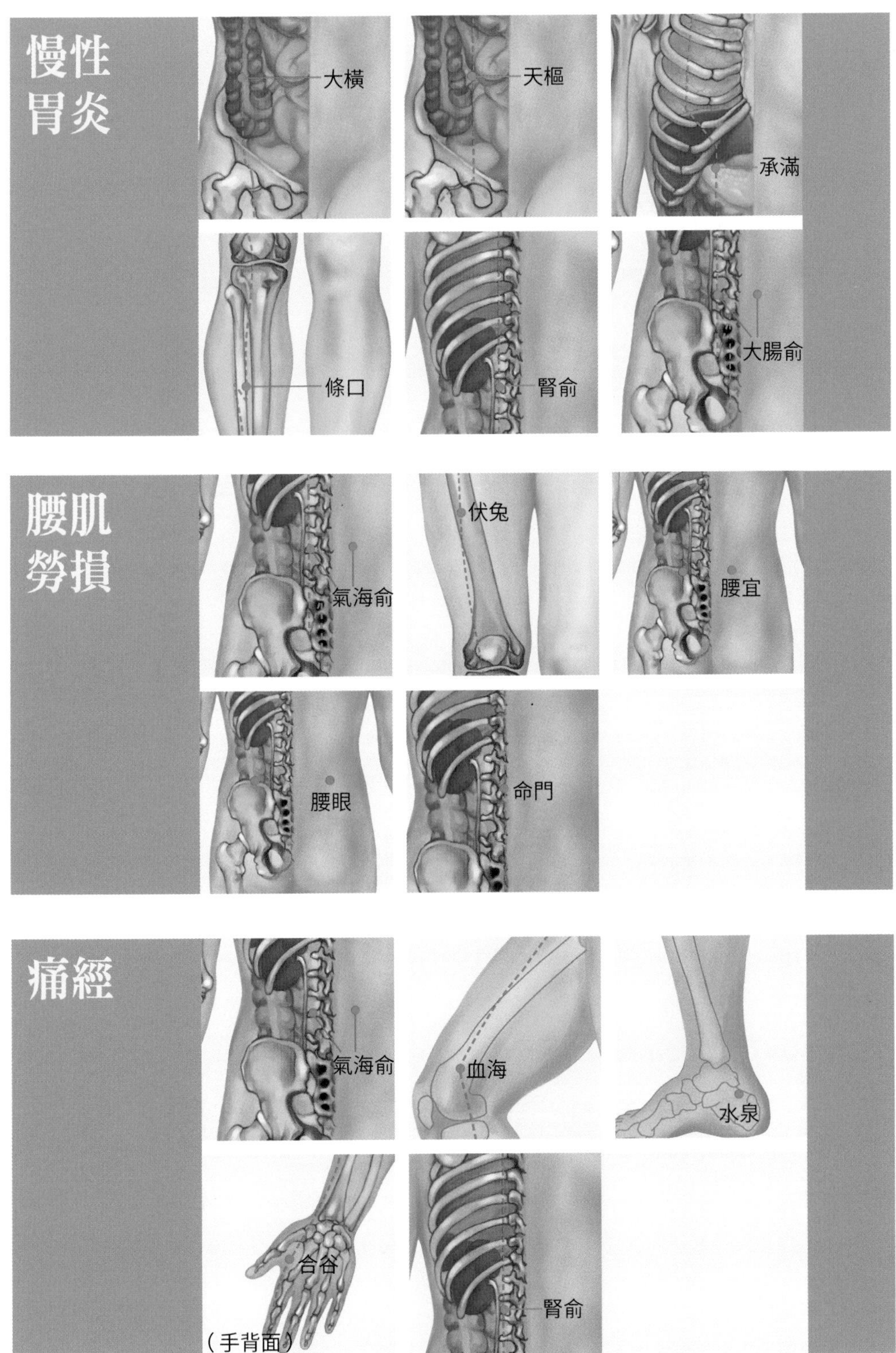

腰肌勞損

痛經

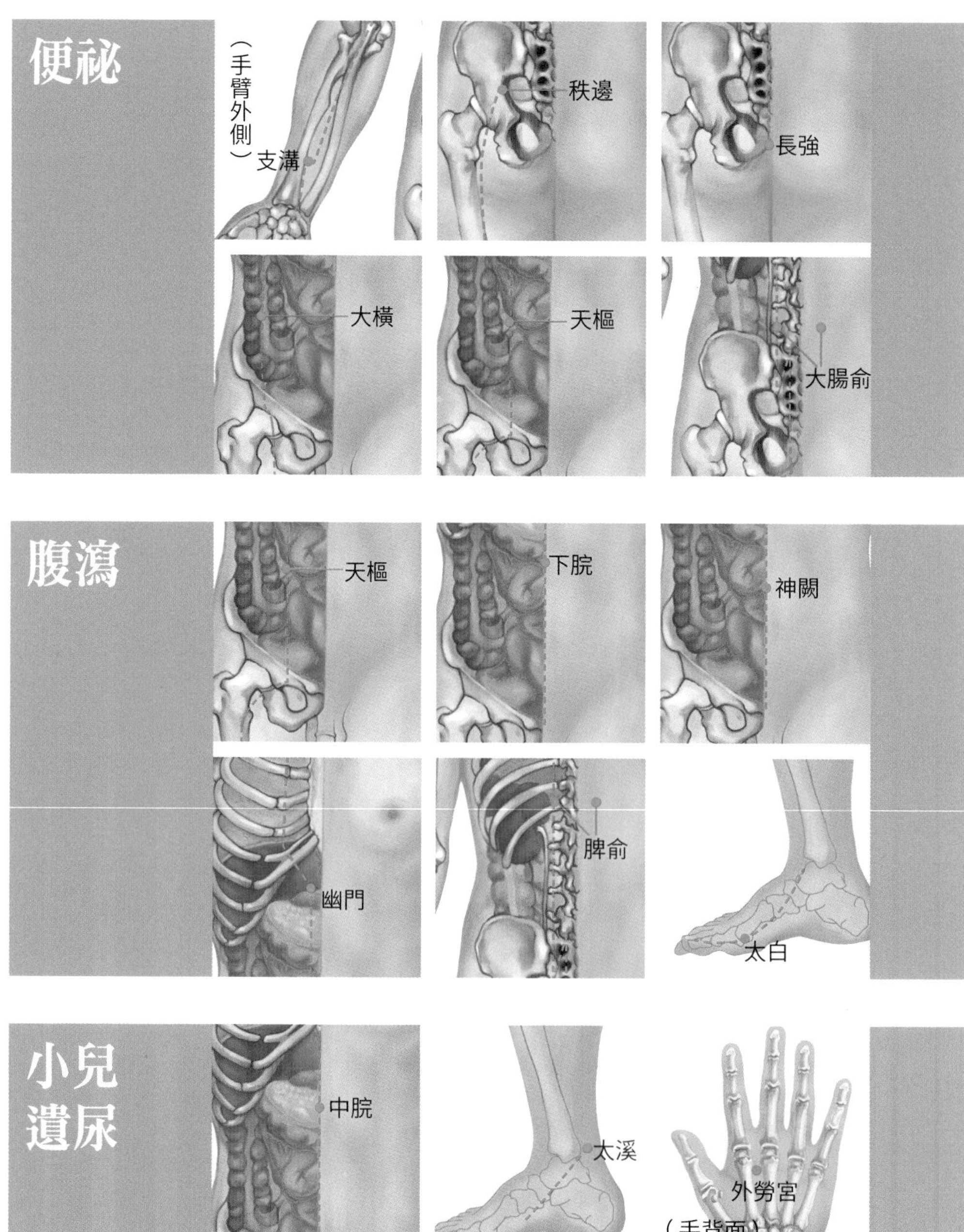
便祕
（手臂外側）
支溝
秩邊
長強
大橫
天樞
大腸俞
腹瀉
天樞
下脘
神闕
幽門
脾俞
太白
小兒遺尿
中脘
太溪
外勞宮
（手背面）

BH0061

一手即點超簡單，全身穴位雙圖解大全

最簡便的養生調理法，輔助改善各種病症與痠痛

主　　編｜劉乃剛
責任編輯｜于芝峰
協力編輯｜洪禎璐
內頁設計｜劉好音
封面設計｜小　草

發 行 人｜蘇拾平
總 編 輯｜于芝峰
副總編輯｜田哲榮
業務發行｜王綬晨、邱紹溢
行銷企劃｜陳詩婷
出　　版｜橡實文化 ACORN Publishing
臺北市 105 松山區復興北路 333 號 11 樓之 4
電話：（02）2718-2001 傳真：（02）2719-1308
網址：www.acornbooks.com.tw
E-mail 信箱：acorn@andbooks.com.tw

發　　行｜大雁出版基地
臺北市 105 松山區復興北路 333 號 11 樓之 4
電話：（02）2718-2001 傳真：（02）2718-1258
讀者服務信箱：andbooks@andbooks.com.tw
劃撥帳號：19983379 戶名：大雁文化事業股份有限公司

印　　刷｜中原造像股份有限公司
初版一刷｜ 2022 年 01 月
初版二刷｜ 2022 年 06 月
定　　價｜ 450 元
I S B N ｜ 978-626-7085-03-5

國家圖書館出版品預行編目（CIP）資料

一手即點超簡單，全身穴位雙圖解大全／劉乃剛作. －初版. －臺北市：大雁文化事業股份有限公司橡實文化出版：大雁出版基地發行, 2022.01
256 面；17x23 公分
ISBN 978-626-7085-03-5（平裝）
1. 穴位療法

413.915　　110020853